中国康复医学会"康复医学指南"丛书

产后康复指南

主　编　邹　燕

副主编　曾晓勇　李　明　马良坤　高雅军

　　　　王鲁文　杜广清

人民卫生出版社
·北京·

图书在版编目（CIP）数据

产后康复指南 / 邹燕主编 . —北京：人民卫生出
版社，2022.7（2024.9重印）
 ISBN 978-7-117-33378-8

 Ⅰ.①产⋯ Ⅱ.①邹⋯ Ⅲ.①产褥期 - 妇幼保健 - 指
南 Ⅳ.①R714.6-62

 中国版本图书馆 CIP 数据核字（2022）第 125996 号

人卫智网	**www.ipmph.com**	医学教育、学术、考试、健康，
		购书智慧智能综合服务平台
人卫官网	**www.pmph.com**	人卫官方资讯发布平台

产后康复指南
Chanhou Kangfu Zhinan

主　　编：邹　燕
出版发行：人民卫生出版社（中继线 010-59780011）
地　　址：北京市朝阳区潘家园南里 19 号
邮　　编：100021
E - mail：pmph @ pmph.com
购书热线：010-59787592　010-59787584　010-65264830
印　　刷：北京盛通印刷股份有限公司
经　　销：新华书店
开　　本：787 × 1092　1/16　印张：22　插页：1
字　　数：563 千字
版　　次：2022 年 7 月第 1 版
印　　次：2024 年 9 月第 5 次印刷
标准书号：ISBN 978-7-117-33378-8
定　　价：95.00 元

打击盗版举报电话：010-59787491　E-mail：WQ @ pmph.com
质量问题联系电话：010-59787234　E-mail：zhiliang @ pmph.com
数字融合服务电话：4001118166　　E-mail：zengzhi @ pmph.com

编者（按姓氏笔画排序）

刁　岩（西安交通大学第二附属医院）

于晓兰（北京大学第一医院）

万　虹（四川省妇幼保健院）

马良坤（北京协和医院）

王　刚（四川省妇幼保健院）

王庆伟（郑州大学第一附属医院）

王沁洁（四川省妇幼保健院）

王坤杰（四川大学华西医院）

王荣毓（北京市第一中西医结合医院）

王艳琴（清华大学玉泉医院）

王晓晔（北京大学第三医院）

王鲁文（郑州大学第三附属医院）

韦晓昱（北京大学第一医院）

尹　毅（成都第一骨科医院）

双卫兵（山西医科大学第一医院）

卢　挈（北京大学第三医院）

申吉泓（昆明医科大学第一附属医院）

史　云（北京中医药大学东直门医院）

白俊文（内蒙古医科大学附属医院）

冯　欣（首都医科大学附属北京妇产医院）

冯　玲（华中科技大学同济医学院附属同济医院）

宁　颖（淮安市妇幼保健院）

吕鹏威（郑州大学第一附属医院）

朱莉丽（北京大学第三医院）

任　东（北京市朝阳区妇幼保健院）

刘　洁（北京协和医院）

刘伟信（四川省妇幼保健院）

刘欣燕（北京协和医院）

刘晓雁（广东省中医院）

刘喜红（广州市妇女儿童医疗中心）

闫美兴（青岛妇女儿童医院）

江琪琪（中华医学会）

汤　彪（四川省妇幼保健院）

许　涛（华中科技大学同济医学院附属同济医院）

孙　崟（北京协和医院）

杜广清（首都医科大学附属北京康复医院）

李　明（四川省妇幼保健院）

李　旻（北京医院）

李　哲（广东医科大学）

李　强（中国医学科学院整形外科医院）

李树颖（首都医科大学附属北京康复医院）

李素霞（北京大学中国药物依赖性研究所）

杨　帆（四川大学华西医院）

杨　剑（重庆医科大学附属第三医院）

杨嘉永（厦门大学附属第一医院）

吴　青（四川省人民医院）

吴洪涛（中南大学湘雅二医院）

吴晓英（成都市第二人民医院）

邹　俊（海南省妇女儿童医学中心）

邹　燕（国家卫生健康委科学技术研究所）

沈　宏（四川大学华西医院）

张　刚（四川省妇幼保健院）

张淑一（首都儿科研究所）

陈　忠（华中科技大学同济医学院附属同济医院）

陈　亮（重庆市人口和计划生育科学技术研究院）

陈兰兰（河北华奥医院）

陈晓松（首都医科大学宣武医院）

陈敏丰（中南大学湘雅医院）

陈德新（四川省妇幼保健院）

罗　丹（成都市妇女儿童中心医院）

罗　蓉（四川大学华西第二医院）

罗恋梅（首都医科大学附属北京安贞医院）

罗德毅（四川大学华西医院）

金杭美（浙江大学医学院附属妇产科医院）

周　莹（北京大学第三医院）

赵　艾（清华大学万科公共卫生与健康学院）

赵　捷（北京大学第三医院）

赵扬玉（北京大学第三医院）

种轶文（北京大学第三医院）

段燚星（湖南省人民医院）

宣　磊（北京协和医院）

贺　媛（国家卫生健康委科学技术研究所）

秦文芝（航空总医院）

秦春新（威海市立医院）

贾国丛（郑州大学第三附属医院）

徐继红（国家卫生健康委科学技术研究所）

高海凤（北京市海淀区妇幼保健院）

高铭泽（常德市第一中医医院）

高雅军（北京市海淀区妇幼保健院）

席家宁（首都医科大学附属北京康复医院）

黄　琼（浙江大学医学院附属妇产科医院）

常　军（四川省妇幼保健院）

梁开如（四川省妇幼保健院）

梁玮伦（深圳市福田妇幼保健院）

韩　勇（滨州医学院附属医院）

曾晓勇（华中科技大学同济医学院附属同济医院）

窦　攀（北京大学第一医院）

蔡　蔚（湖南中医药大学第一附属医院）

中国康复医学会"康复医学指南"丛书

序言

　　受国家卫生健康委员会委托，中国康复医学会组织编写了"康复医学指南"丛书（以下简称"指南"）。

　　康复医学是卫生健康工作的重要组成部分，在维护人民群众健康工作中发挥着重要作用。康复医学以改善患者功能、提高生活质量、重塑生命尊严、覆盖生命全周期健康服务、体现社会公平为核心宗旨，康复医学水平直接体现了一个国家的民生事业发展水平和社会文明发达程度。国家高度重视康复医学工作，近年来相继制定出台了一系列政策文件，大大推动了我国康复医学工作发展，目前我国康复医学工作呈现出一派欣欣向荣的局面。康复医学快速发展迫切需要出台一套与工作相适应的"指南"，为康复行业发展提供工作规范，为专业人员提供技术指导，为人民群众提供健康康复参考。

　　"指南"编写原则为，遵循大健康大康复理念，以服务人民群众健康为目的，以满足广大康复医学工作者需求为指向，以康复医学科技创新为主线，以康复医学技术方法为重点，以康复医学服务规范为准则，以康复循证医学为依据，坚持中西结合并重，既体现当今现代康复医学发展水平，又体现中国传统技术特色，是一套适合中国康复医学工作国情的"康复医学指南"丛书。

　　"指南"具有如下特点：一是科学性，以循证医学为依据，推荐内容均为公认的国内外最权威发展成果；二是先进性，全面系统检索文献，书中内容力求展现国内外最新研究进展；三是指导性，书中内容既有基础理论，又有技术方法，更有各位作者多年的实践经验和辩证思考；四是中西结合，推荐国外先进成果的同时，大量介绍国内开展且证明有效的治疗技术和方案，并吸纳中医传统康复技术和方法；五是涵盖全面，丛书内容涵盖康复医学各专科、各领域，首批计划推出66部指南，后续将继续推出，全面覆盖康复医学各方面工作。

　　"指南"丛书编写工作举学会全体之力。中国康复医学会设总编写委员会负总责，各专业委员会设专科编写委员会，各专业委员会主任委员为各专科指南主编，全面负责本专科指南编写工作。参与编写的作者均为我国当今康复医学领域的高水平专家、学者，作者数量达千余人之多。"指南"是全体参与编写的各位同仁辛勤劳动的成果。

　　"指南"的编写和出版是中国康复医学会各位同仁为广大康复界同道、

为人民群众健康奉献出的一份厚礼,我们真诚希望本书能够为大家提供工作中的实用指导和有益参考。由于"指南"涉及面广,信息量大,加之编撰时间较紧,书中的疏漏和不当之处在所难免,期望各位同仁积极参与探讨,敬请广大读者批评指正,以便再版时修正完善。

衷心感谢国家卫生健康委员会对中国康复医学会的高度信任并赋予如此重要任务,衷心感谢参与编写工作的各位专家、同仁的辛勤劳动和无私奉献,衷心感谢人民卫生出版社对于"指南"出版的高度重视和大力支持,衷心感谢广大读者对于"指南"的关心和厚爱!

百舸争流,奋楫者先。我们将与各位同道一起继续奋楫前行!

中国康复医学会会长

方国恩

2020 年 8 月 28 日

中国康复医学会"康复医学指南"丛书

编写委员会

中国康复医学会"康复医学指南"丛书

目录

30. 精神疾病康复指南	主编	贾福军		
31. 生殖健康指南	主编	匡延平		
32. 产后康复指南	主编	邹 燕		
33. 疼痛康复指南	主编	毕 胜		
34. 手功能康复指南	主编	贾 杰		
35. 视觉康复指南	主编	卢 奕		
36. 眩晕康复指南	主编	刘 博		
37. 听力康复指南	主编	周慧芳		
38. 言语康复指南	主编	陈仁吉		
39. 吞咽障碍康复指南	主编	窦祖林		
40. 康复评定技术指南	主编	恽晓萍		
41. 康复电诊断指南	主编	郭铁成		
42. 康复影像学指南	主编	王振常		
43. 康复治疗指南	主编	燕铁斌	陈文华	
44. 物理治疗指南	主编	王于领	王雪强	
45. 运动疗法指南	主编	许光旭		
46. 作业治疗指南	主编	闫彦宁	李奎成	
47. 水治疗康复指南	主编	王 俊		
48. 神经调控康复指南	主编	单春雷		
49. 高压氧康复指南	主编	潘树义		
50. 浓缩血小板再生康复应用指南	主编	程 飚	袁 霆	
51. 推拿技术康复指南	主编	赵 焰		
52. 针灸康复技术指南	主编	高希言		
53. 康复器械临床应用指南	主编	喻洪流		
54. 假肢与矫形器临床应用指南	主编	武继祥		
55. 社区康复指南	主编	余 茜		
56. 居家康复指南	主编	黄东锋		
57. 心理康复指南	主编	朱 霞		
58. 体育保健康复指南	主编	赵 斌		
59. 疗养康复指南	主编	单守勤	于善良	
60. 医养结合康复指南	主编	陈作兵		
61. 营养食疗康复指南	主编	蔡美琴		
62. 中西医结合康复指南	主编	陈立典	陶 静	
63. 康复护理指南	主编	郑彩娥	李秀云	
64. 康复机构管理指南	主编	席家宁	周明成	
65. 康复医学教育指南	主编	敖丽娟	陈健尔	黄国志
66. 康复质量控制工作指南	主编	周谋望		

前言

习近平总书记在党的十九大报告中明确提出实施健康中国战略，强调要完善国民健康政策，为人民群众提供全方位、全周期健康服务。随着我国母婴健康事业的快速发展，为母婴健康提供更优质的服务已取得全社会的共识。《"健康中国 2030"规划纲要》中提及，要"加强重点人群服务，提升妇幼健康水平"。国家卫生健康委员会也发布了《关于加强生育全程基本医疗保健服务的若干意见》等文件。

2021 年 5 月 31 日"三孩"生育政策出台，这是在"二孩"生育政策实施之后，进一步优化生育政策，鼓励家庭再生育。客观上高龄、高危产妇的数量因此会增加。女性因产后恢复不良引发的各种后遗症，会对其一生的健康产生巨大影响，也不利于女性生育能力的保护，因此科学产后康复更加凸显重要性。母婴健康行业高速发展，推动了产后康复细分专业领域的社会需求不断扩大。但目前产后康复相关的专业技术人才紧缺，产后康复相关的医学理论研究、康复技术的循证医学评价、产业实践及标准与规范体系建设等均显滞后。

2018 年 11 月，在中国康复医学会的领导和指导下成立了产后康复专业委员会。产后康复专业委员会按照中国康复医学会"产、学、研、用"的发展要求，努力整合产后康复领域的专家资源，以期能逐步规范产后康复服务，推动我国产后康复的服务机构建设、标准制定、学术交流，并引导、组织、发展和壮大产后康复人才队伍建设和行业发展。

2019 年，受国家卫生健康委员会的委托，中国康复医学会主持"康复医学指南"丛书的编写工作。在中国康复医学会的指导下，中国康复医学会产后康复专业委员会组织国内数百位相关领域的研究学者和临床服务专家以及医学科研骨干，克服了 2019 年底以来的新型冠状病毒肺炎疫情影响，保质保量地完成了《产后康复指南》的编写工作。该指南吸收了国内外相关的研究成果和临床经验，参考了国内外其他组织和学术权威机构技术指南和康复服务模式，结合了目前我国产后康复领域的临床和医疗管理实践要求，吸取了祖国医学中关于产后康复的宝贵经验，并突出了循证医学证据支持下的指南实用性和通用性，力求使该指南在产后康复学术发展领域具有代表性，能体现目前产后康复专业的技术前沿，以及发挥中医药在产后康复中的传承与发展，以满足我国产后康复服务的实际需求。

在指南出版之时，衷心感谢中国康复医学会各位领导的大力支持，以及在本指南编写中给予的指导性建议。同时向在《产后康复指南》编写中付出艰辛劳动和做出巨大贡献的各位专家表示崇高的敬意和谢意。

中国康复医学会产后康复专业委员会

主任委员　邹　燕

2022 年 3 月

目录

第六章 产后泌尿系疾病康复

第九章	**产后康复合理用药**

第一章 绪 论

世界卫生组织（World Health Organization，WHO）调查研究显示，产后女性都需要及时、系统的产后营养、母乳喂养、产后运动以及产后疾病防治等相关的健康指导。近几年，我国每年出生人口数超过一千万。新生儿人群、产妇及其中高龄高危产妇的增加、产后再生育能力的保护以及中国家庭消费的不断升级，使得社会对产后康复服务的需求持续增加。高龄高危产妇参与产后康复的主动性更为强烈，她们及其家属积极的产后康复意识也推高了对产后康复服务的需求和要求。

2016年8月19日至20日全国卫生与健康大会在北京召开，习近平总书记在大会上强调，要把人民健康放在优先发展战略地位。健康是促进人的全面发展的必然要求，是经济社会发展的基础条件，是民族昌盛和国家富强的重要标志，也是广大人民群众的共同追求。由于工业化、城镇化、人口老龄化，加上疾病谱、生态环境、生活方式不断变化，仍然面临多重疾病威胁并存、多种健康影响因素交织的复杂局面，中国面临各种卫生与健康问题，如果这些问题不能得到有效解决，必然会严重影响人民健康，制约经济发展，影响社会和谐稳定。坚持正确的卫生与健康工作方针，以基层为重点，以改革创新为动力，预防为主，中西医并重，将健康融入所有政策，人民共建共享，让广大人民群众享有公平可及、系统连续的预防、治疗、康复、健康促进等健康服务。2021年6月8日，国家卫生健康委、国家发展改革委、教育部、民政部、财政部、国家医保局、国家中医药局、中国残联等八部委发布《关于加快推进康复医疗工作发展的意见》（国卫医发〔2021〕19号），也明确提出，康复医疗工作是卫生健康事业的重要组成部分，加快推进康复医疗工作发展对全面推进健康中国建设、实施积极应对人口老龄化国家战略、保障和改善民生具有重要意义。为贯彻落实党中央、国务院重要决策部署，增加康复医疗服务供给，提高应对重大突发公共卫生事件的康复医疗服务能力，要求全面贯彻落实党的十九届五中全会精神，实施健康中国、积极应对人口老龄化的国家战略，以人民健康为中心，以社会需求为导向，健全完善康复医疗服务体系，加强康复医疗专业队伍建设，提高康复医疗服务能力，推进康复医疗领域改革创新，推动康复医疗服务高质量发展。力争到2022年，逐步建立一支数量合理、素质优良的康复医疗专业队伍。促进康复医疗服务能力稳步提升，服务方式更加多元化，康复医疗服务领域不断拓展，人民群众享有全方位全周期的康复医疗服务。

产后康复是康复医疗工作中重要的一环。虽然2013年中国妇幼保健协会发布了《产后母婴康复机构行业管理与服务指南》，2020年4月江苏省卫生健康委员会修订颁布《江苏省产后康复服务规范（2020版）》，两者在规范、界定产后母婴康复机构的组织架构、服务体系和运营内容方面给予了一些方向性指引，但是这些文件缺乏全国性的指导意义，在基层产后康复服务上不具有具体的指导性，而且在规范服务的系统性方面也有待进一步加强。中共中央、国务院2016年发布的《"健康中国2030"规划纲要》中明确指出"全面推行生殖健康服务"。作为生殖健康服务中的产后康复是生殖健康服务的重要内容，在加快推进"健康中国"战略建设的大背景下,从事产后妇女康复工作的广大医务工作者或从业服务人员,需要更好地掌握女性产后康复的相关理论知识和康复技术,充分利用循证医学证据,及时跟进学科前沿,促进和指导产妇尽早全面康复。这是母婴健康的重要保障,是降低产妇及新生儿相关疾病发生率的干预手段,是"三孩"生育政策后女性再生育能力的重要保障之一,也是家庭幸福的基础。

一、产后康复的定义

产后康复是指在全面检查和评估的基础上,采用现代医学与传统医学相结合的理念和手段,对分娩和流产后女性的生理和心理问题进行全面、系统的干预,包括对损伤、营养、心理、感染、护理、母乳喂养等各方面进行综合的咨询、指导、康复训练,以及疾病的防治,以满足产妇及其家庭的健康需求,并使产妇逐步康复到接近孕前的生理和心理健康状态。产后康复是一个整体概念,横向上包括女性多个系统的综合协同康复,在时间纵向上包括消除或减轻妊娠、分娩、产褥期异常,以及年龄增长给女性带来的身心异常和组织器官功能障碍等。产后康复是多学科的密切合作,从事产后康复的服务人员要具备多种医学知识和技能,也需要不同学科的专业人才组成产后康复团队密切配合,在康复实践中不断总结和深化产后康复技术和理论,并积累循证医学证据,为产后康复事业的发展不断求索,以更好地保护产妇的健康,提高母婴及其家庭成员的生活质量。

二、妊娠及分娩对女性的影响

妊娠及分娩对女性的身心都会带来深刻影响,在产后的这个特殊时期,应该及时评估女性的生理和心理以及疾病状态,尽早引入科学的干预措施,促进产妇群体的主动康复。尤其是我国生育政策已做出调整,2021 年 5 月 31 日中共中央政治局会议审议的《关于优化生育政策促进人口长期均衡发展的决定》中明确提出"依法组织实施三孩生育政策"。在新的生育政策背景下,每次生育后,产妇的及时康复既是保护产妇健康的有力措施,也是保护好产妇的生育能力,为再次生育打下良好的基础的必然。

从病理生理的角度,妊娠和分娩可能会导致部分女性生殖系统及其他组织器官的损伤,如耻骨联合分离、盆底功能障碍和泌尿系统损伤等,在产褥期可能发生各种乳腺疾病、产后疼痛、产后营养失衡、产后心理异常以及泌尿生殖系统感染,而且随着年龄增长,产后的一些盆底损伤如不能及时有效的康复,还可能逐步发生或加重各种盆底功能障碍性疾病,严重影响女性的健康和生活质量。一些研究表明女性中,5%～15% 有慢性盆腔痛,产后妇女是慢性盆腔痛高发人群;一些调查表明 30% 女性可能有女性盆腔器官脱垂;6%～31% 女性会发生产后尿失禁;产后营养代谢性异常的女性也越来越被医学界重视,国内的研究发现近年来产后 42d 体重异常滞留比例偏高,在产后 4～8 个月,有 50% 左右的哺乳女性体重滞留。还有研究表明在产后 1 年,中国女性的平均体重滞留超过 5kg 的比例高于其他国家;另外,妊娠和分娩也会引发女性一系列的心理健康问题,其中最常见的是抑郁和焦虑,大约12% 的女性会在怀孕期间某个时候经历抑郁和焦虑。在产后第 1 年,15%～20% 的产妇仍然会受到抑郁和焦虑的影响。在产后这个特殊的时期,临床医生、康复专家和护理团队等所有康复服务人员都应该积极行动起来,帮助产妇(也包括婴儿)解决生理、心理和社会等各方面的健康问题。

三、产后康复服务的现状

产后康复作为交叉和融合领域处在重要的发展时机。2005 年起国内一些社会机构开始把眼光聚焦在产后人群上，中国出现了第一批产后康复机构，主要是月子会所或月子中心等，但其服务的规范性一直备受争议；2008 年开始，一些企业开始引进和研发产后盆底康复器具，并在国内推广，但以设备为主导的产后康复技术不具备产后康复服务的系统性和整体观；2010 年以来，部分妇产医院和妇幼保健院开展以盆底电生理刺激为主的盆底康复服务，但由于科室建设和人员配备缺乏指导，不同机构的服务水平不一，缺乏前瞻性和多学科协同服务的综合康复理念。目前在母婴保健服务机构数量逐年递增的行业发展势态下，对于产后康复相关学科系统化研究存在明显的不足与滞后，仅由少数服务机构开展的产后康复服务探索已经不能满足全部的产后妇女健康要求。目前已有的产后康复规范与管理已经不能满足产后康复行业的健康发展需求，也不利于为广大产妇提供更科学的、基于循证医学的产后康复服务。产后康复是一个多学科交叉领域，且专业性极强，虽然广大产妇迫切需要全方位多层次的综合产后康复服务，但由于目前产后康复技术和服务覆盖范围的限制，有相当部分的产妇身心康复需求仍得不到满足，有的地方供需严重失衡。

中国康复医学会产后康复专业委员会的前期调研发现，目前产后康复领域有几个现状值得关注：一是目前产后康复服务大部分由社会上的产后康复机构完成，他们的服务缺乏规范性，水平良莠不齐，有的甚至会对产妇造成二次伤害。二是医疗机构的产后康复服务开展得较少，即使已经开设了产后康复服务的医院，开展的项目也大多局限在盆底康复和母乳喂养指导，而对乳腺保护、形体恢复、生殖整复、心理干预、泌尿系统修复等缺乏系统性的规范服务。近几年虽然一些不同级别医院开展了产后康复服务，但服务内容较为单一，服务供给量非常有限，一些基层综合性医院和妇幼医疗服务机构甚至是以个别企业指导为主在开展产后康复服务。虽然有更多的医院或妇幼机构计划开展产后康复服务，但是由于缺乏规范的指导，产后康复科室的建设不完善，产后康复的相关临床、科研及教学活动没有很好的开展，在内部康复机构设置和人员配置方面有诸多困难，也缺乏整体性和前瞻性。康复服务人员普遍反映其产后康复知识不系统，缺乏权威的指南和教材，也缺少对专业人员的系统培训。在一定程度上阻碍了健康服务机构的产后康复服务事业的发展。三是产后康复相关的科学研究较少，目前尚未形成系统化的产后康复理念、共识、指南及标准，学科的建设和发展缺乏指导。四是针对广大人民群众的关于产后康复的科普工作刚刚起步，虽然需求巨大，但供给远远不足，也缺乏产后康复科普宣传人才。

四、产后康复的需求巨大

随着社会经济水平的发展，"90 后"甚至"00 后"逐渐成为孕产主力。一方面，产妇产后康复的意识逐渐增强，主动寻求最佳产后康复措施的需求逐渐增加。另一方面，随着生育政策的放开，出生人口稳定在较高水平，2019 年全国新出生 1 460 万人，产妇家庭人数规模达 2.8 亿左右。而中国经济社会水平持续发展，人均可支配收入持续增长，加上女性健康意识的不断加强，家庭对女性健康的日益重视，产妇和家庭对产后康复的认可度和投入也逐年增强，以及社会对产后康复服务的总投入也将稳步增长。尤其是普遍"三孩"生育政策后，再生育的母亲增多，高龄高危孕产妇也相应增加，对产后康复的技术及手段提出了更高的要求。

优质的产后康复服务可以有效减少尿失禁、子宫复旧不良、哺乳障碍、各类疼痛症、产后抑郁等疾病的发生率，提高女性健康水平，增强人民群众对健康和幸福的获得感。很多专家学者一致认为目前产后康复的巨大需求和服务的规范性、广泛性及公平性的矛盾仍然突出，因此培养产后康复人才，规范现有的产后康复服务，研发新的产后康复技术，充分利用"互联网＋医疗健康"服务模式助力产后康复服务等势在必行。

五、产后康复服务的未来与展望

现实中产后康复的巨大需求反过来又促使产后康复的理念和技术的快速发展。20世纪以来，生物学的进步也给未来的产后康复带来更美好的前景，将现代医学的预防性、预测性、个性化及参与性的理念应用到产后康复服务中，这种多维度的精准产后康复能更好地保护产妇的生育力，提高她们的生殖健康水平，也能更好地为最新的国家"三孩"生育政策提供技术支撑。近年来互联网大数据云计算也在医疗领域得到广泛应用，2021年的政府工作报告中提出：促进"互联网＋医疗健康"规范发展。在服务对象众多的产后康复领域，"互联网＋医疗健康"的全程健康管理模式将进一步给产后康复的服务理念、模式和行业规范带来新的机遇。现代医学和生物学的进步也给产后康复的技术带来快速、有序发展的可能。众多新兴技术引入产后康复，如产后营养与心理康复、生物反馈、电刺激、盆底肌肉训练、生殖整形技术以及新的产后子宫和膀胱等器官脱垂修复技术将使得产后整体康复更深入人心，能很好解决组织（如盆底肌）损伤后的修复、产后塑形、盆底障碍性疾病防治和泌尿生殖系统功能康复等问题。现在国家越来越重视中西医并重，中医药在产后康复中已经积累了数千年的经验，中医辨证施治和中医康复手法技术等在产后康复中也将发挥越来越重要的作用，也是多学科专业技术的融合和跨界学科整合的具体体现。产后康复技术的不断发展，产后康复理念的不断更新，将服务于越来越多的产妇，保障母婴健康，真正为预防女性生殖健康疾病、维护生殖健康，以及保护女性再生育能力保驾护航。

（邹　燕　罗　蓉）

第二章

产后康复相关基础知识及产后康复概述

产后康复相关的基础知识主要涵盖了与产后康复技术相关的理论知识,包括盆底组织结构功能、女性生殖系统的解剖结构和生理功能,也包括以盆底损伤和盆底功能障碍性疾病康复为主的最新观点和理论。此外,描述了妊娠和分娩对女性组织器官的影响,以及产后这些组织器官的恢复变化。个体化的产后康复措施实施之前的综合评估越来越得到临床医生和康复专家的重视,因此本章对产后康复相关的评估技术及其进展进行了系统描述。近年来,产后康复技术本身长足发展,本章也对这些包括中医药在内的康复技术在产妇不同组织器官康复中的应用进行了概述。产后康复服务人员只有充分掌握这些基础知识,系统学习产后康复前、中、后的全过程评估,了解康复技术手段的进展和前沿,才能够更好地开展产后康复服务。

第一节　与产后康复相关的解剖结构及理论

熟悉女性生殖系统解剖结构和与产后康复相关的理论,是康复服务人员科学提供产后康复服务的基础。女性的生殖系统结构包括内生殖器、外生殖器及其支持结构骨盆及骨盆底(盆腔脏器及盆腔关系见图 2-1-1)。

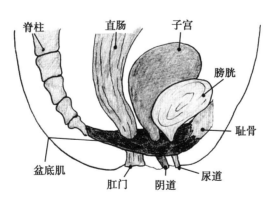

图 2-1-1　盆腔脏器及盆腔关系示意图

一、外生殖器

女性的外生殖器是指生殖器官外露的部位,位于两股之间,前为耻骨联合、后为会阴,包括阴阜、大阴唇、小阴唇、阴蒂以及阴道前庭中的前庭球、前庭大腺、尿道外口以及阴道口,常称为外阴。

(一)阴阜

是位于耻骨前方的一块脂肪垫,它保护着耻骨,是阴毛生长的部位。

(二)大阴唇

是一对厚厚的肉质褶皱,位于阴阜以下,向后延伸至会阴,覆盖有阴毛和大量的皮脂腺。

(三)小阴唇

是大阴唇内侧一对没有毛发的皮肤皱襞,其向后与大阴唇融合形成阴唇系带。褶皱与肛门之间的区域称为会阴。

(四)阴蒂

是位于两侧小阴唇前端交汇处的海绵体结构,在性兴奋时可勃起。

(五)阴道前庭

为一片菱形区域,分别有尿道外口、阴道口、前庭大腺、Skene 腺体。尿道外口是排尿的地方,尿道外口后壁有一对腺体,称为尿道旁腺。阴道口是性生活的入口和胎儿娩出的出口。

二、内生殖器

女性的内生殖器位于真骨盆内,包含卵巢、输卵管、子宫以及阴道。

(一)卵巢

是位于女性盆腔内一对扁圆形的性腺,它可以产生卵子以及分泌性激素,育龄期大小约 $4cm \times 3cm \times 1cm$。

(二)输卵管

是子宫底两侧角向外延伸的肌性管道,将卵巢与子宫相连接,正常受精发生在输卵管内,之后受精卵再沿着输卵管管腔返回进入子宫腔。

(三)子宫和子宫颈

子宫是孕育胚胎的器官,呈倒梨形,主要由平滑肌组织构成,育龄期大小约$(7\sim8)$cm$\times$$(4\sim5)cm\times$$(2\sim3)$cm。子宫分为子宫体和子宫颈两部分:子宫体位于子宫上部分,较宽,顶部是子宫底,子宫底两侧为子宫角,与输卵管相连;子宫颈为子宫的下部,与阴道相连接。

(四)阴道

阴道是经血排出和胎儿娩出的通道,也是性交器官。位于骨盆中央下部分,上宽下窄,前壁与膀胱和尿道比邻,长 $7\sim9cm$,后壁与直肠比邻,长 $10\sim12cm$。上端包绕子宫颈阴道部形成阴道穹隆,阴道后穹隆最深,与盆底最低的直肠子宫陷凹比邻,是盆腔最低的部位。

三、骨盆

(一)骨盆的结构与组成

骨盆是一个复杂的盆状结构,是在产后的整个人体功能康复中要特别重视的一个结构。其包括骨盆区域的骨性结构、肌肉、血管神经、筋膜、韧带和骨盆器官。骨性结构分为两个独立的解剖区域:即髋骨和骨盆脊柱区。

1. 髋骨　是由三对骨融合而成,即髂骨、耻骨和坐骨。髂骨像"大风扇"一样;坐骨在体表容易触及,安坐在凳子上左右移动即可感知;两块耻骨在前面联合,中间为软骨性耻骨联合。

2. 骨盆脊柱区 位于腰椎以下骨盆的后部,由骶骨和尾骨构成。从前面观,两个髋骨前面由耻骨联合连接。耻骨联合是一个软骨性关节,只允许少量的运动。从后面观,由骨盆脊柱连接成骶髂关节。骶髂关节将躯干上肢的重量传递到下肢,其表面积大,由坚固的骶髂韧带加强而成,后面也有两条韧带,即骶结节韧带以及骶棘韧带加强其稳定性,也属于微动关节。同时,产后康复服务人员需要了解一些重要的骨盆体表标志,即髂前上棘及髂后上棘,学会触诊这些标志对评估产后体态及姿势矫正有极大帮助。

(二)骨盆的运动

直接参与骨盆运动的关节,主要有两侧的髋关节、腰椎关节以及第五腰椎及骶骨间的腰骶关节。骨盆本身无法产生运动,它需要下肢与躯干的协同才能产生多样的运动形式。骨盆可以进行前倾、后倾、侧倾,以及骨盆旋转等运动。在步行时,当产妇抬起一只脚的过程中,骨盆就往一侧倾斜,同时身体不自觉会向对侧做旋转,这时骨盆就在做高低与旋转的运动。叉腰把肚子往前突的时候,骨盆就是在做前倾的运动。

(三)骨盆中立位

骨盆的运动会影响到腰椎,腰椎的运动也会影响到骨盆。产妇的第五腰椎与骶骨之间的腰骶关节异常是导致产后不适的常见原因,如产妇不适当的压力、不良姿势等会造成在此区域过度负载,而发生腰椎间盘突出。同时,妊娠期和产后腹部肌肉力量的不均衡以及肌肉的过度代偿会给腹白线造成不必要的压力,可能导致腹直肌分离。因此,让骨盆保持在中立位的同时,建立脊柱的稳定就尤为重要。

骨盆正中位(pelvic neutral)即从矢状面看,耻骨联合和髂前上棘位于同一平面,从冠状面看两侧的髂嵴等高,骨盆前倾角为 7°~15°(11°±4°)即认为骨盆是接近中立位的(图 2-1-2),在产后妇女中,出现常见的不良体态如腹部突出、腰椎前突(塌腰)、胸椎后突(驼背)、头颈前移,其跟骨盆过度前倾都是有直接的关系。而骨盆后倾是人体运动当中的一种形式,几乎很少在非运动状态的正常人群中出现。

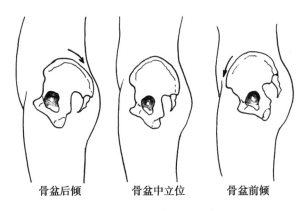

骨盆后倾　　　　　骨盆中立位　　　　　骨盆前倾

图 2-1-2　骨盆中立位示意图

(四)骨盆周边重要肌肉

1. 髋屈肌群 髋关节屈曲的五对重要肌肉包括:髂腰肌、股直肌、缝匠肌、耻骨肌与阔筋膜张肌。其中,髂腰肌是最重要的髋屈肌群,主要由两大肌肉构成,腰大肌与髂骨肌。在功能上,髂腰肌除了帮助屈髋外,还使骨盆前倾的功能,其与腹肌共同维持骨盆的稳定。

2. 髋伸肌群 该伸直肌群主要位于臀部及大腿后方,包括臀大肌、股二头肌、半腱肌、半膜肌及内收肌的后侧部分。其中臀大肌是在承重时稳定髋的肌肉。

3. 髋外旋肌群 髋外旋肌也被称为髋关节的旋转肌袖,其均被臀大肌覆盖,主要有 6 对肌肉构成,其最上方是梨状肌,其紧张容易压迫坐骨神经,最下方为股四头肌。在单足支撑时,臀中肌提供髋关节的侧向稳定,能更有效地防止摔倒与骨盆向一侧的倾斜。另外,还包括上孖肌、下孖肌与闭孔内肌,它们共享同一肌腱,止于股骨大转子,共同起到外旋的作用。

4. 髋内旋肌群 没有专门的单纯只管内旋的肌群,但是有些多功能的肌群如臀中肌、耻骨肌、内收肌以及阔筋膜张肌都有内旋的功能。

(五)骨盆的功能

骨盆的主要功能如下:

1. 骨盆是许多下肢肌肉(如股直肌等)和躯干肌肉(如腰大肌等)共同的附着点,其承载着上半身和躯干的重量,使其稳定并传递到下肢,允许各种动作的发生(步行、站等)。

2. 骨盆是脏器的摇篮,它保护着重要的脏器如肠道、膀胱、生殖系统(如女性中的子宫及其附件等)。

3. 在怀孕期间,骨盆为胎儿提供了一个支撑的环境。

4. 骨盆与腰椎、髋关节共同作用使得身体能够灵活并更有效率地移动。

四、盆底

(一)盆底的结构与组成

盆底是由肌肉、韧带和组织组成横跨骨盆的一张网。泌尿生殖器横膈膜和盆腔横膈膜形成盆底,盆底的各肌肉彼此交融,分为外、中、内三层,其内部有一个十字交叉的结构。

1. 外层呈"8"字形,中心的部分就是会阴中心腱,走行在耻骨和尾骨之间。由会阴浅筋膜及其深面的三对肌肉及一对括约肌组成,即一对会阴浅横机、一对球海绵体肌、一对坐骨海绵体肌和肛门外括约肌。会阴中心腱位于两侧坐骨结节连线的中点处,为了更好地感受其收缩,产妇可以一手放在尾骨尖、另一手放在耻骨联合,吸气时让其彼此远离,呼气主动收缩盆底来感受前后方向肌肉的收缩。

2. 中层为泌尿生殖膈,整体呈现三角形,肌束为横向走行,均汇集到会阴中心腱,走行于坐骨结节与耻骨之间。由上、下两层坚韧的筋膜及其的一对会阴深横肌及尿道括约肌组成。泌尿生殖膈在女性有阴道和尿道两个通道经过。产妇可以双手放于两侧臀部的坐骨结节下方,并抬起一侧臀部,同时收缩盆底肌肉来感受到肌肉左右方向的收缩。

3. 内层为盆膈,是由肛提肌及其上、下各一层筋膜组成,是骨盆底最坚韧的一层,呈"U"字形,其一部分从耻骨出发围绕直肠,或止于尾骨,另一部分由髂骨和坐骨走行至尾骨和骶骨,由前往后通过的分别是尿道、阴道和直肠,其主要有维持盆腔脏器位置的功能,也起到阴道括约肌的作用。

(二)盆底肌与产后康复的关系

人们通常都会注意四肢及身体肌肉的变化,但很少有人会关注到盆底肌功能对日常生活的影响,尤其对于产后女性的影响。盆底肌重要的作用在于支持产妇的盆腔脏器,包括子宫、阴道、膀胱和肠道。怀孕和分娩期间,产妇的盆底肌肉会被拉伸、力量削弱或破坏,婴儿的体重、妊娠期激素的变化对组织的影响,以及分娩过程都可能会给产妇盆底肌造成压力,部分产妇的盆底在经历妊娠或分娩后可能受到影响,甚至因功能损伤而出现盆底脏器脱垂等盆底功能障碍性疾病。

(三)盆底的功能

1. 盆底肌具有承托的功能　就好比是吊床一样,盆底肌上面承托着重要的盆腔器官组织,能确保它们在正确的位置发挥功能。

2. 盆底肌具有控制的能力　其收缩与舒张可以协助控制尿液、粪便和气体的排出。另外,在分娩时可以通过肌肉的舒张让婴儿顺利从产道娩出。

3. 盆底肌与身体的其他肌肉协同作用　只有当盆底肌被激活时才能启动深层的腹肌,为产妇在日常的移动中提供盆腔的稳定。

4. 腹腔压力的改变与盆底所承受的压力息息相关,当腹压增大时,如咳嗽、打喷嚏或大笑时,盆底肌的压力也会随之增加。

除了妊娠和分娩对产妇盆底功能的影响外,随着年龄的增长,产妇的盆底力量也会进一步减弱,可能加重产妇原有的盆底功能障碍性疾病。因此,及时的盆底功能恢复可以减少盆底功能障碍性疾病发生和加重,也能帮助产妇恢复良好的控制排大小便的能力,并能使性生活恢复到满意状态。

五、盆底支持结构及盆底功能障碍性疾病的理论

"三水平"理论、"吊床"理论和"整体理论"是目前关于盆底支持结构的三个广为接受的理论,是盆底康复和盆底功能障碍性疾病诊治的基础。

(一)"三水平"理论

20世纪90年代初,DeLancey提出了阴道支持结构的三个水平。

1. Ⅰ水平　为阴道顶端悬吊支持结构,是盆底最主要的支持力量,支持子宫和阴道上1/3。由主韧带和宫骶韧带复合体,以及耻骨宫颈筋膜垂直悬吊维持Ⅰ水平。异常则导致子宫脱垂和阴道顶部膨出。

2. Ⅱ水平　为阴道侧方水平支持结构,支持膀胱、阴道上2/3和直肠。由耻骨宫颈筋膜、盆筋膜腱弓、膀胱阴道筋膜、直肠阴道筋膜和耻骨尿道韧带组成。异常则导致阴道前壁和后壁膨出。

3. Ⅲ水平　为阴道远端支持结构。由会阴隔膜、会阴体、尿道外韧带组成。异常则也会发生阴道前壁和后壁膨出。

(二)"吊床"理论

1994年DeLancey的"吊床"理论将支持女性尿道和膀胱颈的盆筋膜腱弓和肛提肌比喻为吊床样结构。耻骨联合和固定在耻骨联合上的耻骨尿道韧带、骶骨和固定在骶骨上的宫骶韧带、两侧的盆筋膜腱弓、耻骨宫颈筋膜和直肠阴道筋膜,共同构成了"吊床"结构,阴道躺在这个"吊床"结构上。阴道的下方有肛提肌支撑,随着肛提肌的收缩和放松而升高和下降,保证了正常情况下阴道处于相对稳定的位置,同时也支撑了尿道和膀胱。

1. 当腹压增加时,肛提肌收缩,盆筋膜腱弓、耻骨尿道韧带及宫骶韧带拉紧"吊床"结构,尿道被压扁,尿道内压增加,并抵抗腹内压的升高,从而控制尿液排出,尿液不会溢出。

2. 如果"吊床"支持结构被破坏,肛提肌松弛,韧带和筋膜弹性降低。当腹压增加时,尿道不能被压扁闭合而发生尿失禁。

（三）整体理论

整体理论强调盆底功能是在盆底肌肉、结缔组织、盆腔器官及神经的共同协调下完成，形成平衡状态。盆底整体理论与解剖学密切相关，不同腔室、不同阴道水平构成了有完整解剖和功能的整体。当阴道和盆底支持组织发生损伤时，平衡被打破，整体功能受到影响，就会发生各种盆底功能障碍。现代解剖学观点将盆腔分为前盆腔、中盆腔和后盆腔，三个盆腔相互作用和支持，共同组成了具有整体功能的体系。

1. 前盆腔 前盆腔里有由耻骨尿道韧带、尿道下韧带及尿道外韧带支持的阴道前壁、膀胱及尿道。如支持组织功能障碍则发生阴道前壁膨出、尿道及膀胱脱垂，或阴道前壁松弛（膀胱膨出），且与压力性尿失禁密切相关。

2. 中盆腔 中盆腔里有由主骶韧带复合体、盆筋膜腱弓及耻骨宫颈筋膜支持的阴道顶端和子宫。如支持组织功能障碍则发生盆腔脏器脱垂，包括子宫、阴道穹隆脱垂及直肠脱垂等。

3. 后盆腔 后盆腔里有由直肠阴道筋膜、肛门外括约肌及会阴体支持的阴道后壁和直肠。如支持组织功能障碍则会发生直肠脱垂和会阴体缺陷。

（四）"水、船坞和缆绳"比喻

随着女性盆底支持结构的整体理论被广泛认可，有学者提出了女性盆底结构的"水、船坞和缆绳"比喻，即将盆腔脏器比作船坞；将盆底的肛提肌等比作水；将盆底内的筋膜和韧带比作缆绳。水面下降会使得船坞下沉，但如果缆绳拉紧，仍然可以让船坞维持在原来的水平。由各种原因导致的肛提肌肌力下降后，只有拉紧筋膜和韧带才能让盆腔脏器继续维持在原来的位置，但当韧带断裂，筋膜失去弹性时，盆腔内脏器位置就发生变化而出现尿失禁、盆腔脏器脱垂等盆底功能障碍性疾病。所以肛提肌和韧带、筋膜的力量对维持盆腔脏器生理功能非常重要，尤其是维持和恢复肛提肌功能是盆底康复的理论基础。

（李 哲 邹 燕 李 明 李凯珉）

第二节 妊娠后女性的身心变化

妊娠是女性一生中一个特殊的生理时期。在整个妊娠过程中，女性全身各器官和系统出现一系列解剖学、生理、生物力学等变化，以适应胚胎及胎儿生长发育的需要。这种改变从受精开始，持续到妊娠结束。在妊娠的不同时期，孕妇、胚胎及胎儿的生理变化有着不同的特点。妊娠期女性除一些平滑肌（如尿道、胃肠道）生理活性减弱外，其他大部分生理活动处于活跃状态。因而，正确识别母体这些变化，有助于孕期保健工作，有利于理解孕期一些并发症及合并症的病理过程，并在孕期和产后做出正确处理。

一、生殖系统

（一）子宫

子宫大部分由肌层组成，肌层是由含有许多弹性纤维的结缔组织连接而成的平滑肌束。为适应胎儿的生长发育，子宫容量不断增大，肌层在妊娠晚期变薄，以适应胎儿、羊水、胎盘等内容物的变化。子宫是妊娠期及分娩后变化最大的器官。

1. 大小 随妊娠进展，胎儿、胎盘及羊水的形成与发育，子宫体逐渐增大变软。在妊娠的最初几个月,子宫增大主要受雌激素的影响,孕激素的作用不明确。孕 12 周后子宫体积增大的原因则为胎儿及其附属组织生长使得子宫腔内压增加所致。子宫肌壁厚度非孕时约 1cm,至妊娠中期逐渐增厚达 2.0～2.5cm,至妊娠末期又逐渐变薄为 1.0～1.5cm 或更薄。非孕期子宫宫腔容量约 10ml,至妊娠足月时子宫容量约 5 000ml,增加近 20 倍。妊娠期子宫增大时子宫肌细胞肥大、延长,也有少量肌细胞数目增加及结缔组织增生,妊娠晚期宫体肌纤维含量最多,尤其是宫底,其次是子宫下段,宫颈最少,以利于临产后胎儿娩出。足月子宫上界可达肝脏水平。妊娠晚期因为乙状结肠和直肠固定在盆腔左后方,推动不断长大的子宫常呈不同程度的右旋。

2. 子宫血流量　妊娠期子宫血管扩张、增粗,子宫血流量增加,以适应胎儿 - 胎盘循环需要。妊娠早期子宫血流量为 50ml/min,到妊娠足月时子宫血流量增加约 10 倍。子宫螺旋血管行走于子宫肌纤维之间,子宫收缩时血管被紧压,子宫血流量明显减少,因此妊娠晚期或分娩期过强宫缩可影响子宫和胎盘血供,甚至导致胎儿宫内缺氧。胎儿娩出后有效的子宫收缩是产后使子宫胎盘剥离面迅速止血的主要机制。

3. 子宫颈　妊娠后由于子宫颈逐渐变软,充血、水肿,外观呈紫蓝色,这是早孕时征象。子宫颈管内腺体肥大增生,子宫颈黏液增多,形成黏稠的黏液栓,内富含免疫球蛋白及细胞因子,具有保护宫腔免受外来感染侵袭的作用。妊娠期宫颈管柱状上皮腺体增生、外翻,此时宫颈组织很脆弱、易出血,近临产时,宫颈管变短并出现轻度扩张。

4. 子宫峡部　位于子宫颈管内解剖学内口与组织学内口之间最狭窄的部位。非孕时长约 1cm,妊娠后子宫峡变软,妊娠 12 周后,逐渐伸展拉长变薄,扩展成宫腔的一部分,临产后拉长至 7～10cm,成为产道的一部分,称为子宫下段。是产科手术学重要解剖结构,有梗阻性难产时该处易发生破裂。

5. 子宫内膜 / 蜕膜　受精卵着床后,在孕激素、雌激素作用下子宫内膜腺体增大,腺上皮细胞内糖原增加,结缔组织细胞肥大,血管充血,此时子宫内膜称为蜕膜。按蜕膜与囊胚的关系,蜕膜分为底蜕膜(即囊胚着床的子宫内膜,与叶状绒毛膜相贴,以后发育成胎盘母体部分)、包蜕膜(即覆盖在囊胚表面的蜕膜,随囊胚发育逐渐凸向宫腔)和真蜕膜(即底蜕膜及包蜕膜意外覆盖子宫腔其他部分)。妊娠 14～16 周羊膜腔明显增大,包蜕膜和真蜕膜相贴近,宫腔消失。

6. 韧带　有 4 对韧带从子宫表面向骨盆侧壁延伸,包括圆韧带、阔韧带、主韧带和宫骶骨韧带。在怀孕期间,这些韧带长度和直径都有明显的增加,以适应增大的子宫和力学的改变。

（二）卵巢

妊娠期略增大,排卵及新卵泡成熟功能均停止,妊娠 6～7 周前产生大量雌激素及孕激素,以维持妊娠。妊娠黄体在 8 周时体积最大,直径约 2.5cm。妊娠 10 周后黄体功能由胎盘取代,黄体开始萎缩。雌孕激素不仅调控了妊娠期蜕膜的形成和维持,也抑制了卵泡的发育和排卵。

（三）输卵管

妊娠期输卵管伸长,但肌层并不增厚。黏膜层上皮细胞稍扁平,在基质中可见蜕膜细胞。有时黏膜呈蜕膜样改变。

（四）阴道

妊娠期阴道黏膜变软,水肿充血呈紫蓝色。阴道壁皱襞增多,结缔组织变疏松,肌细胞肥大和延展性增加,有利于分娩时减少阴道损伤。阴道脱落细胞及分泌物增多呈白色糊状,阴道上皮细胞糖原水平增加,在乳酸杆菌作用下乳酸含量增多,pH 值降低(3.6～6),有利于防止感染。

（五）外阴

妊娠期外阴充血,皮肤增厚,大小阴唇色素沉着,大阴唇内血管增多及结缔组织松软,伸展性增加,利于分娩时胎儿通过。由于孕期增大的子宫压迫,盆腔及下肢静脉血回流障碍易导致外阴或下肢静脉曲张。

二、乳腺

妊娠期受垂体催乳激素、胎盘生乳素、雌激素、孕激素、生长激素及胰岛素的影响,乳腺腺管和腺泡增生、脂肪沉积。妊娠早期乳腺小叶及乳腺导管增殖,乳房开始增大,充血明显,因此孕妇常自觉乳房发胀,甚至触痛明显。妊娠中期阶段,小叶进一步扩大,数目也进一步增多。乳头增大变黑,易勃起。乳晕颜色加深,其外围皮脂腺肥大形成散在结节状隆起,称蒙氏结节。随着乳腺腺泡增生导致乳腺增大并出现结节。在妊娠的后半期,乳房的变化主要是继续加强其分泌活性。妊娠末期,尤其在接近分娩期时挤压乳房,可有少量淡黄色稀薄液体溢出。妊娠期间虽然有多种激素参与乳腺发育,为产后泌乳做准备,但妊娠期间并无乳汁分泌,可能是孕期大量雌、孕激素抑制乳汁生成。产后随着胎盘娩出,雌孕激素水平迅速下降解除抑制,加上新生儿吸吮刺激乳头,乳汁开始分泌。

三、泌尿系统

妊娠妇女由于肾血管数量增加,肾间质间隙增大,肾脏变大,长度增加约1～1.5cm。妊娠期肾脏重量可增加约20%。肾血浆流量及肾小球滤过率于妊娠早期均增加,与非孕时相比分别增加约35% 和50%,并在整个妊娠期维持高水平,但肾小球滤过率增加持续至足月妊娠,肾血浆流量在妊娠晚期降低。肾血浆流量致代谢产物尿素、肌酐等排泄增多,故孕妇血清浓度低于非孕期。

妊娠妇女泌尿系统形态学变化最主要发生在集合系统,包括肾盂、肾盏和输尿管,最显著的变化是输尿管扩张。妊娠期由于增大子宫的压迫,输尿管内压力增高,加之孕激素影响,泌尿系统平滑肌张力降低,输尿管增粗且蠕动减弱,尿流缓慢,肾盂及输尿管自妊娠中期轻度扩张,泌尿道容积增加,妊娠后期这种改变最明显。肾盂容积由非孕期的 10ml 扩张至 60ml。右侧输尿管常受右旋妊娠子宫的压迫,因此右侧肾盂积水常见,且易患急性肾盂肾炎。另外,增大的子宫压迫输尿管,导致结石不易排出。

妊娠早期膀胱受增大子宫的压迫,膀胱容量减少,易出现尿频,妊娠中晚期,随着子宫增大,膀胱随增大的子宫而进入腹腔,膀胱位置上升,向前向上移位,膀胱三角区升高,输尿管膀胱内段变短,膀胱输尿管连接处防止尿液反流的作用下降,加重输尿管扩张,易引起上行性的泌尿道感染。膀胱黏膜表面充血、浅表血管扩张、迂曲,膀胱容积增加,孕妇常有膀胱刺激症状。尿道黏膜可有充血、水肿,尿道周围菌群也会发生改变,感染的机会增加。妊娠期间,尤其是妊娠晚期,由于解剖形态学改变及激素内环境的改变,孕妇常出现尿频、尿急、夜尿增多等,偶有尿失禁。

四、循环系统

随着妊娠子宫的不断增大使膈肌升高，心脏向左、上、前方移位，心脏沿纵轴顺时针方向扭转，加之血流量增加及血流速度加快，心浊音界稍扩大，心尖搏动左移 1～2cm，心电图因心脏左移出现电轴左偏约 15°。心音增强，心脏体积增大，包括心肌质量的增大和心脏容积的增大。心排血量从妊娠 10 周逐渐增加，至妊娠 32～34 周达高峰，持续至分娩。心排血量增加是妊娠期循环系统最重要的改变，为子宫、胎盘、乳房提供足够血流供应。由于坐位或仰卧位时增大的子宫压迫下腔静脉阻碍心脏静脉回流，心排血量在孕妇坐位或是仰卧位时最低，侧卧位或膝胸卧位时最高。母体孕育双胎时的心排血量比单胎增加约 20%。

妊娠早期及中期血压偏低，妊娠 24～26 周后血压轻度升高，脉压稍增大。孕妇体位影响血压，妊娠晚期仰卧位时增大子宫压迫下腔静脉，回心血量减少、心排血量减少使血压下降，导致妊娠仰卧位低血压综合征。侧卧位能解除子宫压迫，改善血液回流。因此，妊娠中、晚期应鼓励孕妇侧卧位休息。妊娠期下肢静脉压显著升高（孕妇卧位时股静脉压力约为 8～10cmH$_2$O，站立位时股静脉压力约为 80～100cmH$_2$O），加之增大子宫压迫下腔静脉，血液中的胶体渗透压下降，导致下肢水肿（40% 的孕妇会发生）、静脉曲张、痔疮及深静脉血栓的发生率增加。

五、血液系统

妊娠期最主要的血液系统改变为生理性贫血、中性粒细胞增多、轻度血小板减少、凝血因子增加和纤维蛋白含量增加。

妊娠期血容量增加，一方面为适应子宫胎盘及各组织器官增加的血流量，维持胎儿生长发育，另一方面是对妊娠和分娩期出血的一种保护机制。妊娠期血容量的增加存在个体差异，与孕妇本身身高、体重、孕产次、胎儿数量等因素有关。血容量于妊娠 6～8 周开始增加，至妊娠 32～34 周达高峰并持续到分娩。足月孕妇的血容量比非妊娠妇女增加 40%～45%，包括血浆与红细胞的增加。

妊娠期骨髓造血增加，网织红细胞轻度增多，血浆促红细胞生成素增加使红细胞量增加，但是由于血液稀释，红细胞计数和血红蛋白值（110g/L）较非孕妇女降低。血浆量增加多于红细胞增加，导致生理性贫血。红细胞的改变常在产后 6 周恢复正常。妊娠期白细胞计数轻度增加，一般（5～12）×10^9/L。临产和产褥期白细胞计数也显著增加，甚至可达 16×10^9/L。淋巴细胞、单核细胞及嗜酸性粒细胞变化不明显，嗜碱性粒细胞轻度减少。产后 1～2 周内白细胞水平恢复正常。妊娠期由于血小板破坏增加、血液稀释或免疫因素等，可导致妊娠期血小板减少，部分孕妇在妊娠晚期会进展为妊娠期血小板减少症，但血小板功能增强以维持止血功能。血小板计数在产后 1～2 周恢复正常。由于血液稀释，血浆蛋白从早孕期开始降低，主要是白蛋白降低，持续约为 35g/L 至分娩。

妊娠期血液处于高凝状态。为防止围产期出血做好准备，凝血因子 Ⅱ、Ⅴ、Ⅵ、Ⅶ、Ⅷ、Ⅸ、Ⅹ 增加。非孕妇女血浆纤维蛋白原平均为 3g/L，怀孕后增加，到妊娠末期平均达 4.5g/L。妊娠期部分活化凝血活酶时间保持在正常范围，在近足月时轻度缩短，但凝血时间无明显改变。这些生理性变化使产后胎盘剥离面血管内迅速形成血栓，对预防产后出血起着重要作用，但妊娠期血液高凝状态、静脉血液淤滞、血管壁损伤等原因使妊娠期女性发生血管栓塞性疾病的风险较非孕妇女增加 5～6 倍。

六、呼吸系统

受雌激素影响,上呼吸道(鼻、咽、气管)黏膜增厚,轻度充血、水肿,故妊娠期易发生上呼吸道感染。妊娠期肋膈角从68°增加至103°,肋骨向外扩展,胸廓横径增加约2cm,及前后径加宽使周径加大,膈肌上升约4cm,使胸腔纵径缩短,但胸腔总体积不变,肺活量无明显改变。这使得呼吸变得深大,但是呼吸次数变化不大,每分钟不超过20次。孕妇耗氧量于妊娠中期增加10%～20%,但肺通气量约增加40%,这是一种有效的过度通气,肺泡换气量约增加65%。这种过度通气使动脉血 PO_2 增高达92mmHg, PCO_2 降至32mmHg。反过来导致肾脏碳酸氢盐的排泄增加,血浆碳酸氢盐和钠盐减少,从而导致渗透压降低。这有利于供给孕妇及胎儿所需的氧,通过胎盘排出胎儿血中的二氧化碳。妊娠晚期由于子宫增大,膈肌运动幅度减少,胸廓活动加大,以胸式呼吸为主,气体交换保持不减。

七、消化系统

孕期消化系统会发生很多改变。早孕期由于激素水平的影响,孕妇可能发生恶心、呕吐、唾液分泌增加等症状,但是妊娠中晚期常常会表现为食欲增加。妊娠本身并不是龋齿发生的原因,但很多研究发现在孕期牙齿易出现松动及龋齿。受雌激素影响,齿龈肥厚,容易充血、水肿、出血。少数孕妇牙龈出现血管灶性扩张,即妊娠龈瘤,分娩后自然消失。孕激素使胃贲门括约肌松弛,易产生胃食管反流导致"烧心",在孕晚期由于胃被增大的子宫抬高,这种现象更为常见。胃泌素的分泌增加,胃张力和胃动力降低,排空时间延长,易出现上腹部饱满感,孕妇应防止饱餐。胆囊排空时间延长,排空不全,胆汁稠厚,使胆汁淤积,易形成胆囊结石及诱发胆囊炎。血中胆碱酯酶活性下降。肝脏在孕期结构改变不明显,有一些功能性的改变,比如血清碱性磷酸酶的活性增加,一般认为碱性磷酸酶可能来自胎盘,在产后即恢复正常,白蛋白/球蛋白比例下降。肠蠕动减弱,易出现便秘,加之直肠静脉压升高,易发生痔疮或使原有痔疮加重。妊娠期增大的子宫可使胃、肠管向上及两侧移位,这些部位发生病变时,体征往往不典型,容易导致漏诊或误诊,比如妊娠期阑尾会逐渐向后上、向外移位,不同的妊娠期阑尾炎的疼痛部位差异较大。

八、内分泌系统

1. 垂体 妊娠期垂体增大。尤其在妊娠末期,腺垂体增大1～2倍,垂体影响的糖皮质激素、甲状腺素及血管升压素对妊娠和分娩非常重要。但是随着医学的发展,有研究表明垂体切除的妇女也可以成功妊娠,并在接受糖皮质激素、甲状腺素及血管升压素治疗后自然分娩。妊娠黄体及胎盘分泌的大量雌、孕激素,对下丘脑及腺垂体的负反馈作用使FSH及LH分泌减少,故妊娠期间卵巢内的卵泡不再发育成熟和排卵;催乳素促进乳腺发育,为产后泌乳做准备。孕妇催乳素于妊娠7周开始增多,随妊娠进展逐渐增加,足月分娩前可增加10倍(150μg/L),达到高峰。分娩后不哺乳于产后3周内降至非孕时水平,哺乳者多在产后80～100d或更长时间才降至非孕时水平。

2. 甲状腺 妊娠期受促甲状腺激素和人绒毛膜促性腺激素(human chorionic gonadotropin, hCG)的影响,甲状腺呈中度增大。妊娠早期甲状腺素结合球蛋白水平上升,约20周达高峰并维持,其升高使血清中结合的甲状腺素(thyroxine, T_4)和三碘甲状腺原氨酸(triiodothyronine, T_3)增加,并不影响游离 T_4 和 T_3,甚至游离 T_3 和 T_4 轻度降低,所以不会导致孕妇甲状腺功能亢进。妊娠近 20 周时胎儿在自身垂体分泌的 TSH 作用下合成和分泌甲状腺素,在此之前胎儿的任何需求都依赖母体供给,母体 T_4 少量可穿过胎盘以维持胎儿甲状腺功能,但 T_3 和 TSH 均不能通过胎盘。

3. 甲状旁腺　妊娠早期孕妇血清甲状旁腺素水平降低。随妊娠期血容量和肾小球滤过率的增加,以及钙向胎儿运输,孕妇血清钙浓度缓慢降低,使得妊娠中晚期甲状旁腺素逐渐升高,有利于为胎儿提供钙。

4. 肾上腺皮质　受妊娠期雌激素大量分泌的影响,妊娠期促肾上腺皮质激素分泌增加,进而使肾上腺分泌腺糖皮质醇和醛固酮增多,但具有活性作用的游离糖皮质醇和醛固酮并不明显增加,故孕妇无肾上腺皮质功能亢进表现,也没有水钠潴留。肾上腺分泌的睾酮略增加,故一些孕妇可能会有阴毛和腋毛增多增粗。

九、皮肤及毛发

(一)皮肤

1. 皮肤色素　皮肤色素沉着是妊娠期最显著的皮肤改变之一。妊娠期垂体分泌促黑素细胞刺激激素分泌增多,并且雌、孕激素有黑色素细胞刺激效应,使黑色素增加,导致孕妇乳头、乳晕、腹白线、外阴等处出现色素沉着。色素沉着于颧颊部并累及眶周、前额、上唇和鼻部,边缘较明显,呈蝶状褐色斑,称为妊娠黄褐斑,大多数会在产后自行消退。雌激素增多使皮肤毛细血管扩张,颜面、颈、胸及手掌等部可出现蜘蛛痣及皮肤红斑,分娩后因雌激素水平下降而消退。

2. 皮肤弹力纤维　在孕期妊娠期间肾上腺皮质分泌的糖皮质激素增多,该激素分解弹力纤维蛋白,使弹力纤维变性,加之子宫增大使孕妇腹壁皮肤张力加大,皮肤弹力纤维断裂,多呈紫色或淡红色不规律平行略凹陷的条纹,称为妊娠纹,见于初产妇。妊娠纹常常在中晚孕期开始出现,常见于腹部、乳房、大腿及臀部,目前尚无有效的预防和治疗手段。经产妇的陈旧妊娠纹呈发亮的银色。

3. 皮肤汗腺　孕妇汗腺与皮脂腺功能亢进,可出现多汗。

(二)指甲

孕期变得易碎,可能出现水平凹槽。

(三)毛发

怀孕期间头发变厚是由于生长期毛囊数量增加,且胎盘分泌的大量雌激素能延长头发生长期,让孕妇在怀孕时期有比较多的头发。正常营养状态下,发量在妊娠期不但不会减少,可能反而会比较浓密。在分娩后这些增加的头发会短期内集中脱落恢复到孕前水平,因此产后脱发并不是真正的发量减少。

十、新陈代谢

(一)基础代谢率

妊娠早期正常或稍下降,但在妊娠中期基础代谢逐渐增高,每日需要增加能量约 300kcal,以满足胎儿的生长发育。至妊娠晚期孕妇基础代谢率可增高 15%～20%。

(二)体重

妊娠期体重增加主要来自子宫及内容物、乳房、增加的血容量、组织间液以及少量母体脂肪和蛋白贮存,如足月妊娠时,胎儿、胎盘和羊水的含水量约 3.5L。早孕期平均每周增加

0.35kg，中孕期每周增加约 0.45kg，晚孕期每周增加约 0.35kg。正常情况下中国女性整个妊娠期间体重平均增加 12.5kg。

（三）三大营养物质代谢

1. 糖　妊娠期胰腺功能旺盛，分泌胰岛素增多。但胎盘产生的胰岛素酶、激素等拮抗胰岛素致其分泌相对不足。故正常妊娠时，孕妇表现为轻度低空腹血糖，餐后高血糖和高胰岛素水平持续时间长，以利于对胎儿葡萄糖的供给。妊娠期糖代谢的特点可致妊娠糖尿病的发生。

2. 脂肪　妊娠期间血脂水平普遍升高，包括甘油三酯、胆固醇、磷脂、非酯化脂肪酸和脂蛋白。妊娠期能量消耗增多，母体脂肪积存多，糖原储备减少。当能量消耗过多时，体内动用大量脂肪，使血中酮体增加，易发生酮血症。孕妇尿中出现酮体多见于妊娠剧吐时，或产妇因产程过长、能量过度消耗使糖原储备量相对减少时。分娩后血脂、脂蛋白和载脂蛋白浓度明显降低，哺乳会加快血脂浓度降低的速度。

3. 蛋白质　蛋白质约为母体体重增加贡献了 1kg，包括胎儿胎盘单位、子宫及乳房增大、血浆蛋白和血红蛋白等。孕妇对蛋白质的需要量明显增加，呈正氮平衡，不仅需要供给胎儿生长发育及子宫、乳房增大的需求，还为分娩期消耗做准备。若蛋白质储备不足，血浆蛋白减少，组织间液增加，孕期会出现营养不良性水肿。

（四）维生素代谢

脂溶性的维生素含量增加，水溶性的维生素含量降低。血浆中维生素 A 原和维生素 E 水平升高，维生素 A、维生素 C、叶酸、维生素 B_{12}、维生素 B_6、生物素、维生素 B_1、核黄素和烟酸含量降低。

（五）矿物质代谢

胎儿生长发育需要大量钙、磷、铁。胎儿骨骼及胎盘形成需要较多的钙。胎儿骨骼生长发育需要储存钙约 30g，其中 80% 在妊娠最后 3 个月内由母体供给，故早产儿容易发生低血钙。因此，至少应在妊娠最后 3 个月补充维生素 D 及钙，以提高血钙值。妊娠期孕妇约需要 1 000mg 的铁，其中 300mg 转运至胎盘供给胎儿，多数孕妇铁的储存量不能满足需要，有指征时应额外补充铁剂，以满足胎儿生长和孕妇的需要。妊娠期总钾、钠储存增加，但由于血容量增加，血清中钾、钠浓度与非孕期相近。妊娠期血清磷浓度无明显变化，血清镁浓度下降。

（六）水代谢

妊娠期血浆胶体渗透压降低，以及雌激素的水钠潴留作用，妊娠期机体水分平均增加 7L，但妊娠中晚期不会不引起水肿。在妊娠末期，由于增大子宫压迫，使子宫水平以下静脉压升高，体液渗出潴留在组织间隙，组织间液可增加 1～2L，因此部分孕妇会出现双下肢凹陷性水肿。

十一、骨骼、关节及韧带

（一）骨盆底肌肉变化

盆底肌处于抗重力的位置，在妊娠期抵抗不断长大的子宫的重力变化，甚至盆底肌可以降低。妊娠期间，随着胎儿的长大和羊水的增多，子宫重量、体积不断增加，增大的重力直接作用于盆底支持结构。随着子宫的增大，右旋的子宫压迫右髂静脉引起血液回流障碍，使盆底组织缺血、缺氧，可出现肌张力下降、收缩力下降，甚至撕裂。此外盆底肌肉和神经肌肉接头的地方直接受压及牵拉，超出神经纤维牵张极限，部分盆底肌肉可失去神经支配。

（二）腹部肌肉变化

腹部肌肉，特别是腹直肌的两侧和腹白线，到妊娠末期可能会被牵拉至弹性的极限，这大大减少了肌肉产生强烈收缩的能力，并因此降低收缩的效率。另外重心的改变，也会降低腹部肌肉的机械性的内收张力。

（三）韧带的变化

由于激素的改变，盆底结缔组织中胶原含量减少，形态结构及代谢发生改变，导致韧带整体张力强度变弱。妊娠期和产后许多关节处于松弛状态，这些关节稳定度的变化可持续到到产后4周。胸腰筋膜的被动拉长，减少其有效支持和稳定躯干的能力。这些变化导致孕妇背部、骨盆和下肢承重关节容易受伤。

（四）骨骼的变化

妊娠期间骨密度通常无改变，仅在妊娠次数过多、生育间隔过短、又不注意补充维生素D及钙时，引起骨质疏松。部分孕妇自觉腰骶部及肢体疼痛不适，可能与胎盘分泌的松弛素所导致的骨盆韧带及椎骨间关节、韧带松弛有关。部分孕妇耻骨联合松弛，甚至耻骨联合分离可导致明显疼痛，活动受限及影响分娩。妊娠晚期孕妇重心前移，为保持身体平衡，孕妇头部与肩部向后仰，腰部向前挺而形成典型的孕妇姿势。

（罗恋梅 邹 燕 罗 丹 种轶文

吴 青 史 云 罗 蓉）

第三节 产后盆底及泌尿生殖系统的变化

妊娠期妇女的身心为了适应胎儿发育及分娩，包括生殖器官等全身器官系统发生了很大变化，而分娩后产妇的各器官系统则需要经过一系列的再次适应性改变，使生殖器官及全身（产后2年内除乳房外）恢复到接近非孕状态。很多学者认为产后妇女的康复要持续到产后1年到数年，甚至更长时间，一些因妊娠和分娩损伤导致的盆底功能障碍性疾病和泌尿生殖系统疾病的康复甚至要伴随产后妇女的一生，因此及时发现产后妇女的异常或疾病，积极给予治疗和康复对减少产后妇女的疾病负担，提高其生活质量，促进其家庭幸福非常重要。

一、盆底组织

盆底肌肉、筋膜、韧带及其支配神经共同构成了女性盆底支持系统，封闭骨盆出口，并支持盆腔脏器以维持其正常的解剖位置和完成相应的生理功能。女性盆底是一个相互支持的有机整体，有任何组织的损伤或病变都会打破这种整体平衡，导致盆底功能障碍的发生。妊娠期间，随着胎儿长大和羊水的增多，子宫重量和体积不断增加，到妊娠足月时，子宫内容物比非孕期增加数百倍，子宫重量也增加数十倍，子宫在盆腔的位置也变得更为垂直，使原本向后向下的子宫对盆底组织的合力更倾向于垂直向下作用于盆底支持结构。加上子宫的增大，右旋的子宫压迫右髂静脉使得血液回流障碍，使得盆底组织可能处于缺血缺氧状态，会加重盆底肌的肌张力降低，收缩力下降，甚至部分肌纤维和胶原纤维断裂。妊娠期体内的激素改变，如大量孕激素，雌激素和细胞炎性因子的改变，也造成了盆底组织结构中肌肉和胶原的含量减少、比例变化、形态结构以及代谢发生改变，不利于分娩中对盆底组织的保护。

（一）盆底支持结构的肌肉和筋膜组织

1. 盆底结缔组织　盆底的结缔组织主要是盆筋膜。盆筋膜是腹内筋膜向下的一部分，覆盖盆壁肌内膜，并延续包被在盆腔脏器的血管神经束周围，形成了它们的鞘、囊或韧带，对于盆内脏器有很好的保护和支持作用。盆筋膜主要由盆壁筋膜、盆膈筋膜及盆脏筋膜三个部分组成。盆筋膜的主要组成为胶原组织，胶原是结缔组织的主要成分，是盆底结构静态支持的主要结构，对盆腔脏器有悬吊和固定作用。盆底结缔组织包括2种胶原，一种是Ⅰ型胶原，另一种是Ⅲ型胶原。Ⅰ型胶原的直径比较粗，硬度比较大，具有支持作用；Ⅲ型胶原直径比较细，弹性大，与盆底组织的弹性有关。

2. 盆底肌肉组织　肛提肌是封闭盆腔出口的一组肌肉复合体，由耻尾、耻骨直肠肌和髂尾肌组成，肛提肌损伤会引起盆底功能障碍疾病的发生。尿道和肛门括约肌也是盆底肌的组成部分。

盆底肌肉纤维由Ⅰ类肌纤维和Ⅱ类肌纤维两种纤维组成。Ⅰ类肌纤维，又称慢反应纤维（slow-twitch fibers，SF），可以慢收缩和强直收缩，收缩时间长，为深层肌肉的主要组成部分，占盆底肌的70%，Ⅰ类肌纤维因为肌纤维内参加有氧氧化过程的酶活性更高而进行有氧代谢，在静息状态时Ⅰ类肌纤维维持膀胱和阴道在较高的水平，抗疲劳能力强。它可以通过关闭肛门括约肌和尿道，缩小尿生殖膈裂孔达到支持盆腔脏器的作用；Ⅱ类肌纤维，又称快反应纤维（fast-twitch fibers，FF），是快收缩和阶段收缩肌肉，占盆底肌的30%，是盆腔运动系统的组成部分，Ⅱ类肌纤维因肌浆网更丰富，肌纤维内参加无氧氧化过程的酶活性更高而进行无氧代谢，在腹压升高时快反应纤维收缩维持膀胱和阴道在较高的水平，收缩力量大和收缩迅速，但收缩维持时间短，抗疲劳能力差，在腹压突然升高或腹压升高过大时，Ⅱ类肌纤维能通过自主收缩的增大来对抗腹压升高，帮助控尿。而且，Ⅱ类肌纤维有助于维持性功能，部分产妇会因妊娠和分娩损伤Ⅱ类肌纤维导致产后性交疼痛及性交困难。

3. 盆底组织中神经分布　盆腔器官及盆底组织的神经来自于躯体神经和自主神经。躯体神经主要有腰丛和骶丛神经；自主神经主要有骶交感干、腹下丛以及盆内脏神经。

（二）产后盆底肌肉、神经和结缔组织的改变

阴道分娩的产妇会阴体下降，一些产妇的会阴体下降在产后两个月仍然持续存在。一般初产妇和产钳助产的经产妇会阴体下降程度更严重。会阴体的下降会引起盆底的肌肉神经的损伤，这也是产后盆底持续性损伤进而使产妇发生大小便失禁的原因，与会阴体下降后的盆底肌肉、神经及结缔组织改变有关。

1. 产后盆底肌肉的改变　分娩过程中，胎头下降对盆底肌层的机械性压迫，胎头仰伸时导致肌肉及其周围软组织高度扩张，甚至可以引起肌肉的直接性损伤。一些研究表明肛门括约肌撕裂的发生率是从1%～25%不等，阴道分娩中接受会阴切开术的产妇与未行会阴切开术者的肛门括约肌撕裂的发生率相似，没有统计学差异，因此无医学指征的会阴切开术显著增加产妇阴道缝合的机会，增加产妇肛门直肠损伤的风险。产后妇女的盆底肌肉损伤有急性和慢性两种损伤，在分娩时胎头对盆底肌的压迫牵拉造成的损伤是急性改变；而在妊娠过程胎儿对盆底肌肉长时间的牵拉和压迫造成的损伤是慢性损伤改变。

第二产程对肛提肌过度拉伸和牵拉作用是导致其损伤的原因。有研究表明在分娩过程中，盆底肌肉和神经的伸展率可以达到3以上，这是非妊娠妇女骨骼肌和神经最大伸展率的两倍。肛提肌的隐性损害在盆底功能不全的妇女中发生率高达24%，表明妊娠和分娩中造成的肛提肌隐性损害可能是女性发生产后盆底功能障碍的原因之一。阴道分娩次数与盆底肌肉组织被纤维组织代替有关系,提示阴道分娩次数越多,盆底肌肉组织损伤越严重。有产科高危因素者,如产程延长(尤其是第二产程延长),会阴撕裂,产钳助产者,以及巨大儿等,对盆底肌肉的形态学影响较大,但研究表明,胎吸助产、硬膜外镇痛和使用催产素不是肛提肌损害的危险因素。即使阴道分娩中没有肌肉损伤者,盆底肌肉也会过度伸展而变得松弛,短时间内难以恢复,导致部分经阴道分娩的产妇无法达到协助控尿和保持盆脏器维持在较高的正常位置,而发生暂时性尿失禁或盆腔脏器脱垂。

肛门括约肌损伤会导致产后便失禁,分娩时肛门括约肌的损伤,可能是肌肉直接被过度牵拉分离所致,也可能是盆底神经受损所致,这种肛门括约肌的损伤与产钳助产,第二产程长,新生儿出生体重过大,和会阴正中切开有关。一些研究表明经阴道试产失败后改为剖宫产者也有因肛门括约肌损伤导致的便失禁,提示肛门括约肌损伤更多在产程中发生,而不仅仅是在经阴道分娩中发生。

2. 盆底神经系统的改变 足够的证据证明,盆底功能障碍与神经损伤有关系,而剖宫产者的神经损伤不明显,提示临产和阴道分娩才是盆底肌肉神经损伤的最主要危险因素,而不是妊娠本身。阴道分娩和临产都会引起不同程度的阴部神经损伤,分娩时胎先露会直接压迫牵拉盆底肌肉和神经肌肉接头,盆底肌肉过度伸展,超出了神经纤维牵拉极限,甚至部分神经可能发生断裂受损,导致经阴道分娩后盆底肌肉的失神经的支配,进而发生盆底肌肉收缩力减弱。大多数阴道分娩的女性盆底肌肉有部分去神经支配,严重的病例去神经支配与大小便失禁有关,尤其是在多产妇和产钳助产的产妇中更为显著。很多研究都表明多产、产钳助产、第二产程延长、新生儿出生体重大以及会阴三度裂伤都是深部神经损伤的高危因素。在神经损伤后,盆底肌肉收缩力降低,甚至导致盆底功能障碍性疾病发生。对有大小便失禁的产后妇女的研究提示提示分娩所引起的阴部神经病变可能持续存在,而且是以后发生尿失禁的基础。

3. 盆底结构胶原纤维组织的改变 现在越来越多的学者开始关注和研究关于盆底支持组织的胶原蛋白的含量和结构异常,已有的研究表明妊娠期产生的大量孕激素会导致弹性纤维胶原的合成降低,胶原蛋白含量比例结构和代谢异常,严重者会使盆底组织的部分胶原缺失,胶原总量降低,会使胶原的硬度和长度发生改变,胶原组织连接减退,以及Ⅰ型胶原和Ⅲ型胶原的比例下降。这种胶原的含量、结构以及不同类型之间比例发生改变者更容易出现盆底胶原纤维组织的弹性下降,甚至断裂。一些异常阴道分娩加重了盆底结缔组织的削弱,进一步导致盆底结缔组织松弛或部分断裂,对盆腔脏器的支持力减弱,产妇盆底胶原纤维失衡,是产妇发生盆底功能障碍性疾病的基础之一。在女性妊娠和分娩时年龄越大、第二产程延长、产钳辅助阴道分娩、会阴侧切或正中切以及巨大儿的时候,盆底结缔组织损伤可能更为严重。

(三)产后盆底神经肌肉组织的恢复

分娩以后,产妇的盆底肌肉神经组织都会有恢复,这个过程因不同产妇而恢复时间和程度不一,一般早期恢复是在产后六周内完成,部分女性的恢复期较长,可能会持续到数年。

1. 肌肉的恢复 一些研究已提示分娩对盆底肌肉损伤在产后都有一定程度的恢复,产后盆底肌肉过度伸展或损伤随时间延长可逐步恢复,这种恢复主要在产后2~3个月完成,但是缺乏对远期损伤判断的相关循证医学证据,通常可在产后6周评估肛提肌的早期恢复。有研究表明阴道分娩者产后6周的盆底松弛度明显改善,但剖宫产者的这种变化不明显,可能因为胎儿在分娩中对肌肉组织的压迫和扩展负反馈到大脑皮层，导致支配会阴部神经的肌肉放松，有利于盆底结构的恢复，而选择性剖宫产缺乏这种负反馈机制，故剖宫产后的产妇盆底神经肌肉的早期恢复并不明显。理论上选择性剖宫产可能会防止肛门括约肌的损伤，但是对防止盆底其他肌肉组织损伤的影响缺乏循证医学证据。也有研究表明超过 2 次的剖宫产者后盆底功能异常与经阴道分娩者相似，且其恢复能力更慢和更差。

2. 阴部神经恢复　一些研究表明，分娩后阴部神经的终末运动潜伏期都有延长，但分娩后 48~72h，初产妇的阴部神经的终末运动潜伏期会有一定的恢复，部分产妇在产后 2~3 个月的时候恢复正常水平，在产后 6 个月，大多数的产妇(75%)能恢复正常，但是经产妇会阴部神经的改善程度要低一些，提示阴道分娩造成的这种神经损伤虽然大部分是可逆的，但仍有小部分产妇会发生永久性的神经损伤。产妇的会阴神经损伤在产后 3 个月有一定程度的恢复，但 3 个月以后的恢复很缓慢，所以产后 6 周的及时评估，以及评估后的科学康复对神经损伤的恢复有很大的帮助。

二、生殖系统

产后生殖系统的变化最为显著，如果恢复不良，将影响产妇产后一年甚至数十年的生活质量。

(一) 子宫的变化

产后良好的子宫复旧非常重要。子宫复旧是指胎盘娩出后子宫逐渐恢复到未孕状态的过程，包括子宫肌纤维缩复、子宫内膜再生和子宫下段及宫颈的变化，子宫复旧的时间一般为 6 周。

1. 子宫大小的变化　子宫复旧主要是子宫肌纤维缩复的作用。在子宫复旧的过程中，肌浆中的蛋白质被分解排出，使细胞质减少致肌细胞缩小，而不是肌细胞数目减少。被分解的蛋白及其代谢产物通过肾脏排出体外。随着宫体肌纤维不断缩复，子宫重量及体积均会发生变化。子宫重量逐渐降低，分娩结束时约为 1 000g，产后 1 周约为 500g，产后 2 周约为 300g，产后 6 周恢复至 50~70g。随着肌纤维不断缩复，子宫体积也逐渐缩小，宫底每天下降 1~2cm，产后 1 周子宫缩小至约妊娠 12 周大小，产后 10d 左右降至骨盆腔内，腹部检查触摸不到宫底，产后 6 周子宫恢复至正常孕前大小。

2. 子宫下段的变化　分娩后，子宫下段的肌纤维迅速缩复，并逐步恢复到非孕时的子宫峡部。

3. 子宫颈变化　胎盘娩出后的宫颈壁薄、松软，形成皱襞，宫颈外口呈环形如袖口状。产后 2~3d 宫口仍可容 2 指，产后 1 周宫颈内口关闭，产后 4 周宫颈完全恢复至正常状态。分娩时宫颈多在 3 点和 9 点处发生轻度裂伤，导致初产妇宫颈外口由圆形(未产妇)，变成"一"字横裂形(经产妇)。

4. 产后宫缩痛　部分产妇在产褥期早期因宫缩引起下腹部阵发性疼痛，称产后宫缩痛。于产后 1~2d 出现，持续 2~3d 自然消失，哺乳时可加剧，多见于经产妇。

5. 子宫血管的变化　胎盘娩出后，胎盘附着面立即缩小，面积仅为原来的一半。产后子宫收缩以后，可以使开放的子宫动脉和静脉窦压缩变窄，因此很快就会在血管内形成血栓，这样有利于出血减少甚至停止。若在新生内膜修复期间，胎盘附着面因复旧不良出现血栓脱落，可导致晚期产后出血。

6. 子宫内膜的再生　胎盘与子宫壁分离娩出后，胎盘附着处面积缩小，子宫蜕膜坏死脱落随恶露排出，胎盘、胎膜从蜕膜海绵层分离娩出后，遗留的蜕膜分为 2 层，表层发生变性、坏死、脱落，形成恶露的一部分自阴道排出。接近肌层的子宫内膜基底层逐渐再生新的功能层，内膜缓慢修复。3 周后子宫内膜由基底层再生修复形成新的功能层，但胎盘附着处的子宫内膜完全修复约需 6 周。

恶露是产后经阴道排出的坏死蜕膜组织、血液、细菌及宫颈黏液。根据恶露的颜色及内容物不同，恶露分 3 种：①血性恶露：色鲜红，含有大量血液，持续 3～4d；②浆液性恶露：色淡红似浆液，含有少量血液，较多的坏死蜕膜、黏液和细菌，约持续 10d；③白色恶露：白色、黏稠，含有大量白细胞、坏死蜕膜及细菌等，约持续 3 周。正常恶露有腥味，但无臭味，总量为 250～500ml，随着子宫的复旧，量逐渐减少，持续 4～6 周。

7. 月经复潮　月经复潮及排卵时间受哺乳影响。不哺乳产妇通常在产后 6～10 周月经复潮，在产后 4 周左右恢复排卵。哺乳产妇的月经复潮延迟，有的在哺乳期月经一直不复潮，平均在产后 4～6 个月恢复排卵。产后较晚月经复潮者，首次月经来潮前多有排卵，因此哺乳产妇月经虽未复潮，但仍有受孕可能。

（二）产后阴道和外阴变化

1 外阴的变化　一般情况下产后外阴可有轻度水肿，一般于产后 2～3d 内自行消退。部分阴道分娩的产妇在分娩过程中产道和盆底肌肉受到极度牵拉，可能造成阴道口撕裂和肿胀而出现局部疼痛，疼痛感会持续 1～3d，1 周左右开始逐渐减缓。部分严重的产妇会阴部伤口会在产后立即缝合，会阴切口或会阴轻度裂伤，一般在产后 3～5d 愈合。

2. 阴道的变化　对阴道分娩的产妇，在分娩中阴道腔扩大，阴道黏膜及周围组织水肿，阴道黏膜皱襞因过度伸展而减少甚至消失。分娩后扩大、松弛的阴道腔逐渐缩小，肌张力逐渐恢复，阴道黏膜皱襞约在产后 3 周重新显现，但常常不能恢复到未孕时的紧缩程度。正常阴道轴线与身体长轴呈 15°～20° 夹角，产后子宫阴道后移，使得阴道轴线与身体长轴的夹角增大。通过产后科学的康复训练，可以最大限度地促进阴道紧缩状态在内的全面恢复。没有经过阴道试产的剖宫产产妇阴道变化不明显。

三、泌尿系统

妊娠期组织中潴留的大量水分将在产后经肾脏排出，故产后最初 1 周尿量增多。大多数妇女在妊娠晚期和产后早期可以有双肾、肾盂、肾静脉和输尿管的扩张，尤其是右侧。输尿管蠕动减少，膀胱容量减少，残余尿量增加，尿急、尿频、尿失禁的发生率增加。而且妊娠期子宫增大，将双侧输尿管向两侧排挤，输尿管膀胱壁内段变短，而且输尿管从倾斜进入膀胱变成垂直进入膀胱，膀胱输尿管连接处防止尿液反流的作用下降，导致少部分产妇会发生膀胱输尿管反流。妊娠期发生的肾盂及输尿管扩张，产后需 2～8 周恢复正常。一些产妇产后会出现尿潴留或尿失禁的情况。

（一）尿潴留

因分娩过程中膀胱受压致使黏膜水肿、肌张力下降，产褥期膀胱肌张力降低，对膀胱内压的敏感性降低，加之外阴切口疼痛、不习惯卧床排尿、器械助产、区域阻滞麻醉，以及会阴伤口疼痛等原因，均可能增加尿潴留的发生，尤其在产后 24h 内。

（二）尿失禁

尿道支持系统的正常功能需要肛提肌的持久张力（Ⅰ类肌纤维的收缩），以及盆筋膜系统的支持作用。如果妊娠和分娩导致了肛提肌的神经源性和肌源性损伤，或尿道旁组织的断裂,产后都将减弱盆底的支持功能,增加尿道的活动性。盆底支持功能不足的时候,膀胱颈和近端尿道向下后方移动,出现过度活动的症状,尿道-膀胱后角消失,尿道缩短,尿道轴倾斜角旋转等,类似于排尿动作早期的表现。腹压增加时,压力传到了膀胱使膀胱内压力迅速增加,但不能同时有效地传达到尿道,导致尿道阻力不足以对抗膀胱的内压力,从而诱发了不自主排尿的尿失禁。

四、骨骼及神经肌肉变化

随着胎儿的娩出,产后妇女全身的神经肌肉系统需要逐步恢复到孕前状态,这一过程可能会持续数月到数年。

(一)产后腰背肌肉变化

妊娠期间内分泌的变化和胎盘分泌的松弛素对骨肌肉和关节韧带的影响,可导致韧带松弛和脊柱稳定性改变,使得肌肉韧带和肌肉出现慢性损伤,随着胎儿长大加剧了腰椎脊柱前凸,腰肌缩短,臀肌拉长,常导致腰部血液循环障碍和负担负荷过重,出现腰痛,并可一直持续到产后。孕期及产后缺乏科学的运动,核心肌群的失用性萎缩,分娩后腹内压下降也会导致腰背神经肌肉所承受压力的突然减小而需再次进行适应性改变,以及因哺乳和换尿布等频繁弯腰的动作而加重肌肉负担,这些因素都会引起产后腰背部肌肉的改变。产后一段时间内,腰背部骨骼肌肉和神经,以及腰骶部椎骨间关节韧带的松弛尚未恢复,是部分产妇会出现产后腰背疼痛的原因之一。

(二)腹壁肌肉变化

产后腹部肌肉有一定程度的拉长松弛,紧张度下降,脂肪堆积。部分产妇会出现腹直肌分离,当腹直肌分离大于2cm,腹直肌丧失最大收缩力量而使腹部肌肉拉长,使得躯干的屈肌收缩力明显减弱,屈肌和伸肌比率仅为0.5,而正常人群中这个比率通常为0.7,不利于产妇的形体恢复。腹部肌肉拉长可出现慢性肌收缩能力降低,腹部斜方肌张力增高,腹横肌退缩,产妇出现腹围增大,影响形体恢复。

术后恢复良好的剖宫产产妇应尽早下床活动,减少血栓发生风险和避免伤口和腹腔内粘连。剖宫产伤口范围较大,麻醉消退后产妇会感到伤口疼痛,加上有子宫收缩痛,所以剖宫产的产妇下床活动时可用束腹带固定腹部,但束腹带使用时间不宜过长,且不宜捆绑过紧。

(三)骶髂关节及骶骨周围肌肉变化

产后可以出现臀肌拉长,甚至无力下垂,股骨外旋,骶髂关节稳定性下降,都可以导致骶髂关节疼痛。妊娠与分娩可使部分产妇双侧髋骨的位置发生改变,导致骶髂关节及骶骨周围肌肉疼痛,甚至持续到产后较长的一段时间。

(四)产后应力及相关骨关节的变化

因为孕期重心的改变,胎儿体积增大,骨盆增宽,故孕期及产后女性的下肢支撑面积常常变宽,并伴随髋关节外旋加重,支撑面的变化和髋关节对线改变,产后有一个逐步恢复的过程。一些女性孕期及产后容易出现膝关节过伸体态(一侧或双侧),这主要是为了平衡身体重力线位于髋臼之前,而产生的补偿性体态。部分孕晚期孕妇足部旋前的现象增加,在产后6周可能也不能恢复到孕前状态。孕期妇女更倾向于使用优势侧下肢进行承重,后足压力将随孕期增加而增大,增加女性产后优势侧下肢、同侧骶髂关节等相关承重环节过度劳损的概率。

(邹　燕　罗恋梅　李素霞　罗　蓉　江琪琪　尹　毅)

第四节 女性产后其他组织器官的变化与恢复

胎盘娩出到除乳腺之外的产妇全身其他各器官恢复至接近未孕状态所需的一段时期，称为产褥期，通常为 6 周，在这段时间里，产妇需要哺乳，子宫要复旧，产妇身体各个器官系统要逐渐恢复正常，产褥期的保健和康复对产妇身体的恢复具有重要意义。产妇通过保证充足的睡眠和休息，获得充足的营养和舒适的环境，调整生活节律，并接受科学的指导使自身各器官功能康复，才能使全身身体功能状态得到良好恢复，并保持良好的心理状态以更好适应哺育孩子等需求。

一、生命体征的变化

（一）体重

产妇生产后，体重会下降约 4～6kg，主要是因为产后体内多余的水分排出，而产褥期恶露排除和哺乳等也可会使体重减轻。正常情况下，一般可在 5～6 周可恢复到孕前体重，但是在我国由于一些传统的"坐月子"不科学的习惯，尤其是产妇膳食不均衡，使得有近一半的产妇会出现产后体重滞留。

（二）体温

产妇产后 24h 内体温略升高，但一般不超过 38℃，可能与产程延长导致过度疲劳有关。产后 3～4d，因乳房血管、淋巴管极度充盈，体温也可高达 38.5℃，但要及时发现是否有乳腺炎或其他感染的可能。

（三）呼吸和脉搏

产后呼吸深慢，14～16 次 /min。脉搏略缓慢，60～70 次 /min，产后 1 周恢复正常。

（四）血压

大多数产妇血压都能平稳在正常范围内。有妊娠合并高血压或先兆子痫的产妇，大多数产妇产后血压能降低到正常范围，但仍有少数人产后仍然有高血压，血压高的产妇应按高血压规范治疗，药物治疗过程中注意产后合理用药，尤其是哺乳妇女要考虑到药物对新生儿的影响。

二、血液循环系统的变化

妊娠期为了适应胎儿生长和雌孕激素的变化，孕妇的血容量增加，为相对高凝状态，白细胞比例也升高。分娩后，这些血液系统的指标都会逐步恢复到正常。

（一）血容量的变化

产后最初 3d，由于子宫缩复、子宫胎盘血液循环的停止，大量血液从子宫进入体循环，加之妊娠期潴留在组织中的液体回吸收，使循环血量再次增加 15%～25%，心脏负担加重，对有心血管疾病史或有高危因素的产妇要尤为注意，应防止心力衰竭等意外发生。产妇通过排汗、排尿的增加来减少多余血容量，产妇循环血量于产后 2～3 周恢复至未孕状态。

（二）凝血功能变化

产褥期早期血液仍处于高凝状态，有利于减少产后出血。产妇凝血物质，如纤维蛋白原，凝血酶等于产后 2～4 周恢复正常。

（三）血常规变化

血红蛋白水平在产后由于血液稀释缓解而逐步上升，在产后 1 周左右回升到正常范围。白细胞总数在产后仍延续为妊娠期的偏高，产后早期可以达到 $(15\sim30)\times10^9/L$，以后逐步降低，1~2 周降到正常。孕期的淋巴细胞的减少和中性粒细胞增多，血小板数增多在产后也会逐步恢复正常。红细胞沉降率于产后 3~4 周恢复正常。

（四）血流变化

对于妊娠晚期和产后妇女，由于下肢回流障碍，可能会出现下肢肿胀、会阴部肿胀，甚至痔周静脉曲张等，但随着时间推移，这些变化会逐步恢复。

三、内分泌系统及性激素水平的变化

胎儿娩出后，产妇的体内激素变化也较明显，并根据是否哺乳等生理需要逐步恢复到孕前水平。

（一）胎盘生乳素

胎盘生乳素在产后 6h 已不能测出。

（二）雌孕激素

产后雌孕激素水平急剧下降，在产后 3~4d 下降最快，1 周的时候已降至未孕水平。

（三）催乳素

分娩后产妇血中雌激素、孕激素及胎盘生乳素水平急剧下降，抑制下丘脑分泌的催乳素抑制因子释放，产后催乳素不再受雌、孕激素的抑制而发挥其完全的作用。催乳激素维持乳蛋白、酪蛋白和脂肪酸的含量并保持足够的乳量。催乳激素水平因是否哺乳而异，哺乳产妇的催乳素于产后下降，但仍高于非孕时水平，吸吮乳汁时催乳激素明显增高。最初的哺乳可激发激素水平的增加，每次哺乳可使催乳激素水平增加 5~10 倍，但几周后哺乳的刺激作用消失，泌乳激素水平恢复至正常水平。不哺乳产妇的催乳激素于产后 2 周降至非孕时水平。

（四）胰岛素

部分产妇在孕期合并妊娠糖尿病，一般在分娩后糖代谢异常、胰岛素抵抗都有不同程度恢复。

（五）甲状腺激素

妊娠期轻度升高的甲状腺素在产后会有不同程度恢复。

（六）甲状旁腺素

妊娠期轻度升高的甲状旁腺素在产后会恢复到非孕状态。

部分产妇的以上内分泌激素在产后仍然有异常，对这部分产妇要继续规范治疗和康复，并注意药物的合理使用，特别是哺乳妇女使用药物要考虑药物对新生儿的安全。

四、乳腺的变化

产后乳腺保健是保障母亲和婴儿健康的重要措施，也是促进母亲健康和儿童早期发展的基础。乳房为成对器官，即使在内分泌正常的情况下，双侧乳房大小也可有或大或小的差异。发育正常的非泌乳乳腺的重量在 200g 左右，上下径平均 11cm，厚约 4cm，而泌乳时平均可达 500g。妊娠对乳房的发育影响最大，只有在哺乳期乳房才最后发育成熟。在孕酮的刺激下，女性的乳腺是从妊娠开始到产后都在逐步变化，是一个连续的过程，产后乳腺丰满,体积增大到最大。乳头变硬、增大、凸出、挺立。乳腺血液循环增强、血管扩张使乳房表面静脉怒张,尤其在充满乳汁的情况下更明显。乳晕腺增生和变大,乳晕颜色加深,呈褐色,少数产妇乳晕呈黑色,在乳晕区出现许多皮肤小结节,由米粒大到绿豆大,大小不等。除乳房外观发生明显变化外,产后乳房内部结构腺体发生的改变也到达顶峰,全乳管系统继续增大,小叶间纤维组织受挤压而减少,毛细血管增多、充血。乳腺腺管进一步增长和分支,每一个乳腺管的末端都形成一个腺泡,腺泡呈大小不一的圆形或卵圆形,这些腺泡迅速增大增多,细胞生长十分活跃,腺泡进一步扩张,这些变化都是为泌乳做准备,产后在催乳素作用下,乳腺开始分泌乳汁。乳汁分泌是一个十分复杂的神经内分泌调节过程。产后 2～5d 是产妇分泌乳汁的高峰期,乳房会出现肿胀现象,并溢出初乳。初乳呈黏稠的黄色或黄白色(少部分产妇为透明状),含有丰富矿物质与蛋白质,免疫抗体含量高,分泌 5d 后即会转为成熟母乳。正常状况的产妇在产后 6 个月内泌乳量为 750～800ml/d,产后 6 个月～1 年约为 600ml/d。1 年后乳汁分泌量会减少,但只要哺乳,理论上会一直泌乳,甚至持续到产后数年。WHO 提倡婴儿 6 个月内纯母乳喂养,鼓励之后 1 年半的混合母乳喂养,一共 2 年及以上的母乳喂养,对保障婴幼儿生长发育很重要,也是现在很多专家提倡的“生命之初 1 000 天”的重要保健内容。

产妇的饮食和营养状况是影响乳汁分泌量的重要因素。营养不良的产妇将会影响到乳汁的分泌量和泌乳期的长短。产后妇女短时间营养不足,泌乳会消耗母体自身储备,不影响乳汁分泌;产妇长期营养不良,不仅影响母体健康,而且影响乳汁的质量,当产妇的膳食蛋白质与能量摄入降低时,泌乳量可减少到正常的 40%～50%。因此,特别注意产妇应合理膳食,不能为了产后形体恢复而不科学控制饮食,反而损害对婴儿的哺乳。少数产妇乳汁分泌量大,且乳腺导管阻塞,导致乳汁排出不畅而淤积,乳腺会出现局部肿胀、坚硬、红肿、触痛感,还可能出现体温升高,甚至发生乳腺炎和乳腺脓肿,如果这种情况持续数天,乳汁量会因为乳腺阻塞肿胀而负反馈性地分泌减少,影响母乳喂养。

分娩后因为体内激素水平的改变,催乳素的大量分泌,有乳腺组织的副乳和正常乳腺一样会产生乳汁,但因为多数副乳的乳管发育不完善或者没有乳头,乳汁无法排除,副乳内乳汁潴留,导致这部分产妇会出现副乳区明显肿胀疼痛,触诊可有明显颗粒感或结节感,有的表面皮肤可能出现发红,有完全性副乳产妇可能会出现乳头分泌乳汁,但随着副乳内乳汁淤积逐渐增多,负反馈性抑制作用使得副乳局部乳汁产量越来越少直至停止,一般很少发展至副乳乳腺炎和副乳乳腺脓肿。

五、消化系统的变化

女性怀孕后由于雌孕激素对消化道平滑肌的影响,胃酸中盐酸分泌减少,加上孕中晚期胎儿对肠道的压迫,消化系统功能受到较大影响,有的产妇痔疮严重,甚至影响到其坐位哺乳。产后 1～2d,产妇常食欲不佳,加上产褥期护理不当,如因卧床时间长,胃肠蠕动减弱,加之腹肌及盆底肌肉松弛,易发生便秘和肠胀气。产后消化道功能恢复包括胃酸分泌逐渐增加、胃肠道张力、蠕动及消化能力恢复正常。产后哺乳对母亲营养的要求较高,因此尽早帮助产妇消化系统功能恢复到孕前尤为重要。

六、皮肤及毛发的变化

妊娠期妇女面部和腹部的皮肤变化很大,腹部皮肤由于受妊娠期腹部长期膨胀和生物动力学的影响,皮下弹力纤维断裂,在产后表现为腹部明显松弛,部分孕妇腹部会出现妊娠纹等,产后这些变化部分会逐步恢复,但一些变化会留下永久性的印迹。孕妇血容量的增加,除了通过排尿,还需要在产后通过全身的皮肤汗腺排泄功能增加而皮肤出汗增加,称为褥汗,褥汗可以帮助产妇及时排出过多的液体,减少心血管的负担,对褥汗应科学护理,避免产妇受凉。

（一）妊娠纹的变化

腹壁皮肤受增大妊娠子宫的影响,部分弹力纤维断裂,产后腹壁明显松弛,腹壁紧张度需在产后 6~8 周有所恢复,产后科学运动和合理营养有助于腹壁的康复。初产妇腹壁妊娠纹为紫红色,逐渐变成永久性银白色陈旧妊娠纹,大多数产妇妊娠纹会逐渐变淡,但不会消失。

（二）躯体皮肤色素的变化

几乎所有的妊娠妇女都会出现一定程度的皮肤色素沉着增加。妊娠期出现的下腹正中线色素沉着,腹白线加深,逐渐变成黑线。其他色素沉着过度区域包括乳晕周围、乳头、腋窝、生殖器、会阴、肛门、大腿内侧和颈部。这些色素变化在产褥期会逐渐变浅,甚至消退,但少部分产妇也会永久性留下痕迹。

（三）面部色素变化

黄褐斑或妊娠面斑是最有损美观的色素改变。妊娠引起的面部黄褐斑,或者在原有的皮肤瘢痕、雀斑和雀斑样痣也可能色素沉着加深,在产后数月到产后 1 年内,大多数产妇色素沉着区域会逐步恢复至正常色素状态,但是色素沉着过度的区域可能永远无法完全消退。

（四）褥汗

产后 1 周内皮肤汗腺排泄功能旺盛,排出大量汗液,以夜间睡眠或初醒时更明显,一般不属于病态,但要帮助产妇科学度过产褥期,注意补充水分,防止脱水及中暑。

（五）产后毛发改变

产后雌激素骤减,会使妊娠期大量处在生长期的头发提早进入休止期,从而导致产后掉发。有调查表明有近一半的产妇有不同程度的脱发现象,但不是病理性的脱发,且发量也不会比孕前水平低,多发生在分娩后的 2~6 个月,在产后 12 个月内头发恢复正常生长。妊娠期间因内层网状带分泌睾酮的增加所导致的阴毛和腋毛增多增粗也会在分娩后逐步恢复。

七、情绪及精神状态的变化

分娩后产妇的相关激素分泌急剧减少,加上对婴儿的哺育,精神上也处于剧烈的转换期,容易促发某些产妇发生心理障碍,甚至可能诱发产后抑郁障碍。

产后抑郁障碍发生的危险因素包括生物、心理和社会等,如抑郁或焦虑史、个人或家族有情绪障碍史、经历紧张的生活事件、缺乏社会支持,胎产次、非计划怀孕、产科因素、母亲性格特征,以及婚姻关系等,产后抑郁障碍是一种可致残、致死的疾病。国际上产后抑郁患病率为 10%~15%,平均水平为 13%,在中低收入国家的发生率更高,其发生率可达 50%~80%。我国产后抑郁障碍的患病率为 1.1%~52.1%,平均为 14.7%,与国际水平基本一致。产后抑郁障碍主要症状表现为情绪低落,消沉沮丧,易怒,精力、体力不支,疲惫无力照顾婴儿,哭泣,极度悲伤,极度焦虑,后悔自责,强烈的无助感、孤独感,以及睡眠或饮食模式发生改变,严重者甚至觉得生活毫无意义,出现幻觉妄想,产生自杀或杀婴的想法或行为。产后抑郁常于产后 6 周内发生,大多数产妇可在产后 3~6 个月自行恢复,但情况严重的产妇也可能出现症状持续 1~2 年,甚至更长,而再次妊娠时则有 20%~30% 的产后抑郁复发率。长期产后抑郁障碍产妇的子女的抑郁风险、性格缺陷和行为问题的风险均会增加,主要因为母亲情绪的波动,导致照顾婴儿的精力、时间、表达关爱的次数都相应减少,而更倾向于用限制和惩罚来管教以及约束婴儿,这将会致使婴儿性格变得内向、随着年龄增长这些婴儿容易变得具有攻击性人格,或跟他人交往时表现为退缩,以及出现负面情绪等性格特质,对婴儿日后亦会带来不良影响。

产妇可通过适合自己的减压方式来减缓产后哺乳、照顾婴儿、伤口疼痛等造成的心理负担;家人也可以通过营造一个安静、舒适的家庭环境,悉心照顾产妇,创造良好的家庭氛围,给产妇在感情上的最大安慰,使产妇能在和谐愉快的家庭环境中顺利度过产褥期,避免出现产后抑郁。

(邹　燕　罗恋梅　史　云　罗　丹　吴晓英　吴　青)

第五节　产后康复方案前的检查与综合评估

给产后妇女康复指导之前,产后康复服务人员都需要对产妇的总体健康情况及不同组织器官的状况进行综合评估。根据产后妇女生理特点,产后 6 周产妇全身各器官基本恢复到孕前状态,产妇逐渐适应社会和家庭角色的转换,情绪趋于稳定,饮食起居也平稳过渡,因此,无论从生理和心理上产后 6 周都是综合评估的最佳时机。通常情况下,产妇在产后第 6 周会进行第一次产后复诊,这是产科指南要求产妇回到医疗机构进行全面检查复诊的时间,也是产后第一次进行产后康复前的综合评估时机,需要对是否要进行产后康复进行判断,并制订个体化的产后康复方案。在这个时间点进行评估,产妇依从性好,能为早期进行康复治疗提供依据,可以更好地促进产妇全面恢复,降低女性盆底功能障碍性疾病等的发生。妊娠和分娩造成的盆底损伤既有急性改变又有慢性改变,有些严重的产科损伤在产后很快表现,有些则在产后较长时间才表现出来,因此对产妇的康复是一个较长期的过程,需要随时动态了解产后各系统康复的效果,动态调整个体化的康复计划,因此建议每位产妇应该在产后 42d、每个康复疗程结束后、产后半年、产后 1 年分别评估。并且应强调康复治疗过程中,进行康复前评估、康复中期评估和康复后评估,以观察康复的效果和为制订进一步的康复方案提供依据。综合评估包括产后妇女疾病情况评估、心理状态评估、营养状况及膳食情况评估、体态及肌肉骨骼系统的评估、盆底功能的评估、乳腺及哺乳状况评估、泌尿系统评估、产后避孕需求及性健康评估等。

一、评估内容

(一)疾病情况评估

对产妇现患病(如感染、乳腺疾病、泌尿生殖系统疾病),以及妊娠常见合并症如妊娠高血压、妊娠糖尿病、妊娠期甲状腺功能异常等在产后仍存在者进行综合分析,积极治疗,并考虑到其哺乳需求,还应特别注意为了保证母儿安全的产后合理用药。

(二)心理状态评估

产后常见的心理问题以情绪和睡眠问题为多见,尤其是情绪问题,主要表现为抑郁和 / 或焦虑。产后心理状态评估包括询问产妇目前有无抑郁和焦虑等不良情绪,有无精神病史或家族精神病史、不良孕产史、孕期并发症或合并症，有无睡眠问题、特别是在孕期或产后的睡眠异常，有无吸毒、吸烟、或酗酒等不良嗜好等。对怀疑有心理状态异常的产妇，必要时用心理自评量表评估产妇的焦虑抑郁状况，心理自评量表包括爱丁堡产后抑郁量表（EPDS）、汉密顿抑郁量表（HAMD）、广泛性焦虑量表（GAD-7）、患者健康问卷（PHQ-9）等。

（三）营养状况及膳食评估

产妇的营养状态不仅与产妇自身健康状态相关，也关系到乳汁的质量和新生儿的生长发育。产妇营养状况与其膳食均衡密切相关，在实际中可利用产妇的膳食日记来评估其膳食模式来分析产妇的营养摄入情况。

评估营养状况时对产妇的营养不良或营养过剩都要特别关注。产妇的体重和体重指数（body mass index，BMI）是综合反映产妇营养状况的常用指标，交给产妇定期自我监测体重。对营养过剩的产妇，BMI 超过 $23.9kg/m^2$ 为超重，大于 $27.9kg/m^2$ 为肥胖，超过 $29.9kg/m^2$ 为重度肥胖，坚持母乳喂养有助于控制体重。对营养不良的产妇，BMI 小于 $18.5kg/m^2$，也有专家认为体重为标准体重的 80%～90%，是轻度营养不良；为标准体重的 60%～80%，是中度营养不良；重度营养不良者的体重不及标准体重的 60%。当体重减少 25% 以上，产妇的心、肺、肝等器官可发生功能障碍。上臂周径和皮皱厚度等也可以反映产妇的综合营养状况。产妇体内蛋白水平与营养状况密切相关，白蛋白浓度低于 35g/L 提示营养不良；转铁蛋白（正常值超过 2.4g/L），1.5～1.75g/L 为轻度营养不良，1.0～1.5g/L 为中度营养不良，< 1.0g/L 为重度营养不良。氮平衡计算也可以反映蛋白质摄入情况。微量元素和矿物质的浓度与平衡状态也是反映产妇的营养状况的指标之一，血常规分析中血红蛋白值是反映产妇是否有贫血的常用评估指标。另外，产妇营养状态与其免疫功能有关，营养不良者常有免疫功能的降低，故评估免疫功能，间接反映产妇营养状态。

（四）体态评估

良好的体态评估可以为产妇综合康复计划提供更加详细的信息。体态及骨骼肌肉评估可分为基础运动学评估和针对性运动学评估，体态评估时需要局部暴露肢体。静态姿势能显示人体整体神经肌肉系统功能，静态姿势不良意味着人体肌肉功能的不平衡，体表标志的异常可能提示影响到骨骼、关节、韧带、肌肉等多结构变化，他们的压力和张力异常可能引发与之相关的诸多急慢性疼痛、劳损等问题。不宜以单一的"完美体态"标准来评估不同产妇的骨骼肌肉的健康状态，因为每一产妇均在身体结构上存在一定个体差异，评估"最佳体态和姿势"时应该注意到个体化差异，不同产妇的体态差异一般并不会影响功能，过度解读产妇个体体态与"完美体态"之间的差异，或许会增加产妇焦虑等心理问题，不利于产后整体康复。此外，神经系统检查，相关肌肉评估，步态姿势评估，以及呼吸功能评估等也常用于产妇体态的评估。

（五）盆底功能评估

盆底功能评估是盆底肌肉，盆底筋膜和评估神经等的综合评估。

1. 询问病史　有无脏器脱垂、盆腔疼痛、大小便异常等。

2. 体格检查　检查阴伤口愈合、会阴皮肤温度觉、会阴体弹性、有无压痛，阴道口闭合情况、有无耻骨联合分离，以及会阴和骶神经分布区域的疼痛情况等。

3. 特殊检查　评估盆底肌肉收缩强度、能否对抗阻力、肌肉收缩持续时间、疲劳度、对称性，重复和快速收缩能力等。用改良牛津肌力分级徒手评估盆底肌肌力，用盆腔脏器脱垂定量分期法（POP—Q）评估有无盆腔脏器脱垂及严重程度。Valsalva 运动（要求产妇强力闭呼动作，即深吸气后紧闭声门，再用力做呼气动作，呼气时对抗紧闭的会厌）下观察尿道、阴道前后壁、阴道穹隆及宫颈等的情况。盆腔肌筋膜疼痛评估包括腰部、骶髂关节、耻骨联合及腹部和生殖器的触诊，主要是检查有无会阴、肛提肌、闭孔内肌、梨状肌及尾骨等部位的疼痛。通过单指指诊检查或用棉签检查判断有无腹部或盆底的局部疼痛。神经系统检查包括会阴感觉、肛门括约肌肌力、和球海绵体肌反射。此外，还有尿动力学检查等也作为盆底功能检查的指标。

4. 辅助工具的评估　常用的辅助工具评估包括盆底肌肌电评估（Ⅰ、Ⅱ类肌纤维肌力与肌纤维疲劳度）、盆底肌压力评估、盆底肌张力评估、阴道动态压力评估等。

5. 影像学检查　目前常用的影像学检查评估包括经阴道盆腔超声、盆底三维超声、经直肠超声、腹直肌间距超声、磁共振（MRI）、盆腔静脉造影（筛查盆腔静脉淤血综合征）、三维体态评估等。

6. 问卷评估　问卷也常用于对盆底功能的整体评估，不同问卷的侧重点不同。常用的问卷包括，盆腔器官脱垂—尿失禁—性生活问卷简表（pelvic organ prolapsed-urinary incontinence sexual questionnaire-12, PISQ-12）、盆底障碍简易问卷（PFIQ-7）、盆底功能随访表；Cleveland 便秘评分系统、便秘产妇生活质量量表（PAC-QOL）；排便日记、大便失禁的严重程度指数评价问卷（fecal incontinence severity index, FISI）、大便失禁生活质量评价问卷（fecal incontinence quality of life, FIQL）；女性性功能量表（female sexual function index, FSFI）、性生活质量问卷；疼痛问卷、疼痛位置标志示意图（地图）；健康调查 36（SF-36）、健康调查 12 条简表（SF-12）等。

（六）产后泌尿系统评估

评估有无泌尿系统症状和各种功能异常。临床上常用评估技术包括排尿日记、棉签试验、压力试验、指压试验、尿垫试验（PAD）等。国际尿失禁咨询问卷—膀胱过度活动症问卷（ICIQ-OAB）、国际尿失禁咨询委员会问卷中国版简表、尿失禁（ICIQ-UI）等用于评估产后泌尿系统情况，采用 Ingelman-Sundberg 分度法评估产后压力性尿失禁严重程度。产后泌尿系统障碍对生活质量的影响可以用尿失禁生活质量问卷（I-QOL）、尿失禁影响问卷简表（incontinence impact questionnaire short form, IIQ-7）、盆腔器官脱垂 - 尿失禁性生活问卷简表（PISQ-12）等进行评价。

（七）产后乳腺评估

产妇乳腺可能出现各种各样的问题，如乳头皲裂、乳腺炎、泌乳量不足或过多等，不仅影响母乳喂养，还会给产妇带来躯体的不适，并使产妇产生焦虑烦躁等不良情绪，继而影响母婴健康。产后的乳腺评估是进一步防止母亲乳腺疾病，促进母乳喂养的基础。评估内容包括泌乳情况、泌乳量、乳腺管通畅程度、母乳喂养情况等。

1. 母乳喂养评估　LATCH 评分系统是评价母乳喂养的一种量表，可用于评价产后最初 24h 或产后前 3d 的母乳喂养情况。LATCH 评分由 5 个单词的缩写构成，指代母乳喂养相关的 5 个方面：L 指新生儿吸吮乳房的情况；A 指新生儿吞咽乳汁的情况；T 指母亲乳头的类型和情况；C 指母亲哺乳时的舒适度；H 指母亲的喂养姿势和需要旁人帮助的程度，每个方面的得分均为 0、1、2，总分值为 0～10 分，得分越高则母乳喂养越顺利。

2. 乳头评估　乳头形态异常会导致哺乳异常。可导致新生儿含接困难，容易出现拒绝母乳的问题，不利于实现早吸吮。乳汁难以顺利被吸出易诱发乳房疼痛。常见的乳头心态异常主要有乳头凹陷、乳头短平、乳头过大或乳头过小等情况，通过评估，及时发现异常，并进行针对性干预，有利于顺利母乳喂养。

3. 乳房形态评估　乳房形态评估一般包括乳房的体积、颜色、位置、凸出度、下垂度、下皱襞、乳晕复合体、乳间沟等部位及双侧乳房的对称性评估。

4. 评估乳房有无肿胀和疼痛　乳房肿胀程度一般分为3度，Ⅰ度：乳房质软，触及为嘴唇样感觉，为正常或轻度乳胀；Ⅱ度：乳房质中，触如鼻尖硬度，为中度乳胀；Ⅲ度：乳房质硬，质地硬如前额，为重度乳胀。产后哺乳不及时、哺乳后乳房排空不及时、乳房形态异常、药物使用不合理、心理社会因素、疾病因素等均属于诱发产后乳房肿胀。其中部分乳房肿胀的产妇还合并乳房疼痛、乳汁排出不畅和乳头皲裂（喂奶时会感觉乳头疼痛），是导致乳房痛的主要原因。疼痛视觉模拟评分（visual analogue scale/score，VAS）也用于评估乳房疼痛程度，用0分到10分共十一级来评估疼痛程度，0分表示无痛，10分表示剧痛。用1~10分表示不同程度的疼痛，一般3分以下为轻度的疼痛，疼痛能够忍受；4~6分为疼痛严重，可以影响到睡眠，但是能忍受；7~10分为强烈的疼痛，疼痛难以忍受。乳汁排出不畅最终可能会导致乳腺感染，乳房红肿疼痛，最后会发展为乳腺炎。

（八）其他评估

在制订康复方案前，除了上面的评估之外，产后妇女的其他情况也需要评估，包括皮肤状况，产后避孕措施的选择与再生育意愿，产后合理用药等。

全面综合的评估才是良好的产后康复的第一步，在充分评估的基础上采取个体化的各种产后康复措施才能达到最佳的成本效果，也才能为产后康复技术的开发或总结提供更好的循证医学证据。

二、评估步骤及流程

产后康复前的检查和评估流程包括接诊和健康状况评估，病史询问，必要的体格检查和辅助检查，以及一些特殊检查。其目的是确定产妇是否仍有妊娠相关疾病的后遗症、妊娠合并症和并发症是否延续到产后、各种功能结构异常，以及有无产后新发疾病等，为提出适宜的个体化康复和治疗方案提供依据。

（一）病史采集

通过详细询问产妇的基本信息（年龄、体重、身高、体重指数、膳食情况，等），既往手术史、用药情况、其他病史，生育史（孕产次、孕期体重及妊娠并发症或合并症、孕期特殊情况、胎儿生长发育情况、胎位、分娩日期、月经恢复情况）、分娩情况（分娩方式、第一产和第二产程情况、分娩镇痛及方式、有无无痛分娩、是否会阴切开、是否阴道裂伤及程度、是否阴道助产：产钳或胎头吸引术、胎盘娩出时间、是否有胎盘残留、有无清宫、产时和产后出血及治疗措施）、新生儿情况（新生儿评分、出生体重、喂养方式、新生儿疾病，以及婴儿生长发育情况），产后有关泌尿、生殖、消化道、骨骼肌肉、神经精神症状等。综合分析产妇的主诉症状和需要解决的问题，做出初步判断。

（二）现有症状及异常情况分析

了解有无全身性疾病、腰腹部异常疼痛、压力性尿失禁、粪失禁、便秘、盆腔脏器脱垂、女性性功能障碍，以及有无皮肤、肌肉及骨关节异常等。

（三）体格检查

包括一般体格检查，妇科专科检查（外阴、阴道、宫颈及附件检查），盆腔器官脱垂相关检查，下尿路评估，肛门括约肌张力检查，肛门直肠检查、神经系统检查，以及体态姿势检查等。

（四）辅助检查

1. 实验室检查　根据产妇需要可以选择的实验室检查项目包括血常规，尿常规和尿培养、阴道分泌物检查及宫颈分泌物培养，肝肾功能、血糖、甲状腺功能、免疫功能等血生化检查。

2. 影像学检查　包括超声、磁共振等，具体参照本节相关的内容。

3. 其他检查　各种问卷评估、盆底肌肌电评估、盆底肌压力和肌张力测定，排尿功能检查等，具体参照本节相关的内容。

（邹　燕　种轶文　罗恋梅　吴　青　李素霞）

第六节　产后康复服务内容概述

作为整体康复措施，产后康复服务内容广泛，无论是在深度还是广度上都需要规范和细化。在制订个体化的康复方案时，注意选择最佳康复时机及适宜的康复技术。产后康复的内容包括本指南所列的产后检查与综合评估、母乳喂养与乳房保健、盆底功能康复、产后泌尿系统康复、产后生殖整复、产后运动、产后营养、产后合理用药及产后避孕，也包括在以后对指南进行再版时将补充的产后护理、产后心理康复、产后疼痛防护、性行为指导、产后皮肤康复等。

一、产后疾病康复指导

妊娠期疾病的产后延续的治疗和康复。如妊娠期宫颈细胞学检查异常的产妇建议进行宫颈 TCT 和 HPV 检查，必要时阴道镜下活检。产后 2 周如仍有阴道出血，须做盆腔超声检查确定子宫内没有胎盘胎膜残留。产后复诊会做妇科检查，检查子宫复旧、阴道出血、伤口恢复、母乳喂养等情况。孕期罹患妊娠糖尿病的产妇须复查血糖；罹患妊娠高血压的产妇则须复查血压有无恢复至正常数值。若血糖、血压仍超过标准值，则需确认是否已转为慢性疾病，并确定进一步的治疗方案。

二、产后护理

产后护理包括会阴护理，伤口护理，乳房护理、新生儿护理指导，以及对各种产后康复技术开展前后的护理等。护理不当将会导致产后妇女交叉感染和新生儿疾病，不利于及时发现产妇疾病和疾病的诊治，也不利于各种产后康复技术发挥最大作用。

1. 护理中及时发现疾病　例如在细致的产后护理中能及时发现产妇的血栓栓塞性疾病。血栓栓塞事件是在大多数发达国家中直接导致孕产妇死亡的常见原因，相比产前和非妊娠期女性，静脉血栓栓塞（venous thromboembolism, VTE）在产后女性中更为多见，并且剖宫产产妇较阴道分娩产妇更为多见。做好产后护理一方面应能及时发现产后 VTE 高危因素，另一方面良好的护理可以帮助临床医生对 VTE 相关的症状、体征、实验室指标进行监测核评估,并采取有效预防和治疗措施,很好地防治产后 VTE。

2. 产后康复技术中的护理　在实施各种产后康复技术前后的良好护理,能够让各种康复措施发挥出最佳效果,并减少一些技术的副作用。

3. 康复护理机构的规范发展　目前越来越多的产妇出院后选择入住以产后护理为主的月子中心或会所,希望在这些社会机构得到更好、更专业的产后护理服务,但是由于缺乏产后康复护理规范,相当一部分月子中心或会所的服务还有待提高,而这些月子中心或会所也希望有规范的管理要求来促进自身的服务能力和服务质量提高。

三、产后盆底康复指导

盆底功能障碍性疾病是严重影响女性日常生活的常见疾病,对产妇的生活质量有较大的影响。妊娠、分娩对女性盆底肌肉的损伤一方面是机械因素导致的盆底肌肉直接损害,另一方面阴部的神经受损促使去神经损害或神经萎缩,导致盆底肌肉间接损害。因此,在产后应对盆底功能进行全面评估,以便及早对盆底功能障碍性疾病进行预防性干预及治疗。一般以产后 42d 为检查切入点,对产妇的盆底功能进行初次评估,在这个时间点进行评估,产妇依从性好,且其后有充足的产假时间进行早期盆底康复治疗,可促进产妇盆底功能恢复,降低女性功能障碍性疾病的发生。产后 42d~3 个月是盆底康复的黄金时间,大多数产妇通过盆底肌锻炼,必要时运用盆底肌电刺激(电刺激模板有神经肌肉电刺激和机电触发电刺激)、生物反馈、磁刺激、康复治疗器、激光、射频、冲击波等现代康复技术进行盆底功能的康复训练,尽可能使其泌尿生殖系统功能恢复到接近孕前水平,甚至更好。

进行盆底肌功能康复训练时,应根据盆底肌的状态,在生物反馈表面肌电的指导下训练可以分为三个层级,如果盆底肌功能正常,产妇没有任何症状,表面肌电也是正常的,不需要进行特殊的康复;如果产妇有盆底肌功能减弱,会表现出肌肉张力和活动度减弱的相关症状,如尿失禁,盆底器官脱垂,还有性功能障碍中的性快感的缺失等,对她们应该采用升阶梯治疗的方式;如果盆底肌活动过度,产妇就会出现肌肉张力过高和活动过度的相关症状,如尿潴留、盆底肌疼痛,以及性功能障碍中的性交痛等,对她们应该采用降阶梯康复治疗的方式。还有一类情况是产妇有混合型的肌肉功能障碍,也就是部分盆底肌表现出高张状态,部分出表现低张状态,这种情况的盆底康复训练先降低高张肌肉的张力,然后再增强盆底肌整体肌肉的肌力。

四、产后疼痛管理

人类的疼痛体验是一种身体、认知和情感因素的混合体,不仅受疼痛源的影响,还受恐惧和以前的疼痛体验等因素的影响。产后疼痛来源包括子宫复旧、会阴或剖宫产伤口、乳头和乳房、肌肉及关节、盆腔炎性疾病、盆腔血栓静脉炎、局部血肿等。分娩后数小时至数月内疼痛缓解不足会妨碍母婴的密切接触和喂养,并通过影响产妇的活动,增加其产后并发症的风险。疼痛是产妇过早停止母乳喂养的常见原因,并且与乳腺炎、母亲睡眠和情绪障碍以及产后抑郁症的发生有关。充分评估产妇的产后疼痛主诉,并充分评估疼痛的性质、部位、强度、发作和持续时间,以及加重和缓解因素,对正确处理分娩相关疼痛和及时发现产后疼痛合并其他并发症至关重要。产后疼痛管理对增强女性产褥期的自我护理和婴儿护理能力,以及减少以后慢性疼痛的可能性具有重大影响,且越来越多地被临床医生和康复服务人员的重视,但目前对产后疼痛管理仍然缺乏系统性和规范性,现有的缓解疼痛的技术和方法也缺少循证医学证据支持,因此未来对产后疼痛管理和康复技术的研发将是产后康复技术的热点问题。

五、产后乳腺康复和母乳喂养

母乳是婴儿的最佳食物。母乳喂养对于母婴的健康都非常有益。而母亲乳腺健康是高质量持续母乳喂养的前提。哺乳动物经过数百亿年的进化至现在的人类,乳房本身具有很多人类未知的强大的功能,对于乳房和乳汁的了解目前还远远不够。同时,哺乳也可能掩盖原有的一些乳腺疾病,产褥期及哺乳期同样需要关注乳腺本身的健康。及时的产后乳腺管理和康复,是提高乳汁分泌量、保持乳腺管通畅、减少乳腺炎的发生的重要措施。常用的乳腺康复措施包括规范科学的手法按摩、正确使用吸奶器、低频脉冲电刺激等,但实际上目前很多产妇接受了不规范和不科学的催乳处理,导致了其乳腺的人为永久损伤。如何进行规范的乳房康复,确保顺畅的母乳喂养,减少产妇乳腺疾病,并守护妇女产后相当长一段时间,甚至数十年的乳腺健康将是本指南的重点讨论问题之一。

六、产后心理康复

女性在妊娠和分娩承受了生理、心理的巨大的变化。孩子的出生也会导致产妇日常责任、关系和自我认知发生巨大变化。有确凿的证据表明,在产褥期,产妇压力水平的升高、社会支持的不足和不稳定的关系(尤其是与伴侣或母亲的关系)增加了妇女患产后抑郁症的风险。有文献报道,与非抑郁产妇相比,患有产后抑郁症的妇女与婴儿之间的亲密关系常常受到破坏,不利于婴儿的心理健康发育,产后抑郁症与婴儿期和幼儿期认知、情感和行为问题的风险升高有关。产后心理的康复应该不仅包括心理健康问题提供评估和干预,而且应了解她们在这个特殊时期个人和家庭变化,以及这些变化如何影响到产后抑郁等心理异常的治疗,从而更好地帮助产妇达到恢复身心健康的目的。

七、产后运动和美体美态指导

产褥期是产后康复服务人员启动、推荐和强调健康行为生活方式,促进产妇形体恢复的较好时机。一般可以通过控制饮食、合理营养、自主锻炼达到治疗目的,恢复女性的体态之美。产后合理运动不仅可以促进包括生殖系统在内的全身各组织器官组织的康复,提高免疫力,也有利于控制产后体重,预防糖尿病、高血压、血栓性疾病,减少或减轻产后抑郁状态,较少骨质疏松,降低骨量下降发生率,维护产后骨健康。妊娠过程中孕妇腹围增加,腹壁高度伸张及分离,同时妊娠期各种激素分泌升高使得腹壁皮肤色素沉着,腹部皮肤松弛,腹部肌肉肌力下降、腹直肌不同程度分离等一系列变化。因此在产后 42d 体检时,应对产妇体态,盆底神经肌肉系统,腹部形态和腹部肌肉的功能等进行综合评估,制订个体化的康复运动计划。产后及时恢复原来的锻炼活动,或融入一些新的锻炼习惯对产妇逐渐恢复原来的锻炼习惯,并形成终身的健康习惯非常重要。产后尽早开始医学上安全的运动美体措施,可以帮助产妇尽快恢复健康和信心,提高他们的生活质量。开始安全的运动康复训练的时间取决于分娩的方式(阴道分娩还是剖宫产)、产后时间、有无内科或手术并发症,以及产后的心理状况等。

八、产后营养与膳食指导

分娩之后，产妇的乳房需要分泌乳汁，子宫需要复旧，骨骼肌肉系统需要复原，身体的其他器官组织需要慢慢恢复至产前的正常状态。产后营养作为产后康复的重要组成部分，主要是补偿妊娠和分娩时的消耗，为哺乳做好支撑，促进母体组织修复，使内部各器官尽快恢复到非妊娠状态。因此在这一时期，产妇的能量及营养素的需要甚至超过了妊娠期，产后饮食是否科学合理对于产妇身体恢复至关重要。对于母乳喂养的产妇，产后营养也会直接影响其乳汁的质和量以及下一代的生长和发育。总之，产后营养支持在产后康复中有着举足轻重的作用，不仅是产妇本身，产妇身边的家人、朋友和社会支持力量都应该提升对产后营养的认识，充分了解产后营养的必要性和重要性。

九、产后泌尿系统康复

怀孕和分娩对泌尿生殖道的影响，可以导致一系列泌尿系统症状，比如尿潴留、排尿困难、尿失禁、尿频、尿急等一系列泌尿系统症状，以及增加产后尿路感染的可能性，严重影响到产妇的生理心理健康及生活质量。产后尿潴留如不及时处理，极易造成逼尿肌损伤及泌尿系感染，甚至导致上尿路感染及肾衰竭；产后尿失禁有压力性尿失禁、急迫性尿失禁和混合性尿失禁。妊娠和分娩可导致相当一部分妇女发生一过性尿失禁，其中大多数在产后几个月消失，只有少数产妇如果没有得到有效的康复可能发生持续性尿失禁。泌尿系统康复关键在于早期预防、早期诊断和及时干预，锻炼盆底肌，恢复排尿反射，预防上述并发症的发生。康复服务人员应熟悉产妇泌尿系统功能异常的机制，掌握相关的诊断技术和康复措施，基层服务人员还要及时判断产后泌尿系统功能异常的分类和程度，为必要时的产妇转诊服务打下基础。

十、产后避孕及性健康指导

妊娠、分娩及新生儿喂养等一系列变化在一定程度上改变了夫妻的原有性行为模式，妇女产后的性健康是生殖健康的重要部分。产后恶露干净，子宫恢复后可进行性生活，一般应在产后 6 周以后，且健康检查无异常的情况下。如果产妇有产后出血，泌尿生殖道感染、伤口疼痛、产后抑郁等疾病，应该推迟性生活开始的时间。妇女在产后这段时间的特殊生理变化，决定了女性产后的性功能易受到多种因素的影响，如疲劳、性欲低下、疼痛、阴道干涩或有排出物、宗教/文化习俗、心理因素等。妇女产后性生活的恢复对稳定产妇情绪、维系夫妻感情、促进家庭幸福和谐有着至关重要的作用。产后性健康的康复包括心理疏导、行为训练和药物治疗等。

产后避孕主要是指在产后 12 个月内为防止意外妊娠及过短的生育间隔而采用的避孕措施。据研究，对上海市 10 个街道辖区共计 1 819 例产后妇女的调查结果显示，产后月经恢复平均时间为 4.94 个月，性生活恢复平均时间为 5.04 个月，避孕措施落实的平均时间为 5.68 个月，避孕措施落实时间常常落后于性生活恢复时间。产后避孕服务包括告知产妇及其家属在产后短时间内再次妊娠的风险，产后 1 年内非计划妊娠的母亲子宫壁肌组织尚未完全恢复，无论是继续妊娠或终止妊娠对母亲的风险均增加，包括人工流产手术所致的子宫损伤，出血过多，以及药物终止妊娠中米非司酮和米索前列醇的副作用，尤其要注意对哺乳母亲的安全性。非意愿妊娠后的人工流产，不管是采用药物流产还是手术流产对以后再次生育的母儿都有一定的风险。国内外都有继续妊娠或人工流产甚至危及母亲生命的报道。产后 12 个月内再次妊娠对胎儿的危险性增加,再次妊娠后的早产、低体重、小于胎龄儿、死胎的发生率增加等。WHO 报道,与 18～23 个月妊娠间隔的新生儿相比,妊娠间隔少于 6 个月的新生儿的不良围生期和产后结局的风险增加,女性妊娠并发症的发生率和死亡率增高。对于不想怀孕的妇女应不迟于产后 21d 开始获得有效避孕措施,可以在孕前、产前保健、产科病房、出院前、产后访视时以及早期儿童保健时制订有效的避孕方案。医生应与产妇及家属充分讨论避孕计划,制订避孕方案,减少意外妊娠。

十一、产后生殖整形

一方面妊娠和分娩激素水平的改变和身体器官组织为适应妊娠和分娩而出现的变化,且随着年龄的增加,女性可能出现松弛大小阴唇和阴道等,影响女性的生活质量。另一方面随着社会的发展,人们生活水平的提高,审美观念的改变,生殖器官整形美容越来越受到重视,需求量逐年增加,成为整形美容领域新的热点,对于提高女性生活质量有重大意义。

(一)生殖器官整形康复是功能恢复的需要

帮助产妇恢复正常的泌尿生殖系统解剖结构及生理功能,恢复其排尿功能及排便功能;帮助治疗各种产后盆底功能障碍性疾病;可以减少感染性疾病如阴道炎等的发生。

(二)生殖器官整形康复是美学与心理学的需要

女性对美的追求也逐渐延伸至外生殖器,更自然和美的生殖器官可以增加女性的自信心,能更好地融入社会,维护家庭幸福。

(三)生殖器官整形康复是性学的需要

有助于恢复产妇性功能,维护其性健康。无论是夫妻双方家庭幸福方面,还是促进社会和谐方面,现代人对性的满意要求也逐步提高,为了获得良好的性感受,产后女性会更加主动寻求生殖器官整形。

十二、产后生殖道感染防治与微生态调节

妊娠和正常分娩通常不会增加感染机会,只有在机体免疫力、病原微生物毒力和病原微生物数量三者之间的平衡失调时,才会增加产褥期生殖道感染的机会,导致生殖道炎症等的发生。有文献报道,在分娩后 4 周内,24% 的妇女有过一次或多次自我报告的感染。其中乳腺感染(12%)最常见,其次是伤口(3%)、呼吸道(3%)、阴道(3%)和泌尿道感染(3%)、子宫内膜炎(2%)和"其他感染"(2%)。产后感染的妇女在产后 4 周内停止母乳喂养的比例(21%)明显高于未感染的妇女(12%)。产后生殖微生态失衡所致感染是生殖道感染的主要原因。因此,产后康复服务人员应重视产后生殖系统感染性疾病的预防及治疗。

十三、中医药在产后康复中的应用

中华文明历史悠久,多民族繁衍不绝,与中华传统文化中"家族繁衍、子嗣传承"的观念密不可分。中医学博大精深,几千年来炎黄子孙不断积累、总结出了系统的中医学理论,并把其方法手段运用在疾病诊治和促进康复等诸多方面,为产后康复的研究和实践积累了丰富的经验。产后女性属于特殊时期的特殊人群,产程结束后身体功能逐渐趋向恢复,需要 6～8 周时间,祖国医学认为这段时间母体气血可基本复元,正常产褥期不归入"疾病"阶段,

应该配合药食以滋养气血修复、预防疾病发生为主。利用中医的整体理论及个体化理论，可以针对不同体质、不同病邪性质，采取辨证施养、辨证施膳、辨证施治等方法，达到产后康复的目的。

中医学认为：产后百脉空虚，产后具有"多虚多瘀"的特点，是产后病发生的基础和内因。产后恶露不绝、产后缺乳及产后汗证等是产褥期最常见的病证，而盆底功能障碍性疾病如压力性尿失禁、盆腔器官脱垂等一系列盆底损伤和缺陷也是需要临床医生密切关注的问题，中医药对于这类病证都有着深刻的认识和良好的临床疗效，在治疗时本着"勿拘于产后，亦勿忘于产后"的原则，临床常用的治法以补虚化瘀、益气固表、调理脾肾为主。产后恶露不绝的发生机制主要是冲任为病、气血运行失常，继而瘀阻于胞宫脉络，出现恶血淋漓不尽，断续排出的症状，临床上以生化汤为主方加减取得了良好的疗效。中医药对产后缺乳的治疗也积累了丰富的经验，根据乳汁生化不足或乳络不畅的不同辨证，治法分别采用补气养血、通络下乳的方法。产后汗证的发生是由于产后耗气伤血，气虚卫表不固或阴虚内热所致，临床辨证根据气虚或阴虚的不同多采用益气固表、和营止汗或益气养阴、生津敛汗的方法治疗，以黄芪汤或生脉散加减取得较好的疗效。产后盆底功能障碍性疾病多由于气虚下陷所致，所以具有补中益气、升阳举陷作用的补中益气汤在临床上得到了广泛应用。

中医中的推拿按摩和针灸在康复医学界已得到广泛应用，其在产妇的疾病治疗中也积累了丰富的经验。在产后康复中，中医的推拿按摩作为一种物理治疗方法，康复服务人员运用自己的双手作用于产妇体表的不适的部位、特定的经络和腧穴，具体运用推、拿、按、摩、揉、捏、点、拍等形式多样的技术手法，以期达到疏通经络、推行气血、松解皮肤筋肉、扶伤止痛、祛邪扶正、调和脏腑的疗效。针对不同的产后问题，通过中医辨证施调，采用推拿和按摩技术循经走穴、按部操作和评估调整，可以达到促进康复的作用。另外，针灸是中国最古老的医术之一，针法是指在中医理论的指导下把针具（传统针法工具为毫针）按照一定的角度刺入患者体内，运用捻转与提插等针刺手法来对人体特定部位进行刺激从而达到治疗疾病的目的，很多研究已表明在产后康复中可以很好地用于缓解疼痛，帮助恢复肌肉功能等。灸法是伴随着火的应用而起源的，具有扶阳补虚，举陷固脱，温里祛寒，疏风解表，行气活血，通经止痛，祛痰，消肿散结，美容抗衰，延年益寿等作用，在产妇中可以起到缓解疼痛，除湿驱寒，有助于乳腺疏通和促进乳汁分泌等作用。

总的来说，产后康复是基于女性全生命周期全程理念健康照护的一个系统工程，不仅涉及生物医学的多个学科，也涉及社会医学、医学伦理学和医学经济学等方面，这需要产后康复服务人员共同努力，为产妇的健康和生活质量保驾护航。

（罗恋梅　邹　燕　史　云　罗　蓉
李素霞　吴晓英　申志茜）

参 考 文 献

[1] 谢幸,孔北华,段涛.妇产科学.9版.北京:人民卫生出版社,2018.

[2] 弗朗西斯·利斯纳,戴从言.盆底功能12周康复方案.北京:北京科学技术出版社,2020.

[3] Sadhana Gupta.妇产科学.薛霞,马玉燕,译.北京:清华大学出版社,2017.

[4] DeLancey JO. Structural support of the urethra as it relates to stress urinary incontinence: The hammock

hypothesis. Am J Obstet Gynecol, 1994, 170: 1713-1723.

[5] Jansen AJ, v. R. D. Steegers EA, Duvekot JJ. Postpartum Hemorrhage and Transfusion of Blood and Blood Components. Obstet Gynecol Surv 2005, 60(10): 663-671.

[6] Pritchard JA. Changes in the blood volume during pregnancy and delivery. Anesthesiology, 1965, 26: 393-399.

[7] 蔡江美, 寿亚琴. 不同产科因素对孕产妇盆底功能的影响及盆底肌康复治疗的近期效果观察. 健康研究, 2014(5): 545-547.

[8] Haylen BT, de Ridder D, Freeman RV, et al. An International Urogynecological Association(IUGA)/ International Continence Society (ICS)joint report on the terminology for female pelvic floor dysfunction. Neurourol Urodyn, 2010, 29: 4-20.

[9] 孙丽洲, 朱兰. 妇产康复. 北京: 人民卫生出版社, 2019.

[10] Lurie SMY. Red Blood Cell Survival and Kinetics During Pregnancy. Eur J Obstet Gynecol Reprod Biol, 2000, 93: 185-192.

[11] Gillis BD, Parish AL. Group-based interventions for postpartum depression: An integrative review and conceptual model. Arch Psychiatr Nurs, 2019, 33(3): 290-298.

[12] Senat MV. Postpartum practice: guidelines for clinical practice from the French College of Gynaecologists and Obstetricians. Eur J Obstet Gynecol Reprod Biol, 2016, 202: 1-8.

[13] 朱兰, 郎景和. 女性盆底学. 北京: 人民卫生出版社, 2019.

[14] 张桂欣, 唐艳荣, 杜明珍, 等. 膀胱颈移动度的变化对妊娠晚期及产后压力性尿失禁的价值. 中国妇幼保健, 2015, 30(25): 4392-4394.

[15] 高原, 罗新. 妊娠、分娩及选择性剖宫产对女性盆底组织结构影响的研究. 中华妇幼临床医学杂志(电子版), 2011, 7(1): 30-33.

[16] 王京晨, 袁苗, 刘广丽, 等. 妊娠和分娩妇女对女性盆底支持组织的影响. 山东大学学报(医学版), 2012, 50(12): 82-86.

[17] 冯艳霞, 王艳华, 李雪凤, 等. 妊娠和分娩对产后盆底功能影响的相关因素分析. 中国综合临床, 2014(6): 655-657.

[18] Lei Zhang, Lan Zhu, Juan Chen, et al. Tension-free Polypropylene Mesh-related Surgical Repair for Pelvic Organ Prolapse has a Good Anatomic Success Rate but a High Risk of Complications. 中华医学杂志(英文版), 2015, 128(3): 295-300.

[19] Kim JY, Kim EJ, Jeon MJ, et al. Association Between Susceptibility to Advanced Pelvic Organ Prolapse and Glutathione S-transferase P1 Ile105Val Polymorphism. Eur J Obstet Gynecol Reprod, 2014, 175: 205-208.

[20] Sze EH, Barker CD, Hobbs G. A cross-sectional survey of the relationship between fecal incontinence and constipation. Int Urogynecol J, 2013, 24(1): 61-65.

[21] CDC. U. S. Update to CDC's U. S. Medical Eligibility Criteria for Contraceptive Use, 2010: Revised Recommendations for the Use of Contraceptive Methods During the Postpartum Period. MMWR, 2010, 60（ 2): 878-883.

[22] 邹燕, 李幼平, 雷贞武, 等. 米非司酮配伍米索前列醇药物流产的安全性评价. 中华妇产科杂志, 2004, 39(1): 39-40.

[23] World Health Organization, Department of Reproductive Health and Research. Technical consultation on

hormonal contraceptive use during lactation and effects on the newborn [EB/OL]. Available at http：//www. who. int/ reproductivehealth/publications/family _planning/'RHR 10 05/en/.

[24] 邹燕,罗军,肖玉芳,等.药物流产与手术流产对再次妊娠的影响.四川大学学报(医学版),2004,35 (4): 543-545.

[25] 肖承悰.中医妇科临床研究.北京:人民卫生出版社,2009.

[26] 刘敏如,欧阳惠卿.实用中医妇科学.2版.上海:上海科学技术出版社,2010.

[27] 张锁,王波,吴效科.天癸与脏腑功能调控.中华中医药杂志,2010,25(7):1018-1020.

第三章

产后盆底康复

女性盆底支持系统由盆底肌肉、筋膜、韧带及其支配神经共同组成,其封闭骨盆出口,维持盆腔脏器正常的解剖位置及其相应的生理功能。妊娠期间,随着胎儿长大和羊水的增多,子宫重量和体积不断增加,且子宫在盆腔的位置也变得更垂直,使原本向后向下的子宫对盆底支持系统的压力更倾向于垂直向下,使得盆底肌出现肌张力降低,收缩力下降,甚至部分肌纤维和胶原纤维断裂。妊娠期体内的激素的改变,大量孕激素、雌激素和细胞炎性因子的改变,也造成了盆底组织结构中肌肉和胶原的含量减少、比例变化、形态结构,以及代谢发生改变,对女性盆底支持系统的强度和抗拉伸力都带来不利影响。分娩过程中的胎头下降和仰伸对盆底组织的机械性压迫,以及导致肌肉及其周围软组织和神经阻滞高度拉长或裂伤,这些都会导致产后盆底功能受损。女性盆底是一个相互支持的有机整体,有任何组织的损伤或病变都会打破这种整体平衡,导致盆底功能障碍疾病(pelvic floor dysfunction,PFD)的发生。PFD 是女性常见病,是危害产后妇女、特别是产后妇女在中老年后的身心健康及生活质量的一个重要公共卫生问题。盆底康复是防治盆底功能障碍疾病的首选一线措施,这一观念已被业界认可。妊娠期间盆底支持结构发生改变,生育过程对盆底组织损伤是盆底功能障碍性疾病发病的重要因素之一,可能与分娩中直接损伤盆腔内筋膜和支持结构,以及直接或间接破坏盆底肌肉和神经有关。对自然康复过程中的产后女性进行专业的盆底康复指导是防治盆底功能障碍疾病重要且关键的环节。

本指南主要参考欧洲泌尿学会(European Association of Urology,EAU)于 2014 年发布的最新尿失禁和慢性盆腔痛诊治指南、美国泌尿外科学会(American Urological Association,AUA)于 2012 年发布的尿失禁诊治指南、美国妇产科医师学会(American Congress of Obstetricians and Gynecologists,ACOG)于 2009 年发布的盆腔器官脱垂临床实践指南、2014 年国内发布的盆腔器官脱垂的中国诊治指南(草案)、2017 年国内发布的女性压力性尿失禁诊断和治疗指南,及 2019 年英国国家卫生与临床优化研究所(National Institute for Health and Clinical Excellence,NICE)发布的女性尿失禁和盆腔器官脱垂管理指南,并吸纳了我国产后妇女盆底康复的临床实践成果,就产后实施盆底康复提出了具体的建议,以期宣传推广产后盆底康复的理念,促进盆底功能障碍性疾病防治的工作全面开展。

第一节　产后盆底功能障碍性疾病的流行病学及发病机制

一、女性盆底功能障碍性疾病的定义

女性盆底功能障碍性疾病(female pelvic floor dysfunction,FPFD)是指各种原因(最常见的是妊娠和分娩)导致盆底组织损伤,以及衰老等病因造成盆底组织结构发生病理

改变，最终导致相应器官功能障碍系列疾患。其临床表现为压力性尿失禁（stress urinary incontinence，SUI）等下尿路症状、盆腔器官脱垂（pelvic organ prolapse，POP）、粪失禁（fecal incontinence，FI）等下消化道症状、女性性功能障碍（female sexual dysfunction，FSD）及慢性盆腔痛（chronic pelvic pain，CPP）等症状。

二、产后盆底康复的定义

产后盆底康复是指在科学的健康理念指导下，综合运用有关康复治疗技术，针对妇女产后这一相对特殊时期进行主动、系统的康复指导和训练，恢复、改善或重建女性在妊娠和分娩过程受到不同程度损伤的盆底有关功能，预防和治疗盆底功能障碍相关疾病。常用的产后盆底康复技术包括盆底肌锻炼、电刺激、生物反馈、手法治疗、脉冲电磁治疗、激光治疗、射频治疗、家庭康复器具及联合治疗方案等。

三、女性盆底功能障碍性疾病流行病学

美国一项研究预测，女性盆底功能障碍的患病人数将从 2010 年的 2 810 万人次增加到 2050 年的 4 380 万人次，其中盆腔器官脱垂的患病人数将增加 46%，且呈持续增加状态。盆腔器官脱垂是在全球范围内普遍发生的疾病，尤其在发展中国家发病率可高达 50%。朱兰等对我国女性盆腔器官脱垂产妇进行大样本流行病学调查发现，患病率约 30%，产妇中 43%～76% 需进行手术治疗，且二次手术的风险近 30%。研究显示，年轻女性盆腔器官脱垂的发生率可高达 30%，有盆腔器官脱垂家族史的产妇发生早、进展迅速，高级别盆腔器官脱垂产妇亲属的患病率是一般人群的 2.4～5 倍。Altman D 等对 3 376 例同卵和 5 067 例异卵双胞胎姐妹进行分析，发现遗传因素占 43%，且盆腔器官脱垂的表现型同卵双胎比异卵双胎更一致。Lince SL 等对 10 例有重度盆腔器官脱垂家族史的产妇家族进行遗传模式分析，发现家族中盆腔器官脱垂表现为不完全外显的显性遗传，可通过父系或母系遗传。研究者调查认为厦门社区女性尿失禁的患病率为 8.78%，盆腔器官脱垂的患病率为 22.07%，粪失禁的患病率为 1.27%，其中 51.52% 的调查对象伴随有一种或多种盆腔、膀胱、肠道症状。朱兰等人对全国 1 327 例初产妇产后 6 周盆底电生理指标及盆腔器官脱垂分度状况研究发现，约半数初产妇产后早期盆底电生理指标处于受损状态，盆腔器官脱垂定量（pelvic organ prolapse quantitation，POP-Q）分度位点下移。产妇尿失禁发生情况的流行病学详见第六章的相关内容。

四、女性盆底功能障碍性疾病病因及发病机制

（一）病因及高危因素

女性盆底功能障碍的发生、发展是一个复杂的病理过程，是由多因素共同作用的结果，其核心是盆底肌肉损伤及结缔组织松弛，导致盆底支持薄弱。其病因与妊娠、自然分娩、衰老、长期腹腔内压力增加等因素相关。

（二）发病机制

女性盆底功能障碍具体的发病机制非常复杂，目前仍未完全阐明。迄今为止的基础研究大多集中在盆底肌肉、盆底结缔组织水平，分子水平（雌、孕激素受体、酶等），以及遗传基因等方面。其中产后盆底功能障碍与妊娠、分娩密切相关。在妊娠期，子宫的增大、胎儿重量的增加、雌激素、孕激素、松弛素的变化，导致妊娠期间盆底肌肉力量下降，膀胱颈和尿道

的高活动性,同时妊娠期神经和盆底肌肉长时间受到牵拉与压迫,盆底组织支持和括约肌功能降低。在阴道分娩过程中,软产道及周围的盆底组织极度扩张,造成盆底神经、肌肉的极度牵拉、耻骨宫颈筋膜的撕裂损伤,直接或间接的破坏盆底筋膜支持结构及阴道壁。阴道分娩是盆腔器官脱垂在内的女性盆底功能障碍性疾病的危险因素之一,虽然剖宫产对盆底损伤的影响要低一些,但是有研究认为,在活跃期以后的剖宫产对盆底支持组织的影响与阴道分娩相似。阴道分娩导致不可逆的损伤,最终盆底功能受损,并随着产妇年龄增加和分娩次数增加而逐渐加重。总之,对于围产期妇女,妊娠和分娩对盆底神经、肌肉和筋膜的损伤可致盆底缺陷,当盆底组织的变形及盆腔器官的移位超过一定限度时,即出现盆底功能障碍性疾病。

1. 肛提肌损伤 由于人类胎头径线与产道的关系,分娩过程中可能造成肛提肌腱弓从耻骨降支撕脱,或是造成肛提肌及其筋膜撕裂。盆底超声检查和磁共振(MRI)扫描的发现表明,阴道分娩后盆底损伤非常常见,初产妇中约18%~36%可能发生这种病理性损伤。在另一项研究中可以发现,产后7周约有66%的产妇可能发生耻骨降支骨膜水肿,约29%的产妇可以发现盆筋膜腱弓自耻骨降支撕脱,约41%的产妇可能发生肛提肌裂伤,术后8个月左右大多数产妇症状上可能痊愈,但是肛提肌裂伤的影响却可能持续存在。即使可以没有明显的临床表现,但产妇的各种盆底支撑结构的损伤(如肛提肌生殖裂孔变大等)随着年龄的增加,将会表现出一系列盆底功能障碍性疾病。

2. 神经支配的变化 经阴道分娩,由于产道的持续延长拉伸和压迫,有可能使得缺乏弹性的盆神经和阴部神经发生损伤,分娩期间持续的高压和变形一直是导致盆底神经缺血性坏死和与伸展相关的损伤的原因。Lien等使用基于模型的方法,发现在第二个分娩阶段,阴部神经的直肠下支最大应变水平为初始长度的135%。有研究人员表明,超过原始长度15%的实验性拉伸永久性损害神经功能。South等人观察到在阴道分娩后6个月内40%的妇女发生了阴部去神经支配,阴部神经的去神经变化有可能造成支配尿道的括约肌及盆底肌发生去神经萎缩,从而导致相应的盆底功能障碍性疾病,值得注意的是,即使通过剖宫产分娩者,这种损伤也存在,只是概率相对较低。

3. 肛门括约肌复合体 经阴道分娩肛门括约肌损伤(OASI)是发生率最高的盆底损伤,约有85%的经阴道分娩产妇可能发生OASI。当使用肛门内超声检查肛门括约肌时,首次分娩后有四分之一的女性和在分娩后任何阶段出现大便失禁的女性中有80%会发现OASI。大多数OASI位于肛门外括约肌的前部,因此,Sultan等认为它们是由直接的机械性破坏引起的,该破坏是由会阴部撕裂或会阴切开术引起的,也可能涉及肛门内括约肌(IAS)。孤立的IAS伤害不如OASI常见(<10%的分娩妇女中)。IAS损伤可能源自不同的创伤事件,甚至已经证明会阴部完整的女性会发生IAS。即使没有明显的结构性肌肉缺陷,阴道分娩也可能导致功能丧失,如肛门测压法确定的挤压压力降低。无论如何,通常在女性中观察到最坏的功能性结果是确诊的结构性OASI。OASI及IAS的损伤不仅将导致排便功能的受损,也将导致整个盆底生物力学发生改变,这种平衡的改变有可能成为盆底功能障碍性疾病的发病基础。

(陈 飞 王鲁文 邹 燕 王莹莹)

第二节 女性盆底功能障碍性疾病临床特征

一、女性盆底功能障碍性疾病临床分型

盆底肌肉群、筋膜、韧带及其神经构成复杂的盆底支持系统,其互相作用和支持以维持盆腔器官的正常位置。女性盆底功能障碍性疾病是各种病因导致的盆底支持薄弱,进而盆腔脏器移位,连锁引发其他盆腔器官的位置和功能异常。临床分型为盆腔脏器脱垂、压力性尿失禁、粪失禁、女性性功能障碍、慢性盆腔痛。

（一）盆腔脏器脱垂

1. 盆腔脏器脱垂定义　盆腔脏器脱垂是指盆腔器官位置下移,位于阴道内或阴道外。美国妇产科医师学会(American Congress of Obstetricians and Gynecologists, ACOG)提出: POP 是指任何阴道节段的前缘达到或超过处女膜缘外 1cm 以上。可单独发生,但一般情况下是联合发生。

2. 盆腔器官脱垂分度　POP-Q 系统能对 POP 进行客观的、部位特异性的描述,是目前国内外最推荐使用的分级系统(详见体格检查)。但是如果采用 POP-Q 评估脱垂,则几乎一半的经产妇会确诊为脱垂,其中大多数并无临床症状,一般只有脱垂最低点达到或超过处女膜缘水平后才开始有自觉症状。所以 POP-Q 分度的真正意义并不在于临床诊断,而是作为治疗前后的评估手段。

（二）压力性尿失禁

1. 压力性尿失禁定义　压力性尿失禁是指腹压突然增加导致的尿液不自主流出,但不是由逼尿肌收缩压或膀胱壁对尿液的张力压所引起。腹压增加下不自主溢尿是最典型的症状,可同时伴有尿急、尿频、急迫性尿失禁和排尿后膀胱区胀满感等。

2. 压力性尿失禁分度　有主观分度和客观分度。

（1）压力性尿失禁主观分度采用 Ingelman-Sundberg 分度法。

1）轻度尿失禁（只有发生在剧烈压力下,如咳嗽、打喷嚏时,不需使用尿垫）。

2）中度尿失禁（发生在中度压力下,如跑跳、快速行走等日常活动时,需要使用尿垫）。

3）重度尿失禁（发生在轻度压力下,轻微活动、平卧体位改变时,需要使用尿垫）。

（2）压力性尿失禁客观分度采用尿垫实验,推荐 1h 尿垫实验。

1）1h 漏尿量 ≥ 2g 为阳性。

2）轻中度（2g ≤ 1h 漏尿量 < 10g）。

3）重度（10g ≤ 1h 漏尿量 < 50g）。

4）极重度（漏尿量 ≥ 50g）。

（三）粪失禁

1. 粪失禁定义及分类　粪失禁是指发生不自主的液体或固体粪便意外排出,包括三种类型:急迫性粪失禁(urge fecal incontinence, UFI)、被动粪失禁(passive fecal incontinence, PFI)及粪渗漏(fecal seepage, FS)。UFI 是指产妇有便意后不能自我控制至到达卫生间之前而发生不自主的粪失禁。PFI 是指无法意识到的气体或固体的粪便溢出。FS 则是指在正常的排空肠道之后发生的粪便漏出,通常表现为内衣裤的粪染,注意与一般的"粪漏"要

区别。

2. 粪失禁严重程度评估　粪失禁伴随会阴、阴道、肛管的裂伤。但目前缺乏统一的中文验证版 FI 评估系统。国外临床较为常用的 Vaizey 及 Wexner 评分系统可对 FI 的诊断及严重程度提供指导。Vaizey 评分系统由医师在产妇就诊时完成，评分在 0（完全无 FI）至 24分（完全失禁）之间，用以评估 FI 的严重程度。Wexner 评分系统由 Vaizey 评分系统衍生而出，着重于评估"是否应用粪垫"，而不评估"急迫性"及"药物应用"，评分在 0（完全无 FI）至 24分（完全失禁）之间，评分越高代表 FI 越严重。

（四）女性性功能障碍

女性性功能障碍是指女性性反应周期一个或几个环节发生障碍，或出现与性交有关的疼痛，女性个体不能参与其所期望的性行为，在性行为过程中不能得到或难于得到满足，主要分为：性兴趣或性唤起障碍、性高潮障碍、生殖道盆腔痛或插入障碍。性兴趣或性唤起障碍表现为性欲低下或性厌恶；性高潮障碍表现为充分的性刺激和性唤起之后，持续或反复高潮延迟或缺失，引起显著的痛苦；与性功能障碍相关的生殖道盆腔痛表现为持续或反复地出现与性交相关的疼痛。

（五）慢性盆腔痛

慢性盆腔痛为骨盆及骨盆周围组织器官持续 6 个月以上的疼痛，导致机体器官功能异常，影响产妇社会行为和生活质量，需要进行药物或手术治疗的一组综合征。引起慢性盆腔疼痛的病因复杂，可能来源于生殖系统、泌尿系统、消化系统、神经系统、肌肉骨骼系统等，且通常伴有心理行为因素。对于能够明确病因的疼痛，即特定疾病相关性疼痛，主要是针对病因的治疗。而在有些情况下，尽管产妇疼痛很剧烈，但是经过详尽的病史询问、细致的体格检查和相应的辅助检查也找不到明确病因，称之为慢性盆腔疼痛综合征（chronic pelvic pain syndrome，CPPS）。此时疼痛的感知可能局限于一个器官或者几个器官甚至出现全身系统症状。尽管疼痛的外周神经传导机制仍然存在，但是中枢神经系统的痛觉致敏现象可能在疼痛的病理生理机制中更为突出。临床上对此类疼痛的处理非常棘手，常采用多学科综合管理的模式策略。

二、女性盆底功能障碍性疾病的诊断与评估

女性盆底功能障碍性疾病的诊断需结合病史、症状、体格检查、实验室检查、影像学评估、盆底电生理及生物力学评估、尿动力学检查及疾病专科检查等方面综合分析，根据产妇不同表现选择不同检查方法进行诊断与评估。

（一）病史

基本信息（年龄、体重、身高、BMI、家庭住址、职业、长期服务等）、产科病史（妊娠次数、分娩次数、分娩日期、分娩方式、婴儿体重、头围、胎位、喂养方式、月经恢复情况）、本次分娩情况（麻醉方式、是否会阴切开、是否阴道撕裂、是否阴道助产、产钳、胎头吸引术、胎盘娩出时间、是否有胎盘残留、有无清宫、产时出血、产后出血、产后出血止血方式、第一产程时间、第二产程时间）、孕期有关泌尿、生殖、消化道症状，产后有关泌尿、生殖、消化道症状，既往其他病史。

（二）症状

1. 盆腔脏器脱垂　产妇能看到或者感到膨大的组织器官脱出阴道口，可伴有明显的下坠感，久站或劳累后症状明显，卧床休息后症状减轻，严重时脱出的器官不能回纳，可有

泌物增多、溃疡、出血等。

2. 压力性尿失禁　几乎所有的下尿路症状及许多阴道症状都可见于压力性尿失禁,腹压增加下不自主溢尿是最典型的症状,而尿急、尿频、急迫性尿失禁和排尿后膀胱区胀满感亦是常见的症状,80% 压力性尿失禁产妇伴有阴道壁膨出。

3. 粪失禁　不能在社会可以接受的时间和地点区分排便或排气,而发生肛门不自主性排气或排便。

4. 女性性功能障碍　性兴趣或性唤起障碍表现为性欲低下或性厌恶,性高潮障碍表现为充分的性刺激和性唤起之后,持续或反复高潮延迟或缺失,引起显著的痛苦,生殖道盆腔痛表现为持续或反复地出现与性交相关的生殖器疼痛。

5. 慢性盆腔痛　慢性反复发作性下腹痛、腰骶疼痛及盆腔深部疼痛。病因多样,涉及女性生殖系统、泌尿系统、消化系统、运动系统和神经系统等多个系统,相关的疾病主要有子宫内膜异位症、腹盆腔粘连、间质性膀胱炎、肠易激综合征、盆腔恶性肿瘤等,但也有一部分产妇的慢性盆腔痛找不到明确的病因。

根据产后产妇具体病情酌情选择相关症状的问卷:盆底功能障碍问卷、国际尿失禁咨询委员会问卷中国版简表、尿失禁(ICIQ-UI)、尿失禁生活质量问卷(I-QOL)、Cleveland 便秘评分系统、便秘产妇生活质量量表(PAC-QOL)、大便失禁的严重程度指数评价问卷(fecal incontinence severity index, FISI)、大便失禁生活质量评价问卷(fecal incontinence quality of life, FIQL)、性生活质量问卷、疼痛问卷、疼痛位置标志示意图(地图)。

（三）体格检查

1. 一般检查　产后常规性检查。

2. 专科检查

（1）外阴情况:发育是否正常、小阴唇分离情况、处女膜分离情况、会阴体长度、阴裂长度。阴道口是否松弛,并进行程度评估(阴道松弛度正常为阴道横径能并列容纳 2 指;轻度松弛为阴道横径能并列容纳 2~3 指;中度松弛为阴道横径能并列容纳 3~4 指;重度松弛为阴道横径能并列容纳 4 指以上,或合并有会阴Ⅱ度陈旧裂伤或阴道前后壁中度以上膨出者。阴道松紧度分级Ⅰ级为阴道中下段弹性好,肛提肌收缩力强,阴道横径可容 2 指;Ⅱ级为阴道中段松弛,肛提肌收缩力弱,但阴道口横径可容 2 指;Ⅲ级为阴道中下段及阴道口横径均可容 2 指以上,阴道缩肌收缩力弱或消失）。

（2）阴道、宫颈情况:检查阴道分泌物情况,宫颈情况,有无宫颈举痛、附件区有无增厚、有无触痛结节、肿物及盆腔各脏器的活动度。

（3）Valsalva 运动下观察:观察阴道膨出物,包括阴道前壁(膀胱后壁)、宫颈穹隆(全子宫切除术后)、阴道后壁(直肠膨出)。观察是否有尿道下移。观察是否有尿液自尿道口喷出。观察是否有粪便或气体自肛门喷出。观察会阴体活动度,是正常或活动度大。

（4）盆腔器官脱垂定量分度表(POP-Q):根据脱垂最大限度时最远端部位距处女膜缘的距离进行分期。0 度:Aa、Ap、Ba、Bp 均在 –3cm 处,C、D 两点在阴道总长度(total vaginal length, TVL)和阴道总长度 –2cm(TVL–2)之间,即 C 点或 D 点量化值<(TVL–2)cm。Ⅰ度:脱垂最远端在处女膜平面上>1cm,即量化值< –1cm。Ⅱ度:脱垂最远端在处女膜平面上< 1cm,即量化值> –1cm 但< +1cm。Ⅲ度:脱垂最远端超过处女膜平面>1cm,但<阴道总长度 –2cm,即量化值> +1cm,但<(TVL–2)cm。Ⅳ度:下生殖道呈全长外翻,脱垂最远端即宫颈或阴道残端脱垂超过阴道总长度 –2cm,即量化值>(TVL–2)cm。

（5）下尿路评估：棉签试验、压力试验、指压试验。

（6）下消化道：肛门括约肌张力。

（7）神经系统检查：骶神经反射（球海绵体反射）。

（四）实验室检查

根据产妇有关病情需要可以进行尿常规、尿培养、阴道分泌物检查、内分泌、血生化、血糖等实验室检查项目。

（五）影像学检查

经阴道盆腔超声、盆底组织形态学变化（盆底三维超声、MRI），经直肠超声（判断内外发育畸形、评估肛门内、外括约肌结构的完整性），盆腔静脉造影（盆腔静脉淤血综合征确诊的主要方法），可以比较客观地了解盆底及盆腔器官解剖信息，其他可能存在的病理情况，盆底组织解剖、甚至损伤信息。

三、盆底电生理及生物力学评估

对不同程度慢性盆底组织损伤产妇的功能状况及其水平进行定性和/或定量描述，对其结果做出合理解释的过程，包括盆底肌力（肌力、耐力）评定、盆底肌张力评定、盆底肌电生理评定、阴道动态压力评定。

（一）盆底肌力评定

可以通过评分或仪器评估。

1. 评分法

（1）简易4级评分法（缺失、减弱、正常、增强）。

（2）分类型盆底肌力测试：是国内外比较通用的方法之一，根据盆底肌肉收缩强度及持续的时间，来测定盆底肌力，能收缩并持续4～5s为正常，此方法既可以了解盆底肌收缩的质量，也可以了解盆底肌Ⅰ类肌纤维的持久收缩能力和Ⅱ类肌纤维在一定时间内的快速重复收缩能力。

（3）Laycock改良牛津评分法：这种方法分为6级，0=没有收缩，1=收缩感，2=微弱收缩，3=中等度收缩伴有盆底肌的上提，4=良好的收缩伴有盆底肌的上提，5=强有力的收缩伴有盆底肌的上提。

2. 仪器测量　通过相关仪器测量，可以避免手法测量中的人为因素，还可以数字化显示具体数值，便于分析和对比。

（二）盆底肌张力评定

对盆底肌可以使用阴道内张力器，通过专用测量仪器，了解盆底肌张力情况。可将肌张力异常分为3种情况，肌张力减低/迟缓（肌张力低于正常静息水平）；肌张力增高/痉挛（肌张力高于正常静息水平）；肌张力障碍（肌张力损害或障碍，如齿轮样强直和铅管样强直）。

（三）盆底肌电生理评定方法

通过特殊腔内电极，可以检测盆底肌表面肌电图。经相关指标分析，可以观察肌肉收缩时的生理变化、较好地评定肌张力、间接评定肌力以及客观评定肌肉的疲劳程度。常用的分析指标包括：最大募集肌电位（最大收缩肌电位）、Ⅰ类肌纤维耐力及疲劳度、Ⅱ类肌纤维耐力及疲劳度、盆底肌张力、盆底肌与腹肌收缩协调性。

（四）阴道动态压力评定方法

将压力球囊外用无油避孕套包裹后，蘸取石蜡油，轻柔地将其放入阴道中部。向球囊内注入适量气体,使球囊与阴道壁充分接触为宜。嘱产妇应用最大力量收缩盆底肌肉,此时阴道盆底肌肉对球囊产生的压力即为阴道动态压力。正常值为 80～150cmH₂O。阴道动态压力下降者,其临床可表现为盆底肌肉控尿功能异常和性功能障碍。

（五）Glazer 盆底表面肌电（surface electromyography, sEMG）评估

是 1997 年由美国康奈尔大学 Glazer 教授提出的用于评估盆底肌肉功能状态的检测方法,为盆底肌肉活动的测量提供了一种标准表面肌电检测方案。具体方法是将电极置入阴道或直肠内,检测盆底肌肉的电信号活动,将模拟的声音或视觉信号反馈给产妇和医生,帮助医生和产妇了解肌肉的功能状态,并在反馈信号的指导下,学会自主正确控制盆底肌的收缩和舒张。

（六）尿动力学检查

包括膀胱内压测定和尿流率测定,膀胱内压测定主要观察逼尿肌的反射以及产妇控制或抑制这种反射的能力,膀胱内压力的测定可以区别产妇是因为非抑制性逼尿肌收缩还是 SUI 而引起的尿失禁。尿流率测定可以了解膀胱排尿速度和排空能力。

（七）粪失禁相关检查

直肠肛管测压（测量静息及排便时肛门括约肌压力,可评估肛门括约肌的功能,静息时肛管内压力降低提示肛门括约肌的功能障碍,在最大自主收缩时下段肛管的压力下降,提示肛门外括约肌的损害）、直肠容量测定（测量初始排便阈容量、强烈排便阈容量及最大排便阈直肠容量）、直肠肛管敏感性测定、排便造影（显示直肠排空时的形态）、肌电图（通过测量肌纤维在收缩和静息状态的电活动来评估肛门外括约肌的神经支配和盆底神经病变,在评估的同时还可进行生物反馈治疗）及直肠乙状结肠镜检查（观察黏膜病变）等。

（八）性功能障碍相关检查

生殖器血流测定、阴道容积、压力和顺应性测定、阴道湿润度测定、盆底肌张力测定、功能磁共振脑部成像等。

四、临床治疗概述

传统观念认为产后是指产妇分娩后到产后第 6 周这一阶段,但这并不意味着产妇身体和心理的完全恢复,哺乳仍在继续,生殖系统及盆底组织等尚未恢复到生育前的状态。世界卫生组织（WHO）指出,产后时期对于产妇、婴儿以及家庭来说,在生理、心理、社会层面都是关键的过渡期。产后时期系统、积极的康复性措施对产妇身体康复乃至未来的身体健康都有重要积极的意义。由于产后妇女处于特殊的生理时期,对于其盆底功能障碍性疾病防治不适宜采取药物及手术等干预手段。因此,本部分介绍以盆底肌锻炼及借助物理因素提高盆底功能的产后康复措施。

（一）原则

PFD 的处理可分为随诊观察、非手术治疗和手术治疗。对于无自觉症状的轻度脱垂产妇（POP-Q Ⅰ～Ⅱ度,尤其是脱垂位于处女膜之上）、轻度压力性尿失禁产妇,可以选择随诊观察,也可以辅助非手术治疗。治疗分为非手术治疗和手术治疗,只适用于有症状的产妇,包括脱垂特异性症状以及相关的排尿、排便、性功能障碍、盆腔痛等。治疗前应充分了解每位产妇的症状及对其生命质量的影响,确定治疗目标。对于可以耐受症状且不愿意接受治疗的产妇,必须定期随访监测疾病进展情况以及有无排尿、排便功能障碍等。

（二）非手术治疗

女性盆底疾病的非手术治疗成为症状较轻或不愿意手术产妇的首选,同时也常用于巩固术后疗效或预防 PFD 的发生。包括生活方式干预、盆底康复、子宫托及药物治疗,PFD 非手术治疗讲究个体化治疗,以盆底电生理及盆腹动力学作为诊断基础,为产妇选择盆底个体化康复方案是预防和治疗盆底功能障碍性疾病的最理想途径,内容详见本章第三节女性盆底功能障碍性疾病康复治疗。

（三）手术治疗

1. POP 手术主要适用于非手术治疗失败或者不愿意非手术治疗的有症状的产妇,最好为完成生育且无再生育愿望者。并无证据表明手术能给无症状 POP 带来益处,反而增加手术带来的风险,手术原则是修补缺陷组织,恢复解剖结构,适当、合理地应用替代材料,体现微创化和个体化。手术途径主要有经阴道、开腹和腹腔镜三种,必要时可以联合手术。选择术式应以整体理论为指导,根据产妇年龄、解剖缺陷类型和程度、期望、是否存在下尿路、肠道、性功能障碍以及医师本人的经验、技术等综合考虑决策。对阴道前后壁膨出的手术治疗可以详见第五章的相关内容。

手术分类分为重建手术和封闭性手术,重建手术的目的是恢复阴道的解剖位置,适用于偏年轻的产妇,而阴道封闭术或半封闭术是将阴道管腔部分或全部关闭从而将脱垂的器官恢复到正常位置,适用于年龄大,无性生活要求的产妇。

（1）针对中盆腔缺陷的重建手术:在 POP 的处理中,良好的顶端支持是手术成功的关键,中盆腔缺陷纠正的术式主要有 3 种,即阴道骶骨固定术、骶棘韧带固定术和高位宫骶韧带悬吊术。

（2）针对前盆腔缺陷的重建手术:前盆腔缺陷可以分为中央型缺陷和侧方缺陷,对于中央型缺陷可行传统的阴道前壁修补术和特异部位的修补术(site-specific repair)。对于有复发高风险的产妇(如前壁缺损严重或复发产妇),可以酌情加用网片(可吸收或永久性人工合成网片)或生物补片。对于侧方缺陷,可行阴道旁修补术,但其临床意义有待验证。

（3）针对后盆腔缺陷的重建手术:后盆腔缺陷可表现为直肠膨出、乙状结肠膨出以及小肠膨出。比较公认的是经阴道后壁修补手术在主观症状改善、解剖学复位等方面均优于经肛门手术。手术方法分为传统的阴道后壁修补术和特异部位的修补术,以及会阴体修补术。

（4）封闭手术:因该手术相对简单,手术时间较短,适合于高龄、内科合并症多无法耐受较长时间手术(可以局部麻醉)、器官重度脱垂(POP-Q 评分Ⅲ～Ⅳ期)、无性生活要求的产妇。包括阴道全封闭术、阴道半封闭术(又称 LeFort 手术)。但是阴道闭合术对尿动力、直肠动力甚至盆腹动力有无影响缺乏进一步的研究,并不能说阴道闭合术绝对安全。

2. SUI 对于中重度的压力性尿失禁我们可以选择手术治疗,但手术对产妇有一定的创伤,并且存在术后排尿困难、尿急、脏器损伤等风险,因此,在制订手术方案时,应充分告知产妇,同时要考虑到产妇是否有再生育的要求,由医生和产妇充分沟通后决定手术方式。手术的主要适应证包括:非手术治疗效果不佳或不能坚持、不能耐受的产妇;中重度 SUI,严重影响生命质量的产妇;盆腔器官脱垂伴有 SUI 需行盆底手术者,可同时行抗 SUI 手术。

存在以下情况时应慎重选择手术方式,可以根据产妇情况选择不同的处理。①以急迫性尿失禁为主的混合性尿失禁产妇,应采用药物治疗;②以压力性尿失禁为主的混合性尿失禁产妇可在药物的辅助治疗下进行手术治疗;③对于合并尿道阴道瘘、尿道侵蚀、术中尿道损伤和 / 或尿道憩室的 SUI 产妇,均不能使用合成吊带,建议这类产妇可使用自体筋膜或生物吊带；④SUI合并逼尿肌功能减退、尿潴留、膀胱容量小的产妇慎重选择抗尿失禁手术。

（1）阴道无张力尿道中段悬吊术：主要分为经耻骨后路径和经闭孔路径两种方式完成。该手术方法已成为一线的治疗SUI术式。

（2）耻骨后膀胱颈悬吊术：适用于尿道高活动性SUI。常见并发症有发热、泌尿系统感染、膀胱损伤、术后排尿障碍、输尿管损伤、逼尿肌不稳定。

（3）经阴道膀胱颈悬吊术：自膀胱颈及近端尿道下方向耻骨上方向悬吊并锚定，固定于腹直肌前鞘，以改变膀胱尿道角度，固定膀胱颈和近端尿道，并对尿道产生轻微的压迫作用。

（4）膀胱颈旁注射填充剂：膀胱颈旁注射胶醛交叉连接牛胶原蛋白和碳珠等填充剂，适用于尿道固有括约肌缺陷型SUI、不能耐受其他抗尿失禁手术的产妇。

3. 粪失禁 手术治疗包括外科修补瘘和肛门括约肌的重建，以恢复内外括约肌的连续性。分娩后明确Ⅲ度或Ⅳ度会阴裂伤后，应立即进行肛门括约肌损伤的初步修补。目前有两种常用的肛门外括约肌修复方法，端-端吻合法的优点是相对简便，是大多数产科损伤后的初步修补方法，而外括约肌折叠法是目前肛肠外科医生在择期修补括约肌损伤的手术中最常用的方法。

4. 慢性盆腔痛 由于腹腔镜手术创伤小、出血少、恢复快等优点，目前已渐渐应用于部分慢性盆腔痛的诊断与治疗，对于子宫内膜异位症引起的CPP可以服用地诺孕素等单纯孕激素药物，也可以采用腹腔镜下子宫内膜异位病灶电灼术及切除术改善疼痛，子宫腺肌病引起的慢性盆腔痛可以放置带左炔诺孕酮的宫内节育器，病灶剔除或子宫切除虽然已经证实的有效方法，但因产妇常合并有其他因素导致的疼痛，切除病患子宫有时也并未减少疼痛，反而因手术造成致密、纤维性的粘连或精神创伤而加重疼痛；盆腔淤血综合征产妇手术效果欠佳，所以手术方式的选择应综合各种因素全面考虑。

（王莹莹 王鲁文 邹 燕 申吉泓
柯坤彬 宋易坤）

第三节 女性盆底功能障碍性疾病康复治疗

女性盆底功能障碍性疾病必须坚持以预防为主、防治结合的方针。若产妇不能及时诊治，往往发展至中重度盆底功能障碍性疾病。在生命的不同阶段，为女性实施盆底康复的不同预防体系，结合盆底肌肉锻炼、电刺激、生物反馈、脉冲电磁治疗、激光等治疗方式相结合，起到盆底整体康复的作用。

一、治疗原则及目的

完善评估基础上，开展针对性康复训练。

（一）总的治疗原则

1. 早期宣教，早期筛查，早期干预，早期康复。

2. 全面评估，整体康复。

3. 个体化康复。

4. 个人、家庭、机构(医院,康复机构等)结合。

5. 长期康复。

（二）治疗目的

1. 用低频电刺激提高肌纤维运动能力(肌电位到 20μV 以上),提高肌肉本体感受器敏感性,改善肌肉及盆腔组织内环境(血液循环等)。

2. 加强盆底深层 Ⅰ 类和 Ⅱ 类肌力,使其恢复到 4 级以上。

3. 盆腹肌肉协调收缩能力训练(卧位、站立位),以保证在运动时盆底肌肉的张力和阴道压力。

4. 改善盆底肌肉结构、神经电生理异常、代谢异常,间接纠正盆底结构破坏、阴道张力功能异常等。

5. 促进神经功能损伤康复、恢复或建立神经反射等。

6. 恢复盆腹动力学 对腹直肌分离、体态异常、盆腹肌肉收缩的不协调进行纠正。

总而言之需促进盆底功能的全面康复。

二、治疗方案

治疗方案包括普遍性指导方案,重点预防方案,推荐性预防方案,针对性治疗方案。

（一）普遍性指导方案

宣教、手法辅助、Kegel 运动等盆底肌锻炼——争取产妇人人享有的措施。

（二）重点预防方案

宣教、手法辅助、使用盆底肌肉康复器辅助的盆底肌锻炼——争取有更多产妇能选择的方案。

（三）推荐性预防方案

系统的盆底电生理检查及预防性干预措施,结合产妇居家自行使用盆底肌肉康复器辅助的盆底肌锻炼——为有条件的产妇选择的方案。

（四）针对性治疗方案

在系统的盆底电生理检查及预防性干预措施基础上,针对特定病情进行的强化性盆底电生理治疗——为有相关病情产妇采取本方案。

三、产后盆底康复

产后不同时间段的产后盆底康复应遵循整体康复、循序渐进、终身随访的原则。在不同时期,制订不同的盆底康复治疗方案。根据产妇具体情况制订个体化的康复方案,是康复人员根据产妇的病因、发病机制、电生理的改变、治疗需求、依从性等综合因素制订的个体治疗方案,内容包括适合产妇个人情况的治疗方法、设备参数、治疗时机、疗程等。多数女性产后表现为不同程度的肌力下降、器官脱垂、尿失禁、慢性盆腔痛及性功能障碍等常见症状及体征。根据治疗的目标指定相应方案。

（一）产后 42d 以内

一般不能进行器械辅助的盆底康复,只能通过自行适应性盆底肌锻炼促进产后盆底功能的恢复。进行盆底功能维护的健康指导,有相关盆底功能障碍的产妇,应及时对症处理。

（二）产后 42d 开始到产后 3 个月

该时期是盆底组织及肌肉康复关键时期,全面康复前,在检查评估后,可以开始进行以电刺激及生物反馈等为主要手段的系统个体化盆底康复治疗措施,治疗同时可让产妇在家中进行自我盆底肌康复锻炼作为辅助,有条件的产妇应该使用盆底康复器辅助训练。

（三）产后3个月至产后1年

产妇的身体康复更接近理想状态,此时间段,应注重康复后效果的评估及随访,以及康复效果的巩固;如有盆底功能相关问题应该进行必要的补充或强化性盆底康复。

四、早期宣教

（一）早期宣教的意义

早期宣教是盆底功能障碍性疾病防治产后盆底康复重要的基础性工作,让更多产妇了解盆底功能障碍性疾病危害及产后盆底康复防治的重要意义,积极主动参与到防治工作中,让更多产妇受益。

（二）早期宣教的内容

针对盆底功能障碍性疾病防治知识的健康教育,包括有关生理解剖常识、盆底功能障碍性疾病发病概况、危害、临床表现、防治常识、产后预防的重要价值等内容。

五、康复治疗适应证和禁忌证

产后42d以后,子宫复旧良好、无阴道炎症的女性可及时进行盆底肌肉的评估和康复治疗。

（一）适应证

1. 产后妇女的常规盆底肌肉锻炼。
2. 各种轻中度尿失禁。
3. 轻中度子宫脱垂,阴道膨出。
4. 阴道松弛、阴道痉挛、性生活不满意者。
5. 反复阴道炎、尿路感染产妇非急性期。
6. 泌尿生殖修补术辅助治疗。
7. 慢性盆腔痛。

（二）禁忌证

1. 产后恶露未干净或月经期。
2. 妊娠。
3. 装有同步心脏起搏器者。
4. 手术瘢痕裂开或伤口感染。
5. 恶性肿瘤产妇。
6. 神经系统及心理障碍疾病　痴呆、癫痫等神经系统疾病。
7. 泌尿生殖道活动性感染。
8. 合并其他病史产妇优先治疗其他疾病再进行康复锻炼。

六、康复治疗及康复后巩固性措施要点

影响产后盆底康复效果的关键因素是:产妇盆底损伤情况;科学指导的康复过程;康复后的巩固措施。产后盆底康复应掌握如下要点。

（一）康复前系统的盆底功能评估

详见第二章的相关内容。

（二）盆底功能障碍性疾病的预防性干预及治疗

应从产后恰当时机及时开始进行。

（三）电刺激技术和生物反馈等康复技术

利用电刺激技术和生物反馈等康复措施，帮助产妇唤醒受损盆底肌肉的本体感觉。

（四）自主的盆底肌训练

学会主动控制盆底肌肉收缩放松，掌握正确的盆腹肌肉的协调运动，提高盆底肌肉自我运动和控制能力，维护良好盆底功能。

（五）常规的盆底康复方案

通常给予 10～15 次盆底康复治疗；对伴有尿失禁、子宫脱垂、骶神经损伤等的产妇，于首个疗程治疗结束 3 个月后根据患者情况给予第 2 个疗程的康复治疗。康复治疗的产妇在产后第 1 年内每 3 个月复查 1 次，酌情强化康复治疗，第 2～5 年建议给予半量的康复治疗，并应长期随访。

（六）指导产妇选择健康生活方式

生活规律、戒烟酒，避免咖啡因和茶碱，以及避免刺激性和易致敏食物等合理健康饮食。避免强体力运动和劳动，避免长期负重、久站和剧烈的运动，增加有氧运动，控制体重。研究显示，患有压力性尿失禁的肥胖女性，减少体重 5%～10%，尿失禁的次数将减少 50% 以上。

（七）个体化的盆底康复计划

产后盆底康复措施强调的是专业指导的盆底康复，并且根据不同的情况实行个体化的康复治疗方案，对于有相应疾病的产妇需要根据病情制订针对性的康复计划。

七、盆底肌肉康复

在盆底功能的系统筛查评估分析后，根据治疗目的制订相应的康复治疗计划。指导自我康复训练是通过盆底肌适应性锻炼来为后续盆底康复做准备，产妇开展产后盆底康复操，简单易学，关键在于需要向产妇强调：掌握动作要领才能使盆底肌得到合理锻炼。持之以恒锻炼。在盆底康复治疗过程中包括以下具体的康复措施：手法治疗、盆底肌锻炼、生物反馈、电刺激、脉冲电磁治疗、综合技术应用等。

（一）盆底肌肉特点

人体的盆底肌为横纹肌，其肌纤维分为Ⅰ类肌纤维和Ⅱ类肌纤维，Ⅱ类又分为ⅡA和ⅡB类肌纤维。Ⅰ类肌纤维是慢肌纤维，其特点为收缩时间长且持久，不易疲劳，在耻骨阴道肌、耻骨直肠肌中占 70%，耻骨尾骨肌中占 90%，髂骨尾骨肌、坐骨尾骨肌中占 68%。在盆底Ⅰ类肌纤维及其周围韧带和结缔组织在无负重状态时形成静态张力，正常值为 $221\sim259g/cm^2$。主要作用是维持盆腔器官在正常解剖位置上，一旦受损，会出现盆腔器官脱垂。ⅡA 和ⅡB 类盆底肌纤维是快肌纤维，反射性收缩形成动态张力，卵泡期 $> 450g/cm^2$，排卵期 $> 600g/cm^2$。其特点为阶段性收缩，快速短暂，易疲劳，以盆底浅层肌肉为主，主要作用是控尿、控便、维持阴道的紧缩度、增加性快感，受损后会出现相应的症状如尿失禁、粪失禁、性功能障碍等。

（二）盆底肌训练（pelvic floor muscle training，PFMT）

又称 Kegel 运动，在 1940 年由 Arnold Kegel 医生提出以加强盆底肌肉的力量，减少尿失禁的发生，为经典的非手术治疗方法，是盆底康复基础性内容，对尿失禁、轻中度子宫脱垂及阴道前后壁膨出,改善性生活质量,产后盆底功能障碍恢复都有一定的疗效,可加强盆底肌肉运动能力,改善尿道、肛门括约肌的功能。ICI 和英国国家卫生和临床医疗优选研究所(National Institute for Health and Clinical Excellence, NICE)建议,在治疗师指导下的至少3 个月的 PFMT 作为对 SUI 产妇和以 SUI 为主的混合性尿失禁产妇的一线治疗(A 级证据)。NICE 建议孕妇进行 PFMT 以预防产后尿失禁(A 级证据)。康复操作流程如下。

1. 有意识地对以肛提肌为主的盆底肌肉进行自主性收缩训练,专业人员可用手法指导产妇学会正确训练方法。

2. 嘱产妇做收缩肛门阴道的动作。

3. 一般 4～6 周产妇有改善。

Kegel 运动的要求,具体可以参考第八章产后运动康复的相关内容。

(三)手法治疗

人工康复疗法包括 Kegel 运动,不同的产妇可根据需要单独使用,或者同其他康复技术一起使用,适合于最初的肌肉锻炼。结合澳大利亚 Marek 教授和巴西 Claudia 教授及祖国医学的穴位点压及推拿手法,缓解盆底肌肉痉挛和疼痛。手法治疗主要包括肌筋膜放松(myofascial release)和扳机点治疗(trigger point therapy),盆底肌肉筋膜的主要功能是支持承托盆腔器官、通过收缩和放松来协调控制排尿排便等。根据国际尿控协会的标准,将盆底肌肉的功能状态分为:正常、过度活动、减弱以及无功能 4 种。盆底肌活动减弱常常表现为压力性尿失禁、粪失禁、子宫脱垂、性快感消失等,而盆底肌过度活动则表现为慢性盆腔痛、便秘、性交痛等。适合唤醒产妇肌肉的本体感觉,教会产妇盆底肌肉的自主收缩,缓解盆底肌肉的痉挛和疼痛。盆底肌筋膜痛是慢性盆腔痛的重要因素之一,但是常常被忽略。14%～23% 的慢性盆腔痛产妇存在盆底肌筋膜痛。盆底肌筋膜痛可以单独存在,也可能出现在泌尿系统、消化道和生殖道症状之前或之后。临床上盆底肌筋膜痛的产妇常常伴有尿频、尿急、便秘和性交痛等症状。注意按摩过程中找到盆底肌肉的痛点,力度适中,由轻至重,由浅至深,以产妇感觉舒适有热胀感为宜。具体康复操作流程如下。

1. 产妇取膀胱截石位或取平卧位,两膝弯曲外展。

2. 唤起肌肉知觉 治疗人员将手指按压在产妇会阴中心腱上,保持一定的压力,观察中心腱的弹性。建议产妇在家里进行上述模仿锻炼,使用一个镜子,产妇将手指反复按压在会阴中心腱上。以"收缩放松反射"形式,康复师将中指和示指放在阴道内后穹隆,后退1.5cm 处 6 点钟位置使用手指按压盆底深层肌肉群的方式,促进肌肉收缩和放松,以利于肌肉苏醒。

3. 首先要对盆底肌肉(浅层肌群、耻骨尾骨肌、耻骨直肠肌、髂骨尾骨肌、尾骨肌等)和盆壁肌肉(闭孔内肌和梨状肌等)进行评估,感受并定位紧张挛缩的肌肉,并找到压痛点或扳机点。

4. 手涂润滑油,对痉挛的肌肉筋膜进行拉伸和脱敏,即手指以垂直肌肉方向拉伸缩短的肌纤维,以大拇指指腹的力量按摩会阴中心腱外侧,示指与中指置于阴道内进行按摩,同样的方法来回按摩两侧大小阴唇,用大拇指指腹置于阴道内肛提肌,或示指和中指指腹置于阴道内肛提肌,沿骶骨至肛门处来回进行按摩,通过按摩拉伸可以使痉挛缩短的肌肉舒展,恢复供血,缓解疼痛。每次 30min,每个疗程 10～15 次。

5. 按摩扳机点可提高肌筋膜内感受器的痛觉阈值,减轻疼痛的敏感性,起到疼痛脱敏的效果。同时增强神经中枢对盆底肌肉的控制,加强盆底肌肉的协调性,降低肌张力,恢复正常的肌肉功能。指导产妇进行盆底肌收缩训练,帮助产妇学会盆底肌收缩训练,以利于维持盆底稳定和功能协调。

（四）盆底康复器疗法

1985年Plevnik提出的一种借助辅助工具的盆底肌主动锻炼法,盆底康复器又称阴道哑铃,由医用级硅胶制成,具有舒适安全、不同重量、易清洁、易携带、简单易行、安全无副作用等特点,可作为长期居家盆底康复法,属初级的生物反馈。

1. 康复器作用原理　阴道是一个弹性很大的器官,它的肌肉可扩张到足以容纳一个新生儿通过,但生产后,子宫下垂阴道松弛,弹性变差,只要每天坚持使用康复器,产后女性的阴道将回复较好收缩力,阴道的收缩和夹紧功能的康复不仅有助于产后盆底损伤的修复,还可以给双方性生活质量带来很大的提高。

2. 阴道哑铃康复器简介　其由带有金属内芯的医用材料塑料球囊组成,球囊的形状和体积相同,质量不同,或质量相同直径大小不等,尾部有一根细线,方便从阴道取出。盆底康复器常分5个重量级,编号为1～5,质量逐步增加。

3. 阴道哑铃康复器特点　它具有简单、方便、安全、有效等特点。费用低,可进行家庭康复锻炼,可长期训练,简便易行,及时更新持久使用。其精巧的设计加强了它在使用时振动的强度,能起到良好的缩阴作用,作为生产后女性恢复阴道弹性的专用产品,反复刺激盆腔肌肉群,可以充分恢复松弛的阴道肌肉。

4. 阴道哑铃训练计划及使用方法　将产后盆底功能障碍产妇融入家庭日常生活锻炼中去,阴道放置哑铃的同时,进行一系列日常活动,每次使用前洗手,洗外阴,清洗哑铃。

（1）选择适合个人型号的哑铃,第一次训练或者盆底功能差的女性一般选择一号哑铃（最轻的型号）。

（2）阴道哑铃的圆头部涂抹适量润滑导电膏,一般涂抹黄豆大小即可,过多易滑落。

（3）涂抹后取仰卧或蹲位轻轻地放入阴道,将哑铃圆头一端朝前,置入阴道内一个指节深（约2cm处）。

（4）开始带哑铃运动,运动节奏为:收缩阴道→放松阴道→收缩阴道,休息,收缩阴道→保持1,2,3,4,5→放松阴道。可以重复运动。每日锻炼1～2次,每次15～20min。

（5）放置阴道哑铃后,阴道收缩与放松的同时开始逐级做运动:站立→走路→下蹲→上下楼梯→提重物→咳嗽→跳动。

（6）采取仰卧位或下蹲位,用手拉阴道外哑铃的胶绳,将阴道哑铃取出。

（7）每次使用阴道哑铃前后,请清洗双手并用洗手液或沐浴露清洗阴道哑铃。

（8）如放松并做以上动作的同时阴道哑铃仍不从阴道中完全脱落出来,坚持锻炼一周时间,即可更换更重的阴道哑铃,依此类推直至最重的5号哑铃。每天坚持锻炼,按照康复计划。

阴道哑铃可以帮助阴道恢复紧实弹性,增加阴道内润滑作用。不过,需要保证持续锻炼才能达到更好康复效果。同时对于女性来说,它还可以减缓减少因肌肉松弛而造成的漏尿问题。如果不严重,可以替代手术治疗,减少因手术造成的不必要痛苦。

5. 盆底康复器训练时间顺序

（1）先训练一类纤维,提高综合肌力。

（2）在Ⅰ类纤维肌力达到三级以上开始Ⅱ类纤维的训练。

（3）整体肌肉功能增强及随意控制能力的训练。

（4）A3 反射的训练。

（5）场景反射（条件反射）的训练。

6. 康复器注意事项

（1）使用前或使用过程中如有不清楚问题，及时咨询医生。

（2）经期和不明原因出血时禁用。

（3）阴道炎、尿道炎急性期禁用。

（4）不明原因过敏时禁用。

（5）孕期禁用。

（6）盆腔脏器脱垂时禁用。

（7）须注意尾部胶绳应留于阴道外以便于取出康复器。

（8）收缩盆底肌肉时，避免收缩腹肌、臀大肌、大腿内侧等肌肉，专注于盆底肌收缩训练。

（9）阴道壁有伤口或切口，建议痊愈 1 个月后再使用。

（10）佩戴节育器，不影响使用康复器。

（11）性生活时或性生活后不要立刻使用康复器。

（12）注意循序渐进，逐步增加难度及强度，一般训练 3 个月后评估康复效果。

（五）腹压增加时的训练

产妇盆底肌肉肌力恢复 4 级以上，可练习不同腹部压力增加情况下（如咳嗽、大笑、跳跃、按压腹部肌肉等），产妇腹部肌肉和盆底肌肉协调收缩，达到产妇腹部增压前和增压中，盆底肌均良好收缩，获得肌肉收缩的条件反射。

（六）盆底肌康复的疗效评估

产后盆底康复治疗的疗效评估主要是对盆底功能的改善情况进行评价，盆底康复锻炼治疗至少应维持 12 周，盆底康复效果与治疗的强度有关，国内大多数研究都基于产后 6 周开始康复训练前的综合评估，也建议在康复治疗后 12 周进行疗效评估。目前常用的盆底功能评估方法如下：

1. 盆底肌力评估　盆底肌肌力的评估常作为康复疗效的主要评价之一，而目前肌力的测定方法很多，有传统的手法测试，也有使用各种器械和仪器进行的等长测试等。目前国内外较为通用的检测方法为分类型盆底肌力测试，是根据盆底肌肉收缩强度及持续的时间，来测定盆底肌力，并高度推荐以此作为肌力测定方法：盆底肌肉Ⅰ类肌纤维：收缩持续 0s 肌力为 0 级，持续 1s 肌力为Ⅰ级，依次类推，持续 5s 或 > 5s 肌力为Ⅴ级；正常肌力为Ⅴ级。盆底肌肉Ⅱ类肌纤维：收缩持续 0 次肌力为 0 级，持续 1 次肌力为Ⅰ级，依次类推，持续 5 次且 > 5 级肌力为Ⅴ级；正常肌力为Ⅴ级。

2. 盆底肌肌电评估　肌电是肌肉微弱电信号的集合，肌肉早期的功能障碍表现为肌电信号的异常，所以盆底肌肌电改善情况可作为盆底康复疗效的指标。通过特殊腔内电极，可以检测盆底肌表面肌电图。常用的分析指标包括：最大募集肌电位（最大收缩肌电位）、Ⅰ类肌纤维耐力及疲劳度、Ⅱ类肌纤维耐力及疲劳度、盆底肌张力、盆底肌与腹肌收缩协调性。

3. 盆底肌张力评估　盆底张力功能用来评价盆底肌肉、筋膜、结缔组织张力的病理改变及肌肉主动收缩功能。指标具有客观性、可量化、重复性强的优势。在临床中常用电子张力器进行测量盆底张力。测量产妇康复治疗前后的盆底张力就可以量化的评价治疗改善情况。

八、电刺激治疗

神经的活动（兴奋、抑制和神经传导）、肌肉收缩和神经兴奋与肌肉收缩的耦联都是以电活动为基础。电刺激治疗于 1958 年由 Caldwell 首先提出，而应用于临床则始于 20 世纪 70 年代中期。电刺激是指用特定参数的脉冲电流，刺激组织器官或支配它们的中枢神经或外周神经，从而引起组织器官的功能发生改变。通过对包括尿道外括约肌在内的盆底肌群电流刺激，改善神经肌肉支配调节，使肌肉被动锻炼，抑制膀胱逼尿肌收缩，促进局部血液循环，达到轻微缓解疼痛和改善肌肉收缩能力的效果。

（一）电刺激康复原理

电刺激疗法是指通过电刺激代替由大脑发生的神经冲动使肌肉产生等张或等长收缩的力量训练方法。肌肉力量的大小与肌纤维数量、肌纤维横断面积、神经冲动频率等生理学因素有关。

1. 增强肌力和耐力

（1）增加肌肉收缩时募集的纤维数量。

（2）改变肌肉的组织结构。

（3）供给肌肉丰富的血液。

（4）改变肌肉运动单位的募集顺序。

（5）长期的电刺激可导致快反应、易疲劳的Ⅱ型纤维向慢反应、抗疲劳的Ⅰ型纤维转变。

2. 对神经的影响

（1）兴奋阴部神经，经阴道的电刺激的作用部位为阴道下段周围的盆底肌，主要为尿道周围的肌肉、耻尾肌和耻骨会阴肌。通过兴奋支配上述肌肉的会阴神经末梢，引起上述的肌肉的收缩，增强肌力，改善因盆底肌肉松弛导致的压力性尿失禁、器官脱垂等。

（2）兴奋腹下神经，抑制盆神经。盆底电刺激所产生的神经冲动，经中枢处理后通过腹下神经反射性抑制膀胱逼尿肌收缩，缓解膀胱过度活动和急迫性尿失禁。

（二）康复内容

1. 唤起肌肉本体感受器　先行盆底肌力电诊断，对于盆底肌肌力 0 级的，通过电刺激唤醒肌肉本体感受器，采用 4 阶段循环进行：低频电刺激盆底肌→休息→生物反馈盆底肌主动收缩（肌电图模拟模块指导）→休息（不断进行上述循环达 10～20min）。

2. 膀胱逼尿肌的电刺激　A3 反射是指盆底肌肉收缩，抑制膀胱逼尿肌收缩（抑制副交感神经），可引起膀胱再次充盈，电刺激模拟这种反射原理，电刺激盆底肌，即能反射性使膀胱逼尿肌抑制，以逐步得到膀胱的再次充盈。在膀胱过度活动及急迫性尿失禁的康复疗法中，可选用双相电流，调整一定的电流频率、脉宽、时间、肌纤维类型等参数，使用盆底肌肉治疗头进行电刺激，可获得良好的治疗效果。

3. 尿道括约肌电刺激　由于快速反应需要，尿道横纹括约肌大部分为Ⅱ类肌纤维，针对Ⅱ类肌纤维的电刺激治疗方案可效果明显。

4. 功能电刺激治疗（functional electric stimulate，FES）是一种被动的盆底康复功能方法，应用电流刺激盆底肌肉或神经，可直接诱导治疗性的反应或者调节盆底功能，该电刺激联合生物反馈治疗可明显提高疗效。

5. 止痛　镇痛电刺激释放内啡肽，用于产后子宫复旧疼痛、手术瘢痕疼痛、性交疼痛、盆腔慢性疼痛、乳胀痛等。

6. 平滑肌电刺激　通过刺激血管平滑肌收缩和松弛改善下肢水肿、预防静脉栓塞。改善子宫内膜和子宫肌层的血液循环，促进组织修复和生理功能恢复。

7. 神经电刺激　痉挛肌肉的放松、止痛。

（三）盆底电刺激治疗的禁忌证

1. 阴道出血。

2. 妊娠。

3. 盆底完全去神经支配。

4. 生殖系统炎性疾病。

5. 骨盆区域装有金属假体。

6. 恶性肿瘤。

7. 胸部装有同步心脏起搏器者、不稳定或严重心律失常。

8. 其他系统疾病不能配合诊疗者。

九、生物反馈治疗

生物反馈是通过盆底生物反馈仪提供的个体化的反馈信息，指导产妇进行正确的盆底肌训练的各种方法，从初级的阴道压力计、阴道器(vaginal cone)、阴道张力计，到生物反馈仪，除盆底康复器外都是用测压计或肌电位来测量尿道、阴道和直肠的压力或肌电反馈，指导正确的盆底肌活动，配合盆底肌训练达到准确地收缩已松弛了的盆底肌群、提高治疗效果的目的。

（一）操作方法

将置于阴道内生物反馈治疗探头与体外仪器连接，把肌肉活动的有关信息肌电图、压力曲线或其他形式信号转化为听觉和视觉信号反馈给接受治疗的产妇，并提示其训练过程是否正常或异常的盆底肌活动状态，引导其正确的盆底肌活动，科学地进行盆底肌训练并逐步形成条件反射，以获得最佳的训练效果。

（二）康复内容

生物反馈训练有助于形成条件反射，如在咳嗽、跳跃、站立、行走、负重时收缩盆底肌的习惯，以及职业运动、上下楼、性生活等场景下的系列神经反射和控尿反射，关键在于每次生物反馈是否协调完成，能否建立产妇自己理想的控制能力。最常用的是肌肉生物反馈、膀胱生物反馈、A3 反射和场景生物反馈。根据产妇症状出现的场景选择设备中合适的反馈程序，按要求的盆底肌的肌力、疲劳度、治疗与休息时间、最大电压值、反馈模块的坡度难易程度，结合产妇的个体条件，进行必要地修正或创建一个适合该产妇的治疗程序及方案。具体操作参考如下：

1. 肌肉生物反馈　Ⅰ类肌纤维生物反馈：从 3s 开始训练，收缩 3s，休息 3s，逐渐加强，至可达到收缩 30s，休息 30s，治疗时间 10～15min。Ⅱ类肌纤维生物反馈：快速收缩 1 次，休息 2～3 倍收缩时间，逐渐加强，至可达到快速收缩 10 次，休息时间仍为 2～3 倍收缩时间，治疗时间 10～15min。

2. 膀胱生物反馈　产妇盆底肌收缩时，能够观察到膀胱收缩的轨迹，能够调节并控制膀胱的反射。

3. A3 反射　模拟 A3 反射曲线，训练产妇在咳嗽时控尿的能力。

4. 场景生物反馈　模拟各种场景反射曲线如提重物、上楼梯等动作，训练产妇在各种情况下的盆底肌肉收缩能力。

个体化的低频电刺激合并生物反馈治疗,一般每周二次,每次 20~30min,共 10~15 次后,有效率可达到 70% 以上。2008 年的一项系统评价明确指出,生物反馈疗法对于盆底功能障碍性疾病的疗效优于安慰剂和假治疗。

十、电刺激联合生物反馈治疗

电刺激联合生物反馈治疗总的原则为:先给予电刺激治疗,促进肌肉的被动收缩、本体感受的恢复和学会收缩会阴动作,锻炼 Ⅰ 类和 Ⅱ 类肌肉肌力,然后巩固 Ⅰ 和 Ⅱ 类肌肉肌力,接着进行盆底整体训练,再进行生物反馈治疗,加强肌肉的自主收缩,提高盆底肌肉的肌力和张力。

十一、脉冲电磁治疗

脉冲电磁治疗(pulsed magnetic stimulation,PMS):1998 年 6 月美国食品药品监督管理局(Food and Drug Administration,FDA)批准脉冲电磁盆底肌肉刺激作为一种新型的非手术治疗 UI 的方法。1999 年 Galloway 发表了磁刺激治疗尿失禁的第一个成功案例。2000 年美国 FDA 批准带有磁刺激功能的座椅治疗尿失禁,磁刺激治疗尿失禁是一种有效的被动肌肉锻炼方式。

(一)康复原理

磁刺激是根据电磁感应原理,由储能电容向刺激线圈快速放电,经刺激线圈产生的脉冲磁场能够穿透衣物、骨骼和其他组织,在刺激部位产生感应电场,引起神经细胞的兴奋活动,进而产生一系列的生理生化反应。它具有无创、无痛、非侵入性的特点,易于被产妇接受。

(二)康复内容

1. 盆底肌功能改善 刺激盆底肌肉收缩;促进盆底血液循环;增加肌纤维的募集数量。
2. 逼尿肌及盆底神经调控 激活盆底神经;抑制逼尿肌的过度活动。
3. 骶神经调控 调节神经活动;恢复各种神经元间的动态平衡。其中磁电联合治疗盆底功能障碍通过主被动结合的方式更好地锻炼产妇的盆底肌肉,有望成为盆底功能障碍疾病治疗的新方向。

最近的一项随机对照试验结果显示,PMS 重复收缩刺激显著改善了 SUI 症状并增加了盆底肌肉力量。目前认为较高剂量可以达到良好的盆底肌肉收缩治疗 SUI 的效果,但脉冲最佳频率和持续时间尚未确定。

目前欧洲泌尿协会和第五届 ICI 认为目前的证据不足以为 PMS 应用于 UI 提供指导,需要更多的大样本随机对照试验来研究 PMS 在不同组的疗效,包括产妇治疗过程反应,症状量化分析,临床医生随诊(解剖、功能、依从性等),生活质量及社会经济成果等。

十二、激光治疗

2005 年 Sotomayor M 等首次使用咪达唑仑和芬太尼对女性 SUI 进行清醒镇静,将射频探针插入尿道,检测产生的射频(radio frequency,RF)能量对产妇组织微量重建的安全性。激光用于妇科阴道治疗有望利用自然愈合反应来触发组织再生,加强尿道支持,可以显著改善产妇的生活质量。近年来,已经提出了治疗阴道萎缩、盆腔器官脱垂和 SUI 的激光治疗。

(一)康复原理

激光治疗是建立在胶原重建的基础上,胶原蛋白重建在盆底结构中持续发挥作用。更具体地说,激光治疗可以控制下层黏膜的加热,而不会使黏膜灼伤。激光治疗过程中胶原纤维缩短,但是没有发生变性,因此它们的机械性能被认为不受影响。为了达到这个效果,施加的温度应在 60~70℃ 之间。

（二）技术要点

目前数据表明,这种作用是因为有胶原重塑和新生胶原形成,其实际上可能需要 6 个月才能完成。该技术的理论优势是平均治疗时间短(20~30min)、过程无痛、无需住院或麻醉、身体的自然修复效果持续长达 6~12 个月,以及大多数产妇可以在治疗后立即回到日常活动。虽然目前的证据不足以支持阴道激光治疗作为 SUI 的常规微创治疗,但其研究结果也说明激光治疗产生可观的初期结果,以及可接受的安全性和较低的经济负担。然而,因为其治疗机制的不明确,目前仍不知道哪一类型产妇会对这种治疗有更好的疗效。未来需要更多进一步的随机对照试验来客观评估激光治疗 SUI 的长期持续疗效和重复治疗的安全性,并且比较其对不同严重程度 SUI 的疗效,以及与其他干预措施包括尿道吊带、尿道填充剂和盆底肌肉锻炼等的疗效。同时这些研究不仅应基于产妇的满意度,而且还应包括尿动力学评估来提高其科学价值的客观性,并确定可能的潜在机制。

十三、射频治疗

（一）射频治疗的原理

射频作为能量对于靶组织的作用,主要是通过射频能量对于水分子的正、负电离子的摩擦使其产生热量,热能累积到一定的程度,热能转化成生物能,通过促进胶原新生,使黏膜层增厚;诱导新的血管生成促进微循环;最终实现上皮细胞成熟度提高、黏膜功能恢复、增加组织弹性和紧致度以及微循环改善等疗效。同时射频使组织的结缔组织变性,胶原蛋白沉积,如使膀胱颈和尿道周围的结缔组织发生挛缩,以使其恢复和稳定正常解剖位置而达到治疗目的。

（二）康复内容

射频治疗包含内阴、腹部、盆底及外阴等 4 个模块,通过射频能量多层次、多维度的刺激,从而促进整个盆底的血液循环,增强组织细胞功能,提高组织的代谢水平,从而有效治疗盆底相关疾病。内阴模块主要用于改善压力性尿失禁、盆腔脏器轻中度脱垂、阴道松弛症、性功能障碍等;腹部模块主要用于盆腔功能调理、紧致腹部等;盆底痛模块主要用于慢性盆腔痛;外阴模块主要用于紧致外阴,提高性敏感度等。

目前的证据表明其有一定的效果,微创,无明显的副作用。但需要进一步的循证医学证据来支持其确切的效果和安全性。

（刘梦园 王鲁文 邹 燕 申吉泓

高振华 宋易坤 李 源）

第四节 女性盆底功能障碍的个体化康复方案

对于产后筛查有盆底康复需求的产妇,需要个体化原则,制订针对性的康复计划。重点在于针对特定情况进行强化性、个体化的盆底综合康复措施。

一、器官脱垂患者康复

非手术治疗对于所有 POP 产妇都是应该首先推荐的一线治疗方法。通常非手术治疗用于 POP-Q Ⅰ～Ⅱ度有症状的产妇，也适用于希望保留生育功能、不能耐受手术治疗或不愿意手术治疗的重度脱垂产妇。其目标为缓解症状，增加盆底肌肉的强度、耐力和支持力，预防脱垂加重，避免或延缓手术干预。目前非手术治疗方法包括应用子宫托、盆底康复治疗和行为指导。

（一）子宫托

子宫托是唯一特异的非手术治疗方法，经济有效，产妇使用子宫托后总体症状和生命质量均有显著改善。适应证有：产妇不愿手术或者全身状况不能耐受手术治疗，孕期或未完成生育者，POP 术后复发或者症状缓解不满意者，术前试验性治疗。禁忌证包括：急性盆腔炎症性疾病、阴道炎、严重的阴道溃疡、阴道异物，对子宫托材料过敏和不能确保随访的产妇。

（二）盆底康复

主要是 Kegel 运动，方法简单，方便易行，可以加强薄弱的盆底肌肉力量，增强盆底支持力，改善并预防轻、中度脱垂及其相关症状的进一步发展。

（三）对轻 - 中度子宫脱垂、阴道壁膨出产妇进行电刺激及生物反馈治疗

1. 康复治疗前后要进行多次的电诊断，治疗过程中询问产妇主观症状的变化以了解疗效，及时调整治疗方案。

2. 治疗间隔期间指导产妇进行主动性盆底肌锻炼。

3. 疗程结束后根据产妇主观症状和盆底肌肉肌力、子宫和阴道位置的变化来评价疗效。决定是否需要加做第 2 个疗程，并使用盆底康复器进行辅助锻炼，以巩固治疗效果。如需第 2 个疗程治疗，需在第 1 个疗程结束 3 个月以后，每次治疗 15～30min，每周 2 次，每个疗程 10～15 次。

（四）POP 康复操作流程

1. 给予Ⅰ类肌纤维电刺激和生物反馈　学会Ⅰ类肌纤维收缩以及学会分别支配会阴与腹部的收缩。

2. 给予电刺激和生物反馈　增加Ⅰ类肌纤维肌力。

3. 给予Ⅱ类肌纤维电刺激和生物反馈　帮助产妇学习Ⅱ类肌纤维收缩，锻炼其肌力。

4. 给予Ⅰ类与Ⅱ类肌纤维反馈训练模块　加强产妇的Ⅰ类和Ⅱ类肌纤维肌力。

5. 给予各种场景的生物反馈模块　训练产妇在各种场景时，盆底肌肉维持收缩状态而不会出现脱垂现象。

6. 给予搬重物情况下的生物反馈训练模块　帮助产妇学会在搬重物情况下保持盆底肌肉收缩而不会出现器官脱垂。

7. 给予 A3 的生物反馈训练模块　在模拟咳嗽时，产妇收缩盆底肌肉。训练产妇在咳嗽时或有腹压增加时收缩盆底肌肉而不会出现脱垂症状。

8. 给予会阴 - 腹部协调收缩的生物反馈训练模块　训练产妇在直立位时，会阴 - 腹部协调收缩，从而训练当腹压增加时，盆底肌肉处于收缩状态。

（五）行为指导

即生活方式干预，对所有诊断为 POP 的产妇，都应积极改善其生活方式。包括避免一

过性或慢性腹腔内压力增高,不可避免要负重时应该采取正确的姿势,即弯曲膝盖背部挺直;保持足够的水分摄入并在规律的时间间隔内排空膀胱;排便费力者增加膳食纤维的摄入,改善排便习惯如定时排便,使用缓泻剂避免用力排便;超重者鼓励减轻体质量等。

二、产后尿失禁的治疗和康复

国际尿失禁专家咨询委员会(International Consultation on Incontinence,ICI)和英国国家卫生和临床医疗优选研究所(National Institute for Health and Clinical Excellence,NICE)建议对尿失禁产妇首先应进行非手术治疗,尤其是轻、中度尿失禁产妇。非手术治疗也可适用于手术前后的辅助治疗,具有并发症少、风险小的优点,尤其适合于老年产妇,可减轻产妇的尿失禁症状。具体的治疗还可以参照第六章产后泌尿系疾病康复的相关内容。

（一）对轻 - 中度压力性尿失禁进行电刺激、生物反馈及磁治疗需注意

1. 康复治疗过程要进行多次的电诊断,以评估治疗过程变化情况,同时询问产妇主观症状的变化情况以了解疗效,及时调整治疗方案。

2. 治疗间隔期间指导产妇进行主动性的盆底肌锻炼。

3. 疗程结束根据产妇主观症状和客观标准的变化来评价疗效,决定是否需要加做第2个疗程;建议产妇使用盆底康复器进行辅助盆底肌锻炼,以巩固治疗效果。如需第2个疗程治疗,需在第1个疗程结束3个月以后,每次治疗15~30min,每周2次,每个疗程10~15次。

（二）生活方式干预

1. 又称行为治疗,包括减轻体重,尤其是体重指数(BMI) > 30kg/m² 者、戒烟、减少饮用含咖啡因的饮料,避免和减少增加腹压的活动。

2. 治疗便秘、长期慢性咳嗽等慢性腹压增高疾病。

3. 盆底肌训练、盆底电刺激、磁刺激治疗　可通过增强盆底肌肉的力量,提高尿道闭合压来改善控尿能力,对于不能主动收缩盆底肌的产妇可采用生物反馈和盆底电磁刺激的方法。

（三）SUI 产妇康复的操作流程

1. 给予电刺激　唤醒产妇本体的感觉,或给予盆底磁治疗刺激阴部肌肉改善10~12次。

2. 给予Ⅰ类肌纤维电刺激和生物反馈　训练产妇学会Ⅰ类肌纤维收缩以及学会分别支配会阴与腹部的收缩。

3. 给予Ⅱ类肌纤维的电刺激和生物反馈　让产妇学习Ⅱ类肌纤维收缩,加强肌力。

4. 给予Ⅰ类与Ⅱ类肌纤维反馈训练模块,加强产妇的Ⅰ类和Ⅱ类肌纤维肌力。

5. 给予各种场景的生物反馈模块　训练产妇在各种场景时,盆底肌肉也处于收缩状态而避免出现尿失禁。

6. 给予尿急情况下的生物反馈训练模块　让产妇学会在尿急情况下有效控尿。

7. 给予 A3 的生物反馈训练模块　在模拟咳嗽时,产妇收缩盆底肌肉。训练其在咳嗽时或有腹压增加时收缩盆底肌肉来避免出现尿失禁。

8. 给予会阴 - 腹部协调收缩的生物反馈训练模块　训练直立位时会阴 - 腹部协调收缩。

（四）药物治疗

药物治疗可减少产妇的漏尿次数、提高生活质量评分。包括选择性 α_1 肾上腺素受体激动剂(常用药物盐酸米多君)、丙米嗪、阴道局部雌激素治疗。

更详细的相关知识请参见第六章第二节的相关内容。

三、粪失禁的康复治疗

（一）生物反馈疗法

可帮助括约肌训练协调盆底肌活动，改善阴部神经功能，有气囊法、肌电法和多媒体演示法。

（二）食品和药物疗法

蔬菜、水果可以改善粪便的硬度，一些药物可增加括约肌张力，增加肠内容物黏稠性。

（三）行为疗法

对治疗粪失禁有相当影响，良好习惯训练和生物反馈治疗（通过训练提高肛门外括约肌的张力和对直肠扩张的敏感度）对许多类型的粪失禁均适用，治疗中有很高的成功率。由于粪失禁的原因不同，治疗结果也不尽相同，由动力原因造成的粪失禁治疗效果好，而直肠解剖功能障碍的产妇治疗效果差，精神错乱状态的产妇效果更差。医生的细微关怀对治疗很重要，由于多数产妇存在的焦虑，心理治疗对粪失禁有相当影响。有规律地使用缓泻剂，养成良好的排便行为，清除心理障碍均可起一定治疗作用。

四、女性性功能障碍的康复

女性性功能障碍的治疗必须充分考虑女性性反应的复杂性和主观感受，而不是单纯依据客观的生理指标。对于产后出现女性性功能障碍包括性欲障碍、性觉醒障碍、性高潮障碍和性交痛等有关情况的产妇进行康复治疗。

（一）女性性功能障碍的康复治疗需注意

1. 产后性功能障碍的病情分析时，性生活质量问卷是了解产妇的性生活情况的重要参考。
2. 需要通过全面的辅助检查，除外器质性病变。
3. 心理的支持与矫正及配偶的支持与体贴，是治疗的重要基础与根本措施。

（二）心理康复

在全面掌握病情特点和明确性功能障碍分类的基础上综合分析，准确判断产妇性心理障碍的类型和程度，结合其个性特征、文化、宗教背景等，制订有针对性的康复方案。

（三）一般康复治疗

包括提供有关性的基本知识和技巧，鼓励阅读介绍性知识的专业书籍，纠正由于社会误导而形成的对性的曲解；建议性生活时双方相互沟通等。

（四）行为疗法

根据条件反射学说和社会学理论，纠正不正确行为。常用的方法包括性感集中训练、自我刺激训练、盆底肌肉锻炼、脱敏疗法等。

（五）药物治疗

外周作用药物（通过松弛血管平滑肌和促进血流，促进生殖器充血和阴道湿润，主要有磷酸二酯酶-5抑制剂、前列腺素 E_1 激动剂等）、中枢作用药物（鉴于女性的性体验更多依赖于主观性唤起，使用中枢作用药物对妇女的作用可能比男性更合适，如黑皮质素受体激动剂等）、性激素（雄激素制剂可明显改善女性产妇性欲和性生活满意度，雌激素和孕激素受体调节剂可改善阴道干燥）、抗抑郁药等。

（六）电刺激生物反馈

针对不同情况的产后性功能障碍盆底康复参考流程：

1. 给予Ⅰ类肌纤维电刺激和生物反馈 提高血液循环的电刺激,以利于在兴奋期时的阴道充血,提高性反应。

2. 给予Ⅱ类肌纤维电刺激和生物反馈 让产妇学习盆底浅层Ⅱ类肌纤维收缩,锻炼其肌力,提高性平台期阴茎抽插时的持续有力的环形收缩,达到性快感。

3. 给予各种模拟生活和性生活场景的生物反馈训练模块 达到各种体位的性高潮。

4. 用盆底康复器或阴道球囊压力感受器 放置于阴道内,用于感知圆锥体或球囊的重量,通过生物反馈训练,提高产妇的性敏感性。

5. 对于阴道痉挛的产妇,治疗方法为将电极板贴在双侧的球海绵体上行电刺激治疗,以缓解痉挛,刺激盆底肌收缩和放松。将能成功将盆底肌肉治疗头放置阴道内,进行阴道张力放松的生物反馈治疗。

6. 对于性交疼痛的产妇,治疗方法包括:

(1)低频(10~15Hz)电刺激治疗。

(2)盆底肌扳机点的按压以及对痉挛肌肉的拉伸治疗:治疗过程中对压痛明显的扳机点逐一按压,对挛缩的肌肉给予拉伸治疗,每次10~15min,每周2次。按压和拉伸过程中力度适中,动作轻柔切忌揉搓,以免损伤阴道黏膜。

(3)对不能进行电刺激的患者可以采用磁刺激治疗。

五、慢性盆腔痛的治疗和康复

(一)治疗目标

在于改善功能并尽可能地缓解疼痛,国际共识认为对于慢性疼痛治疗效果的评定是综合生活质量的提高和疼痛的缓解,疼痛程度下降30%~50%即认为治疗成功。

(二)非手术治疗

治疗方案包括药物、介入、物理治疗、补充和替代治疗等多种手段,往往需要多种治疗综合于一起,并按个体化方案实施具体治疗。以上各种方法都被临床证明有一定的疗效,但是没有一种方法能够彻底消除疼痛,且绝大多数临床研究的循证医学证据等级有限,多为个案报道,很多仍然处于探索阶段。总体趋势是介入治疗由于其微创性应用越来越广泛,局部注射局麻药和长效糖皮质激素的神经阻滞法非常普遍,神经调制和射频热凝术也给难治性疼痛的治疗带来希望。对于药物治疗和介入治疗,往往是以综合性医院的疼痛科为主导,但是物理治疗和补充替代治疗(手法治疗、生物反馈疗法、盆底肌训练、经皮神经电刺激法等)已经成为当前国内妇产科医生可以开展的盆底康复治疗手段,在慢性盆腔痛的治疗中发挥着重要作用,下面分别介绍。

1. 药物治疗 慢性盆腔痛的镇痛药物的治疗,包括外周止痛剂和中枢止痛药;激素抑制治疗可以有效缓解子宫内膜异位症的疼痛。对于慢性盆腔痛的治疗,抗生素的疗效不佳,或可采用全身与局部相结合的综合治疗,此外还可适当使用一些辅助药物,如三环类抗抑郁药、抗惊厥药、阿片类、骨骼肌松弛药、戊聚糖多硫酸酯等。单一用药往往难以取得理想效果,多采用联合用药。应特别注意药物的相互作用,经常检查药物的反应,尽量减少药物的种类和剂量,以减少副作用和费用。

(1)止痛药:包括非甾体抗炎药(NSAIDs),NSAIDs和作用较温和的麻醉剂的复合剂以及纯麻醉剂。

(2)抗抑郁药:抗抑郁药不仅可对抗抑郁情绪,还有机制未明的镇痛作用。抗抑郁药用于慢性疼痛的疗效并不十分可靠，但由于可作为麻醉药的替代品且不易被滥用、依赖性低的优点而被广泛应用。

（3）器官特异性药物：治疗 CPP 的过程中，可针对胃肠症状，膀胱刺激症状和骨骼肌肉痛等。

（4）其他药物：孕激素如醋酸甲羟孕酮等，可通过抑制卵巢功能减少盆腔充血，以缓解相关疼痛。GnRH-a 已被建议用于鉴别妇科原因和非妇科原因的疼痛。

2. 介入治疗 由于其微创性应用越来越广泛，局部注射局麻药和长效糖皮质激素的神经阻滞法非常普遍，神经调节和射频热凝术也给难治性疼痛的治疗带来希望。如射频热凝术、交感神经阻滞、冷冻或化学法神经溶解术、脊髓或外周神经的神经调制术、肉毒素注射等。

3. 骶神经调节（sacralneuromodulation，SNM） 作为一种微创的介入性治疗逐渐进入大家的视野，利用介入技术将刺激电极放置骶神经孔，通常是骶 3（S3）孔，将低频电脉冲连续施加于特定骶神经，以此兴奋或抑制神经通路，调节异常的骶神经反射弧，进而影响并调节膀胱、尿道/肛门括约肌、盆底等骶神经支配靶器官的功能，从而达到治疗效果的一种神经调节技术。国内外已有不少研究显示，SNM 术治疗 CPP 取得了有益的成果，普遍认为其机制可能为以下两种：

（1）疼痛门控理论：该理论认为，痛觉依赖于外周神经的传入方式，相应脊髓节段的门控机制调节了传入神经信号和疼痛感觉的相互作用。

（2）盆底肌肉张力过高（即高张性盆底功能障碍）：盆底肌肉包括肛提肌、坐骨海绵体肌和球海绵体肌，均由阴部神经支配。

在正常张力状态下，盆底的肌肉能有效地支持盆腔器官，避免其位置改变引起功能障碍。这种张力可以根据环境的变化自我调节，但受到妊娠、分娩、手术等因素影响，盆底肌肉活动出现异常，不能相互协调运动，当其过度活动时表现为盆腔痛、性交痛、便秘、尿频/尿急等，并压迫盆底神经出现相应支配区域的疼痛，同时其他原因引起的 CPP 可能会导致盆底肌肉痉挛，盆底肌紧张性疼痛又加重原有 CPP，形成恶性循环。因此，有学者认为 SNM 能够抑制盆底肌肉的不适当刺激，以此来缓解盆腔疼痛症状，同时解决尿频、夜尿等盆腔脏器功能障碍。

SNM 术作为一种微创的介入治疗方法，虽然具有创伤小、恢复快的特点，但 SNM 属于体内精密植入装置，术后存在外科干预、调节植入组件的可能。且价格较昂贵，尽管术前向产妇充分交代相关风险，但目前中国医疗背景下依然难以推广。因此，对于 SNM 在 CPP 治疗中的作用还需要大样本的前瞻性长期随访研究以进一步评估。

4. 物理治疗 高张性盆底功能障碍性疾病是间质性膀胱炎和外阴痛综合征的主要病理生理机制，躯体 - 内脏神经交通在疼痛的发生发展中发挥了重要作用，因此对于盆底肌筋膜痛的产妇首先应该对过度活跃的肌肉进行放松下调训练，改善不同肌肉群及纤维类型之间收缩的协调性和稳定性。此外配合全身心的放松训练，如腹式呼吸放松、音乐放松、生物反馈放松等也有一定效果，还可辅助热疗或冷疗。值得注意的是，当产妇的疼痛症状缓解后，应该重视并恢复盆底肌正常的活动和功能，指导产妇重新掌握正确的肌肉收缩和放松动作，增加盆底肌肉强度，保持适宜的肌张力，以利于维持盆底稳定和功能协调。美国泌尿外科协会（AUA）在间质性膀胱炎的诊治指南中推荐手法治疗作为二线治疗方法。2001 年 Weiss 报道了 10 例间质性膀胱炎产妇，经过每周 1～2 次共 8～12 周的手法按摩治疗后,7 例产妇有中度到显著的改善。Fitzgerald 等对 81 例女性间质性膀胱炎同时有盆底筋膜痛的产妇进行了多中心随机对照研究,肌筋膜手法治疗组产妇接受了个体化的手法按摩、肌筋膜放松和扳机点注射等治疗,而普通按摩组是按照标准的西方按摩流程进行全身按摩,结果表明肌筋膜手法治疗组效果明显好于普通按摩组(59% vs. 26%)。Langford 报道了经阴道扳机点注射治疗女性慢性盆腔痛的研究,通过触摸定位扳机点后,注入布比卡因、利多卡因和曲安西龙混合物,单次注射后 72% 的产妇有效,完全缓解率达 33%。盆底肌训练、按摩、肌筋膜放松、经皮神经电刺激法、生物反馈是常用的物理治疗方法,其临床使用率高,产妇成本相对较低,疗效明确。

(1)肌筋膜放松疗法:2015 年欧洲泌尿学会慢性盆腔痛指南中,推荐对慢性盆腔痛产妇通过触诊和描记表面肌电图等方法评估盆底肌功能,并积极寻找扳机点。对于存在盆底肌高张性功能障碍的慢性盆腔痛,A 级推荐:把针对盆底肌肉的治疗作为一线方案;对过度活跃型盆底肌,生物反馈疗法作为盆底肌肉训练的补充。

(2)针刺法:如果能够找到肌筋膜扳机点,可以通过按压或者针刺的方法治疗。针刺法可以分为两种,既可以在扳机点局部注射麻醉药,也可以不使用任何药物,而只用注射器针头针刺扳机点,即干针疗法。

(3)经皮神经电刺激疗法(transcutaneous electrical nerve stimulation, TENS):TENS 是根据疼痛的阀门控制理论设计的非药物、非侵入治疗方法,通过皮肤表面电极之间传导电流,达到镇痛目的。根据频率不同可分为高频(> 50Hz)和低频(< 10Hz)两种。目前认为高频电刺激能兴奋传导外周触觉和压力觉的粗纤维 Aβ 纤维,进而兴奋脊髓胶质细胞(SG 细胞),SG 细胞对于疼痛的传导起到闸门作用,兴奋后能抑制外周痛觉细纤维(C 纤维)将痛觉信号传入脊髓后角第二级神经元(T 细胞),从而抑制疼痛刺激上传。此外,高频和低频电刺激还可引起外周神经和中枢神经系统释放内啡肽、脑啡肽等物质,缓解疼痛。由于慢性盆腔痛综合征往往既有外周痛觉感受器也有中枢神经系统的超敏反应,因此综合以上两种频率的 TENS 治疗效果更佳。影响 TENS 治疗效果的主要因素包括:

1)反复 TENS 后的生理耐受,可以通过改变频率和增加强度的方法预防。

2)建议 TENS 的刺激强度达到产妇能够耐受的强烈而舒适的程度。

3)电极片的位置,建议电极贴放置于疼痛区域和相关体神经或自主神经根所在处。如治疗下腹部疼痛时,电极贴的位置应该放在 T8~L3 水平(覆盖自主神经 T8~L2 以及体神经 L1~L3)。治疗腰骶部和臀部疼痛时,电极贴应放在 L4~S3 水平。治疗会阴部疼痛时,电极贴应放置在 S2~S5 水平。国内张巍颖等对 35 例慢性盆腔痛产妇行经皮低频脉冲电刺激治疗,治疗结束后 3 个月有效率仍可达 94%,且无不良反应,安全可靠。还有经阴道的电刺激治疗,De Bernardes 等对 26 个女性慢性盆腔痛产妇进行了经阴道 TENS 的随机双盲交叉试验,一个疗程后疼痛评分较对照组明显下降。总体来讲,由于文献中 TENS 的应用多为小样本研究,且方法和参数各异,镇痛效果难以综合评价,在女性慢性盆腔痛治疗中的价值还有待进一步验证。也可选择中医针灸穴位。

(4)盆底肌训练:肌筋膜放松主要是消除肌肉、筋膜和韧带中的扳机点,而基于表面肌电的生物反馈疗法则用以纠正肌肉的过度活动和功能失调,指导正确的盆底肌放松和上调训练,因此两者结合起来能更好地缓解疼痛。2008 年的系统评价明确指出,生物反馈疗法对于盆底功能障碍性疾病的疗效优于安慰剂和假治疗。

5. 补充和替代治疗　行为调节、心理咨询、植物药治疗、针灸等。对没有明显器质性病变,但有心理障碍的产妇应进行心理治疗。可从简单的方法开始,如从教育和消除疑虑入手,逐步进行特殊的心理治疗技术,如放松疗法、认知疗法、支持疗法等。大多数合并有严重心理问题的慢性盆腔痛的产妇,在治疗前显得更为脆弱,在任何疾病过程中更易有不舒适的感觉,结合其个性特征、文化、宗教背景等,制订有针对性的心理治疗方案。在评估和治疗前应该与产妇进行充分的沟通,帮助产妇调整心态,对于治疗效果能有现实、合理的期望值。可明显缓解产妇的盆腔疼痛症状,提高生活质量。

六、阴道松弛的处理

对产后阴道松弛产妇,要充分考虑产妇个人意愿,有再生育意愿的产妇可以物理康复治疗,无再生育意愿的也不建议盲目手术,因为产后盆底肌肉会有一定恢复期,给予电刺激及生物反馈治疗,并指导产妇康复后使用盆底康复器加强效果。电刺激及生物反馈治疗方案可以每次 15min,每周 2 次,可根据产妇治疗情况酌情调整次数及有关参数。在进行电刺激前,可以先进行热身训练和肌肉力量强化训练,增加动脉血液流动,提高肌肉收缩的力量和功能。通过康复指导,帮助产妇学会肌纤维收缩以及学会分别支配会阴与腹部的收缩。阴道松弛产妇的手术康复治疗可以参照第五章生殖器官整形康复的相关内容。

七、产后便秘的处理

（一）定义
产后便秘主要是指排便次数减少、粪便量减少、粪便干结、排便费力等。
（二）治疗前注意事项
1. 鉴别器质性便秘或功能性便秘。
2. 分析产后便秘病因　分娩时体力消耗大,腹部肌肉疲劳,腹肌和盆底肌肉松弛不能帮助及时排便;产后虚弱,排便力量减弱;剖宫产术后伤口疼痛不能依靠腹压来协助排便;分娩后胎儿对直肠的压迫消失,肠腔反应性扩大,肠内容物滞留时间过长;卧床时间长,活动减少,影响胃肠蠕动;饮食结构不合理,缺乏纤维素,食物残渣减少;自然分娩时引起的会阴或骨盆的损伤通过神经反射抑制排便动作以及精神心理因素、既往习惯性便秘、痔疮。
3. 合理调整饮食结构。
4. 指导建立良好的生活习惯,适当运动是十分重要的。
（三）产后便秘电生理治疗操作流程
电刺激电极粘贴在升结肠、横结肠、降结肠区域表面皮肤上。一般可以每次电刺激 20~30min,每个疗程 5~10 次,但也要注意根据产妇个人需要进行调整,以刺激腹壁在肠蠕动过程中收缩,促进肠蠕动,有助于完成排便。

八、腹直肌分离康复

腹直肌主要位于腹前壁正中线两侧,当女性妊娠时由于体内激素水平出现异常,加之胎儿体积不断增大会导致腹壁皮肤、筋膜、腱膜以及肌肉等过度牵拉,进而使腹白线松弛、腹直肌张力增大,从而分离两侧腹直肌,使其肌间距离增大,出现腹直肌分离现象,于脐水平线腹直肌间距 > 2.7cm,脐上下 4.5cm 处腹直肌间距 > 2cm,即为腹直肌分离。严重的腹直肌分离会导致产妇发生腹壁疝,影响产妇机体健康。伴随腹直肌分离,其对腰背部承托力会下降,致使产妇脊柱稳定功能降低,出现腰背部酸痛情况。常规情况下产后腹直肌会向中线靠拢,分离现象逐渐恢复,通常在产后6~8周会恢复至≤2指。严重者需要手术治疗。

（一）治疗指征

1. 腹直肌分离,伴有不同程度腰部、背部疼痛。

2. 盆底肌Ⅰ类及Ⅱ类肌肌力达3级及以上,确诊产妇无盆腔器官脱垂。

3. 无电刺激禁忌证。

（二）产后腹直肌分离处理

大多数产妇轻度的腹直肌分离不需要特别处理,在产后加强营养,改变姿势和体态,以及合理的运动康复(科学呼吸、自主训练和有氧运动等),腹直肌分离可以自我好转(详见第八章的相关内容)。运动康复是现在最常用且有效的腹直肌分离康复方法,通过深呼吸的能力和腹肌训练等加强腹横肌的力量,缓解腹直肌分离。

对个别产妇,特别是超过三指的腹直肌分离产妇,也可以试用生物电肌肉刺激等方法协助修复。调控好生物电参数,进行不同频率下低频电刺激,以提升治疗效果,促进产妇腹部肌肉功能恢复。在电刺激治疗的过程中,产妇需要保持仰卧的姿势。根据产妇的不同需求设置电刺激频率及脉宽。根据产妇感受,调节电流强度,以产妇腹部肌肉感受到明显的麻胀、振动感,腹部肌肉往脐中有强烈的被动紧收感,但不引起疼痛为宜,每次进行治疗前检查腹直肌恢复情况,根据检查的结果调整腹直肌贴片的位置,对分离较大的范围进行加强治疗。电刺激治疗一般可以30min/次,连续治疗10d,共治疗10~15次,但具体应根据每位产妇的不同制定个体化的方案,康复过程中还需要进行调整。严重的腹直肌分离可以手术治疗。

（宋易坤　王鲁文　邹　燕　柯坤彬　陈　飞　刘梦园）

第五节　产后盆底康复的其他措施、护理和预防

一、产后盆底功能障碍的家庭康复

产后盆底功能障碍的女性居家时间长,家庭训练方便,家庭康复主要包括规范的凯格尔运动和使用盆底康复器辅助阴道哑铃等盆底肌锻炼。家庭康复可以辅助盆底肌的康复,产妇可居家巩固维持盆底康复治疗的效果。

二、产后盆底功能障碍的传统中医措施

（一）针灸治疗

针灸是中医的重要治疗方式之一,具有较好的镇静、镇痛、增强产妇机体抵抗力与免疫功能等功效,较为安全,常取胸腹部和背腰骶部。

常取穴位:关元穴、气海穴、曲骨穴、中极穴、气冲穴、肾俞穴、膀胱俞穴、阳陵泉穴、三阴交穴。

（二）中药熏洗

中药熏洗是临床治疗产后盆底功能障碍性疾病的重要方法之一,主要是指利用热效应的物理刺激作用,充分扩张产妇体内的毛细血管,促进血液循环,加强盆底肌力,通过皮肤黏膜吸收高浓度药物,直达病灶,在西医常规治疗基础上运用健脾益气、补肾固涩的药物。

常用药物:蛇床子、土茯苓、黄芪、苦参、赤芍、黄柏、乌梅。

（三）中药内服

根据产妇病情辨证论治,肾气亏虚型从固肾缩尿、托气升阳等方面展开治疗;气血亏虚型从益气养血方面展开治疗;湿热下注型从化湿清热、行气降浊方面展开治疗,常用经典方剂——补中益气汤加减(药物组成:黄芪、白术、陈皮、升麻、柴胡、人参、甘草、当归)。

三、康复护理

产后女性发生盆底功能障碍,要及时早期进行筛查及治疗,此外,还应进行产后盆底康复护理,主要措施如下:

（一）健康教育

普及盆底功能障碍相关知识,讲解康复训练方案及康复训练的目的、意义、效果,指导产妇开展训练;根据产妇病情进展制订相应运动计划,遵循由轻到重的原则。

（二）心理护理

注意观察产妇的不良情绪,给予其相应的心理护理干预,为产妇答疑解惑,引导其宣泄不良情绪,以积极向上的心理状态接受治疗。

（三）生活护理

护理人员应规范产妇饮食、作息,教会产妇会阴清理方法,避免产褥期感染,告诫产妇产后切勿进行重体力工作,增强产妇盆底健康护理意识。

四、产妇盆底功能障碍的预防

（一）孕期预防

目的在于消除盆底功能障碍的病因,预防疾病发生,主要包括以下几方面。

1. 生活方式上的预防　良好的生活方式为预防盆底功能障碍奠定了基础。

(1)合理饮食,摄入足够的水分,多食富含纤维的食物,防止因便秘而引起的腹压增高。

(2)养成正确的排便及排尿习惯,避免不正确的使用腹压。

(3)避免过多的负重和用力。

(4)积极治疗各种可引起腹压增加的慢性疾病,如糖尿病、咳喘、便秘等,以减少对盆底功能的影响。

2. 控制体重　控制体重是预防产后盆底功能障碍的关键,体重指数、孕期体重增加与该病发生关系密切。孕期体重增加,该病的后续风险增加。新生儿体重控制在2 500～4 000g之间,避免巨大儿的发生,可有效预防产后盆底功能障碍的发生。

3. 孕期健康教育　孕期对孕妇进行有关盆底知识的宣传教育,转变观念,适时进行盆底肌肉锻炼。孕中晚期盆底肌肉锻炼可提高初产妇盆底肌力和顺产率,缩短产程,促进产后盆底肌康复。

（二）分娩预防

目的是减轻分娩对盆底肌的二次损伤,尽可能保护盆底肌肉,使其不发生损伤,主要包括以下几方面。

1. 避免不必要的会阴侧切　WHO 的正常分娩指导原则中明确禁止会阴侧切常规应用于正常分娩中,防止过度应用会阴侧切对产妇造成的伤害。

2. 避免为保护盆底功能而盲目选择剖宫产。

3. 分娩镇痛　椎管内阻滞分娩镇痛可使分娩时的疼痛基本消失,改善会阴的弹性和伸展度,松弛盆底肌肉,避免盆底肌过度伸展,减少会阴侧切和阴道裂伤的发生率,保护盆底功能;同时它不影响腹直肌和膈肌肌力,不会延长第二产程,甚至可以缩短第二产程,使盆底功能得到保护,预防产后盆底功能障碍的发生。

4. 水中分娩　有助于减轻产妇疼痛,使会阴体极易扩张,软化宫颈,增加软产道的伸展性,减轻胎儿对会阴部的压迫,降低会阴裂伤的可能。

5. 改变传统仰卧位分娩　通过采取不同分娩体位,促进胎头下降,缩短产程,降低会阴侧切率,减少分娩对盆底损伤。

（三）产后预防

目的在于发现产后盆底功能障碍后,积极采取综合治疗措施,正确诊断盆底疾病,防治其继续加重为中重度。如因各种原因已经发生为中重度,预防目的在于采用各种措施减轻产妇症状,根据临床评估结果决定下一步治疗方案。因大部分产妇年龄为育龄期女性,需要综合评估后决定是否进一步手术治疗。

（刘梦园　王鲁文　邹　燕　陈　飞　宋易坤）

参 考 文 献

[1] European Association of Urology. Guidelines on Urinary Incontinence [EB/OL]. 2014, http://www. uroweb. org/guidelines/on-line-guidelines/.

[2] AUA. Clinical guidelines on urinary incontinence [EB/OL]. 2012, http://www. auanet. org/education/ guidelines/incontinence. Cfm.

[3] ACOG. Practice bulletin clinical management guidelines for obstetrician gynecologists number 85[EB/OL]. 2009, http://www. acog. org/.

[4] 中华医学会妇产科学分会妇科盆底学组. 盆腔器官脱垂的中国诊治指南（草案）. 中华妇产科杂志, 2014, 49（9）: 647-651.

[5] 中华医学会妇产科学分会妇科盆底学组. 女性压力性尿失禁诊断和治疗指南（2017）. 中华妇产科杂志, 2017, 52（5）: 289-293.

[6] Wu JM, Hundley AF, Fulton RG, et al. Forecasting the prevalence of pelvic floor disorders in U. S. Women: 2010 to 2050. Obstet Gynecol, 2009, 114（6）: 1278-1283.

[7] 朱兰,郎景和. 女性盆底学. 北京: 人民卫生出版社, 2008.

[8] Altman D, Forsman M, Falconer CA. Genetic influence on Stress Urinary Incontinence and Pelvic Organ Prolapse. Eur Urol, 2008, 54（4）: 918-923.

[9] Lince SL, Van Kempen LC, Vierhout ME, et al. A systematic review of clinical studies on hereditary factors in pelvic organ prolapse. Int Urogynecol J, 2012, 23（10）: 1327-1336.

[10] 孙智晶,朱兰,郎景和,等. 初产妇产后6周盆底电生理指标及盆腔器官脱垂分度状况全国多中心横断面研究. 中国实用妇科与产科杂志, 2015, 31（05）: 433-439.

[11] Lien K C, Morgan D M, Delancey J O, et al. Pudendal nerve stretch during vaginal birth: a 3D computer simulation. Am J Obstet Gynecol, 2005, 192（5）: 1669-1676.

[12] McPherson K C, Beggs A D, Sultan A H, et al. Can the risk of obstetric anal sphincter injuries（OASIs）be predicted using a risk-scoring system? BMC Res Notes, 2014, 7: 471.

[13] 王晓光,裴兆辉. 女性产后压力性尿失禁康复治疗的研究进展. 中国实用妇科与产科杂志, 2007, 23

（7）：575-576.

[14] 苏园园，韩燕华，李丹彦. 女性盆底功能及盆底肌功能评估方法. 中国实用妇科与产科杂志，2015，31
（4）：310-313.

[15] 刘娟，葛环，李环，等. 产后盆底康复流程第二部分：康复评估——病史收集、盆底组织损伤及盆底功能
评估. 中国实用妇科与产科杂志，2015，31（5）：426-432.

[16] Weiss J M. Pelvic floor myofascial trigger points：manual therapy for interstitial Cystitis and the urgency-frequency syndrome. The Journal of urology, 2001, 166（6）：2226-2231.

[17] Vance C G, Dailey D L, R akel B A, et al. Using TENS for pain control：the state of the evidence. Pain Management, 2014, 4（3）：197-209.

[18] 杨柳枝，熊锦梅，林善群，等. 腹部仿生物理疗法在产后腹直肌分离中的效果观察. 实用中西医结合临床，2017，17（12）：32-33，38.

[19] 张芳方. PHENIX-USB4电刺激治疗产后腹直肌分离的临床观察. 中国社区医师，2020，36（10）：27-29.

[20] 张蕾，朱兰. 成年女性粪失禁流行病学调查研究现状. 中国计划生育和妇产科，2014，6（04）：18-21.

[21] 李环，龙腾飞，李丹彦，等. 产后盆底康复流程第三部分——产后盆底康复措施及实施方案. 中国实用妇科与产科杂志，2015，31（06）：522-529.

[22] 陈燕，苏园园，龙丽珊，等. 孕期开展盆底相关健康教育对分娩及产后盆底功能的影响. 中国妇幼保健，2011，26：4180-4182.

[23] 李晓霞，夏泳，郑琳. 生物反馈电刺激结合盆底肌训练疗法对产后盆底肌功能康复效果观察. 中国实用妇科与产科杂志，2012，28（6）：442-444.

[24] PASTORE EA, Katzman WB. Recognizing myofascial pelvic pain in the female patient with chronic pelvic pain. Journal of Obstetric, Gynecologic, and Neonatal Nursing：JOGNN / NAACOG, 2015, 41（5）：680-691.

[25] 陈娟，朱兰. 慢性盆腔痛的康复治疗. 中国计划生育和妇产科，2016，8（08）：11-14.

[26] Morrissey D1, Ginzburg N, Whitmore K. Current advancements in the diagnosis and treatment of chronic pelvic pain. Curr Opin Urol, 2014, 24（4）：336-344.

[27] Ward R M, Velez Edwards D R, Edwards T, et al. Genetic epidemiology of pelvic organ prolapse：a systematic review. American Journal of Obstetrics & Gynecology, 2014, 211（4）：326-335.

[28] 秦丽艳. 产后盆底功能障碍性疾病的防治研究进度. 中国妇幼保健，2017，32（05）：1101-1104.

第四章

产后乳腺康复

新生命诞生后,维护好乳腺健康对母亲和婴儿都至关重要。帮助产后乳房泌乳功能正常以保证婴儿良好的生长发育,促进哺乳后乳腺恢复到非孕前状态等,都是每位产妇和家庭都非常关注的问题,而且产妇对乳腺的美学需求也越来越高。母乳喂养对保证母儿健康都非常重要,为新生儿一生的发展提供良好的健康基础。近年来,围产期乳腺肿瘤性疾病和慢性乳腺炎症的发病率逐年升高,影响了广大女性的生活质量,哺乳期遇到的各种与乳腺相关的异常或疾病及其康复也成为广大产妇的第一需求。本章遵循循证医学的原则,给各级服务机构及服务人员,特别是对基层服务人员积极促进母乳喂养给予规范指导,促进母乳喂养,并帮助及时发现各种产后乳腺异常,积极早期发现和早期治疗相关疾病,促进其康复,也注重中医药在乳腺康复中的应用。力求对产后乳腺康复既不过度干预,又能科学实施或采用最先进的康复手段,保障母婴健康。

第一节 母 乳 喂 养

分娩后,新生儿降临到世界上,新生儿和母亲从脐带上断开了,马上又通过母乳喂养连接起来。乳汁的充足、科学哺乳,以及正确的停乳指导等都是产妇及其家庭特别关注的问题。WHO 推荐,6 个月的纯母乳喂养,6 个月以后在添加辅食的基础上继续母乳喂养到 2 岁或以上。人的个体从受精卵形成到产后 2 岁正好是"生命之初 1 000 天",良好的母乳喂养是"生命之初 1 000 天"的重要保证,也是产后乳腺康复的重要内容。

一、住院生产期间母乳喂养支持

（一）相关定义、术语

1. 皮肤接触（skin-to-skin contact） 是指将未包裹的新生儿放在母亲裸露的胸腹部,与母亲直接接触,无需用衣服或者毯子隔开皮肤。

2. 半躺式哺乳（laid-back breastfeeding） 是指母亲采用后躺半卧位的姿势,让新生儿自主含接乳房,这也是产后常用哺乳姿势之一。

3. 婴儿主导的母乳喂养（baby-led breastfeeding） 鼓励健康婴儿的母亲,不限制婴儿喂养频率与时长。建议母亲在婴儿发出饥饿信号或者有需要时进行哺乳,对于新手母亲及其家庭,识别婴儿"饥饿"的线索需要一定的时间,母亲需要和婴儿不分离、无干扰地对婴儿的状态持续观察并提供乳房喂养。

4. 不对称含乳 婴儿嘴巴张大,上下唇外翻呈"鱼嘴"状,下巴紧贴乳房,大部分情况下可观察到婴儿嘴巴上方露出的乳晕多于下方。

5. 三明治法 母亲用拇指和其他手指从后向前三明治样挤。窄长的乳晕更容易哺乳婴儿确保母亲的手指与婴儿的嘴唇平行,利于含住乳晕。

6. 婴儿睡眠 - 清醒状态 根据警觉状态的不同水平,一个健康的婴儿会有 6 个睡眠 -

清醒阶段,婴儿不同表现,提示不同的喂养线索,安全警觉期是婴儿的最佳哺乳期。

7. 婴儿哺乳提示 早期婴儿身体开始扭动,动手或脚,将手放到嘴边,或者开始啃手,然后才表现为烦躁,开始有间断性哭闹,到最后开始持续哭闹,皮肤颜色变红等。大部分情况下新手父母只将婴儿的哭泣当成是哺乳的信号,但这是哺乳的最晚信号。

8. 过渡期 新生儿出生后的 2h 是警觉的,可以进行频繁的吸吮,第一次哺乳完成后会进行较长的深睡眠时期。

9. 生理性体重下降 健康足月的婴儿在子宫内储存了足够的脂肪和水分满足其新陈代谢的需求,出生以后皮肤水分蒸发,排便排尿,以及脂肪的产热消耗等,会出现生理性的体重下降。

10. 高腭弓(high palate) 腭或腭弓部分非常高,腭的浅托盘形态发生改变。这种腭弓形态不利于母亲乳房在婴儿口腔的固定而引起婴儿吸吮问题。

11. 新生儿低血糖 无论胎龄、日龄和体重,新生儿出生后血糖 < 2.2mmol/L(40mg/dl),称为新生儿低血糖。但是母乳喂养医学会指南认为新生儿低血糖的定义有争议,因为血浆葡萄糖浓度、临床症状以及长期后遗症之间,缺乏明确的相关性。而且健康足月的母乳喂养新生儿比人工喂养新生儿的血糖水平普遍要低。目前的参考是为了防止发生神经系统后遗症,人为制定了一个便于临床干预的新生儿低血糖阈值。

12. 新生儿黄疸(neonatal jaundice) 新生儿机体的胆红素水平升高,巩膜和皮肤出现黄染。

(二)各阶段母乳喂养支持

1. 产前(住院分娩前)(图 4-1-1)

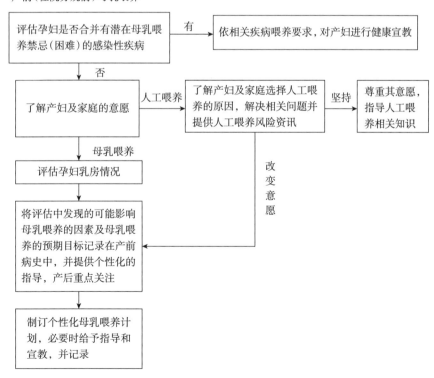

图 4-1-1 产前(住院分娩)母乳喂养

2. 产时 产后最初 2h（详见产房中的母乳喂养）（图 4-1-2 ）

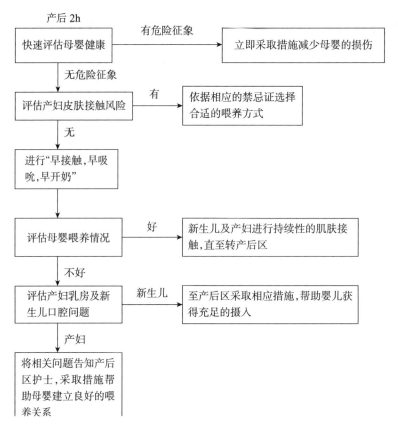

图 4-1-2 产后最初 2h 母乳喂养

3. 产后 2～24h（图 4-1-3 ）

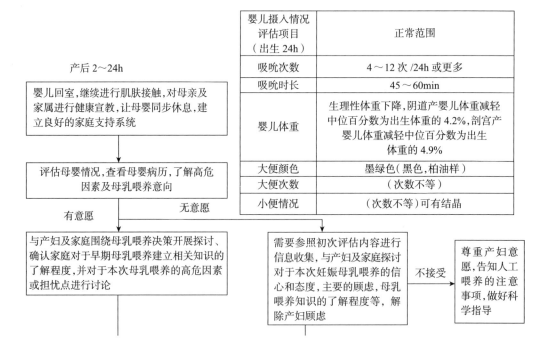

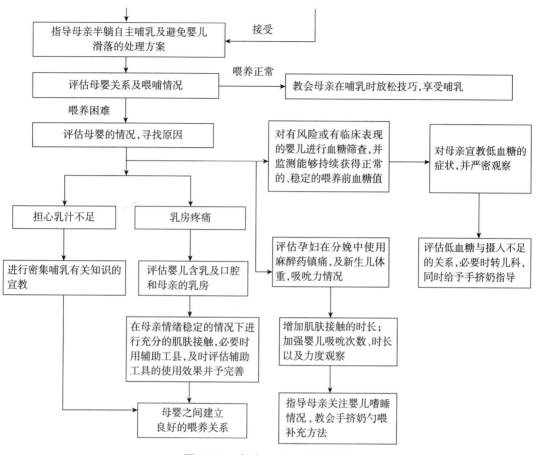

图 4-1-3　产后 2～24h 母乳喂养

4. 产后 24～48h（图 4-1-4）

5. 产后 48～72h（图 4-1-5）

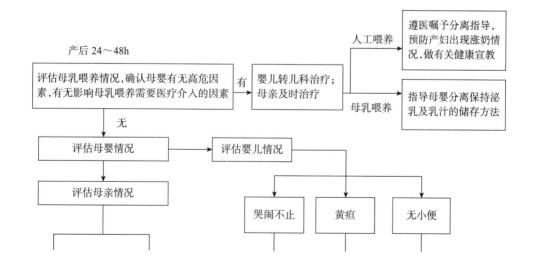

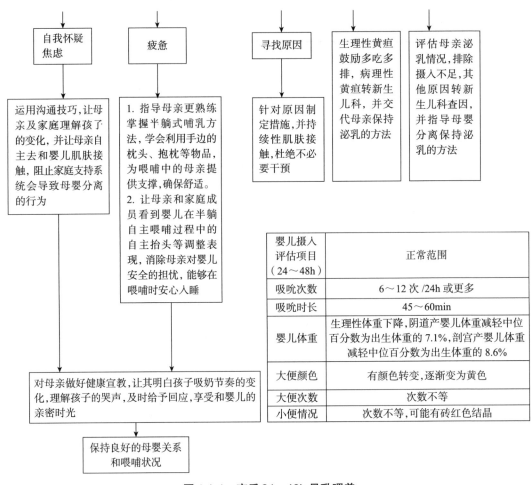

图 4-1-4　产后 24～48h 母乳喂养

二、母乳喂养门诊

（一）定义和术语

母乳喂养门诊（Breastfeeding Clinic）：旨在增加母乳喂养时间和减少母乳喂养困难；为孕产妇、哺乳期母亲和家庭提供咨询、指导和诊疗的门诊，帮助她们解决在哺乳过程中遇到的问题和困难，对哺乳期乳腺疾病进行早期预防和早期治疗，保护、支持、促进母乳喂养。母乳喂养门诊除依托医院和诊所的形式以外，还存在一些个人工作室等模式。

（二）母乳喂养门诊的设置

环境要求整洁、干净、安静、私密。应配备可调节哺乳体位的床或座椅、沙发，一定数量的靠垫、脚垫和哺乳枕，可测量体重的设备，喂养辅助设备（婴儿喂杯、特需喂奶器、吸乳器、辅助哺乳用具等），护理用品（纸巾、湿纸巾、消毒用品等），量表工具，哺乳指导手册，指导视频，相关课程等；还要有完整指导记录的表格，可以配置授课和指导用的教具，如娃娃模型、乳房模型、胃容量模型、乳头测量卡等，完整记录并统计母乳喂养的资料和数据。

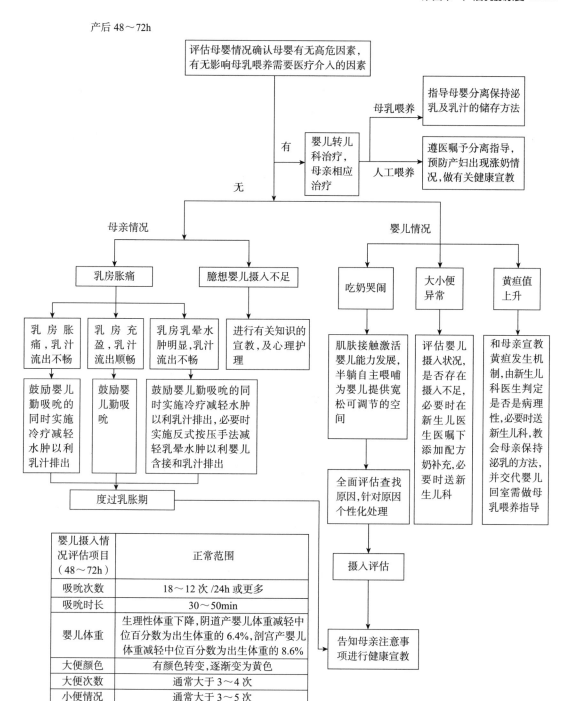

图 4-1-5 产后 48～72h 母乳喂养

（三）母乳喂养门诊的工作内容和方法

1. 母乳喂养门诊的工作内容 包括提供哺乳相关的信息、知识、技能和解决问题的方法、母乳喂养基础研究、母乳喂养从业人员的培训等。

2. 母乳喂养咨询指导的方法

（1）主诉：了解妈妈的主要问题和诉求。

（2）评估：全面采集信息，可以使用询问、观察、体格检查等方法（详见表4-1-1）。

（3）指导：提供有帮助的资讯，示范并给予咨询者学习技能和复习的机会。告知母亲和家庭需观察的情况和需警惕的情况，并提供紧急联系方式。

（4）时间：一次完整的母乳喂养咨询指导需60min以上，应尽量不加干涉的观察一次母乳喂养过程。

（5）沟通技巧：采集信息时多提开放性问题，避免评判性语言，给予指导时鼓励先行，非语言沟通技巧如获得许可再接触母亲和婴儿、微笑等也非常重要。

（6）回访和随访：确保母亲和家庭对指导知识和技能掌握、实施，必要时可提供进一步支持。

（四）母乳喂养咨询和指导的界限

1. 如果发现母婴的情况超过母乳喂养管理的范畴，应及时转介给相关医疗单位，必要时可以采用多学科会诊的形式。

（1）母亲存在乳头疼痛破损、乳房肿胀或包块、乳房皮疹反复不愈，请母乳喂养指导、频繁哺乳、冷敷等家庭处理24h后无改善，甚至加重。

（2）婴儿大小便不足，体重增长不良，即使改变哺乳姿势和含乳，频繁喂养后24～72h仍无改善。

（3）各种有创操作或母亲或婴儿需要处方药物治疗。

（4）对母亲或婴儿出现的症状和疾病的诊断和治疗。

（5）母亲存在心理问题，尤其是出现自杀倾向或者幻觉。

2. 母乳喂养咨询和指导不能代替母亲做出哺乳或离乳的决定。

3. 母乳喂养咨询指导　遵照爱婴医院的基本要求，教授母亲自我手挤奶技能是必要的。但是不能以疏通乳房为目的对乳房按揉，因为不符合乳房解剖和泌乳机制的通乳容易造成副损伤。

（五）母乳喂养门诊的人员资质及准则

1. 人员资质　可以是产科、儿科、护理、营养、口腔、心理等专业领域的专业人员，也可以是社区卫生工作者，在国外，母乳喂养从业人员需要认证获得国际认证泌乳顾问（International Board Certified Lactation Consultant, IBCLC）资质，国内先期开展母乳喂养门诊的单位也以获得IBCLC资质的护士为主。

2. 母乳喂养从业人员　需遵守国际准则和国内法规，基于保护母婴健康和安全的根本前提下提供泌乳和母乳喂养的知识和协助。

（1）尽职尽责，言行谨慎。

（2）避免利益冲突。

（3）维护患者利益、保护隐私。

（4）保持良好的个人品质和与时俱进的职业技能。

（5）坚持继续教育。

3. 认可以下情形为违反道德和法律基本准则

（1）故意隐瞒或提供虚假信息给接受咨询指导者。

（2）无视接受咨询指导者的知情同意权，实施不必要的干涉。

（3）行为超出咨询指导的工作范围，给接受者的生活造成不必要的干扰。

（4）不具备医疗从业资质的人实施医疗行为。

（5）具备医疗从业资质人员的医疗行为因严重不负责任给接受者造成人身伤害。

（6）其他有违伦理要求和法律规定的行为。

4. 母乳喂养咨询表4-1-1。

表4-1-1　母乳喂养门诊记录

日期：	咨询方式：□门诊咨询　□电话咨询		咨询人：□本人　□丈夫　□其他（　　　）
咨询者来源：□本院　□外院　□乳腺科转诊　□儿科转诊　□产科转诊/产后42d随访　□其他			
本次咨询原因			
□乳汁不足　□乳胀　□乳腺炎　□乳头疼痛　□乳房疼痛　□拒绝/无法含接 □乳汁过多　□多胞胎喂养　□体重下降/增长缓慢　□特殊婴儿喂养　□重新泌乳　□离乳 □母亲疾病/用药：（　　　　　）□婴儿疾病：（　　　　　）□其他（　　　　　）			
母亲一般情况			
母亲姓名：	年龄：	学历：	联系电话：
产次：	胎数：　　　胎	首次咨询：□是　□否	分娩方式：□阴道　□剖宫产
既往母乳喂养经验□无　□有（□母乳喂养　□挤奶喂养　□混合喂养） 离乳的原因：			
母亲健康史： 内分泌疾病：□糖尿病　□甲状腺疾病　□多囊卵巢综合征　□其他 心血管疾病：□高血压　□心脏病　□其他 体重与营养：□肥胖　□消瘦　□贫血　□其他 感染性疾病：□肝炎　□水痘　□结核　□其他 其他（　　　　　） 现在使用药物（包括草药和维生素）：□无　□有（　　　）			
母亲检查			
乳头检查： 右边：□正常　□短　□平　□凹陷　□大　□水肿　□皲裂　□肿胀　□疼痛　□变形　□出血 　　　　□结痂　□白点　□水泡 左边：□正常　□短　□平　□凹陷　□大　□水肿　□皲裂　□肿胀　□疼痛　□变形　□出血 　　　　□结痂　□白点　□水泡			
乳房检查 乳房疼痛程度：□轻　□中度　□严重 疼痛部位与时间：□浅表　□深处　□哺乳时　□非哺乳时 乳胀程度：□轻（如唇）　□中度（如鼻尖）　□严重（如额头） 乳房包块：□无　□单侧　□双侧（在右图标出） 乳腺炎/感染：□无　□单侧　□双侧（在右图标出）		 （在图中标出乳头或乳房异常所在位置）	

续表

婴儿一般情况			
婴儿姓名：	出生日期：	日龄/月龄：	出生孕周：
出生体重：　kg	前次体重：　kg	目前体重：　kg　性别：□男　□女	有无疾病：

出生前母亲补液量：　　　　ml；母婴分离史：□否　□是（原因：□黄疸　□肺炎　□其他）

小便：　次/24h	量：□少　□中　□多	颜色：□清　□深黄　□有结晶　□其他
大便：　次/24h	量：□少　□中　□多	颜色：□金黄　□黑/黑绿　□黄绿　□草绿 　　　□陶土色　□其他 性状：□糊状　□膏状　□有奶瓣　□条状 　　　□颗粒状　□水样便　□蛋花汤样　□其他

精神状态：□觉醒　□很容易安抚　□很难安抚　□嗜睡,很容易唤醒　□嗜睡,很难唤醒

口腔检查
舌系带：□正常　□短　□未查；唇腭裂：□正常　□唇裂　□腭裂；鹅口疮：□有　□无

异常情况：□黄疸　□肺炎　□过敏　□红臀　□腹泻　□其他

评估母乳喂养

哺乳情况
【纯母乳】哺乳次数：　　　　/24h　哺乳时间：　　　　/次/侧哺乳间隔：
【母乳瓶喂】每次：　　　ml　　　间隔：　　　每24h　　　次
【混合喂养】奶粉：每次：　　　ml　间隔：　　　每24h：　　次　　哺乳次数：　　　/24h
　　　　　　哺乳时间：　　　/次/侧哺乳间隔：
【人工喂养】每次：　　　ml　　　间隔：　　　每24h：　　　次

其他添加：□水　□糖水　□果汁　□辅食（添加量：　　　次/d或　　　g/d）

寻觅反射：
积极寻乳/张嘴□　很难诱导寻乳□　自然的张大嘴　□刺激后张大嘴巴　□在乳房上生气
□拒绝乳房　□无反应

含接情况：
□含住乳房,舌头往下,嘴唇外翻,有节律的吸吮　□重复尝试　□含住乳头　□无含接
□下嘴唇内翻　□上嘴唇内翻　□无法保持含接,易脱落　□其他

吸吮/吞咽情况：
□有吞咽　□需要刺激才吸吮　□吸吮很弱　□有10~20下密集吸吮
□暂停然后3~5s自己开始　□断断续续　□滑落1~3下吸吮

含接时母亲的舒适：□无不适　□轻微不适　□重度不适　□严重不适

哺乳姿势：□摇篮　□橄榄球式　□抓捏式　□侧卧式　□半卧式　□生物性喂养体位

家庭支持情况

家庭对母乳喂养的态度：
□支持并积极参与　□支持但不参与　□无所谓　□不支持　□强烈反对

指导措施
方法指导： □乳房按摩 □含接的姿势 □建立有效乳汁移出 □拍嗝技巧 □唤醒和刺激技巧 □人工/手挤奶 □辅助工具 □吸乳器吸乳 □其他
健康指导： □乳房和乳头保健 □营养饮食和液体摄入 □喂养频率 □肿胀自我保健措施 □喂养信号 □乳头疼痛的自我保健措施 □扁平乳头哺乳技巧 □婴儿长期猛吸吮模式 □返回职场技巧 □乳汁供应的开始和保持 □乳汁的储存和收集 □药物使用的信息 □添加补给的医疗指标 □添加方法 喂杯/SNS/滴管/手指喂奶器/奶瓶 其他：
咨询后情况： □问题解决 □问题缓解 □问题持续存在
后续跟踪：□电话随访 □建议复诊 □转介（□腔科 □乳腺科 □儿科）
备注：

三、爱婴医院政策解读

（一）基本理念

医疗机构及其工作人员承担对母亲及其家人进行婴幼儿喂养专业指导的职责，保护、促进和支持母乳喂养是专业内容和职业特性决定的。

1. 支持母乳喂养 向母亲及其家人提供专业和全面的信息、知识和技术。

2. 保护母乳喂养 以支持母乳喂养为宗旨，遵守国际守则、避免参与代乳品的促销和宣传。

3. 促进母乳喂养 参与母乳喂养的宣传。

爱婴医院行动在 20 世纪 90 年代初由世界卫生组织和联合国儿童基金会联合发起，在世界范围促进母乳喂养。爱婴医院行动的两个基石分别是《国际母乳代用品销售守则》及之后世界卫生大会相关决议和《促进母乳喂养成功的十项措施》。

4. 确保母婴在进入孕产妇和新生儿服务机构的时候，甚至之前，能够接受到及时和适宜的保健服务，确保建立促进母婴健康和发展的最佳的婴儿喂养。

5. 不仅面向母乳喂养的婴儿，也确保非母乳喂养的婴儿得到及时和适宜的健康保健和喂养。

6. 通过医疗服务体系在更广泛的背景下支持家庭、社区和工作场所的母乳喂养。

WHO 建议的新十条措施发布之后，已经获得爱婴资格的医疗机构，在转化/过渡期按照新标准对本机构的政策和措施进行更新，进行人员培训、制定执行指南，开展自我评估和外部评估。

（二）爱婴医院行动

1. 爱婴医院行动是关注母乳喂养的一项独立行动。爱婴医院行动与袋鼠式护理、新生儿基本保健、母婴安全健康项目一致关注母乳喂养，对其与母乳喂养有关的干预措施进行补充、具体化和强调，并非取代这些项目。曾有提议将爱婴医院行动纳入以上产儿科项目，但是考虑到支持母乳喂养需要产儿科之外广泛的支持,应该独立为一个行动。

2. 爱婴医院行动的执行需要所在国家政府的承诺和落实,依赖于各个独立医疗机构的理解和认同,有效的激励机制和智慧地利用资源。执行爱婴医院行动对于医疗卫生系统的挑战在于,减少垂直管理,高效率使用资源,坚持以人为本的健康服务,加强现有医疗机构的质量提高能力。

(三)爱婴医院遵守国际守则

国际守则是保护母乳喂养的里程碑文件。

1. 1981 年世界卫生大会通过 34.22 号决议,重申母乳喂养作为人类自然、最佳的婴儿喂养方式,应该给予足够的重视。该决议的附件即是《国际母乳代用品销售守则》(简称《守则》)。《守则》作为保护、促进和支持母乳喂养的纲领性文件,贯彻到母婴健康相关的政策、项目和活动,例如《促进母乳喂养成功十项措施》、爱婴医院行动、《伊诺森蒂宣言》和《全球婴幼儿喂养战略》。1981 年之后,世界卫生大会相继通过多项关于母婴健康和婴幼儿营养的决议,解释、澄清和补充《守则》内容,具有与《守则》同等的法律地位。

2.《守则》的核心在于约束促进母乳喂养与代乳品促销之间的利益冲突,而医疗保健系统是这一冲突最容易发生、最频繁发生、最需要规避的领域。医疗系统的专业性和权威性具有双刃剑的特点,承担向母亲提供专业技术,也可能被用于促销母乳代用品。1990 年,世界卫生组织和联合国儿童基金会在全球发起爱婴医院行动,进一步促进卫生机构执行国际《守则》和世界卫生大会相关决议。《守则》赋予卫生工作人员保护和支持母乳喂养的责任,同时也赋予卫生专业人员避免任何可能引起利益冲突的行为的责任,即避免个人受益与保护母乳喂养的职业责任相互冲突。

3.《守则》第 6.3 条款赋予卫生保健系统促进母乳喂养的责任,即向母亲提供相应的教育、咨询、指导,告知母亲使用母乳代用品可能产生的危害。如果卫生保健服务提供的帮助不足,母亲很容易听信母乳代用品的产品宣传,而减少和放弃母乳喂养。以爱婴医院行动为核心的助产机构管理确保卫生系统担负保护、促进和支持母乳喂养的责任。另一方面,卫生系统不应该成为推销母乳代用品的场所,禁止张贴、展示母乳代用品及相关产品的宣传资料和产品、母乳代用品厂商借用卫生机构接待母亲及其家人。医务人员向有需要的母亲提供非母乳喂养咨询,应该回避母乳喂养的母亲,避免信息"溢出"。

4. 根据《守则》第 7 条,涉及产科、助产士、儿科、营养、护理、医院管理、传统医学等所有卫生专业的人员,需要全面了解婴幼儿营养与喂养的知识。《守则》7.2 条明确指出提供给专业人员的信息应该是客观、科学、全面的,事实上提供给卫生专业人士的任何鼓励人工喂养的信息会损伤母乳喂养。

四、母乳收集储存及使用

(一)定义

母乳储存(storing milk)是指因母乳过多,或因各种原因(母婴双方)母亲不能亲自哺乳,将母乳挤出来放入冰箱存储。储存的母乳包括下面几种。

1. 新鲜母乳(fresh milk) 室温或冷藏(0~4℃)放置的母乳。

2. 冰冻母乳(frozen milk) -20℃或以下保存的母乳。

3. 解冻母乳(thawed milk) 冰冻母乳融化后的母乳。

4. 巴氏消毒的母乳(heat processed milk) 新鲜/冰冻母乳经过巴氏消毒处理后的母乳。

（二）母乳储存

采集后的母乳应立即放入冰箱冷藏或冷冻保存,应确认密封容器标签上的日期和时间。不同日期母乳分开存放,根据母乳采集日期将其在冰箱冷藏或冷冻室合理摆放储存。注意"先进先出"原则,将采集储存时间较长的容器应尽量放在容易取用的位置。医院储奶冰箱中禁止存放其他物品。家用冰箱中应尽可能将母乳储存与其他食物分隔放置,减少污染风险。

1. 母乳储存注意事项

（1）挤奶或吸奶前洗净双手、消毒吸乳配件。

（2）储奶瓶预先清洗消毒或使用预消毒的储奶容器。

（3）储奶袋为一次性使用产品,不能重复清洗消毒使用。

（4）冰冻乳汁每份储存量一般不超过120ml。

（5）因母乳冰冻后体积会增加,建议不超过容器的3/4。

（6）多次吸出的乳汁可以在冷藏至相同温度后合并,不建议将新鲜母乳和冰冻母乳合并。

（7）母乳冷藏冰冻后分层是正常现象,加温时轻轻混匀即可,避免剧烈摇晃减少母乳成分破坏。

（8）挤出的母乳,应标明婴儿床号、姓名,挤奶时期和时间。

2. 母乳储存时长　储存时间取决于卫生条件和环境温度,这和乳汁中的微生物数量密切相关,一般研究通过测量乳汁样品中细菌生长速度来得出安全储存时间。采集后的新鲜母乳可在冷藏（≤4℃）保存96h。预计在96h内使用的母乳应储存在冷藏室,放置时应放在冰箱冷藏室最内侧,而不能放在冰箱门处,以防温度波动过大导致乳汁变质。如母乳量超过需求或超过冷藏储存时间,可将母乳转移至冷冻室冷冻。因液体冷冻时体积增大,故储奶容器中不得超过最大容量的3/4,容器内应留有适当的空间。不同母乳的储存的时长详见表4-1-2。

表4-1-2　母乳储存的时间

母乳	室温	冷藏	冷冻
新鲜母乳	26℃＜4h 15℃＜24h	0～4℃＜96h	−20℃＜6个月
冷冻的捐赠母乳	＜4h,当次喂完剩余丢弃	＜24h	不再冷冻
经冷冻/解冻并置于冷藏的乳汁（未加温）	＜4h	＜24h	不再冷冻
经冷冻并置于室温的乳汁	直至此次喂食完毕	4h	不再冷冻

3. 母乳储存的注意事项

（1）母乳不能保存在37℃以上的条件下。

（2）新鲜母乳须在采集后1h内冷藏,48h内冷冻。

（3）新鲜母乳至少在冷藏室或冷却器冷却30min再加入冷冻母乳中。

（4）应确认密封容器标签上的日期和时间,不同日期母乳分开存放。

（5）运输建议使用绝缘性好、有冰袋的冷藏箱或绝缘保温袋。可购买冰排和冰袋保持低温,长距离转运时建议使用干冰。不建议采用冰块,因为冰的温度高于已经冻结的母乳,很可能造成母乳冻融。

（三）母乳解冻与加温、使用

1. 解冻

（1）自然解冻：将冷冻母乳提前放到冷藏室，缓慢解冻。

（2）快速解冻：直接将冷冻母乳放在不高于37℃的温水中或温奶器解冻。

不要用微波炉或煮沸解冻或加热，以免破坏母乳中的营养物质；母乳不要反复冻融。

2. 加温　冷藏母乳可以直接加热，冷冻母乳先解冻再加热。

（1）隔水加温：将母乳容器放进温热的水里浸泡，浸泡时摇晃奶瓶使母乳受热均匀。

（2）温奶器加温：把温奶器的温度设定在37～40℃加温母乳。

3. 医院母乳的收集 - 转运 - 使用步骤和巴氏杀菌对母乳成分的影响，详见表4-1-3 和表4-1-4。

表 4-1-3 医院母乳的收集 - 转运 - 使用

准备	收集
清洁：洗手、剪指甲、清洁乳房	分娩后30min 内尽快开始挤奶 / 吸乳
吸奶器：双侧电动吸奶器最佳，每次用后清洗管道、风干	每天 8～10 次，吸出乳汁
	每次排空双侧乳房
容器：密封的硬质塑料或玻璃瓶、母乳收集袋	每次挤奶 / 吸乳都应单独收集乳汁
父母指导	以每次喂养量分装
乳母的用药和疾病情况	标识挤奶 / 吸乳时间、新生儿姓名
能清楚重复整个步骤	不要丢弃初乳以及最初流出的乳汁
母乳喂养指导小组保持联络通畅	
储存	**接收**
初乳挤出后要立即喂哺早产儿	核对新生儿姓名、床号
冷藏或冷冻区彻底清洁，专区保存	核对乳汁采集时间，是否在安全使用时间内
预计96h 内能用完的收集后立即冷藏（4～6℃）	专用冰箱保存
预计超过96h 的收集后立即冷冻（–18℃以下）	专人负责
冷冻可保存 3 个月	储存位置安全、固定
转运	
密闭的隔热容器	
冻存母乳维持冰冻状态	
使用	
每次用前需核对乳汁采集时间	**质量控制**
专人专用	冷藏、冷冻的温度控制
初乳尽量经口咽途径给予	给父母的书面建议
按采集的先后次序使用	乳母的书面药物和疾病记录
加热至 37～40℃使用	乳汁不要求常规细菌学培养
禁忌微波加热	必要时细菌学筛查，可发现不恰当的收集技术
加热后未使用的乳汁不可重复使用	乳汁的处置原则同其他体液
遵医嘱，按比例添加母乳强化剂	
强化母乳现配现用，混合均匀	

表 4-1-4　巴氏杀菌对母乳成分的影响

成分	保留（＞90%）	保留（50%～90%）	保留（10%～50%）	保留（≤10%）
宏量营养素	碳水化合物（乳糖、低聚糖）	蛋白质、总脂肪		
微量营养素	钙、铜、镁、磷、钾、钠、锌	铁		
维生素	维生素A	叶酸、维生素B$_6$、维生素C		
活性物质（免疫）	IL-8、IL-12p70、IL-13、TGF-α	IgA、sIgA、IgG、IGF-1、IGF-2、IGF-BP2,3、IFN-β、IL-1β、IL-4、IL-5、IL-10、TGF-α	CD14（可溶）、IL-2、乳铁蛋白铁的结合能力、溶菌酶	IgM、淋巴细胞
活性物质（代谢）	表皮生长因子（EGF）	神经节苷脂、脂联素、淀粉酶、胰岛素	促红细胞生成素、肝细胞生长因子	胆盐依赖脂肪酶、脂蛋白脂肪酶

五、产后催乳

（一）人类泌乳机制与产乳原理

1. 泌乳Ⅰ期　妊娠期女性在雌激素、孕激素、催乳素、胎盘催乳素、绒毛膜促性腺激素、生长激素、肾上腺皮质激素等多种激素的协同作用下，乳腺导管上皮及腺泡上皮得以充分发育，在妊娠晚期，乳汁分泌功能日趋成熟，乳腺腺泡及导管腔内充满大量初乳，乳房饱胀，体积增大。由于孕期维持妊娠的需要，孕激素的高水平抑制了催乳素的作用，乳汁并不会大量分泌。

2. 泌乳Ⅱ期　胎盘娩出后，血浆中孕激素水平大幅度下降，催乳素维持在高水平，触发了泌乳Ⅱ期（分泌活跃期）。促甲状腺激素、促肾上腺皮质激素、生长激素、催乳素（PRL）、催产素以及糖皮质激素、胰岛素、甲状腺激素等也对乳汁的大量产生有重要的协同作用。在泌乳Ⅱ期，乳房进入全能力产乳阶段，部分母亲表现为产后3～4d有"下奶"的感觉，乳房温热胀满，乳汁溢出明显增多。

3. 泌乳Ⅲ期　乳汁量从急剧上升变为缓慢平稳状态，这个时期为泌乳Ⅲ期（泌乳维持阶段），起始时间具有个体差异，一般为5～9d，即1周左右，持续至离乳。此期，乳汁的分泌由内分泌控制转为自分泌控制，即乳汁的生成量，由乳汁的移出量（婴儿的吸吮量＋其他方式乳汁移出量）所决定。

（二）影响乳汁量的关键因素

1. 母体因素

（1）乳腺情况：Neifert 等人报道，5% 的女性由于解剖性乳房变异或疾病而经历原发性泌乳不足。较为常见的乳房发育异常为乳房发育不全，其可能继发于激素异常而致青春期乳房发育不足，也可能为医源性或后天性缺陷以及合并各种综合征，例如，乳房的手术及损伤可能导致瘢痕形成，从而阻碍乳腺的发育；儿童时期对胸部的照射导致受影响的乳房发育不足。

（2）激素水平：在乳房发育以及乳汁合成及分泌过程中，激素的变化和作用至关重要，但具体某项激素的变化较为复杂，相关激素异常也会导致乳汁分泌问题的发生，例如，孕酮缺乏、多囊卵巢综合征、甲状腺功能减退、脑垂体损伤、糖尿病、高雄激素等均可能间接影响乳汁的分泌。

2. 婴儿因素　婴儿因素包括口腔、吞咽、呼吸等影响摄乳能力的因素。评估婴儿的摄取能力需要由专业的医生或泌乳顾问根据婴儿的口腔解剖，吸吮、吞咽与呼吸配合情况，以及含乳情况综合评估，必要时需转介给口腔或儿科医生做进一步检查判断。

（三）催乳剂的使用

1. 催乳剂使用原则　催乳剂常在确实存在乳汁分泌不足的情况下来增加奶量。使用催乳剂需遵循以下原则。

（1）乳汁分泌不足确实存在：需根据婴儿体重增长，大、小便以及精神状态情况，经过专业的评估后确定。每次哺乳持续时间短以及婴儿吃睡的状态不是评估乳汁分泌不足的依据。

（2）寻找乳汁分泌不足的医学原因：若具有医学原因，需要咨询专业的医生，大部分不推荐或不宜使用催乳剂。

（3）评估增加排乳频率和充分排乳的效果：使用非药物措施以提高乳汁合成的总体速率。对于婴儿无法有效移出乳汁或无法哺乳的女性（例如早产，住院和解剖学问题），定期手挤奶或吸乳器排乳。

（4）催乳剂的使用：尽管对多潘立酮进行了较多的高质量研究，也有对中草药催乳的相关研究，但目前所有催乳药物均具有潜在的不良作用。因此，哺乳医学会（Academy of Breastfeeding Medicine，ABM）目前不推荐任何具体催乳剂的使用。

（5）催乳剂相关使用指南：如果医生在权衡这些药物的潜在风险与获益后决定开催乳剂处方，则应遵循以下指南：

1）告知产妇有关催乳剂的功效，使用时间和治疗时间的现有资料。

2）告知产妇有关催乳剂潜在不良影响的现有资料。

3）筛查母亲是否具有所选药物的禁忌证，是否会发生过敏反应，是否会与其他物质发生药物相互作用。

2. 催乳剂种类

（1）食物：传统的帮助催乳的食物，例如猪蹄汤等缺乏高质量的相关研究的证据，哺乳母亲可以个体化尝试。

（2）中草药：常作为催乳剂的中草药包括胡芦巴、山羊豆、水飞蓟、燕麦、蒲公英、茴香等。目前，大部分中草药催乳的作用机制尚不清楚，由于可用数据有限，只列举下面两种中草药，仅供参考。

1）胡芦巴：是一种常用的香料，活性成分是曲安奈林，目前的三项研究均非高质量，推荐每天服用3次，每次200ml或每天3次，每次570～600mg，持续用1～3周，部分哺乳母亲服用后有效，不能除外安慰剂效应。产妇服用后常见的不良反应为腹泻，部分母亲具有类似于枫糖浆样的异常体味，有与菊科/菊科花生和豆科的交叉过敏反应的可能。从理论上讲也有发生哮喘、出血、头晕、肠胃胀气、低血糖、意识丧失、皮疹或喘息的可能，但目前尚无哺乳期女性发生以上副作用的相关报道。

2）水飞蓟：可能增加雌激素清除率，增加他汀类药物水平。可每天口服420mg微粉化的水飞蓟素,持续 63d,也可以将 1 茶匙水飞蓟种子放在约 240ml 的水中煮 10min,每天 2～3 杯,偶有轻度胃肠道副作用,有与菊科/菊科发生交叉过敏反应的可能。目前只有一项相关研究。

(3)西药:关于催乳西药多为多巴胺拮抗剂,通过提高催乳素水平发挥作用,虽有证据表明使用多潘立酮或甲氧氯普胺会增加乳汁量,但是,仍无法确定最能从这种治疗中受益的人群。所以,催乳剂使用前需仔细权衡潜在的副作用与可能的潜在益处。多潘立酮和甲氧氯普胺在大多数国家和地区为超范围用药。美国食品药品监督管理局(Food and Drug Administration,FDA)已经明确建议不要使用多潘立酮来提高乳汁分泌量。

1)多潘立酮:有多项研究发现服用多潘立酮后产乳量增加。在大多数研究中采用产后 2d 到 3、4 周开始服用,每天 3 次,每次 10mg,持续 7～28d,通常在 7～14d 内即可达到最大效果。值得注意的是,对于服用多潘立酮的潜在风险不容忽视,有证据表明多潘立酮会增加 QTc 间隔,并与室性心律失常和心源性猝死有关,特别是在老年人和身体不适的成年人中。当哺乳女性有室性心律失常史、高体重指数、大剂量长期使用时或同时使用抑制 CYP3A4 的药物时,将增加以上风险。因此,对于服用多潘立酮的建议如下:①若母亲具有心律失常病史,或同时使用氟康唑、红霉素和其他大环内酯类抗生素药物,多潘立酮的使用需慎重;②建议在开始用药之前及用药 48h 内进行心电图检查,如果 QTc 间隔延长,则停止用药;③严密监测母婴可能发生的任何副作用;④建议尽量低剂量短期使用,不要超剂量用药;⑤建议逐渐减量停药而不突然停药;有些研究在治疗结束时停止使用该药,而另一些研究则逐渐停止使用该药物,这两种方法均无明显优势;⑥如果停药后泌乳量下降,再次用药后又有所改善,尝试将药物逐渐降低至最低有效剂量,并在可能的情况下停药;⑦用药前,向母亲提供有关该药的益处、风险及相关禁忌证的资料,征求母亲的同意。

2)甲氧氯普胺:Ingram 等人发现甲氧氯普胺和多潘立酮具有相似的催乳作用。有研究报告称,使用甲氧氯普胺 5～20mg,每天 3 次,持续 5d 到 4 周,乳汁产量会显著增加。一项比较不同剂量甲氧氯普胺的研究发现,每天 15mg 无催乳作用,但每天 30mg 或 45mg 有催乳作用。甲氧氯普胺可能会有神经方面的副作用,短期使用可发生可逆的中枢神经系统作用,包括镇静、焦虑、抑郁/躁动、肌张力障碍和锥体外系症状,罕见的迟发性运动障碍通常是不可逆的,因此,FDA 对该药物作为催乳使用加黑框以警示。

总之,由于缺乏足够的循证医学证据,催乳剂的使用要注意具体药物的适应证和禁忌证,使用前向母亲充分告知,使用后严密监测可能发生的副作用,尽量最短时间内使用最小剂量。

六、离乳期乳房问题

(一)定义与术语

离乳,又称为"断乳""回奶"或是"摘奶"。离乳不单单是一个行为,而是一个婴儿从乳房以外的地方得到食物的过程,加入固体食物是离乳的开始,这并不意味着停止母乳,而是要继续哺乳,直到逐渐增加固体食物数量能够满足婴儿的需要,最终终止哺乳。

(二)离乳时间

对婴儿离乳时间的建议,不同组织的时间如表 4-1-5,但所有都推荐 6 个月纯母乳喂养,我们一般按照 WHO 的推荐。

表 4-1-5　母乳喂养时间的推荐

WHO	纯母乳喂养 6 个月	继续喂养至 2 年或更久
美国儿科学会	纯母乳喂养 6 个月	继续喂养至 1 年以及母婴希望的时间
美国家庭实践学会	纯母乳喂养 6 个月	继续喂养至 1 年或母婴愿意的时间
美国妇产学会	纯母乳喂养 6 个月	继续喂养尽可能长的时间

（三）离乳的原因

1. 母亲的原因　①母亲自感母乳的质或量不足；②母乳喂养困难；③母亲工作、生病、用药、母婴分离；④认为婴儿已经长大到该离乳了；⑤母亲年龄、教育水平、收入、他人或奶粉广告影响、害怕身体变形等。

2. 婴儿的原因　①婴儿不喜欢母乳而主导离乳；②婴儿乳糖酶缺乏与乳糖不耐受症。

（四）离乳期乳房的生理变化

离乳开始时，乳汁在乳房内积聚，腺体膨胀，血管受压血流下降，乳汁量逐渐减少，在腺泡和导管中剩余的分泌物被渐渐吸收掉，腺泡逐渐塌陷。同时，由于自分泌反馈机制，乳腺上皮细胞合成抑制泌乳反馈因子（feedback inhibitor of lactation，FIL），进入乳汁反作用于乳腺上皮细胞，可以减少乳汁的合成。

（五）离乳的类型

一般来说，离乳分为正常离乳和非正常离乳两类。自然离乳和逐渐离乳属于正常离乳，突然离乳属于非正常离乳。

（六）离乳方法

自然离乳是由婴儿主导自然而然的离乳。对于小于 1 岁的婴儿的非正常离乳，推荐至少每 3d 减少一次每天的哺乳，对于纯母乳喂养，一般需要 2～3 周、甚至更长的时间逐渐过渡到完全离乳。

（七）非正常离乳

在发生不得已的母婴分离或是哺乳禁忌的情况下突然离乳，母婴在精神和身体上都是非常困难的，母亲会经历乳房胀痛、发热，甚至出现乳腺炎。孩子也会因此出现感情伤害和增加感染的危险。这样往往需要用药物支持，帮助母亲减少乳汁分泌。

（八）离乳药物

1. 甲磺酸溴隐亭　甲磺酸溴隐亭能激动多巴胺受体，抑制腺垂体激素催乳素的分泌。溴隐亭的总回乳效率达 99.4%。临床上曾广泛用于紧急离乳，但是，因其严重的副作用，恶心呕吐、高血压、心肌梗死、癫痫发作、脑卒中及精神障碍等，1994 年美国食品药品监督管理局发布公告撤回其作为离乳药物的使用适应证。

2. 维生素 B_6　服维生素 B_6 的有效率仅为 38.5%，且每天大于 100mg 的大剂量服用会造成严重的周围神经炎、恶心、呕吐等严重副作用，因此不建议用于离乳。

3. 激素类药物　对于哺乳期妇女应用雌激素可以使乳汁减少，一定剂量的避孕药对于母婴都是安全的，副作用为恶心呕吐、阴道流血。激素离乳治疗应在密切观察下使用，不适用于有凝血障碍的妇女，并且不能反复应用。

4. 中草药　参考本章第六节的相关内容。

5. 伪麻黄碱　伪麻黄碱商品名速达菲，是减轻鼻黏膜充血的药物。美国儿科学会推荐其为哺乳期安全用药。有研究将伪麻黄碱作用于乳汁过多的哺乳期妇女减少其泌乳量,但证据等级不高。

(梁玮伦　张淑一　陈兰兰　刘喜红　高海凤　任　东)

第二节　围产期乳腺检查

围产期乳腺检查是保证妇女及其婴儿健康的重要医学措施。孕期及哺乳期乳房由于生理原因比较饱满和张力大,给检查增加了一些难度,因此应优化乳腺检查流程。

一、围产期常用乳腺检查方法

通常选取端坐位或者仰卧位检查,两侧乳房充分暴露,以利对比。

（一）视诊

观察两侧乳房的形状、大小是否对称,有无局限性隆起与凹陷,皮肤有无红、肿及"橘皮样"改变,浅表静脉是否扩张。切线方向观察两侧乳头是否在同一水平,同时注意两侧乳头的位置、大小,观察有无乳头内陷。

（二）触诊

成年人乳房是两个半球形的性征器官,其上下缘位于第 2 肋和第 6 肋之间,内外侧位于胸骨边缘与锁骨中线之间,乳头位于乳房的中心,周围的皮肤色素沉着区称为乳晕。

触诊乳房时,检查者用手指掌面触诊,不要提捏乳腺组织。先从健侧乳腺开始触诊,后检查患侧乳腺。检查一侧乳房时一般先由外上象限开始,以顺(逆)时针方向进行查体,最后触诊乳头。以同样方法触诊对侧。正常乳房触诊时有柔韧感,质地均匀,月经期乳房有疼痛和紧缩感,月经后恢复正常。妊娠期乳房增大有柔软感,而哺乳期乳房呈现结节感。发现乳房肿块时,要注意其部位、大小、外形、硬度、压痛及活动度。

1. 部位　一般定位方法以乳头为中心作一水平线和一垂直线,将乳房分为四个象限,分别为外上象限、外下象限、内下象限、内上象限。同时按时钟的钟点方向对其进行准确定位,还应描述肿块距乳头的距离,如左乳外上象限 2 点位置,距乳头 2cm 处可触及一肿块。

2. 大小　描述肿块的体积:长度、宽度和深度。如 3cm × 2cm × 2cm。可判断其与上次相比增大或缩小。

3. 外形　肿块的外形是否规则,边缘是否光滑。有助于鉴别良恶性肿瘤。良性肿瘤表面多光滑规整,恶性肿瘤则凹凸不平。

4. 硬度　肿块硬度一般描述为柔软、质韧、坚硬等。

5. 压痛　炎性病变可有压痛,恶性病变多无压痛。

6. 活动度　大多数良性病变肿块活动较大,炎性病变较固定,恶性病变的肿块多数是固定的。

触诊完乳房后轻挤乳头,若有溢液,明确溢液是从哪一乳管流出,并记录其颜色及量(如左乳 1 点清水样 ++),增加 +、++、+++ 的意义和常见性质的描述清水、咖啡、血性、浆液性。哺乳期妇女一般双乳头有乳白色溢液,注意鉴别。

腋窝淋巴结的检查:检查者面对患者,右手扪及左腋窝,左手扪及右腋窝。先让患者的上肢外展,以手伸入其腋窝顶部,手指掌面压向患者的胸壁,然后嘱患者放松上肢,搁置在检查者的前臂上,用轻柔的动作自腋窝顶部依次触及尖群、中央群、胸肌群、肩胛下群、外侧群。对侧同样方法触诊。当触及到肿大淋巴结时,应注意其大小、质地、有无压痛、融合或者固定。

二、超声检查

(一)优点与缺点

超声检查具有无放射性损伤、安全、经济、简便的特点,为围产期妇女乳腺检查的首选检查方法。对于致密型腺体及鉴别囊实性病变有独特的优势,对乳腺囊性肿块的诊断准确性高达 96%～100%。超声检查可利用彩色多普勒显像技术对病灶的血流信号特征进行检测分析,被公认是经皮乳腺穿刺活检和微创治疗首选及最准确的引导技术之一。缺点是①高频彩超无法识别单纯微小钙化灶,因此对于无明确肿块而仅以恶性钙化灶为唯一阳性体征的早期乳腺癌容易出现漏诊;②超声检查是一项对操作医生依赖性较高的检查,所以在一定程度上会影响诊断的客观程度及准确性。

(二)乳房常见病的超声特征

不同病理状况的乳腺超声波特征如下:

1. 囊肿　边界清晰,薄壁光滑,中央无回声,后方回声增强,边缘有阴影,无内部血管。
2. 纤维腺瘤　边缘光滑,回声均匀,无后方回声增强及内部钙化存在,内部有血管分布。
3. 脓肿　边缘模糊,低回声,后方回声增强,无血管分布。
4. 恶性肿瘤　边缘不规则和回声不均匀,星状外观,有血管分布。
5. 泌乳腺瘤　边缘清晰,不确定的低、高或等回声,密度均质或异质,后方回声增强,+/–内部血管分布。
6. 乳汁淤积　由于乳房泌乳,腺体回声增强。严重的充血表现出类似于乳腺炎的超声征象。
7. 乳腺炎　早期/急性期乳腺炎的乳腺组织可能没有明显的超声变化,皮肤变厚,回声更高,库珀韧带和间质纤维组织减少,炎症区域血流量增加。晚期乳腺炎的乳腺皮肤增厚:乳房组织消失,乳房厚度增加。

三、X线检查

乳腺的 X 线钼靶摄影检查拥有着高空间分辨率及良好的对比度,操作简单、经济、方便,最大优点是对钙化灶有高度的敏感性,而微小钙化灶有时可能为早期乳腺癌及非肿块型乳腺癌的重要征象,甚至可能是唯一征象。缺点:①对致密型乳腺难以清晰显示,可掩盖病灶,尤其是靠近胸大肌及乳腺深部的病灶或患者因耐受性差不能很好配合时,也容易造成假阴性或假阳性,造成漏诊或误诊;②大部分不出现典型恶性钙化的非肿块型病变仅表现为阴性或者是局部腺体结构的紊乱;③因该项检查存在辐射性损伤,故不宜广泛、频繁应用于年轻女性。

四、MRI检查

乳腺磁共振(magnetic resonance imaging, MRI) 检查具有多平面、多参数成像,软组织分辨率好,双乳可以同时检查及敏感性高的优点;同时,MRI 检查无论在病灶检出率及对病灶大小、累及范围的测量准确性方面都优于乳腺 X 线摄影和超声检查。此外,MRI 对多灶、多中心性乳腺癌有比较明显的诊断优势,因此,乳腺 MRI 检查是一种有效的筛查模式。缺点是其费用昂贵,一般不适合进行乳腺筛查。

五、围产期乳腺疾病检查思维导图

对不同围产期乳腺疾病的检查有不同的特点,临床可以参见下面的导图(图 4-2-1 和图 4-2-2)进行。

(一)孕期乳腺检查思维导图

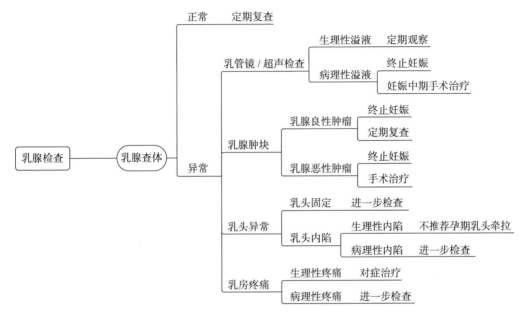

图 4-2-1　孕期乳腺检查思维导图

(二)孕前及产后乳腺检查思维导图

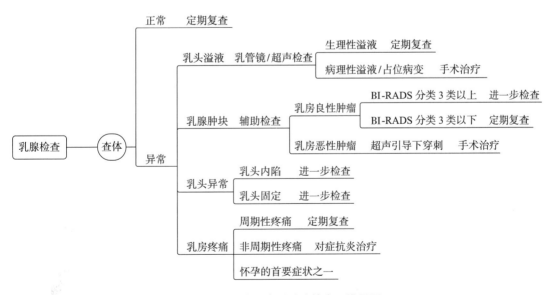

图 4-2-2　孕前及产后乳腺检查思维导图

（白俊文）

第三节 影响哺乳的乳房相关问题

母乳喂养中乳房起到举足轻重的作用,但部分产妇在产后泌乳二期可能出现乳房肿胀、乳汁过多、乳房湿疹、乳房血管痉挛等,不仅影响婴儿的母乳喂养,也会降低产妇的生活质量,加上一些产妇对乳房的美学要求较高,产后及时的指导,科学的康复,可以最大限度地帮助乳腺的功能及外观恢复。

一、乳头大小

乳头发育异常表现为乳头的直径、高度以及相关关系上。乳头直径分为表面直径 d1 和根部直径 d2,乳头高度 h,根据三者关系可以进一步区分乳头的类型。

(一)根据乳头直径的大小分型

分为大乳头、小乳头。Ramsay 测量哺乳期乳头,左乳乳头直径 15.7mm ± 1.8mm,右乳乳头直径 15.8mm ± 2.4mm。大乳头、小乳头没有统一的界定。国内学者把乳头直径大于 12mm 称为肥大乳头,在临床上,可见到大于 25mm 的肥大乳头。妊娠哺乳期乳头会相应增大;产后,大乳头可能影响婴儿上、下唇的含接及舌的运动而造成含接困难,对哺乳的影响大于小乳头。通常把直径小于 10mm 的乳头称为小乳头。也是婴儿含接困难的因素。

乳头直径 d1 < d2 的称为尖窄乳头,d1 > d2、d < h 的称为门把型乳头。门把型乳头因基底处乳管易弯折使乳管局部狭窄,可能较易发生乳汁淤积。

(二)根据乳头高度分型

分为长乳头、短小乳头以及扁平乳头。长乳头会影响婴儿舌的活动,短小乳头及扁平乳头会造成衔接困难。

对于哺乳期的母婴来说,乳头直径、高度以及相互关系会对母乳喂养造成何种程度的影响尚无定论,缺乏相关的循证医学证据。无论何种类型乳头的母亲,鼓励其正常进行母乳喂养,尽可能做好母乳喂养。产后早期第一时间皮肤接触,多数母亲可以实现亲喂。对于早产婴儿等,含接确实存在困难的,母亲可以及时排出乳汁,耐心等待婴儿口腔空间增大到可以有效含接再行亲喂。对有乳汁淤积的产妇,相关服务人员应寻找淤积原因和部位,并充分考虑乳头特殊形态的因素。

二、乳房湿疹

(一)病因及病理生理

乳房湿疹为第Ⅳ型变态反应,与接触性皮炎相似。但与接触性皮炎相比,病因常不明确、病程反复、似与变应原种类和一定体质有关。内因:体内有某些慢性感染病灶(如龋齿、鼻炎、扁桃体炎)、内分泌紊乱和代谢障碍、神经精神因素和遗传因素等。外因:生活环境和气候条件均可引发疾病,如婴儿辅食对母亲的接触性或过敏性皮炎、外界刺激、炎热、多汗、抓挠、衣服摩擦、母婴摩擦等、其他食物因素、吸入物因素、气候因素、日常生活接触物、反复长期摩擦及继发于其他皮肤病或外伤后。

(二)症状

乳房湿疹属于局限性湿疹。多累及双侧乳房,可单独累及乳晕区,也可同时累及乳头乳晕复合体,皮损呈棕红色,糜烂明显,间覆以鳞屑或薄痂,有浸润时局部渗出糜烂脱屑结痂及其反复交替出现的皮损,会导致乳头乳晕区皮肤弹性下降,出现皲裂,多位于皮肤转折的乳头根部。

(三)临床诊断

结合哺乳母亲典型的疼痛、瘙痒及皮损症状、全身的过敏史、湿疹史、乳头乳晕的幼儿辅食接触史等可确诊。需要与以下疾病相鉴别:

1. 湿疹癌(Paget's disease)　湿疹样病变单侧发病,以乳晕乳头的皮肤糜烂为主,与正常皮肤界限较单纯皮肤湿疹疾病清楚,且疼痛瘙痒症状不显著。皮肤活检病理学检查可鉴别之。

2. 导管周围炎　乳头内陷引发主乳管代谢物排除不畅,蓄积并感染引发局部疾病,往往位于乳晕旁,因炎症造成皮损、脱屑、溃破。伴有乳头内陷,非哺乳期女性也可发病,病变部位常位于一侧或累及整个乳晕,局部隆起,其下可有炎性包块或脓肿。

3. 肉芽肿性小叶性乳腺炎　多发生于哺乳 I 期到离乳 3～5 年内,病因不明,机体对乳汁的超敏反应可能性大。常与乳房外周边发病后累及乳晕区,乳晕区皮肤因受炎症累及,而出现红肿、脱屑、皮损及破溃,与导管周围炎相似,均有局部炎症表现,应与乳房湿疹鉴别诊断。

(四)治疗康复及母乳喂养支持

乳房湿疹原因比较复杂,主要为对症治疗,治疗同时兼顾母乳喂养。

1. 一般防治

(1)尽可能寻找该病发生的原因:深入了解患病母亲生活环境、饮食、嗜好及思想情绪等,有无慢性病灶及内脏器官疾病,除去可能的致病因素。

(2)避免哺乳期外界刺激:如注意乳房卫生,适当洗浴,避免过度洗拭,选用适宜的洗化用品,避免过多汗液积存乳房表面;避免乳房接触化纤、涤纶等非纯棉衣物;如母亲对婴儿添加的辅食过敏,可在哺乳后添加辅食,或进食辅食婴儿漱口后再哺乳。

(3)避免易过敏和有刺激性的食物如鱼、虾、浓茶、咖啡、酒类等。

(4)乳房湿疹的瘙痒和疼痛在哺乳时可能加重,部分母亲会畏惧亲喂而导致乳汁量减少,建议做好防治坚持母乳喂养。

2. 药物治疗　根据皮损情况和哺乳安全选择首选局部用药,哺乳前将乳头乳晕区药物擦拭干净,选用糖皮质激素霜剂,小剂量、短期局部用药对婴儿是安全的;有研究报道,在湿疹病变处,葡萄球菌定植量增加,主张局部加用抗菌药物,如莫皮罗星等,局部使用药物皮肤吸收率低,对婴儿相对安全;如果病变广泛,可转皮肤科门诊,必要时口服抗过敏药物或激素。

三、乳头雷诺现象

乳头雷诺现象(也称为乳头血管痉挛)是乳头疼痛的一种常见原因。雷诺现象,1862 年首次由 Maurice Raynaud 描述,其特征是手指和脚趾暴露在寒冷环境中后反复发作性血管痉挛。典型的表现包括手指的三阶段颜色变化,在这期间,一个界限清楚的区域首先变得苍白,然后是紫色或蓝色,然后是红色,再变暖。颜色的变化伴随着疼痛或麻木。雷诺现象也出现在手指以外的部位,其中包括乳头。Anderson JE 报道雷诺现象可影响 20% 的育龄女性。

（一）病因

乳头雷诺现象的病理生理机制尚不清楚。这种现象很可能是多种机制的结果，包括血管、神经和血管内异常。危险因素包括女性性别、家族史、吸烟史、咖啡因的使用和寒冷的刺激。偏头痛患者出现这种症状的频率也更高。

（二）症状

雷诺现象的特征是间歇性缺血，表现为血管痉挛引起的连续漂白，扩张时缺氧血回流引起的发绀，以及氧合血流量迅速回流引起的泛红发病时，哺乳期母亲有明显的乳头疼痛，哺乳时乳头变白，随后出现泛红或淡蓝色，并伴有强烈的搏动痛，症状随环境温度降低而加重。乳头疼痛非常严重，导致大多数妇女停止母乳喂养。

（三）诊断

诊断乳头雷诺现象，患者应有持续 4 周的乳头疼痛，并至少满足 3 个诊断标准中的 2 个。

1. 观察或自述乳头的颜色变化（白色、蓝色或红色），尤其是在寒冷环境暴露下。

2. 手、脚接触冷敏感或变色。

3. 口服抗真菌药物治疗失败。

一般对乳头雷诺现象的诊断是通过识别乳头的两相或三相颜色变化来进行的。

（四）治疗康复和母乳喂养支持

雷诺现象的最初治疗方法是避免乳房受到冷热刺激和损伤、改善不良哺乳姿势、避免烟草的使用。对于难治性的雷诺症，美国儿科学会批准母乳喂养的母亲可以试用硝苯地平，使用前应告知硝苯地平的常见不良反应，包括恶心、低血压、心动过速、头痛和头晕。口服硝苯地平缓释剂 30mg/d，至少两周或直至母乳喂养停止。如果患者出现不良反应，减少至 10mg/d 的剂量。因此，早期识别乳头的雷诺现象，有助于防止由于无法忍受的疼痛而过早停止母乳喂养。

四、真菌感染

真菌为条件致病菌，与哺乳期母亲身体状况有关，乳房真菌感染发病率低。哺乳期的真菌感染受乳铁蛋白的抑制，真菌培养阳性率低，诊断依赖主观因素，客观诊断率低，故目前尚无流行病学发病率的报道。

（一）病因

随着恶性肿瘤发病率的增高、特别是艾滋病的出现，高效广谱抗生素、免疫抑制剂、抗恶性肿瘤药物的广泛应用，哺乳母亲真菌感染病例不断增多。外科介入及哺乳器具如手动吸奶器的使用，会增加哺乳母亲真菌接触和感染的机会。

（二）病理生理

病原学研究中，真菌感染分为浅部真菌病和深部真菌病，哺乳母亲真菌感染主要为皮肤念珠菌。以往人们认为乳房深部念珠菌感染多与深部乳房疼痛有关。然而 Hale TW 等认为乳房内真菌感染缺乏可靠的实验室检测，是一种假设。但也有研究表明乳房深部疼痛患者由于菌群失调所致。

（三）临床症状及分型

乳房真菌感染，分为乳房皮肤改变、特征性乳房疼痛和母婴共患婴儿表现。皮肤改变多见于乳头、乳晕区，在红肿的区域可见丘疹、小水泡，瘙痒明显，丘疹进一步融合成边界清楚的红斑，水泡破裂后伴有少量渗液，继而脱屑或形成糜烂面，乳头颜色变浅。当真菌感染时间长或反复发作时,局部皮肤干燥,可出现皮肤皲裂及明显疼痛。特征性乳房疼痛与哺乳无关,常在哺乳间隙出现,乳房深部的位置不固定的针刺样、烧灼样疼痛,可放射到这个乳房及肩背部,持续时间长短不一。母婴共患真菌感染时,婴儿会有鹅口疮或臀部尿布疹的表现。

(四)临床诊断

由于乳汁含有乳铁蛋白抑制真菌生长,影响了乳汁真菌的培养,真菌感染的病原学培养常呈阴性。故目前真菌感染的诊断以临床表现、经验性试用抗真菌药和病原学培养结合为主。乳头疼痛的原因有乳头损伤、乳头血管痉挛现象、乳房湿疹、乳管阻塞、乳房细菌感染、真菌感染等。还有乳头损伤愈合后的神经修复性疼痛,多可逐渐自行缓解。结合哺乳史、生产史、用药史以及婴儿的口腔结构进行充分评估,除外以上原因后,乳房深部不固定位置的针刺样疼痛可考虑真菌感染。

(五)临床治疗及康复方法

1. 病因治疗　治疗原发病,调整哺乳母亲机体状态,避免家人内衣物同洗,减少非必要过早的手动吸奶器的使用,同时治疗婴儿的鹅口疮或尿布疹等。若母亲合并阴道真菌感染,可接受抗真菌治疗(局部治疗为主),且内衣煮沸消毒,暴晒使用。

2. 抗真菌治疗　当乳头乳晕部位真菌感染皮损明显时,可局部外用抗真菌药物,如制霉菌素、两性霉素 B、克霉唑、氟康唑等,方法为哺乳后涂于患处,哺乳前清洗干净。其中,制霉菌素对白色念珠菌的敏感率为 72.6%,若初次治疗失败,考虑产生耐药的可能时,可选用克霉唑、氟康唑。龙胆紫有对黏膜的毒性作用以及致癌和致突变风险,已限制使用。

(六)真菌感染与母乳喂养支持

乳房感染真菌后可影响母乳喂养,症状轻无皮损疼痛轻时可正常哺乳,局部裂伤疼痛明显者,母亲因疼痛紧张而影响婴儿的乳头含接,可利用手挤奶或吸乳器方式排出乳汁,喂给婴儿,局部好转后恢复亲喂。婴儿同患鹅口疮,可应用益生菌等治疗,必要时联合抗真菌抗生素治疗。也可将排出的乳汁喂给婴儿,婴儿口腔好转后再恢复亲喂。

五、哺乳期乳房肿胀

(一)哺乳期乳房肿胀概述

1. 定义与术语　乳房肿胀被定义为"乳房的肿大以及膨胀",常发生在哺乳期开始的头几天,由血管扩张以及早期乳汁分泌导致。这个概念在 1951 年由 Newton 提出。有研究表明,乳汁引起乳腺泡膨胀导致周围乳腺管受压,从而继发性血管、淋巴管压迫,乳汁淤积,不易排出,伴乳房表面变红,皮温升高,乳晕变得紧张、硬度增加,乳头扁平化。生理性的乳房肿胀发生在乳房泌乳 II 期(分泌激活)阶段。一些产妇在产后 48～96h 出现生理性乳房肿胀,进一步发展将出现病理性乳房肿胀。如不及时处理可出现乳房红、肿、热、痛加剧,伴有畏寒发热、头痛等全身不适,发展成乳腺炎。

2. 流行病学　在 2008 年婴儿喂养实践调查中,36% 的女性报告过在产后头两周有乳房过度充盈状况。而另外一些研究表明,接近 2/3 的女性经历至少是中等程度的乳房肿胀症状。

3. 影响因素

(1)女性在分娩过程中静脉血流增多,且分娩后没有做到"三早"。

(2)分娩时静脉输液过多。

（3）催乳素水平随着血清渗透压的升高而增加。

（4）促甲状腺激素释放激素（TRH）是催乳素分泌的强大刺激剂，但其生理作用尚不清楚。

（5）月经期前乳房肿痛和充血的女性更容易患严重的产后乳房肿胀。

（6）经历过乳房手术的女性出现产后乳房肿胀更为常见。

4. 临床表现　乳房肿胀可发生在一侧或双侧，部分伴有乳房痉挛和肿大，甚至延伸至腋下，或见局部皮温升高、中度发热、紧绷感，以及乳头变硬变平等。乳房肿胀可造成母乳喂养困难，母乳喂养困难反过来加重乳房肿胀。目前国内常用指标为乳房肿胀硬度、疼痛程度。

（1）乳房肿胀硬度的分级如下：Ⅰ级：轻度肿胀，触摸如嘴唇；Ⅱ级：中度肿胀，触摸如鼻尖；Ⅲ级：重度肿胀，触摸如额头。

（2）乳房疼痛评分：采取疼痛数字评分法，由 0～10 共 11 个数字组成，0 分：无痛；1～3 分：轻度疼痛；4～6 分：中度疼痛；≥ 7 分：重度疼痛。

5. 鉴别诊断

（1）乳腺炎：乳房肿胀可能与轻微的体温升高有关，但是产妇有明显的发热，尤其是伴有乳房局部片状红斑、全身症状例如肌肉酸痛等，提示应诊断为乳腺炎。通常，乳腺炎仅累及一侧乳房并呈部分皮肤发红。而生理性乳胀常常是弥漫性的、双侧的，并不呈现局部红斑。

（2）巨乳症：巨乳症患者组织学结果显示巨乳症患者有明显的乳腺小叶过度增生以及乳腺导管的增长。巨乳症通常是双侧的、进展性的大量乳腺组织过度扩张。可能导致女性呼吸压迫感，或者乳腺组织细胞坏死，进而出现感染和败血症。产后女性的乳腺长大并不是巨乳症。

（3）单纯乳房水肿：单纯乳房水肿是由于孕晚期体液的积累或者产程当中大量的静脉输液导致液体在细胞间隙蓄积，并可能导致乳头及乳晕周围水肿。妊娠糖尿病、低蛋白血症、贫血等导致旁细胞途径的通透性产生变化，分娩后血浆蛋白稀释，组织液在乳房中储存都可能导致乳房水肿。炎症因素、淋巴引流障碍等因素也会导致乳房水肿，如"开奶"引起的乳头乳晕损伤性炎症、淋巴引流障碍等因素导致乳房水肿。

6. 治疗原则及康复　针对引起乳房水肿的原因对症处理，减轻乳房肿胀，顺利哺乳。生理性乳房肿胀治疗：应在出院前给予所有的哺乳母亲乳房肿胀的先期指导。给予母亲关于袋鼠式护理、按需频繁哺乳、含接哺乳姿势的辅导、矫正及随访服务，以及控制疼痛的咨询建议。发热的产妇使用对乙酰氨基酚（扑热息痛）以及布洛芬在合适的剂量下都是安全的。

（1）冷敷包：哺乳之前可使用短时间温敷，哺乳之后使用冷敷，可以减轻乳房肿胀症状。冷敷可以使用冷藏卷心菜、冰袋等方便易得的物品。

（2）反向按压软化技术：尤其有益于乳房肿胀，使用轻柔的正向压力软化乳晕周围乳头基底部的某个区域。方法：清洁双手后，评估乳房水肿程度。用两个手指分别放置在乳头两侧轻柔向背部加压，时间的长短主要取决于水肿的严重程度。这么做的目的是在乳头基底部形成一个凹陷环便于婴儿含接，每次几分钟，让婴儿可以进行母乳喂养，反复多次。

（3）手挤奶或者吸奶器：如果婴儿不能成功地哺乳，需要使用一些方法协助母亲进行手挤奶几分钟，让乳房足够柔软，以便婴儿含接良好。挤出的乳汁可以使用工具（如杯或勺）喂，同时应该鼓励母亲更加频繁地哺乳。所有的新手母亲都应被教授手挤奶的技巧。

（4）有报道使用 50% 硫酸镁外敷可扩张局部血管，改善循环，缓解组织红、肿、痛等症状，每次 20～30min，2 次 /d，连续使用 3d。

（5）病理性的乳房水肿治疗：针对病因对症治疗，如纠正低蛋白血症，提高血红蛋白水平，治疗妊娠期糖尿病、妊娠期高血压、甲状腺功能低下等疾病。

7. 预防方法

（1）孕期开展母乳喂养教育，宣教三早的重要性，重视"第一口奶"，教会每个妈妈自我手挤奶和反式按压软化技术的技巧。

（2）生产时减少不必要的输液，减轻乳房水肿的概率。

（3）产后半小时内开始肌肤接触、袋鼠式喂养，母婴不分离，推荐半躺式哺乳姿势，侧卧位时避免乳房受压。

（4）拒绝产后暴力人工通奶、开奶。

（5）哺乳期饮食均衡，不过多食用脂肪量高的肉汤、补汤。

（二）乳汁淤积

1. 定义与术语 在母乳喂养医学会的文件中，乳汁淤积也称为乳管堵塞，为乳汁在乳房里排空困难，乳汁瘀滞在乳房的特定位置形成的。WHO 在 2000 年的《乳腺炎的原因和处理》文件中，对乳汁淤积是这样描述的：当乳汁没有从乳房中有效排出时，乳汁淤积就发生了。这可能发生在分娩后不久乳房充盈，或者哺乳期任何时候，没有有效地把乳汁从乳房移除，出现乳房部分或全部肿痛。在中国的传统文化中，也有称为"窝奶""堵奶""奶结"。

2. 流行病学 美国的一项研究显示，24% 哺乳期妇女因为乳汁淤积而离乳。目前为止没有查到国内哺乳期乳汁淤积的流行病学资料。

3. 病因 乳汁淤积、乳管堵塞的具体原因目前还不清楚，通常发生在产奶量大及乳汁不畅的情况下。乳汁淤积发生的常见原因可以从母亲、婴儿以及母婴配合三个方面分析。乳汁淤积的病因有两个方面的因素。

（1）解剖学因素：乳腺导管局部细窄，走行扭曲、管壁粗糙或乳头局部损伤、皲裂、溃疡、角化等堵塞乳孔。

（2）乳汁中的多种物质成分变化形成堵塞物，母乳喂养医学会总结病因有如下几项：①当母亲胸罩过紧、被孩子踢到、营养失衡、疼痛、压力；乳头发育：乳头发育异常、水肿、炎症以及损伤等而导致乳汁淤积。②婴儿口腔舌系带短等解剖结构异常，乳汁不能有效移除乳头损伤。③按时哺乳、哺乳规律突然改变、含接不良、哺乳时间过短。④母婴生病、母婴分离、乳汁分泌过多、突然断奶等因素。还有研究发现乳管堵塞经常发生在寒冷季节，推测与衣着过多压迫有关。乳汁淤积的病理改变在文献中被模糊地称为乳汁滞留、乳汁堵塞、乳汁或脱落坏死细胞的局部积聚。

4. 临床表现及辅助检查

（1）在哺乳过程中乳房突然出现疼痛性肿块，哺乳后部分可缓解，可以表现为乳房的某个区域出现发红。如果堵塞的乳管靠近皮肤，可以看见边界清晰、触诊明显的肿块或条索状凸起，一般不伴有高热，有时候在乳头的乳管开口处可以看到一个小白点。

（2）实验室检查血常规白细胞及中性粒细胞可正常或稍高；乳腺超声检查提示局部的乳腺导管扩张，无明显液性暗区，有些仅显示局部回声异常。乳汁细菌培养结果为未见细菌生长。

5. 鉴别诊断

（1）哺乳期乳腺炎：哺乳期乳腺炎是指乳房局部出现红、肿、热、痛的表现，乳房触痛非常明显，皮温及体温增高，患侧腋窝淋巴结可肿大。常为细菌感染引起。实验室检查白细胞及中性粒细胞明显升高,乳腺超声检查与乳汁淤积无特异性。

（2）生理性水肿:通常在泌乳Ⅱ期(产后48～96h),由血管扩张和早期泌乳引起乳房的肿胀和扩张。通常发生在母婴分离或产后母乳喂养不顺利时,乳汁不能有效地从乳房内移除,可伴有中等程度的发热,经频繁有效哺乳可逐渐缓解。

（3）乳腺脓肿:哺乳期乳腺炎没有有效地控制发展而来,表现为乳房疼痛性肿块持续不缓解,经超声检查可见明显液性暗区,表面可及波动感,穿刺可抽出脓液确诊。

6. 治疗方法及康复技术

（1）鼓励母婴不分离,频繁哺乳,先从堵塞的乳房开始,使婴儿的下巴或鼻子对准堵塞的部位有利于缓解乳汁淤积。

（2）在喂奶过程中妈妈自己轻轻按压乳房。

（3）在喂奶前母亲自我手挤奶刺激泌乳反射出现,手挤奶的具体方法:示指和拇指呈"C"形放在乳头周围2～3cm处,其中一个手指朝向堵塞的区域,向胸壁方向按压再对挤乳头、放松再向胸壁方向按压再对挤乳头、放松。一般1～2min会出现喷乳反射后,再让孩子吸吮乳头哺乳。

（4）当堵塞的乳房肿胀使婴儿含接困难时,可以先哺乳健侧乳房,有利于射乳反射出现,等射乳反射建立后再换到受累侧乳房。

（5）指导产妇避免过度人工干预(挤压)乳汁淤积的乳房,避免人为损伤和继发感染,如疼痛较重时可服用布洛芬等缓解疼痛,用药安全参见本指南第九章"产后康复合理用药"的相关内容。

（6）对于乳汁多的产妇,乳汁淤积是乳房自我调节奶量的过程。对症止痛冷敷,让自己尽量舒适,1周即可缓解。

（7）乳汁淤积的部位间断冷敷或冰敷(冰袋、冰的圆白菜叶子、凉毛巾等),减少局部血液循环,减轻水肿及疼痛。

（8）少数产妇有慢性、反复发生的乳管堵塞,有的医生会选择用针将乳管打开,乳汁可能很快喷射出来缓解痛苦。但是这种有创性操作经常使堵塞口溃疡加深,手术后不久出现越来越频繁的反复乳管堵塞或乳腺感染加重,因此不提倡普遍使用。只能在特殊情况下,经过严格评估适应证后,由有经验的医生规范操作。

（9）药物的使用:在乳汁淤积的情况下不推荐使用任何抗生素,如病情发展至乳腺炎的药物治疗参考《哺乳期乳腺炎治疗专家共识》。乳房胀痛发热可以服用布洛芬或对乙酰氨基酚缓解。对于中医药的使用,参考本章第六节的相关内容。

7. 正确认识乳房按摩　乳房是人体重要的器官,产妇出现哺乳期问题时一定请专业人员帮助解决。

（1）哺乳动物经过数百亿年的进化至现在的人类,乳房本身具有很多人类未知的强大的功能,目前对于乳房和乳汁的了解还远远不够。当哺乳期乳房出现乳汁淤积、流动不畅甚至发热等现象时,哺乳动物仅仅会自主寻找小崽哺乳来缓解。在一些英语国家,并没有"催乳师",人们对乳房等器官的自我保护意识很强,做好预防,哺乳期乳腺脓肿的发病率很低。我国很多哺乳期产妇出现哺乳期问题会寻求"催乳师"或"通乳师"的帮助是因为缺少正确渠道的支持。

（2）通乳催乳的一些乳腺按摩技术在民间可能较广泛应用,但这些技术是否能减少疼痛或增加乳汁供应,是否有助于减少或解决导管阻塞,是否能缓解乳房充血和乳腺炎等尚缺乏证据支持。目前为止,对乳房按摩有效性和安全性的循证医学证据不足,已有的研究结果存在相当大的异质性,现有的许多研究中使用了未经验证的按摩方法,加上不同按摩方法(干预措施)本身的异质性和每项研究的样本量较小,导致研究结果无法分析,研究结论的科学性需要进一步验证。

(3)理论上乳房按摩可能有助于减轻及时的乳腺疼痛,但由于缺乏对乳房按摩技术的规范,不应该广泛推广现有的一些不科学的乳房按摩技术,因为有研究已经证实非医按摩是造成哺乳期乳腺脓肿的危险因素。

(4)"催乳师"目前在国家人力资源和社会保障部都没有给予注册,不是一种明确的职业。

8. 预防方法

(1)协助产妇有效地移除乳房内的乳汁。帮助产妇通过改善孩子的含接及时、有效地排除乳汁。

(2)不要穿过紧内衣、乳房受伤碰撞。

(3)保证产妇精神状态良好,充分休息,出现抑郁症状早期识别并治疗。

(4)饮食上不要进食太过油腻的肉汤,以免脂肪含量过高频发乳汁淤积。

(5)让婴儿自主寻乳,并按婴儿的需求哺乳,减少产后通乳按摩和没有指征的增加配方奶等。

六、乳汁过多

在哺乳期女性中,正常的母乳喂养应该是供需平衡。乳汁过多与乳汁不足一样是令一些产妇困扰的问题。乳汁过多导致频繁的乳房充盈令产妇感到乳房胀痛甚至发热,严重影响产妇的睡眠及生活质量,甚至被迫离乳。乳汁过多引起的漏乳到衣服上也使产妇在公共场合非常尴尬。同时,乳汁过多往往会引起婴儿呛咳、胃肠道不适、婴儿体重增长过快或不足。尤其近些年来对产后乳房的过多干预,在临床上主诉奶多的哺乳期女性日益增加。但母乳供应过多过剩的情况往往被低估,也缺乏诊断标准和相关研究。

(一)定义与术语

乳汁过多,又称为奶多,产奶过度等。指婴儿正常生长所需的母乳生产过剩。部分学者把乳汁过多定义为在纯母乳喂养条件下,婴儿的摄入量已经足够,乳汁出现供大于求。

(二)流行病学

在 Peter Hartmann 教授 2009 年分享的澳大利亚西澳大利亚州母乳喂养中心(门诊)收集的数据显示乳汁过多的产妇占到 8%。目前没有检索到其他在哺乳期妇女中乳汁过多出现的比例,由于缺乏诊断标准和对这一主题的研究,乳汁过多的流行情况尚不清楚。

(三)病因及病理生理

1. 病因

(1)许多女性用各种方法自行诱发乳汁过多:母乳喂养之外,还会刺激额外的产奶量。频繁吸奶或哺乳时间较长。一些不正确的产后乳腺康复理念的应用是导致乳汁过多的原因之一,如很多产妇被告知产后一律要规律移除乳汁(比如,2～3h 哺乳或排奶一次,每次哺乳15～20min),而不是按着婴儿的吃奶需求来按需哺乳,当移除的乳汁量和/或哺乳时间明显大于婴儿需要时,就会提高催乳素的水平及延长处于高水平的时间,产生乳汁过多。

(2)人工干预过多,如多次通奶:产后新生儿的胃容量很小,平均 6ml,而且是逐渐增加。但是我国很多地区有产后催乳通乳的风俗,在产后通过多次人工按揉乳房的方法移除乳汁。可能会产生因过度排空乳房反馈性地乳汁产能增加,供大于求。

（3）母乳喂养宣传误导,过多排空乳房:一些机构经常误导产妇如哺乳后有胀感需要进一步排空乳房,以免出现堵奶或乳腺炎,引起产妇恐慌。其实乳房不仅产生乳汁也能储存乳汁,越排空产奶越多。

（4）催奶食物:产后进食高能量及高脂的汤水,使乳房频繁充盈肿胀。

（5）高催乳素血症:一些孕前患有高催乳素血症的女性在哺乳期会出现乳汁过多,但仅有个案报道。

2. 病理生理　根据母乳喂养医学会中乳汁的产量受多种因素影响:①整个乳房中乳腺组织的数量;②乳房内的腺泡扩张;③排空乳汁的程度和频率;④复杂的神经内分泌途径。

（四）分型

1. 把乳汁过多分为自我诱导型、医源型以及先天型。

（1）自我诱导型乳汁过多:是指产妇通过中西药刺激、人工排奶过度移除乳汁造成的。产妇因为担心以后奶不够、想捐赠乳汁或为上班多储存而额外多移除乳汁。

（2）医源型乳汁过多:是由于医生没有获得详细、确切的母乳喂养信息或随访不到位就建议产妇服用催乳药,随后没有密切监测造成的。

（3）先天型乳汁过多:是指没有明确原因的乳汁过多,尤其在产后1个月内最为明显。

2. 根据产妇有无基础病——高催乳素血症,乳汁过多分为原发型和继发型。

（1）原发型乳汁过多:指产妇本身产前因有高催乳素血症等,生产后乳汁供大于求。

（2）继发型乳汁过多:指产妇未合并高催乳素血症,由于各种外来因素造成的乳汁过多。

（五）临床诊断标准

1. 临床表现　乳汁过多的表现一般在三个方面:乳房、婴儿、乳汁量。

（1）乳房症状包括乳房胀满,每次喂奶时单侧即能满足婴儿需求,无法每次用双乳喂养婴儿,以及泌乳反射强烈。这种强烈的泌乳反射可能会导致婴儿的含接浅或频繁中断哺乳反复含接,造成乳头水泡、皲裂损伤和疼痛,乳房出现雷诺症。产妇可出现过多的乳汁外漏、乳房长期胀痛、导管堵塞、乳房不规则排空不足引起的反复乳腺炎。

（2）婴儿的症状包括拒绝亲喂,哺乳过程中经常出现噎呛和哭闹,频繁吐奶、易激惹、过多的排气、稀便以及大量的绿色、泡沫样大便,体重过度增加或不足。在评估婴儿体重增加时,应使用世界卫生组织的生长曲线图。乳汁过多可能导致婴儿摄入高比例的前乳,造成婴儿出现含有带血黏液的婴儿大便。

（3）乳汁量评估:有学者认为每天乳汁大于1 200ml可以认为是乳汁过多。但是乳汁产量的影响因素众多,同一个人不同时刻的产量也会有很大差异,而且测量方法难以统一,所以不宜单纯用乳汁的产量多来定义乳汁过多。纯母乳喂养的婴儿乳汁摄入量很难评估,已有的参考资料提示可以有以下的一些方法:

1）哺乳前后对婴儿称重然后换算成容积的方法获得。

2）Kent的研究采取哺乳前后给产妇称重的方法获得婴儿哺乳量。初乳平均约37ml/d（7～123ml/d）;到第5天,产量大约500ml/d;随后逐渐增加,至6个月时,大约800ml/d（550～1 150ml/d）;15个月时,24h的单侧乳汁量为208.0g±56.7g。

（4）引起高催乳素血症的原因,包括甲状腺功能亢进,都可能导致母乳供应过剩。已知患有催乳素瘤的妇女通常可以成功地进行母乳喂养。约1/3的泌乳腺瘤在妊娠期和哺乳期缓解。

2. 诊断标准　满足其中两条即可诊断。

（1）乳房胀满：每次喂奶时单侧即能满足婴儿需求或哺乳后仍能排除大量乳汁储存，反复发作乳汁淤积、乳腺炎。

（2）婴儿拒绝母乳：哺乳过程中经常出现噎呛和哭闹，频繁吐奶、易激惹、过多的排气、稀便以及大量的绿色、泡沫样大便，体重过度增加或不足。

（3）每天哺乳婴儿后人工排出的乳汁量仍达到婴儿每日需求量的一半。

（六）乳汁过多的结果

1. 产妇方面

（1）反复乳汁淤积、乳腺炎：由于乳房产能高，产妇会出现频发堵奶、乳房胀痛，并且经常发生低热或高热甚至乳腺炎。

（2）乳头皲裂：乳房的泌乳反射非常强烈，经常会呛到婴儿。婴儿出于自我保护会拒绝哺乳或含接浅，频繁松开乳头哭闹，即使哺乳也会用舌头抵住乳头。这样会造成乳头的皮肤皲裂并且反复不愈。

（3）精神压力大、疲劳，早期离乳：产妇在哺乳后乳房仍胀痛难忍，恐惧堵奶会进一步发生乳腺炎，往往人工移除剩余乳汁，频率在每天 10 次以上甚至超过十二次，恶性循环乳汁越来越多，甚至除了哺乳外每天可以储存 3 000ml 乳汁。严重影响睡眠及生活质量，造成产妇寻求离乳。

2. 婴儿方面

（1）体重过重：乳汁过多造成过度喂养，婴儿的生长曲线超过 90% 百分位，造成婴儿超重。

（2）体重过轻：虽然产妇乳汁很多，但是婴儿每次吃到前奶就满足了；或者由于有被强烈的泌乳流呛到的经历惧怕哺乳，长期的结果会造成婴儿体重过轻。往往被认为是乳汁质量差，添加配方奶造成母乳喂养失败。

（3）频繁哭闹，不易安抚：由于婴儿快速被动吞咽下许多乳汁或被呛到，消化道出现胀气。容易出现肠绞痛。表现出精神不佳，易哭闹不易安抚。

（七）辅助检查

1. 催乳素（prolactin，PRL）检测　虽然所有正常的哺乳期女性都保持高催乳素水平，所以很难确定催乳素升高是由原发性高催乳素血症引起的还是生理性的。如果产妇孕前有高催乳素的症状，如头晕、头疼、视力模糊、月经稀少怀孕困难等，可以考虑是引起高催乳素血症的乳汁过多。但因为缺少高催乳素血症和乳汁过多相关的循证医学证据，建议在有更多研究证实之前，不推荐对怀疑乳汁过多的女性进行催乳素检查。

2. 头颅磁共振检查　MRI 因无放射损伤，可多次重复，是鞍区病变首选的影像学检查方法，即使直径 2～3mm 的肿瘤也可显示。但因为费用较多，过程复杂，哺乳医学会不推荐普遍开展头颅磁共振检查。

（八）临床治疗及康复方法

建议的治疗包括行为干预和前瞻性咨询，以预防和治疗自我诱导和医源性乳汁过多。对于自发性乳汁过多，一线治疗应在母乳喂养医学专家的密切监督下进行定时喂养，对于定时喂养没有充分反应的病例，可以考虑使用草药疗法和 / 或处方药。根据产后时间、潜在的药物不良反应、产妇的偏好和文化信仰等因素，选择不同的二线和后续治疗方法。从乳房、婴儿、乳汁移除方式及规律详细评估乳汁量多的原因，针对病因治疗。

1. 如果是原发型的乳汁移除过多，可以采取：①按时间哺乳，例如 3h 一次哺乳单侧乳房。乳房局部增加的 5- 羟色胺会给泌乳细胞提供反馈,减少乳汁产量。②哺乳后不额外移除或尽量少移除乳房内残留的乳汁,如果产妇觉得胀痛,可以局部冷敷或服用布洛芬止痛,同时不中断哺乳。因为有乳腺炎、乳汁淤积、乳汁减少过多、调整过程中乳房肿胀等导致婴儿摄入少等风险,故应在康复人员密切观察下进行。

2. 婴儿体重增长缓慢,拒绝乳房,可以采取:①后躺式哺乳,利用重力的原理使孩子减少呛咳;②在母乳喂养之前直接泵出一些乳汁。以便使开始的泌乳反射高峰过去,去除一些低脂肪的前乳,并使孩子能够更快地接受富含脂肪的后乳。

3. 母亲的营养状态对于产奶量影响不大,除了不建议产妇进食高脂肪的汤水,不需要限制妈妈液体的摄入量。

4. 哺乳效果不明显,下一步将是尝试各种补充剂或药物来减少奶量。包括草药、顺势疗法、假麻黄碱、雌激素的形式结合避孕药等。药物的使用参考同本章有关离乳的内容及第九章相关的内容。

（九）康复护理

对哺乳疼痛、反复堵奶、乳腺炎或婴儿体重增长缓慢的案例要详细了解生产和哺乳方式、治疗过程,个体化评估;尤其对经常哭闹、易激惹的婴儿,产妇及家属会误认为是乳汁不足而改为混合喂养,或者给产妇食用催奶食物或药物,造成恶性循环,更要细致全面评估,加强指导、随访和监测。对于准备上班或应急需要储存母乳的产妇,要个体化指导,不建议按摩催乳通乳。在减少乳汁的过程中,产妇可能会经历乳房胀痛、发热、肿块、哺乳困难、婴儿哭闹、反复乳腺炎等不适,哺乳顾问或康复服务人员的咨询辅导非常重要,支持产妇逐渐减少奶量,理解奶多母亲的痛苦和劳累,减少简单回奶处理的概率。

（十）预防

1. 做好产妇及家属产前教育　了解按需哺乳、母乳喂养的知识,避免产后人工通奶、母婴分离、过度人工移除乳房内乳汁,以避免刺激多余的乳汁产生。

2. 加强服务人员教育　提高乳腺康复服务人员母乳喂养理论知识及实践经验的教育,在临床工作中避免造成医源性乳汁过多。

3. 做好个体化指导　对于既往有高催乳素血症的产妇做好母乳喂养的教育,强调个体化指导哺乳和随访。

七、哺乳期乳房疼痛

（一）乳房疼痛的原因

乳房疼痛的主要原因:①哺乳早期的乳头敏感性疼痛和乳房充血;②一些疼痛可能与激素的影响有关;③不理想的含接姿势和哺乳方式;④乳头外伤并伴有皮肤破裂、乳腺炎;⑤婴幼儿吮吸较用力以及吮吸姿势不正确;⑥婴儿的口腔结构如舌系带短、高腭弓、下巴回缩造成含乳浅;⑦母乳喂养相关的疼痛可能与产后抑郁之间存在关联。

（二）造成乳房疼痛的疾病及处理

1. 乳头血管痉挛

（1）临床表现:乳房疼痛的潜在病因之一是乳头血管的痉挛,也称为雷诺症。患者对低温或情绪应激产生的一种过度血管反应,引起局部组织缺血,继而引发乳头疼痛。

（2）临床治疗及康复方法

1）采用乳头乳晕保暖的措施,让哺乳期母亲的身体保持温暖。在温暖的房间哺乳,哺乳前后温敷乳房。当婴儿结束吸乳时,可用手心覆盖乳头片刻。

2)不要食用咖啡或抽吸含尼古丁的烟类。

3)哺乳时母婴双方选择舒适的哺乳姿势,增强母乳喂养的信心。

4)严重的雷诺症可考虑服用扩张血管的药物,非甾体类抗炎药物,以及硝苯地平,产后用药安全可参考本指南第九章的相关内容。

2. 念珠菌感染

(1)临床表现

1)乳房局部念珠菌感染表现为乳头、乳晕上的红斑皮疹,在红斑边界周围附近有经典的"卫星"水泡病变。

2)乳头针扎样或烧灼样剧烈疼痛,可放射至整个乳房甚至后背,多出现在正常哺乳一段时间之后,在哺乳时或哺乳后出现,常出现在双侧乳房。

3)常见母婴同时感染,检查婴儿口腔有鹅口疮或臀部尿布疹表现。

(2)辅助检查:白色念珠菌是一种普遍存在的微生物,经常可以从哺乳期婴儿的口腔以及无症状的母亲的乳头中培养出来,在无症状母乳喂养(34%)和非母乳喂养(18%)的乳头拭子上均检出念珠菌。由于乳汁中含有乳铁蛋白抑制真菌,普通培养难以获得阳性结果,所以实验室结果意义不大。

(3)临床治疗及康复方法:抗真菌是乳房念珠菌病的主要治疗方案。当乳头乳晕部位真菌感染出现皮损时,可局部外用抗真菌药物,最常用的是制霉菌素混悬液,较为安全。如果耐药,母亲在每次哺乳完后也可予以咪康唑乳剂涂抹患病部位,哺乳前洗掉,必要时同时给予婴儿咪康唑凝胶。对合并金黄色葡萄球菌者,可同时予以抗生素软膏如莫匹罗星外用治疗。若上述治疗效果欠佳,还可应用氟康唑全身治疗。考虑到此疾病有一定的传播性,应积极治疗原发病,避免衣物与家人同洗,消毒哺乳器具。

3. 乳房湿疹

(1)病因:乳房湿疹是由复杂内外因素激发而引起的一种迟发型变态反应。致敏物质包括食物、药物等外源性物质,以及身体内的慢性感染,炎热多汗、衣物摩擦、精神压力等。

(2)临床表现:乳房大多数为双侧病变,多涉及乳晕区域,皮疹表现多样性,常有皲裂、瘙痒、渗出、丘疹、水泡、脱屑样改变,易复发。

(3)治疗方案及康复方法:乳房湿疹治疗分为病因治疗和药物治疗,了解过敏史去除诱因,避免潮湿的环境。药物治疗首选局部用药,常用皮质类固醇,小剂量、短期局部应用是安全的,可以选择继续母乳喂养,哺乳后将药涂于患处,哺乳前将乳头、乳晕清洁干净。若乳房湿疹同时合并感染,可同时予以抗生素软膏如莫匹罗星外用治疗。若上述治疗效果欠佳,还可尝试口服抗过敏药物治疗。

4. 婴儿的口腔结构及吸吮运动异常造成的哺乳困难

(1)舌系带过短:是一种常见的先天性口腔畸形,表现为舌系带与舌腹或口底黏膜的附着点前移,使得舌前伸、上抬或左右摆动受限,勉强前伸呈"W"形或心形。舌系带过短患儿常因营养摄入不足而影响了其生长发育。同时对产妇的乳头或基底部产生了较大的压力,常导致乳头或乳头基底部变形,从而引发乳头疼痛以及低效率的吮吸,影响了婴儿的正常哺乳,甚至不得不过早离乳。

舌系带矫正手术的目的是改善舌头的活动性:手术只需局部消毒并以止血钳夹住系带固定,然后用无菌剪刀剪开到达根部即可,仅需局部压迫止血,无需缝合。婴儿血管和神经发育尚不完善,感觉不灵敏,因此无需麻醉。尽管舌系带矫正手术可能是一种简单而安全的方法,但考虑到婴儿自身的生长发育可能自行纠正舌系带异常,因此舌系带矫正手术的正确适应证仍存在争议。

（2）造成哺乳困难的因素还有面、口、咽的异常:例如小颌畸形、高腭弓,乳头位置会发生改变,对乳头进行摩擦造成破损疼痛,乳汁移出也受影响。所以不能将单纯的语音异常或无症状的舌系带过短作为婴幼儿舌系带矫正的手术指征,应将把舌系带形态、功能的评估和造成母乳喂养的困难程度作为手术的评估方面,必要的时候转介至专科医生,根据个体情况决定下一步处理方案。

5. 乳头凹陷

（1）定义:乳头凹陷是乳头未突出乳晕平面或凹陷乳晕平面以下,呈火山口样,均称为乳头凹陷。乳头凹陷产妇在我国发生率为3%,西方国家乳头凹陷发生率为3.26%。乳头凹陷产妇因乳头短,哺乳时乳头难以刺激到婴儿软硬腭之间能引起吸吮反射的部位,所以会导致吸吮失败。

（2）分类:乳头内陷的程度因人而异,根据导致乳头凹陷的原因又可分为原发性和继发性两种,原发性乳头凹陷主要由于乳头中胚层发育障碍而表现为乳头下支撑组织缺乏,乳头及乳晕的平滑肌和乳腺导管发育不良,乳腺导管间的纤维束挛缩牵引乳头向内。继发性乳头凹陷多继发于乳腺癌、感染、外伤和手术后所致的瘢痕牵拉。

（3）乳头凹陷的分型

Ⅰ型（轻度）:为部分乳头内陷,乳头颈部存在,能轻易用手把凹陷乳头挤出,挤出后乳头大小与正常人相似。

Ⅱ型（中度）:乳头完全凹陷于乳晕之中,但可用手挤出乳头,乳头较正常小,多半无乳头颈部。

Ⅲ型（重度）:乳头完全埋在乳晕下方,无法使凹陷乳头挤出。

（4）治疗方式及康复方法:乳头凹陷的治疗分为非手术治疗和手术治疗两大类。

1）非手术治疗:为保证并维持正常的哺乳功能,首选非手术治疗。非手术治疗乳头凹陷问题目前临床上可通过"十字法"、乳头牵引器、注射器抽吸法、辅助乳头等方法矫正,也可通过调整哺乳方法及正确使用辅助工具,例如乳房三明治式喂养和乳头保护罩。

①"十字法":也叫乳头伸展练习,将两拇指平行放于乳头两侧,由乳头根部向两侧方慢慢拉开,牵拉乳晕皮肤及皮下组织,使乳头向外突出,然后再将两拇指放在乳头上、下侧,由乳头根部向上、下纵行拉开。以上步骤重复多次,每次练习持续5min,使凹陷乳头突出。凹陷乳头突出后,一手托乳房. 用另一手的拇指、示指和中指抓住乳头基底部左右捻转并向外适当牵拉,牵拉时尽量将乳头提起。此操作仅对轻度凹陷有效,需长期坚持。②乳头牵引器:是利用真空和皮肤牵引的原理,使凹陷的乳头得到持续牵拉,慢慢抽吸出来,利于婴儿含接。主要分为注射器式矫正器和橡皮球式矫正器,注射器式矫正器佩戴较麻烦,矫正过程中需要不断调节负压;橡皮球式矫正器克服了注射器式矫正器不断抽吸的缺点,但因橡皮球存在弹性,需要控制吸引的负压力度,一般以凹陷乳头吸出后不会立即回缩为宜。一般每天吸引5～10次,每次5～10min,需要较长的时间,循序渐进地进行。③注射器抽吸法:原理类似于矫正器,可以用20ml一次性注射器2支,将其中一支针栓拔出,用长度10～15cm的一次性输液器管连接两个注射器的乳头。抽吸时将去掉针栓的注射器针筒倒扣在凹陷的乳头上,使其密闭不漏气,抽动另一注射器针栓,利用负压将凹陷乳头缓慢吸

出,使过短的乳腺管及纤维束逐渐被牵拉伸长,最终达到乳头不再回缩,利于婴儿含接。长期坚持使用对轻度及部分中度乳头凹陷母亲有效,此种方法操作烦琐,因注射器针筒底部较硬,抽吸次数过多会造成乳头皲裂及乳头水肿。可在没有乳头牵引器时作为一种应急备用的方法。④乳房三明治式喂养:这种方法适用于伸展性好的乳房。妈妈一手保持 U 形或 C 形托住乳房,同婴儿嘴巴平行方向压扁乳房,再塑"乳头",另一手托住孩子的头颈部,帮助孩子寻找乳头,确保孩子张大嘴深含接,这就如同给孩子一个大三明治,有助于让孩子含住更多的乳房组织,孩子正确的口型含接对乳头凹陷的纠正是很有效的。⑤采用乳头罩替代乳头。对于母亲乳头有凹陷的情况下,使用乳头保护罩可能会提供适当的帮助。首先选择大小合适的乳头罩,大约比乳头直径大 3mm,选择尾部软奶嘴硬的设计更有利于孩子的口腔对乳房很好的刺激,使用前将乳头保护罩从里向外翻出来,适当沾一些水或乳汁,奶嘴放置紧贴在乳头上,再慢慢把尾部翻回到刚开始的位置,由于负压,乳头保护罩会紧贴在乳房上,孩子吸吮时相对硬的奶嘴会增加对乳晕处的按压,从而使乳汁顺畅流出。乳头保护罩确实可以帮助到母亲实现母乳喂养,目前对于乳头罩的使用尚存在争议,因会有乳头混淆的风险,建议不要长时间使用,孩子可以正常衔乳后应尽早停用。

2)手术治疗:保守治疗方法的治疗周期较长,有复发的风险,对于部分中度及重度乳头内陷的患者可考虑通过手术治疗矫正。有创治疗分为乳管保留和乳管损伤两种矫正术,前者复发率低为 0.6%,且不影响母乳喂养;后者复发率高为 9.9%,并影响母乳喂养。因此,乳管保留矫正术是治疗真性乳头内陷的首选方案。备孕前,如果想进行乳头矫正,可以咨询乳腺外科医生。

6. 乳头损伤

(1)乳头损伤的类型:乳头损伤较为常见的损伤类型为红肿、磨损、皲裂、撕裂、水泡、膜泡、溃疡、糜烂、脱皮以及是否合并感染,按临床表现及临床进展,具体描述为在损伤早期乳头因摩擦或挤压因素表现红肿,红肿继续进展乳头皲裂,长时间反复摩擦乳头会出现透明白泡,如婴儿继续不当地吸吮乳头,造成乳头损伤难以愈合,往往在损伤部位出现修复与新鲜创面并存的局面,形成溃疡,如果在原创面形成局部质硬干燥的角化物,即乳头角化。

(2)预防管理及康复方法:在产前和产后早期对孕产妇进行哺乳姿势及婴儿含接技巧的教育;评估产妇的哺乳技能并早期进行指导;对已经发生乳头疼痛或损伤的产妇,指导采取后躺式哺乳等姿势矫正,并用乳汁或康复新等涂抹乳头措施;也可以使用高纯度的羊脂膏、水凝胶敷料减轻乳头疼痛和促进损伤乳头的愈合;在确保产妇掌握正确的哺乳技能及含接姿势后,乳头损伤仍然持续存在,应评估婴儿是否有鹅口疮,并进行治疗。

八、产后乳房外观相关问题

随着社会的发展,现代女性对于自身体态的关注度日益增高。但对乳房进行超范围的保健护理,比如不科学的排残奶和按摩丰胸等,除了给乳房带来损伤之外,还给广大产妇造成了经济损失,并增加了心理负担。与此同时,产妇担心母乳喂养对乳房外观的负面影响,避免母乳喂养或者早期离乳。

(一)女性乳房的测量

许多学者应用不同方法对乳房体积进行了测量,但因女性乳房形态、宽度、高度、突出度、组织致密度、组织成分及位置、人与人之间以及每一个体生命的不同时期都在不停地发生变化,因此很难找出一种精确而可重复性的客观测量方法。

目前乳房容积的测量方法主要有以下六种方法：①阿基米德原理（排水量）；②人体测量学（解剖学）测量；③影像学（乳腺摄影、磁共振、计算机断层、超声）；④ Grossman Roudner 装置法；⑤铸造；⑥生物立体测量学（三维表面扫描）。但这些方法在患者舒适度及接受度、准确度及并发症、可操作性及检查费用等方面存在诸多问题。

（二）常见的乳房外观改变

乳房的改变，包括体积、形状、柔软度及皮肤的改变，即体积增大或萎缩，形状下垂，柔软度变差，皮肤失去弹性或有肥胖纹等。母亲们经常报告她们的乳房大小和形状在分娩后发生了变化，但这些变化似乎与母乳喂养无关。

1. 乳房增大

（1）乳房增大的标准：到目前为止，关于正常乳房和肥大乳房的界限还没有统一定论，因人种、地域文化以及生活习惯不同，人们对正常乳房形态和大小的标准很难有统一的认识。Elsdhy 将乳房肥大分为 4 种类型，正常体积为 $250\sim350cm^3$，低于 $200cm^3$ 为小乳房，$600\sim800cm^3$ 为中度肥大，大于 $1\,500cm^3$ 为重度肥大。Regnault 根据术中切除乳腺组织量将乳房肥大分为轻度（< $200g$）、中度（$200\sim500g$）、重度（$500\sim1\,500g$）和巨乳症（> $1\,500g$）。Lalardrie 和 Jouglard 认为当乳房体积超过正常或理想状态的 50% 时，就被认为有一定程度的乳房肥大，他们按乳房体积将其分为 5 类：$250\sim300cm^3$ 为正常乳房，$400\sim600cm^3$ 为中度肥大，$600\sim800cm^3$ 为明显肥大，$800\sim1\,000cm^3$ 为重度肥大，大于 $1\,500cm^3$ 为巨乳症。国内学者目前常用的标准为：正常状态下乳房体积为 $250\sim300cm^3$，当超过 $400cm^3$ 则提示存在肥大情况，以 600、800 和 $1\,000cm^3$ 为界分为轻度、中度和重度肥大。

（2）乳房增大的原因

1）腺体原因：①生理原因：详见"妊娠期及哺乳期乳房的正常生长发育变化"；②病理原因：妊娠期乳房肥大是妊娠时发生的一种特发性乳房肥大，病因不明，并不一定发生于第 1 次妊娠，但如果初次妊娠时发生，则于以后每次妊娠时均可发生，其组织学特征表现为纤维囊性改变。

2）脂肪原因：哺乳后乳房肥大，多为雌激素型肥胖的伴发症状，可发生于各年龄段，在 Westreich 的研究中发现，每增加 1kg 体重，乳房体积就增加 $20cm^3$。研究同样发现乳房体积与年龄和体重呈正相关。但肥胖并不总伴有乳房肥大，其原因不甚清楚。

（3）乳房增大的干预措施：妊娠期和哺乳期乳房体积增大，属于乳房正常生长发育的一个阶段，受体内激素水平影响。随着体内激素逐渐恢复到孕前水平，乳房体积会比孕期有所缩小。国内外多项研究证实，正确母乳喂养，充分哺乳，有助于乳房恢复。

2. 乳房下垂　乳房体积与皮肤罩之间应有一个完美的比例，这样不仅赋予乳房以良好的外形，而且能加强皮肤对乳腺的渗透作用，两者之间的比例失调就会发生乳房下垂，乳房下垂是一种乳房形态及位置的异常，表现为乳房整体的位置下降。

（1）乳房下垂评分标准：Rinker 等人使用 Regnault 的分类系统对乳房进行评分。

1）0 级（无下垂）：乳头位于乳房下皱褶之上。

2）1 级（轻度）下垂：乳头位于乳房下皱褶处。

3）2 级（中度）下垂：乳头位于乳房下皱褶下方，但高于乳房的下轮廓。

4）3 级（重度）下垂：乳头位于下皱襞以下，位于乳房的下轮廓处。

（2）乳房下垂的影响因素：年龄越大、BMI 越高、怀孕次数越多、孕前乳房罩杯尺寸越大、有吸烟史的母亲，有乳腺的暴力按摩史，更容易出现产后乳房下垂；而母乳喂养史、母乳喂养持续时间、孕期体重增加,并不是导致乳房下垂的原因。

（3）乳房下垂的机制

1）激素水平变化:激素水平下降,乳腺迅速发生退行性变化,贮留在腺泡腔内及导管内的乳汁多被吸收,大部分腺泡开始破裂,腺管萎缩变细,结缔组织增生不足,整个乳房松弛下垂。

2）机械性原因:怀孕后乳房充血、腺体增生,乳房重量增加,更大的胸罩罩杯、高 BMI 指数的母亲,其乳房皮肤和悬韧带承受着更大的压力,导致乳房下垂发生率要比小罩杯、低 BMI 指数母亲增高。另外,乳房肥大常常在不同程度上伴有乳房下垂。

3）年龄增长:乳房的脂肪和结缔组织的数量随着年龄的增长而减少,乳房的退化导致乳腺导管和小叶的数量减少,小叶收缩和塌陷,此时乳房表现为下垂。

4）吸烟:导致皮肤和韧带的弹性丧失,从而加速乳房衰老和乳房下垂的发生。

5）多次妊娠:反复重复上述情况的发生,使上述因素叠加,致使乳房下垂。

（4）乳房下垂的干预措施及康复方法:不管是否母乳喂养,女性在产后随着激素回到孕前的水平,乳房都会或多或少较孕期变小。有些产妇认为哺乳会导致乳房干瘪下垂,其实恰好相反,婴儿吸吮乳头的动作可不断刺激母亲的乳腺组织,可使乳房变得更加健美,而且还可减少乳汁淤积等引起的产后乳腺问题,因此母乳喂养会显著减缓乳房衰老。非乳汁过多的情况下双乳交替喂奶,减少单侧乳房哺乳,以避免两侧乳房大小不一。

1）正确佩戴文胸:哺乳期间乳房充满乳汁,随着激素水平的变化,乳房大小随之改变,穿戴尺寸合适的文胸,减少乳房本身的震颤和缓解外力的冲击,起到保护乳房、预防乳房松弛下垂的作用。

2）合理膳食:哺乳期是母体用乳汁哺育新生儿及婴儿,使其获得最佳生长发育,并奠定一生健康基础的特殊生理阶段。哺乳期妇女（乳母）既要分泌乳汁、哺育婴儿,还需要逐步补偿妊娠、分娩时的营养素损耗并促进各器官、系统功能的恢复,因此比非哺乳妇女需要更多的营养。

3）胸部肌肉训练:产后若及时进行胸部肌肉锻炼,能使乳房看上去结实坚挺丰满,这是一种有效且经济的方法,但健胸运动需要长期坚持,才能达到明显的效果。常用的健胸方法有:扩胸运动、对掌推、俯卧撑及平板支撑、使用手持拉力器、弹力绳、哑铃等辅助器械、游泳等。

注意事项:①注意运动强度,锻炼从轻微运动开始,循序渐进,不要过于激烈。如选用辅助器械,注意选择合适的拉力及重量。②尽量在哺乳后锻炼。③运动期间注意补充水分和电解质,防止脱水。

4）适当避孕:Rinker 等人总结了可能造成乳房下垂的独立危险因素,怀孕次数位列其中。适当避孕,减少怀孕次数,可有效延缓乳房下垂的进程。

5）拒绝外用或口服丰乳产品:乳房生长发育的状况是由女性体内雌激素的含量及乳房组织对雌激素的敏感程度决定的。一些非法丰乳产品中含有人工合成的雌激素,口服或外用后很快会被吸收,从而会使乳房暂时增大。女性若长期使用这类丰乳产品,还会出现月经不调、乳房皮肤色素沉着、黑斑、萎缩变薄等不良反应,并可因体内雌激素水平持续升高而增加患乳腺癌、宫颈癌、子宫内膜癌、卵巢癌等癌症的概率。

3. 乳房不对称　女性乳房往往不是完全对称的,乳房不对称是由许多因素造成的,这些因素大致可分为先天和后天两种。在此,仅探讨哺乳相关问题。

（1）概念：哺乳所致乳房不对称（俗称：偏乳）：由单侧母乳喂养造成。母乳喂养过程中，一侧乳房的使用量少于另一侧乳房，或者某侧乳腺根本不进行母乳喂养。而婴儿不明原因的乳房偏好是婴儿在没有明显原因的情况下更喜欢单乳喂养，也是单侧母乳喂养最常见的原因。单侧母乳喂养导致非首选乳房泌乳减少或停止泌乳。单侧母乳喂养的原因：单侧母乳喂养的原因不明，可能有临床原因，也可能是文化原因。Sameer Al-Abdi 等人通过三种行为来解释：第一，与婴儿天生的转头倾向有关，大约90%的足月婴儿仰卧时喜欢将头转向右边，就像母亲通常用左乳喂养婴儿一样。第二，更多的母亲倾向于把婴儿抱在左边而不是右边。第三种行为是母亲的利手性，母亲更喜欢用与惯用手相反的手来抱着婴儿。很难确定这种联系是依赖的还是独立的。

（2）乳房不对称原因：Sameer Al-Abdi 等人总结了如下方面。

1）婴儿原因：①婴儿的偏好。选择习惯而舒适的姿势，避免被抱在疼痛的位置。②婴儿的月龄：1月最多发生，1d、10d、4月次之。③婴儿的疾病：轻微斜颈、下颌紧闭、早期耳道感染、其他病理或生理问题。④有时婴儿只是喜欢单乳喂养，没有明显的原因。

2）母亲原因：①乳头原因，一侧乳头过大或过小、乳头颈部过短或过平、乳头凹陷、多乳头等。②乳房奶量过多或过少：一侧奶量过少，吸吮困难；或一侧瞬时乳量过多，造成婴儿不适。③乳房病史：一侧乳房有既往病史，如：外伤史、手术史、感染史，或正在患有良/恶性肿瘤等。④母亲的偏好，如：选择习惯而舒适的姿势、利手性（右利手/左利手）、身体其他部位疾病导致需要采取某种特定姿势等。

3）其他：遗传因素、文化原因等。

（3）可排除的原因：与孩子的性别、具体某侧乳房（左侧或右侧）、是否为初产妇、母亲的职业及受教育程度无明确相关。

（4）干预措施及康复方法：应鼓励母亲寻求专业的哺乳支持顾问来帮助预防和解决这个问题。为了克服单侧乳房哺乳，可以学会从非首选乳房中挤出乳汁。

（三）乳房外观改变的手术治疗

1. 乳房扩大整形术　乳房扩大整形术，俗称隆乳术，可以使不发育或发育不良的小乳房女性，获得丰满的乳房。要求行隆乳术的人数逐渐增多。

（1）手术适应证：①乳房发育不良或乳房在分娩后萎缩；②体重骤减后体形消瘦、乳房萎缩；③青春期前乳腺组织病变导致发育不良；④乳腺癌保乳术后；⑤乳房形态不良、与身体整体形态不相称；⑥两侧乳房大小不对称，轻度下垂或乳头凹陷等。

（2）手术禁忌证：①乳房组织有炎症或手术切口附近有皮肤炎症；②机体其他部位有感染病灶，或心、肝、肾等重要脏器有病变；③瘢痕体质；④要求隆乳术者心理准备不足，或有不切实际的要求；⑤患有精神分裂症或精神异常；⑥患有免疫系统或造血系统疾病；⑦乳腺癌术后复发或有转移倾向；⑧有强烈哺乳需求者。

（3）假体类型：乳房假体类型较多，在临床中常用的有：光面硅凝胶假体、外阀型毛面双层假体、毛面硅凝胶假体、光面盐水充注假体、毛面盐水充注假体。

（4）手术并发症：①出血及血肿；②形态不良，双侧不对称；③乳房下垂；④纤维囊形成；⑤假体外露；⑥假体肉芽肿；⑦假体破裂或假体渗漏；⑧上臂疼痛；⑨感染；⑩气胸或脓胸；⑪泌乳功能受损，可能诱发哺乳期乳腺炎；⑫硅胶可能是尚待证实的诱发或促进乳腺癌发生的原因之一。

2. 乳房缩小整形术　乳房缩小整形是以切除部分乳房皮肤、乳腺组织，使乳房形体缩小和乳房位置改善,并进行乳头、乳晕整形的一类整形技术。乳房缩小整形术是用于乳房过度发育及乳房下垂的整形术。

（1）手术内容:①乳头、乳晕的向上移位及整形;②切除肥大、松弛的乳房皮肤皮下组织,制成半球形的乳房皮肤外壳;③切除过度增生的乳腺组织,矫正下垂的乳房形体,制成半球形的乳房实体;④应尽可能保留乳腺导管的畅通及完整,以保持乳房的泌乳功能。

（2）手术原则:①乳房缩小整形手术的原则是使肥大及下垂的乳房经过手术以后,达到外形及功能良好的目的;②缩小、再造的乳房大小合适,位置良好;③缩小、再造的乳房为半球形,形态良好,两侧对称;④乳头、乳晕感觉良好;⑤皮肤切口隐蔽、瘢痕少,没有猫耳畸形,没有局限性凹陷性畸形或乳房扭曲畸形;⑥尽可能保持乳房的泌乳功能;⑦缩小、再造的乳房质感良好,具有正常乳房组织的弹性。

（3）手术并发症:①出血;②血肿;③感染;④伤口裂开,皮瓣坏死;⑤乳头、乳晕坏死;⑥形态不良;⑦丑陋的切口瘢痕及乳房硬块形成;⑧乳头感觉丧失;⑨泌乳功能丧失;⑩复发。

（韩　勇　贾国丛　高雅军　邹　燕）

第四节　哺乳期常见的乳腺疾病

产后乳腺承担的任务较重,可能会发生感染,肿瘤及其他异常。哺乳期乳腺炎非常常见,严重影响产妇的生活质量和降低母乳喂养率。哺乳期良性肿瘤是否干预、干预时机的把握会对母乳喂养造成很大的影响,而哺乳期恶性肿瘤的早诊早治也非常重要。

一、哺乳期乳腺炎及乳腺脓肿

（一）定义与诊断

哺乳期乳腺炎是于乳汁淤积及细菌入侵引发的乳腺炎症反应,临床常表现为乳房局部红、肿、热、痛,伴或不伴体温升高、寒战、乏力等全身症状。有些乳房局部乳腺导管阻塞或肿胀,可能会使乳房出现红、肿、痛,但并不一定有细菌感染。哺乳期乳腺炎可加重进展为乳腺脓肿,主要表现为乳房局部红肿、疼痛加重,甚至导致乳房破溃。目前国内外对哺乳期乳腺炎的诊断主要通过临床症状来进行判断,并没有统一可量化的诊断标准。

（二）高危因素

机体抵抗力下降、营养不良、精神压力大、疲劳、罹患其他疾病、受寒等多种因素都会导致母亲机体抵抗力下降,使其对疾病免疫能力明显减弱,并直接导致体内的菌群失调,是哺乳期乳腺炎的诱因。具体有母亲、婴幼儿及母婴配合三方面的高危因素。

1. 母亲因素　①乳头内陷或扁平;②乳头损伤;③乳管闭塞(乳头白膜)/乳管慢性炎症;④乳汁量多或哺乳次数少;⑤既往乳腺炎病史;⑥乳房受到压迫(例如:紧身衣物、安全带);⑦乳房遭受外伤,如不正当、过度或暴力通乳;⑧精神压力大或过度劳累;⑨身体其他部位感染性疾病。

2. 婴儿因素　①婴儿口腔解剖学异常如唇腭裂或舌系带过短等;②早产儿,吸吮能力差或不协调;③婴儿拒绝吸吮乳头;④婴儿患病。

3. 母婴共同因素　①产后早期非按需哺乳;②哺乳模式突然改变,如漏喂等突然延迟哺乳间隔；③母婴分离；④含接不良；⑤过早加入配方奶，乳头混淆；⑥不正确的离乳方式。

哺乳期乳腺炎发展成为乳腺脓肿的高危因素包括但不限于：发热时间＞2d、病变位于乳头乳晕区，及有乳腺暴力按摩史。

（三）病因

哺乳期乳腺炎病因多样，最主要的两个因素为乳汁淤积和乳房内微生态平衡破坏。另外机体抵抗力下降、外力严重挤压乳房等原因均可导致该病的发生。回顾性研究从患有乳腺炎和无症状的女性中收集了大量的母乳样本，并对其进行了宏基因组分析，DNA测试的结果表明母乳是一个复杂的微生物群体，包括细菌、真菌、病毒等。在哺乳期乳腺炎患者的乳汁中，致病菌过度生长。母乳的微生态平衡被破坏后，可促使局限性或弥漫性的细菌感染，进而直接导致了哺乳期乳腺炎的发生。WHO总结认为许多哺乳期女性的乳汁或皮肤上存在潜在致病菌，但却没有发病；而很多乳汁中并不存在潜在致病菌的哺乳期妇女却发生哺乳期乳腺炎。所以哺乳期乳腺炎的病因仍需进一步实验研究证实。乳腺脓肿往往是因为哺乳期乳腺炎未及时且有效控制发展而来。

（四）治疗及康复方法

1. 哺乳期乳腺炎

（1）治疗原则：本着治疗乳腺炎不影响母亲哺乳为基本原则，杜绝为了治病而建议离乳的做法。乳腺炎的处理最重要的是频繁有效地移除乳房内的感染乳汁。①帮助母亲发现哺乳期乳房问题的原因并及时指导，改善母亲乳汁淤积；②防止乳头损伤；③合理的应用抗生素；④对症治疗缓解其症状；⑤中医治疗；⑥如有必要进行心理辅导。

（2）对症治疗：注意保证充分的睡眠；合理选用有效的解热镇痛消炎药物帮助退热，安全用药：口服对乙酰氨基酚和布洛芬；如发热时间长、伴有腹泻呕吐、饮食不佳或限制盐的摄入，应监测体内的水电解质平衡。

（3）局部治疗

1）排出感染乳汁：是治疗的关键，鼓励母亲给足月正常儿正常哺乳。如哺乳困难教授母亲学习自我手挤奶，通过模仿婴儿哺乳动作刺激泌乳反射，从而使感染乳汁自主喷出而不是给感染部位加压，以免使感染扩散及破坏局部乳腺组织，按着婴儿哺乳频率每次5min移除感染的乳汁，时间过程力度过大有增加乳晕区水肿的风险。

2）有效的物理疗法：可以减轻局部水肿、缓解疼痛症状，促进炎症组织吸收。

3）局部外敷：急性乳腺炎初级阶段可冷敷患区皮肤以减轻组织水肿，水肿消退后可哺乳前温敷，每次5～10min，每日3～4次，以有效促进乳腺炎症的吸收。

4）中药外敷：常见如意金黄散、四黄膏或玉露膏外敷等。

（4）全身治疗

1）抗生素的使用：乳腺炎早期不建议使用抗生素，通过正确的乳汁移除往往可以缓解发热、乳房红肿疼痛等症状。对于抗生素的使用应该严格把握指征，避免为了用药而停止哺乳这种本末倒置的做法。符合使用指征时要优先选择不影响哺乳的抗生素。

2）抗生素的使用指征：发病时临床症状严重，经保守疗法（有效排空乳汁与中医治疗）24～48h之内没有改善，或是病情进展迅速。

首选一、二代头孢类抗菌药物，后结合实际情况及药敏结果合理选择敏感抗生素。耐甲氧西林金黄色葡萄球菌感染者可使用万古霉素或复方新诺明。国内的经验是使用敏感抗生素治疗普通感染3～5d可达到满意的治疗效果。使用抗生素期间，大多数药物进入到乳汁中的剂量不足以对婴儿产生危害，所以在治疗过程中都应在使用安全的药物时鼓励患者继续母乳喂养。具体可查阅《药物与母乳喂养》。应用抗生素并继续母乳喂养时，需要监测婴幼儿是否有呕吐、腹泻等肠道菌群失调的表现及皮疹、瘙痒等过敏反应表现，医生在治疗乳腺炎的同时要提供给母亲哺乳安全性的建议。

（5）中药治疗：参照国家中医药管理局颁布的《中医病证诊断疗效标准》ZY/T001.2-94分三期论治。哺乳期乳腺炎属乳痈郁滞期。主症见乳汁分泌不畅，乳房肿胀疼痛，结块或有或无，皮色不红或微红，皮温不高或微高，或有形寒身热，口苦咽干，胸闷不舒，烦躁易怒，食纳不佳。舌质淡或红、苔薄白或薄黄，脉弦。此期辨证属肝郁气滞。治法：疏肝解郁，消肿通乳。常用方药：瓜蒌牛蒡汤加减。

（6）益生菌治疗：针对母乳的微生态平衡被破坏后出现的一系列症状，国外学者发现从健康母乳的乳汁中分离出发酵乳杆菌CECT5716，在孕晚期至哺乳期，通过内源性的肠道-乳腺途径到达乳腺组织，并稳定定植发挥益生效果：与致病菌产生竞争性抑制，优化乳腺微生态，从而缓解乳腺炎性反应，确定此种母乳益生菌能有效拮抗金黄色葡萄球菌等致病菌，缓解哺乳期乳房的肿胀、疼痛等症状，提高母婴的免疫力和肠道健康，避免使用广谱抗生素后出现的菌群失调、耐药等不良反应。

2. 乳腺脓肿

（1）治疗原则：积极全身对症支持治疗，及时、有效地排出脓液，促进脓腔愈合。

（2）全身治疗

1）对于高热者可口服布洛芬或对乙酰氨基酚降温。

2）根据脓液是否能有效排出以及感染细菌类型合理应用抗生素。

排出脓液的方法：①超声引导下细针穿刺冲洗治疗：操作简单，创伤小，创面美观，患者痛苦小、康复时间更短、并发症少、治疗费用低且不影响母乳喂养，已被母乳喂养医学会推荐作为乳腺脓肿治疗的首选方案。②置管冲洗引流术：对于脓腔大（＞3cm）、多房性及脓液黏稠、穿刺抽吸困难和穿刺后感染症状不能有效控制、未见明显好转者可以在超声引导下行置管冲洗引流术。③真空辅助微创旋切术：对于脓腔内含有大量坏死组织的脓肿可推荐真空辅助微创旋切术作为治疗方案，该方式疗效更佳、美容效果好，缺点是费用较高。④中医治疗方案：火针洞式烙口排脓。采用火针洞式烙口引流法，外烙口虽小（直径约0.3～0.5cm），但烙口内壁产生焦痂附着，形成一个光滑的圆形通道，不留死腔，引流通畅，排脓效果好。不出血，痛苦小，瘢痕小，疗程短，不影响哺乳。⑤脓肿切开引流：因疗效确切、经济，为乳腺脓肿的经典治疗手段，仍是基层医疗机构主要治疗手段，但创伤较大，治疗过程痛苦，恢复期较长，常同时需离乳，目前不再作为首选推荐。

（3）中药治疗

1）成脓期：主症见患乳肿块增大，皮肤灼热，疼痛剧烈，拒按，肿块中央渐软，按之应指。兼见全身壮热憎寒，口干喜饮，烦躁不安，身痛骨楚，溲赤便秘。舌质红或红绛，苔黄腻或黄糙，脉滑数或洪。肿块穿刺有脓。此期辨证属胃热壅盛。治法：清热解毒，托里排脓。常用方药：瓜蒌牛蒡汤合透脓散加减。

2）溃后期：主症见溃后或切开排脓后，一般寒热渐退，肿消痛减，疮口逐渐愈合。若溃后脓出不畅，肿块不消，疼痛不减，身热不退，则已出现袋脓现象；若脓液侵及其他腺叶，则成传囊乳痈；有时可见乳汁从疮口溢出或脓水清稀，形成乳漏，收口缓慢，此期辨证属气血两虚，余毒未清。治法：益气养血，和营托毒。常用方药：托里消毒散加减。

二、围产期乳房良性肿瘤、副乳与哺乳

（一）乳腺纤维腺瘤

1. 病因及病理生理 乳腺纤维瘤的病因不明，有可能与乳腺小叶对雌激素刺激反应性增高有关，也有可能是小叶对雌激素异常反应而引起。纤维腺瘤大部分在生长期过后，进入静止期的占大多数，退化的占 15% 左右，进展的仅占 5%～10%。纤维腺瘤应该属于正常小叶发育中的失常情况而非恶性肿瘤表现，有很好的组织学证据证明这些肿块是从乳腺小叶发育而来。

2. 临床表现

（1）症状与体征：多数患者无意中发现肿瘤，约 25% 无症状，多为单发或双侧多发，多发纤维腺瘤都有家族史，自然病程较长，绝经后纤维腺瘤可有退缩表现。

（2）体格检查：肿瘤活动性好，肿物质韧，边界清，表面光滑较规则，多无压痛。

3. 辅助检查 超声检查与钼靶 X 线检查为主要辅助检查。

（1）超声：为纤维腺瘤的首选检查，超声下肿物多呈圆形或椭圆形，少数成分叶状多为大分叶状水平，生长大小不一，边界清，形态规则多有包膜，包膜薄而光滑，呈强回声。内部一般为弱到低回声，也有瘤体内可见粗大或不规则的钙化。后方伴回声影，较大的纤维瘤可有分叶状，内部多微弱声，回声较为均匀。

（2）X 线检查：多表现为局限性病灶，肿瘤边界光滑，锐利，密度均匀，多为等密度或稍高密度影。透过病灶可以看到与之相重叠的血管结构，有时因周围脂肪组织可以见到低密度的晕环，须与恶性肿瘤相鉴别。

4. 治疗基本原则

（1）观察原则：对于较小的纤维腺瘤可采取观察的原则，尤其为哺乳生育的年轻女性，需考虑对哺乳功能的影响。

（2）对于肿瘤大于 2cm 或 25 岁以上的女性：考虑为复杂性乳腺纤维腺瘤的依据手术指征推荐密切观察，或在患者知情同意及充分考虑下进行肿瘤的真空辅助旋切活检术，简称微创旋切手术或常规开放手术。对于巨大型或生长较为迅速的纤维腺瘤应及时给予切除。

1）手术切口的选择：应考虑不影响乳腺功能和哺乳的情况，采取腺体层的放射切口。对于不需要考虑哺乳因素的患者，可采取弧形切口或乳晕旁切口，更偏重于考虑切口外观以及乳房的外形。

2）手术的时机：未婚患者可择期手术，对于已婚未孕患者可以在备孕前进行手术，对于妊娠的患者，需在妊娠的 3～6 个月手术或密切观察，手术方式可选择微创活检或手术切除治疗。

（二）乳腺导管内乳头状瘤

1. 病理生理 导管内乳头状瘤是生长在导管内，有蒂或无蒂、疣状隆起性病变，是发生于乳腺导管上皮的良性肿瘤。乳腺导管内乳头状瘤多发生于 30～55 岁，经产妇年龄以 40～45 岁多见，发病率仅次于纤维腺瘤，可以分为中央型乳头状瘤或孤立的导管内乳头状瘤，以及多发的导管内乳头状瘤。近于乳头、乳晕部位发生的乳头状瘤更易出现乳头溢液，可呈清水样、血性或黄色浆型液。导管内乳头状瘤 90% 为单发性，10% 为多发性。多发的导管内乳头状瘤多位于周围小导管。伴有异形增生的导管内乳头状瘤被认为是一种最直接的癌前病变，多发性导管内乳头状瘤恶变率可高达 10%～30%。

2. 临床表现

（1）患者多因内衣上发现溢液痕迹，或挤压乳房时出现乳头溢液就诊。

（2）乳房肿块，因乳房肿块就诊的乳头状瘤一般占比较小。

（3）体格检查：可发现导管内乳头状瘤的基本特征是按压乳房相应区域可出现乳头的溢血或溢液，较少的患者可触及乳腺肿块，多为乳头乳晕周围区域的小结节，或条索状占位，质硬界限较清。

3. 辅助检查

（1）超声：主要表现为导管扩张或导管内实性回声，多见于乳晕下方的大导管，内呈乳头状和结节状，轮廓较为模糊，呈低到中回声。肿块可较规则，有时可见蒂状结构，堵塞导管近端时，其远端导管扩张呈囊状扩张。部分肿块内可以有血流信号的表现。

（2）钼靶 X 线表现为：局限性，乳晕下肿块的阴影，呈良性外观，导管实性扩张，乳晕下方偶有导管阴影，偶见微小钙化，小的乳头状肿瘤密度较淡，X 线片很难发现。

（3）磁共振可以作为乳头溢液病变的检查方式，MR 对于有肿物占位患者有较高的软组织分辨率，良好的血流动力学，有较好的优势。磁共振表现：可见距离乳头 10cm 以内较小的边缘比较清楚的均质强化的实性结节，部分伴有导管扩张，部分导管内乳头肿瘤信号为不规则形状，但对于乳头溢液、无明显结节的导管内占位，诊断较困难。

（4）乳管镜是目前诊断导管内乳头状瘤的一个常规的检查方式，可以通过乳管镜直视地观察乳管内乳头状瘤的表现，同时可以观察溢液的性状，但是不能进行病理的活检，可进行乳头溢液的细胞学检查。

（5）病理学检查：大体形态肿瘤界限较清楚，肿块呈圆形或半球形或葡萄状，可见菜花状中有一个或多个蒂，附着在扩张的管壁上，可以见导管内有浆液性或血性的液体，乳头状肿瘤的大小不一，可沿导管延伸数厘米，显微镜下可见中央型和外周型的乳头状肿瘤以密集而分支的结构为特征，中央型乳头状肿瘤常见间质纤维化广泛者可遮盖乳头状结构，出血和梗死常见。外周型乳头状肿瘤形态多样，较为广泛。

4. 治疗方法　手术方式，通过术前乳管造影或蓝染定位病变乳管，完整切除病变导管的区段。术中手术标本不宜行冰冻病理检查，如术后病理结果恶性需二次手术。

（三）乳腺良性叶状肿瘤

1. 临床表现　由于叶状肿瘤无论在影像学还是病理组织都与纤维腺瘤较为相似，因此需要进行鉴别。良性叶状肿瘤为无痛性的乳房肿块，偶尔也可伴有疼痛肿块，可持续长期缓慢生长。肿瘤的生长速度与恶性程度并没有直接联系，由于肿瘤的压迫，其表面皮肤可变薄变亮，失去弹性，有时可见曲张的静脉，可引起皮肤的缺血，较大的肿瘤可造成皮肤浅静脉的扩张。所有的叶状肿瘤均具有局部复发的潜能，其中良性的复发率为 7% 左右，其复发与多种因素有关，第一是肿瘤的切除完整性，第二是基因改变，无论形态变化与否，良性肿瘤在分子水平的变化和生物学行为都可能随复发而改变。

2. 辅助检查

（1）影像学的表现：超声、钼靶检查为首选检查。

1）超声检查：叶状肿瘤表现为高回声，内有包膜的团块，也可包含散在的囊性区域，超声较难鉴别良恶性。超声下有分叶状的形态，内部回声，多有囊性，内部可有无回声或实性，与出血、坏死纤维病变以及呈分叶状和小囊腔形成有关。超声下叶状肿瘤内部常有细小血流信号。

2）X线表现：良性叶状肿瘤以低密度影像为多见，叶状肿瘤的边缘常有晕环的征象。

（2）病理学诊断需与纤维腺瘤相鉴别，叶状肿瘤属于单克隆，而纤维瘤多克隆性，在上皮和间质成分中均可见，叶状肿瘤的单克隆性，只在间质成分中体现。良性叶状肿瘤，多为边界清。轻度富于间质细胞，弥漫分布不均，轻度或无间质异型性，核分裂象小于5～10个高倍镜下，无间质过渡性增生，没有恶性间叶源性成分。K-i67低表达，p53低表达。

3. 治疗方法　外科手术治疗是主要治疗方式。

（1）保留乳房的肿瘤扩大切除术：基本原则是首选局部扩大切除，要求切缘距离肿瘤大于1cm。对于多发和巨大叶状肿瘤保留乳房的手术是可行的。

（2）乳房切除：当肿瘤占据乳房体积大于1/4时，尤其是乳房体积较小患者。术后复发的患者，尤其多次手术复发患者肿瘤累及较大面积的皮肤，以及肿瘤破溃的患者，需进行乳房切除，建议对于组织学上有侵袭性肿瘤，需要考虑乳房切除。对于良性分叶状肿瘤，无需进行腋窝淋巴结的清除及前哨淋巴结的活检。

4. 乳腺良性肿瘤的手术对于哺乳功能的影响　注意乳腺良性肿瘤手术时，在追求微创手术及美学效果的同时，勿忘关注乳房的哺乳功能。手术对于哺乳功能影响的大小取决于肿瘤类型、大小、部位、数量、手术切口的位置、切除腺体体积的大小、乳管破坏的程度及支配乳头乳晕神经的破坏程度等多种因素。有研究认为，环乳晕切口并不会对乳晕区的感觉神经造成太大的影响。然而，乳晕区感觉功能正常并不代表乳头在哺乳时功能不受影响。此外，手术还有对正常的乳管造成副损伤的风险，术后局部瘢痕的形成，有时也会影响到乳头的外形，甚至造成乳头内陷，造成的损伤对于哺乳功能有无影响尚不明确。

（四）积乳囊肿

1. 定义　积乳囊肿亦称乳汁潴留囊肿，是由各种因素导致乳管堵塞，乳汁排出不畅，乳汁潴留于导管内，使导管扩张而形成囊肿。

2. 病理生理　积乳囊肿主要发病机制为各种原因引起乳管阻塞，乳汁排出不畅，乳汁潴留，局部导管扩张而形成囊肿。积乳囊肿因累及的导管数目不同，可表现为单房或多房囊肿。

3. 临床表现　绝大部分积乳囊肿表现为哺乳女性在妊娠期、哺乳期及停止哺乳后的乳房局部无痛性、活动性较好的肿物，可为单侧或者双侧乳房的单个或者多个肿物。积乳囊肿可继发感染引发急性乳腺炎甚至发展至乳腺脓肿。

4. 辅助检查

（1）超声检查：囊、实性低回声或者高回声结节，有的表现为不均质回声结节，有的表现为囊肿壁增厚、毛糙、边缘不清晰、形态不规则，超声声像图表现多样。

（2）X线（钼靶）检查：积乳囊肿早期的X线检查表现为圆形或者椭圆形肿物，边缘可清晰或模糊。

（3）超声引导下细针穿刺：是一种简单、微创的检查方法，可协助明确诊断。

5. 鉴别诊断

（1）乳腺纤维腺瘤：乳腺纤维腺瘤与是否哺乳无关，表现多为乳腺无痛性肿物，一般形态较规则、边界较清晰、活动度较好。可行细针或者空芯针穿刺活检协助明确诊断。

（2）乳腺脓肿：也可表现为乳腺局部肿物，超声所见可能与积乳囊肿合并感染无明显区别，但乳腺脓肿会有明显的局部疼痛，表面皮肤可以发红、发热。

（3）乳腺癌：乳腺核磁检查可见乳腺癌动态增强呈明显强化表现，必要时可行穿刺活检或手术切除活检明确诊断。

6. 治疗方法及康复方法

（1）随访观察：积乳囊肿是良性肿物，患者多无任何不适，而且随着时间的延长，有的积乳囊肿可能会减小甚至消退。对于诊断明确的积乳囊肿可以随访观察。

（2）超声引导下细针穿刺抽吸治疗：对于哺乳期较大的或在乳头后方影响哺乳、继发感染或遭受按摩破损乳汁外溢到间质或皮下的可行超声引导下细针穿刺抽吸或置管引流治疗。

（3）手术切除治疗：对于患者局部有胀痛不适、影响日常工作生活、明显增大和影像学检查不能完全排除恶性肿瘤的需要手术治疗。

（五）副乳

1. 定义　除了胸前正常的一对乳房外，另有一个或多个乳房。副乳通常发生在自腋下至腹股沟的乳线上任一位置，以腋窝部位的副乳最多见，其次为胸壁和腹股沟，很少见的也可能发生在面部、耳朵、颈部、臀部、膝盖或者大腿。副乳可能与肾脏或其他器官系统的先天异常发育有关。副乳的表现形式不尽相同，它们可以包含乳头、乳晕、乳腺腺体的一种或者多种组织成分。其中乳头、乳晕、腺体这三种成分全包含的为完全性副乳，否则为不完全性副乳，不完全性副乳更多见。

2. 流行病学　副乳在整体人群中的发生率为 1%～5%，在女性当中的发生率为 2%～6%，女性多于男性。副乳的部位最常见于腋窝，其中有 1/3 病例表现为双侧副乳。

3. 病理生理　因受体内激素水平的影响，有乳腺组织的副乳和正常乳腺组织一样，在女性青春期、妊娠期及哺乳期会有相应发育。进入妊娠期后，副乳也开始明显发育，从而出现局部胀满甚至疼痛的表现。到了哺乳期，随着催乳素水平的明显升高，有腺体组织成分的副乳会出现乳汁分泌。少数有副乳头的副乳腺可能还会有乳汁流出。副乳和正常乳腺一样，也会发生肿物，甚至恶性肿瘤可能。

4. 临床表现　绝大部分副乳位于腋窝，也可发生在乳房的上下部位、腹部、腹股沟区、大腿外侧等部位。虽然副乳是先天性的，但绝大部分妇女可能在经历怀孕及哺乳期生理性副乳腺体发育后才会注意到它的存在。

（1）青春发育期：因为副乳一般都比较小，故此时多数无明显不适，因此有很多人并没有发现副乳的存在。腺体成分稍多的女性可能在这个时期因为体内激素水平的改变，在月经来潮前会出现副乳区的胀痛不适，月经来潮后疼痛明显缓解或消失。这种周期性胀痛与正常乳腺随着生理周期出现的生理性增生表现相似。

（2）妊娠期：在体内一些激素作用下，副乳体积的增大，有乳头乳晕者可能表现为乳头增大，或者乳头乳晕区的色素沉着加深。

（3）哺乳期：分娩后副乳和正常乳腺一样会产生乳汁，但因为多数副乳的乳管发育不完善或者没有乳头，乳汁无法排出，副乳内乳汁潴留，这些产妇会出现副乳区明显肿胀疼痛。不需要特殊处理，副乳会逐渐缩小，疼痛减轻。

（4）离乳后：当停止哺乳后，有的副乳可能恢复至孕前状态，无明显不适；有的可能无法完全恢复。副乳和正常乳腺一样，可能会出现肿物甚至恶性肿瘤，需尽快就诊。

5. 辅助检查　超声检查是应用最广泛的检查方法，敏感性高，可以明确副乳诊断，也可以明确副乳内是否有肿物或者其他病变。另外乳腺钼靶及磁共振检查也可以协助诊断。

6. 结合上述临床表现及辅助检查基本可明确诊断，有穿刺活检及手术者，病理诊断是明确诊断的"金标准"。

7. 治疗及康复方法

（1）建议母亲保持腋下清洁、干燥，穿合适的内衣，局部冷敷，不要有局部束缚挤压。切忌局部热敷或者按摩刺激，这样只会让副乳产生更多的乳汁，局部胀痛更加明显。

（2）下述情况可考虑手术治疗：在非妊娠期或哺乳期，副乳明显，影响局部美观，患者对外观要求较高者；副乳内出现肿块，且超声检查提示恶性肿瘤可能者。

（3）手术方法包括：①开放性副乳切除术；②超声引导下微创旋切副乳切除术；③腔镜下副乳切除术。

三、妊娠期与哺乳期乳腺癌

（一）定义与术语

妊娠期与哺乳期乳腺癌（pregnancy-associated breast cancer，PABC）定义为在妊娠期间、产后1年内任何时间段诊断的乳腺癌，也有一些学者将产后的时间定义为2～5年不等。

（二）流行病学

乳腺癌是妊娠期或非妊娠期女性发病率最高的恶性肿瘤，在30岁以下的患者中，高达20%的乳腺癌是妊娠相关的，而50岁以下乳腺癌患者中，与妊娠相关的为0.2%～3.8%。妊娠期与哺乳期乳腺癌的发病率为（15～35）/10万，与产后1年相比，妊娠期间诊断的乳腺癌病例相对较少。随着越来越多女性推迟生育年龄，妊娠期与哺乳期乳腺癌发病率有不断上升趋势。

（三）病因及病理生理

妊娠期与哺乳期乳腺癌和一般乳腺癌一样，确切的病因尚不清楚，但两者具有相似的遗传及环境危险因素。在妊娠期乳腺癌女性中，有乳腺癌遗传倾向的女性文献显示较多，BRCA-1或BRCA-2突变个体患乳腺癌的风险增加，但发病率的增加并不仅限于妊娠哺乳期。虽然妊娠对乳腺癌有远期预防作用，但它本身可能会暂时增加乳腺癌风险，这可能与短期的激素暴露水平波动有关。在上海的一项妊娠期与哺乳期乳腺癌调查研究中发现，小于30岁近期足月妊娠女性患乳腺癌的风险增加，并且较一般女性乳腺癌预后差。同时，携带有BRCA-2突变的女性中，多产对乳腺癌风险的保护作用可能会丧失。

由于妊娠哺乳期乳腺体积增大、腺体变得致密、哺乳期乳汁淤积等的影响，女性自检发现乳房肿物的时间会推后；由于惧怕辅助检查对胎儿、母乳喂养的影响，乳腺健康体检与辅助检查也可能会缺失；哺乳期对乳汁淤积、乳腺炎症与乳腺癌的鉴别不准确，这些都可能导致乳腺癌诊断的延后。因此，妊娠哺乳期乳腺癌较一般乳腺癌诊断时分期更晚，预后更差。妊娠期与哺乳期乳腺癌的局部侵犯及远处转移的病理生理机制与一般乳腺癌类似。

（四）诊断

1. 临床表现　妊娠期与哺乳期乳腺癌与一般乳腺癌具有相似的临床表现，多以乳房肿块或乳房局部增厚为首要临床表现，部分患者可出现同侧腋下肿大淋巴结。由于妊娠期、哺乳期乳房生理性变化，如乳房增大、腺体增厚、组织密度高等，乳腺肿瘤不易触及，或被忽视，易发生乳腺癌漏诊，从而导致乳腺癌诊断延迟。文献显示诊断每延迟1个月，淋巴转移风险增加1%～2%。因此，妊娠哺乳期诊断的乳腺癌，往往分期较晚，多数伴有腋窝淋巴结转移。考虑到妊娠期与哺乳期乳腺癌的临床特点，凡是发现乳房新发生可触及肿块、局部增厚等异常，2周内不消退，即应进一步检查明确诊断。

2. 影像学检查

（1）超声检查：超声检查没有对胎儿造成放射性伤害的风险，且可以准确地鉴别乳房肿块为囊性或实性，准确率达 97%。有研究显示 20 例妊娠期与哺乳期乳腺癌，超声对其诊断率达 100%，其中 18 例诊断出腋窝淋巴结转移。同时，超声可重复安全使用，用于妊娠期与哺乳期乳腺癌患者新辅助化疗效果的评估。所以超声应该作为妊娠哺乳期不明乳房肿块首选影像学检查。

（2）乳腺 X 线检查：妊娠期间乳腺 X 线检查（乳腺钼靶）在进行患者腹部屏蔽后进行检查是允许的。研究表明，低于 0.05Gy 剂量胎儿放射线暴露是安全的，而钼靶检查对胎儿的辐射为 0.002～0.004Gy。乳腺钼靶在妊娠期患者主要用于超声诊断困难时，或超声、穿刺活检明确为乳腺癌后排除多灶或双侧癌灶。哺乳期乳腺癌行乳腺钼靶检查不考虑胎儿辐射问题，应用是安全的，但同妊娠期一样因乳腺致密灵敏度会有一定降低。

（3）乳腺磁共振检查：当前，乳腺磁共振检查用于妊娠期与哺乳期乳腺癌并没有可靠的循证医学证据，尤其在妊娠期，磁共振检查对胎儿的安全性影响没有证据。同时，乳腺磁共振检查一般需进行增强扫描，钆作为增强剂动物模型显示可以通过胎盘，并可以引起胎儿异常，所以钆被归类为妊娠期药物分类的 C 类（C 类：药物能导致动物畸形或胚胎缺陷，但缺少动物和人类的对照研究）。因此妊娠期乳腺磁共振检查应慎用，尤其是增强磁共振检查。哺乳期时要在增强剂从体内清除后恢复哺乳。

3. 病理学检查

（1）活检方式：对于影像学可疑的乳房肿块，均应该进行空芯针活组织检查，细针穿刺可作为可疑腋窝淋巴结活检推荐方式。哺乳期乳房穿刺不会引起乳瘘。

（2）病理诊断：病理医生需明确组织标本来自妊娠哺乳期女性，病理诊断同一般乳腺癌一样，需要在进行组织学分类的同时，进行 ER、PR、Her-2 等免疫组化检查。大多数妊娠期与哺乳期乳腺癌为浸润性导管癌，84% 为低分化癌，激素受体阳性率较绝经前非妊娠哺乳期患者低，Her-2 阳性率无明显差异，淋巴结转移率更高。

（五）临床分期与评估

妊娠期与哺乳期乳腺癌确诊后需要依据 TNM 分期系统进行临床分期。分期过程要考虑到患者以及胎儿双方面的安全。总体而言，对淋巴结阴性且原发灶为 $T_{1\sim2}$ 的早期乳腺癌，由于远处转移的可能性不大，仅需要进行血常规、肝肾功能检查以及胸部屏蔽 X 线检查；对原发灶为 T_3 及以上或发现腋窝淋巴结转移，则需要进行全身评估检查，包括血常规、肝肾功能、胸部屏蔽 X 线、腹部及骨的评估。分期过程既要保证能获取到足够的分期信息，又需要保证辐射暴露剂量最少。

1. 胸部评估　妊娠期可在腹部屏蔽下进行胸部 X 线检查，评估肺部有无转移，不建议行胸部 CT 扫描。若胸部 X 线诊断有疑问，可以考虑行胸部磁共振平扫。对拟行蒽环类药物化疗者，应行心脏超声检查评估左室射血分数。

2. 腹部评估　妊娠期腹部肝脏评估可选择超声，有疑问可选择腹部磁共振平扫。

3. 脑评估　对有头部症状或病期较晚的妊娠期与哺乳期乳腺癌建议行磁共振平扫。

4. 骨评估　骨扫描被认为是妊娠期安全的检查，但考虑到各种检查辐射剂量的叠加，一般建议在无可疑症状时可以不行骨扫描检查，若怀疑骨转移，可以考虑低剂量（0.008Gy）骨扫描进行排查以减少对胎儿的辐射，检查后应通过充分水化减少膀胱残留核素对胎儿的辐射。由于骨转移多发生在中轴骨，如胸骨、肋骨、脊柱及骨盆，也可以考虑进行全脊柱的磁共振平扫进行排查。

5. 胎儿评估 妊娠期乳腺癌需要在诊断后、治疗中对胎儿进行严密监测,评估胎龄、预产期及胎儿健康状况。胎龄及预产期对治疗方案的制订起至关重要的作用,一般不建议在胎龄 12 周内以及预产期 2 周内进行化疗。在治疗期间,乳腺肿瘤科医生、产科医生应该保持良好的沟通,进行必要的产科超声、胎儿胎肺成熟度等的判断。

（六）临床治疗

妊娠期与哺乳期乳腺癌治疗既需要根据肿瘤分子分型、肿瘤分期参考普通乳腺癌的治疗原则,但又需要结合患者的孕周、患者及家人意愿。总体原则为保证患者的治疗效果,避免对胎儿造成附带损失。Litton 等建议的妊娠哺乳期乳房肿块诊治流程为:当新近发现 2 周内未消退肿块时,行超声检查及双乳钼靶检查(腹部屏蔽)并对有活检指征者行穿刺活检,确诊为导管原位癌时行手术治疗,确诊为浸润性癌时,进行肝脏超声检查、脊柱磁共振检查、胸部 X 线检查(腹部屏蔽)及产科超声以明确临床分期,手术为首选治疗方式,在胎龄 ≥ 12 周时可考虑辅助或新辅助化疗,方案优选 FAC 及其他含蒽环类化疗方案,每次化疗前评估胎儿生长情况、胎盘及羊水情况,每 2～3 周超声或钼靶检查评估疗效,如果蒽环类药物化疗后疾病进展,可考虑更换为紫杉类药物。分娩后参照指南行化疗、靶向治疗、内分泌治疗及放疗。以下对乳腺癌各种治疗手段在妊娠哺乳期的应用进行分述。

1. 局部治疗

（1）手术与麻醉:在妊娠期的任何时段进行手术都是可行的,大多数麻醉药物对胎儿无明显不良影响。术前及术中应该对患者及胎儿状况进行仔细评估和监测,避免疼痛、低氧、低血压、贫血、发热、感染及血栓等异常情况发生。

手术方式选择改良根治术或保乳术在妊娠期与哺乳期的安全性均得到验证。对于妊娠 3 个月内的患者,可以在分娩后再接受放疗,也可以先进行术前新辅助化疗,保乳术在妊娠晚期或分娩后进行。腋窝分期选择腋窝淋巴结清扫是标准治疗,前哨淋巴结活检在妊娠哺乳期女性缺少前瞻性研究,但病例报告其准确性与普通乳腺癌相仿。核素锝 -99m 在前哨淋巴结活检的辐射剂量远低于胎儿安全辐射阈值,可以考虑使用,但亚甲蓝、异硫蓝有 2% 的过敏可能,应避免使用。

（2）放射治疗:妊娠期应该避免进行放疗,尽量设计(如新辅助化疗介入)将放疗推至分娩后进行。放疗方案和指征与普通乳腺癌一样,需要根据手术方式、肿瘤分期、生物学特点选择。

2. 全身治疗

（1）化疗:对具有化疗指征的妊娠期与哺乳期乳腺癌患者应该给予全身化疗,但化疗时间及药物需要谨慎选择,不推荐在妊娠前 3 个月化疗。妊娠期应用最常见的化疗方案为含蒽环类的 AC 或 FAC 方案,研究显示蒽环类方案在妊娠中晚期应用对患者及胎儿是安全的。但是因环磷酰胺、多柔比星能通过乳汁排泄,所以应在化疗期间禁止哺乳;NCCN 指南建议使用单周紫杉醇疗法。

（2）靶向治疗:妊娠期及哺乳期不宜常规使用靶向治疗。

（3）内分泌治疗:妊娠期乳腺癌不宜使用他莫昔芬,产后应用时需要停止哺乳。促性腺激素受体激动剂联合芳香化酶抑制剂应用时亦不能哺乳。

（4）其他化疗期间辅助用药:化疗止吐药物昂丹司琼、格拉司琼可以短期用于预防恶心、呕吐。粒细胞集落刺激因子或粒-巨噬细胞集落刺激因子在妊娠期乳腺癌随机对照使用的研究尚没有。

（七）关于母乳喂养

大多化疗、靶向治疗、内分泌治疗药物都可经乳汁分泌，治疗期间不建议母乳喂养。乳腺癌治疗全部结束后再次生产可以母乳喂养。妊娠期应用化疗药物对胎儿短期及长期的健康影响数据较少。M.D.安德森肿瘤中心数据显示没有明显的流产、死胎及围产期死亡，刚出生新生儿可能有一些可逆的并发症如贫血、中性粒细胞减少，出生的40名孩子中，有1名孩子患唐氏综合征，2名孩子患先天畸形，只有2名需要特殊教育，其余都是健康的。

（八）康复护理

妊娠期乳腺癌女性应该寻求擅长处理高危妊娠的产科医生，联合乳腺肿瘤外科、肿瘤内科等医师进行多学科评估，来制订既对患者治疗有效性、安全性有利，又能尽量减少对胎儿不良影响的方案。产科需要对患者进行严密的产科超声监测，胎儿无应激试验以及生物物理评分，在必要时还要进行羊膜腔穿刺。产科医生还要评估预产期，有利于化疗医生掌握化疗的时间，一般为了减少孕妇生产时的感染风险，产前两周是不建议化疗的。先兆子痫及早产的处理需要产科医生根据相关指南进行。乳腺手术时，应该进行胎儿监护。生产方式可以根据化疗的安排、预产期等制定引产或剖宫产，国外文献显示，有51%的患者选择了顺产。妊娠期乳腺癌患者是血栓发生的高危人群，应该进行必要的预防血栓护理及抗凝药物干预。妊娠期与哺乳期乳腺癌患者需要进行心理干预。

（九）预后

由于妊娠期与哺乳期乳腺癌诊断时病期较晚且可能的延迟治疗，导致预后较差。但是目前越来越多的研究显示妊娠不是乳腺癌预后差的独立危险因素。有研究显示，淋巴结分期与ER表达分别是妊娠期与哺乳期乳腺癌患者预后独立危险因素。总体而言，是否妊娠有没有影响乳腺癌患者预后，仍有争议。

（高铭泽　秦春新）

第五节　哺乳期后常见乳腺异常情况康复

停止哺乳后乳腺的康复是所有产妇仍然关注的问题。离乳后乳房会出现溢乳、乳腺导管扩张、肉芽肿性乳腺炎等疾病，目前病因尚不明确，发病率逐渐增高，引起越来越多的人关注。

一、溢乳

（一）溢乳

溢乳（galactorrhea）是指女性在非哺乳期双侧乳头多个乳管自发地分泌乳汁样液体，通常是指在女性停止哺乳1年后或者停止哺乳后仍有持续乳汁分泌超过3个月者。

（二）病因及病理生理

1.病因　溢乳并不是单纯的一种疾病，而是由多种原因引起的不同疾病的同一个症状。溢乳患者催乳素水平可能升高也可能正常。高催乳素血症引起的泌乳分为四类：生理性、病理性、药物性及特发性；特发性溢乳指的是PRL水平、月经及生育能力都是正常的。

2. 病理生理　溢乳原因有下丘脑功能受抑制、腺垂体受刺激分泌 PRL 增加、乳头乳晕受刺激后催产素水平增加、抑制多巴胺分泌、促甲状腺激素释放激素增加、功能性 PRL 水平升高、PRL 受体增多、乳房对 PRL 反应敏感性增加等。长期 PRL 水平增加会使卵巢功能下降，患者出现月经紊乱、闭经、子宫萎缩、不孕等。

（三）临床表现

非哺乳期双侧乳头多个乳管自发地分泌乳汁样液体，有的出现月经紊乱、闭经、不孕、头痛、肢端肥大、头痛、复视、偏盲、视力减退等症状。

（四）辅助检查

1. 实验室检查

（1）血清 PRL 水平测定。

（2）其他激素水平测定，如卵泡刺激素、黄体生成素、雌二醇、催产素、泌乳抑制因子、甲状腺激素、促甲状腺激素、促甲状腺激素释放激素等。

（3）肝肾功能检验。

（4）PRL 兴奋或抑制试验。

2. 影像学检查

（1）乳腺超声及钼靶检查。

（2）磁共振检查：头颅核磁检查用于明确是否有下丘脑或者垂体病变。

（3）眼科检查：用于了解有无颅内肿瘤压迫引起的眼底、视力或视野的改变。

（五）鉴别诊断

1. 乳腺囊性增生　部分生理性乳腺囊性增生的妇女会有间断出现的乳头溢液，多为双侧乳房多管少量，月经后缓解或消失。

2. 乳腺导管内乳头状瘤　通常为患侧乳头单个乳管出现的自发性血性或清水样溢液，量较多，需手术确诊。

3. 乳腺癌　部分乳腺癌患者可有患侧乳头的血性或咖啡色溢液，需进一步检查乳腺超声、钼靶或磁共振检查后切除活检可明确诊断。

4. 乳房外伤　这类患者有明确外伤史，持续时间很短。

（六）治疗方法

溢乳是一个临床表现，治疗溢乳主要是针对病因的治疗。

1. 停用相关药物　如利血平、氯丙嗪、奋乃静、避孕药等，在停药后溢乳也可消失。

2. 药物治疗　由下丘脑垂体功能障碍引起的 PRL 水平升高而溢乳者，可予以相关药物治疗停止溢乳。如甲状腺素、溴隐亭、卡麦角林、促性腺激素、氯米芬、疏肝健脾回乳汤等。

3. 手术治疗　对于垂体腺瘤较大已引起颅内压迫症状者可行手术治疗。

4. 放射治疗　垂体腺瘤如药物无效可行放射治疗。

二、非哺乳期乳腺炎

非哺乳期乳腺炎（non-lactational mastitis, non-puerperal mastitis, NPM）是一组主要发生在女性非哺乳期的病因尚不明的非特异性炎症。因为偶有妊娠哺乳期发病，称为非哺乳期乳腺炎并不准确，但是目前该词汇已被医界默认，本节也沿用这个词汇。目前临床最常见的类型为导管周围乳腺炎（periductal mastitis, PDM）和肉芽肿性小叶乳腺炎（granulomatous lobular mastitis, GLM）。近年来本病发病率逐步增高，治疗方法多样，容易反复发作。不少患者因治疗不当而导致疾病进展，迁延不愈，乳房外形受到严重影响，甚至切除乳房，对女性的身心健康造成巨大影响。

（一）病因

确切的病因尚不明确。可能的因素包括乳管阻塞、乳汁淤积、导管扩张、感染、吸烟史、乳头内陷、外伤、高催乳素等。目前倾向于是一类自身免疫相关的疾病，可能与淤积的乳汁及导管内分泌物相关。男性及青春期女性、40 岁以上女性更易患导管周围炎。

（二）诊断

1. 肉芽肿性小叶乳腺炎　症状体征：以乳房肿块为主，肿块距乳头乳晕有一定距离，肿块位于乳腺实质内。肿块经常短期内迅速增大、反复发作，之后出现肿块处皮肤发红、皮下脓肿及破溃形成。皮肤多发破溃是疾病后期常见表现。可伴有下肢结节性红斑，可双侧发病，可发生于妊娠和哺乳期。

本病多见于哺乳后女性，尤其以产后 1～5 年更多见，根据近几年文献报道，西亚及我国肉芽肿性小叶乳腺炎的发病率明显增高。

2. 导管周围乳腺炎　本病过去也称乳腺导管扩张症或浆细胞性乳腺炎。

首发症状常为乳房肿块，肿块病变多位于乳晕环 2cm 以内，常合并乳头内陷。后期肿块表面可出现皮肤发红或不红，形成脓肿，进而出现皮肤反复破溃或窦道。本病多见于30～50 岁女性，亦可见于青春期未婚女性和男性。

（三）影像学及其他检查

1. 乳腺超声　首选检查，可用于诊断和评估、随访。

2. 乳腺 X 线检查　对乳房炎症性疾病诊断意义不大。

3. 乳房增强磁共振检查　诊断及鉴别诊断意义不如 B 超，一般不作为常规诊断性检查，可用于了解病灶范围，复查使用。

（四）实验室检查

常规需要检查血常规、肝肾功能，催乳素，肝炎系列，结核菌素试验或结核感染 T 细胞检查，C- 反应蛋白，血沉，肿瘤坏死因子、脓液细菌培养。

（五）病理检查

组织病理学检查是 NPM 分类诊断和确诊的主要依据，首选空芯针穿刺活检，镜下可见乳腺导管高度扩张，囊腔内充满粉红色颗粒状浓稠物质；扩张导管周围可见淋巴细胞、浆细胞和中性粒细胞浸润。GLM 最主要的特征表现为以乳腺小叶单位为中心的非干酪样肉芽肿，呈多灶性分布，大小不等，伴或不伴微脓肿。

（六）治疗及康复方法

1. 肉芽肿性小叶乳腺炎　可分为肿块型、脓肿型、难治型。肿块型：临床检查无明显脓肿，多见于 GLM 的早期，类固醇激素是治疗基础。脓肿型临床可见脓肿，多见于 GLM 的中期。难治型 GLM 包括几种情况：激素无效，激素治疗超过 2～4 周，疾病仍无缓解；激素依赖。能保持疾病缓解，但激素治疗 6 周后，不能减量至维持剂量；病变广泛（全乳或 2/3 乳腺），肿块 + 脓肿 ± 窦道复杂型不宜手术者，或手术后反复发作，伤口经久不愈，且病灶广泛，伴或不伴棒状杆菌感染和 / 或高催乳素血症者。

（1）激素治疗：泼尼松 0.75～1mg/（kg·d）（其他类型全身作用糖皮质激素的剂量按相当于上述泼尼松剂量折算）给药，60kg 患者一般泼尼松 60mg/d，或甲泼尼龙 48mg/d，清晨顿服，每周减量一片。服药时每日服用钙片，直至激素停药后 1 个月。如有胃酸胃胀可口服抑酸药。为了预防大剂量激素带来的感染风险，同时治疗可能存在的棒状杆菌感染，可口服左氧氟沙星。

90%以上的患者服药后病情可好转，大多数患者（60%～70%）可药物治疗后完全缓解。发病至开始激素治疗时间越短，治疗效果越好。发病1周以内使用激素的患者，药物完全缓解率可达90%以上。但激素停药后10%～30%的患者可能会复发，故激素治疗后，病变不再缩小时，手术切除也是治疗方法之一。此外合并结节性红斑的患者在使用激素治疗有效时，结节性红斑亦会很快缓解。

（2）氨甲蝶呤治疗：少数激素疗效欠佳的患者可加用氨甲蝶呤10～20mg/周，部分患者也会有效。同时在泼尼松减量至30mg/d后，也加用氨甲蝶呤10～20mg/周，可降低激素停药后的疾病复发率。氨甲蝶呤使用过程中要口服叶酸，5mg，一日3次。氨甲蝶呤可能会引起间质性肺炎，使用前要检查胸片或胸部CT，患者使用后出现咳嗽气短一定要警惕。糖尿病患者也可考虑氨甲蝶呤替换糖皮质激素。难治型GLM的氨甲蝶呤治疗：激素无效或激素依赖患者可在激素基础上加用氨甲蝶呤10～20mg/周。

（3）手术治疗：可以在GLM肿块缩小至2cm左右并稳定时手术治疗，也可以在激素减量或停药复发后，再次服用激素1周后手术。手术后继续服用激素1～3个月，减低术后复发率。手术一般可采用乳晕旁切口，使用乳腺肿瘤整形技术，采用容积移位法，一般不建议行容积替代法，因为本病为良性疾病，手术创伤不宜过大，且手术后存在短期内复发可能。部分距离乳晕有一定距离的孤立肿块，也可使用微创旋切手术治疗。脓肿型GLM手术方法基本同肿块型，不过切口有时要兼顾皮肤破损及脓腔位置。术中除了完整切除肉眼所见病灶及影像学提示病灶外，对无病灶乳腺要进行切开探查。

（4）脓肿型GLM的抗生素治疗：可根据脓液药敏选择合适抗生素，一般首选左氧氟沙星，疗效不佳时也可使用利福平。脓液要抽吸或5mm以下切口切开引流，不建议大切口引流，疗效欠佳且毁损乳房外形。

（5）抗结核治疗：病变广泛且多以皮下脓肿或形成窦道为主要表现时，且激素及氨甲蝶呤疗效欠佳时可使用利福平450mg，1次/d或抗结核三联治疗：异烟肼（300mg，1次/d）、利福平（450mg，1次/d）、乙胺丁醇或吡嗪酰胺（750mg，1次/d）。抗结核治疗起效慢，1～3个月起效，治疗时间长，疗程9～12个月。要和患者治疗前充分沟通，治疗后不要太在意短期内病情变化。

（6）溴隐亭治疗：对难治型GLM且合并高催乳素血症者，应同时予溴隐亭口服治疗，根据使用后催乳素结果来逐渐减量。如垂体肿瘤较大可行垂体瘤手术。服用利培酮等抗精神病药物患者，要使用不影响催乳素的药物。

（7）中医药治疗：中医中药治疗GLM有较好的临床疗效，可以较好地保留乳房的外形和功能，尤其对于病变广泛、激素治疗无效或激素撤药后反弹的难治性GLM。

1）内治法：初起肿块期，在清热解毒或温阳散结基础上联合活血化瘀、化痰散结、疏肝行气等法。如局部高肿疼痛，肤温稍高，临床可选用仙方活命饮、瓜蒌牛蒡汤、柴胡清肝汤等加减。如局部漫肿，皮色不变，肤温不高，临床可选用阳和汤加减。①成脓期，以局部脓肿为主要表现，中药以透托为法，临床可选用透脓散、托里消毒散加减。②脓肿溃后以溃疡、窦道、渗液为主要表现，如脓水清稀，伤口久不愈合，可选用参苓白术散、六君子汤等加减；如患部漫肿平塌，可选用阳和汤等加减。

2）外治法：①贴敷法，适用于GLM治疗全程，早期肿块期如局部疼痛明显，或成脓后局部高肿红热,可用金黄散、四黄消肿膏外敷以清热解毒,消肿止痛;如局部漫肿无头或溃后坚肿难消,可以阳和解凝膏外敷以温阳化痰散结。②刺络拔罐术:适用于 GLM 治疗全程,可起到止痛、消肿、微引流、改善局部微循环的作用。③洞式引流术:适用于 GLM 脓肿期,对于乳腺深部脓肿或多房脓肿,洞式切开(切口约 3～5mm),配合提脓药捻引流,相比普通切开引流术具有创口小、脓腔与窦道引流通畅、瘢痕小的优点。④温熨术:适用于 GLM 炎症迁延期,可促进肿块消散、炎性修复。

注意,在治疗后,当激素减量至 3 片以内、激素停药后 1～3 个月、术后 1～3 个月,是本病高复发期,要严密随访检查。

2. 导管周围乳腺炎　导管周围乳腺炎需与乳头乳晕后脓肿(Zuska 病)进行区分,Zuska 病可见导管上皮鳞化,范围多局限于乳晕后方,不必使用激素,手术是根治性方法;导管周围炎常见于老年女性,范围以乳腺中央区多见,其病变范围多较 Zuska 病为大,可以考虑抗生素左氧氟沙星或阿奇霉素治疗,同时联合溴隐亭及钙片。

如果效果不佳早期可加用小剂量糖皮质激素,泼尼松 30mg/d,联合有脓液的可行小切口引流。部分患者可药物及切开引流后完全缓解,多数患者肿块缩小至 2cm 或更小,并肿块稳定时手术治疗。反复多发窦道瘘管患者可使用利福平或抗结核三联治疗。

中药内治可参照上述肿块、成脓、溃后三期用药,外治肿块初起可使用金黄膏或四黄消肿膏贴敷;如脓肿形成,可使用洞式引流术;溃后或伴有明显乳头内陷者,可使用挂线疗法。

(七)饮食调护

治疗期间适当减少海鲜、牛羊肉等发物摄入,少食调料品过多的食物。同时还需减少诱发因素,避免外力碰撞乳房、熬夜等。起居适宜,劳逸结合,情绪舒畅。

(朱莉丽　刁　岩)

第六节　中医药在产后乳房康复中的应用

《黄帝内经》中就有关于乳房与经络关系的记载,如:"足阳明胃经,行贯乳中;足太阴脾经,络胃上膈,布于胸中;足厥阴肝经上膈,布胸胁绕乳头而行;足少阴肾经,上贯肝膈而与乳联;冲任二脉起于胸中,任脉循腹里,上关元至胸中;冲脉挟脐上行,至胸中而散。"后世医家认为,女子乳头属肝,乳房属胃。故乳房疾病与肝、胃二经及肾经、冲任二脉关系最为密切。乳房疾病多由肝、胃二经受病。临床辨证要观察局部病变,又须详究全身症状,从而审症求因,辨证论治。

一、产后缺乳

(一)病因与病机

中医药学对此状况的报道最初见于《诸病源候论》,历代认为此情况的发生与气血虚弱无以化乳,气机不畅乳汁分泌受阻有关,将其定义为气血虚弱、肾气虚弱、肺气失宣、肝郁气滞。

肝郁气滞使肝失所养,肝气郁结抑郁,气机不畅,乳络不通。产后抑郁,心情不畅,肝达失调,累及阳明,缺乳而郁。《傅青主女科》也提到"少壮之妇,于生产之后,或闻丈夫之嫌,或听翁姑之谇,逐致两乳胀满疼痛,乳汁不通,人以为阳明之火热也,谁知是肝气之郁结乎。"总之,产后抑郁伤肝致乳汁缺失。

（二）治疗

1. 中药与方剂　中医学大家孙思邈在其《千金方》中记载"乳无汁"方共 21 首，少则 2 味，多不过 7 味。所有药物共 26 味。其中有石钟乳、通草、漏芦、瓜蒌根。猪蹄、鲫鱼汤也可为食补而应用。漏芦性味甘寒，常与王不留行、通草相配，治疗产后缺乳。黄芪性味甘温，归脾肺经，既能补气健脾又能生血补乳，以血气行通乳。当归性味辛温，补血活血，为补血之首药，养血之助乳汁之源，活血使乳管畅通。

2. 外敷治疗　可选用中药做成热敷包，成分可选蒲公英、连翘、王不留行、乳香、漏芦五味中药，研制成粉状，混合装入布袋内。中药热敷包可用微波炉进行加热约 3min，紧贴皮肤放于乳房上。产妇 1 日 2 次。

3. 穴位按摩　中医认为，按摩膻中穴可以调理血气以通乳、乳汁增加。此外结合中药湿敷，对乳头、乳腺导管、乳晕等进行刺激，使其乳络疏通，促进乳房血液循环，使垂体分泌催产素，从而增加泌乳量。

二、妒乳（积乳）

（一）病因与病机

何谓妒乳？《肘后备急方》中曰："凡乳汁不得泄，内结名妒乳。"《华佗神方·卷六　华佗治妒乳神方》"妇人产后宜勤挤乳，否则令乳汁蓄积，或产后不自饮儿，及失儿无儿饮乳，皆成妒乳"。《诸病源候论·妒乳候》中曰："此由新产后，儿未能饮之及饮不泄，或断儿乳，捻其乳汁不尽，皆令乳汁蓄积……。"《外科冯氏锦囊秘录精义》中言："乳子之母，不知调养，怒忿所逆，郁闷所遇，厚味炙煿所酿，以致厥阴之气不行，故窍不得通，而汁不得出……遂生结核"。中医认为，产后积乳发病原因众多，对其防治需综合考虑。

（二）治疗

中医认为，本病可分为四期：结块可消散期、结块瘀滞期、成脓期、溃烂期。

对于成脓期、溃烂期患者，必须穿刺抽脓，取"给邪以出路"之义，或予手术切开，清创排脓后，根据疮口肉芽生长情况先后予大黄油纱、生肌玉红油纱换药。

1. 中药与方剂　治疗妒乳应以"下其乳汁，通其血脉"为法。常用蒲公英、鹿角霜、瓜蒌、苏梗、青皮、陈皮、王不留行、木通、橘核、当归、路路通等。

2. 中药外敷　常用温经活血散癖消肿之品。如回阳玉龙膏、冲和膏、金黄膏、消癖膏外敷。外敷药宜摊得稍厚，范围应超过肿块外 1～2cm，也可于晚间施用。

三、乳痈（急性乳腺炎）

（一）病因与病机

《诸病源候论·妒乳候》云："此由新产后，儿未能饮之，及饮不泄，或断儿乳，捻其乳汁不尽，皆令乳汁蓄积，与气血相搏，即壮热大渴引饮，牢强牵痛，手不得近也……"。乳汁瘀滞乳头破损或凹陷，造成余乳积存，日久败乳蓄积，化热而成痈肿。分为郁乳期、成脓期、溃脓期。

（二）治疗

1. 中药与方剂　方药：瓜蒌牛蒡汤加减。乳汁壅滞太甚者，加王不留行、路路通、漏芦通乳；产妇断乳后乳汁壅滞者，加生山楂、生麦芽回乳；产后恶露未尽者，加归尾、川芎、益母草祛瘀；乳房肿块明显者，加当归、赤芍、桃仁等活血祛瘀；大便秘结者，加生大黄、火麻仁通便。

2. 中药外敷　郁乳期用金黄散或玉露散以冷开水或醋调敷；或用金黄膏或玉露膏敷贴；或用鲜野菊花、鲜蒲公英、鲜地丁草、仙人掌(去刺)等洗净捣烂外敷；或用 20% 芒硝溶液湿敷；或用大黄、芒硝各等份研末,适量凡士林调敷。溃后期切开排脓后用八二丹、九一丹药线或凡士林纱条引流,外敷金黄散或金黄膏；脓尽改用生肌散收口,外用红油膏或生肌玉红膏盖贴；若有袋脓现象,可在脓腔下方用垫棉法加压。

3. 其他疗法　乳痈初起,局部肿痛,瘀乳明显者,也可使用针灸疗法。针灸取肩井、膻中、足三里、列缺、膈俞穴,用针刺泻法,留针 15～30min,每日 1 次。

四、乳癖

(一)病因病机

由于情志不遂,精神不佳,致肝气郁结,气机阻滞。或因思虑伤脾,脾失健运,痰浊内生,肝郁痰凝,气血瘀滞,阻于乳络。或因肾阳不足,冲任失调,上则乳房痰浊凝结而致乳癖。

(二)辨证施治

参考 2002 年中华中医外科学会乳腺病专业委员会第八次会议通过的辨证诊断标准。

1. 肝郁气滞型　疏肝理气,代表方剂柴胡疏肝汤。
2. 痰瘀互结型　化瘀散结,代表方剂血府逐瘀汤。
3. 冲任失调型　调摄冲任,代表方剂二仙汤。

乳癖之名始见于华佗《中藏经》:"内结于隐僻,外不可见。"故名癖。龚居中《外科活人定本》:"乳癖,此症生于正乳之上,乃厥阴、阳明之经所属也。"《外科正宗》:"乳癖乃乳中结核……或坠重作痛,或不痛,皮色不变,其核随喜怒而消长。"古人清楚地阐述了乳癖的症状是与情志有关的周期性的疼痛。

(吕鹏威　刘晓雁)

参 考 文 献

[1] Murthy RK, Theriault RL, Barnett CM, et al. Outcomes of children exposed in utero to chemotherapy for breast cancer. Breast Cancer Res, 2014, 16(6): 500.

[2] Jan Riordan, Karen Wambach. Breastfeeding and Human Lactation. Jones and Bartlett Publishers, 2010: 299-300.

[3] AMIR L H. ABM Clinical Protocol #4: Mastitis, Revised March 2014. Breastfeeding Medicine the Official Journal of the Academy of Breastfeeding Medicine, 2014, 9(5): 239-243.

[4] 任钰雯, 高海凤. 母乳喂养理论与实践. 北京: 人民卫生出版社, 2018.

[5] World Health Organization. Mastitis: causes and management. Genev8: World Health Organization, 2000.

[6] ABM Clinical Protocol #30: Breast Masses, Breast Complaints, and Diagnostic Breast Imaging in the Lactating Woman https://www.bfmed.org/assets/DOCUMENTS/PROTOCOLS/Breast%20 Masses%20 English.pdf.

[7] 国际母乳会. 母乳喂养的女性艺术. 荀寿温, 译. 北京: 电子工业出版社, 2018.

[8] Thomas W. Haie, Hilary E. Rowe. Medications &Mother's milk. 17 版. 辛华雯, 杨勇, 主译. 上海: 世界图书出版公司, 2019.

[9] Mangesi L, Dowswell T. Treatments for breast engorgement during lactation. Cochrane Database Syst Rev, 2010, 9: CD006946.

[10] 高雅军, 马祥君, 何湘萍, 等. 哺乳期急性乳腺炎发展成乳腺脓肿的相关因素分析. 中华乳腺病杂志（电子版）, 2015（1）: 35-38.

[11] Becker GE, Smith HA, Cooney F. Methods of milk expression for lactating women. Cochrane Database of Systematic Reviews, 2016（2）: CD006170.

[12] 中华医学会儿科学分会儿童保健学组, 中华医学会围产医学分会, 中国营养学会妇幼营养分会,《中华儿科杂志》编辑委员会. 母乳喂养促进策略指南（2018版）. 中华儿科杂志, 2018, 56（4）: 261-266.

[13] 宁平, 刘泽宇, 汤沈力, 等. 哺乳期乳腺炎综合诊治的研究进展. 中华乳腺病杂志（电子版）, 2019, 13（02）: 121-123.

[14] Ruth A. Lawrence, Robert M. Lawrence. Breastfeeding（A Guide For The Medical Profession）. 7th ed. Elsevier Inc, 2011: 1343-1351.

[15] 林毅. 现代中医乳房病学. 北京: 人民卫生出版社, 2003.

[16] 张文高, 史大卓. 乳腺病中医特色诊疗. 北京: 人民军医出版社, 2009.

[17] 李新, 赵坤, 李祖彬. 肉芽肿性乳腺炎的诊断和治疗. 中国妇幼保健, 2011, 26（21）: 3243-3245.

[18] 王颀, 杨剑敏, 于海静. 肉芽肿性乳腺炎的诊断与处理原则. 中国实用外科杂志, 2016, 36（7）: 734-738.

第五章

产后生殖器官整形康复

女性在妊娠期随着孕周增加、子宫体积增加以及子宫重量增加，带来的压力越来越大，将直接施加在盆底支持组织上；加之孕期胎盘激素的作用，增加了盆底韧带胶原溶胶，韧带松弛、阴道膨胀性增加，产道将进一步扩张，宫颈环所受压力增加，作用在生殖裂孔上，使盆腔器官下移，严重影响盆底支持结构。分娩时部分产妇可能会撕裂会阴，需要进行会阴侧切，将在一定程度上损伤盆底肌纤维与神经，降低会阴的张力。分娩还可能对女性盆底神经组织造成损伤，引起盆底胶原结构组织发生异常改变，导致女性产后盆底功能障碍，严重影响女性的身心健康及生活质量，这种影响甚至延续至终身。随着女性对生活质量要求的提高，要求产后康复的越来越多，生殖器官整形康复是其重要的内容，如大小阴唇变化、阴道松弛、会阴撕裂伤等需要修复。随着年龄的增加，可能出现更明显的大小阴唇、阴道松弛，影响女性的生活质量。因此生殖器官整形美容也越来越受到重视，需求量逐年增加，是整形美容领域新的热点。

生殖器官整形康复，对于提高女性生活质量有重大意义：①生殖器官整形康复是功能恢复的需要。一是恢复其正常的解剖结构及生理功能，如纠正阴道前后壁脱垂、会阴裂伤，恢复其排尿功能及排便功能；二是恢复其性功能，解剖结构及生理功能的恢复有助于性功能的更好恢复；三是可以减少感染性疾病如阴道炎等的发生。②生殖器官整形康复是美学与心理学的需要。女性对美的追求也逐渐延伸至外生殖器，自然美的生殖器官可以增加女性的自信心，能更好地融入社会，并与异性进行良好交往。③生殖器官整形康复是性学的需要。无论是夫妻双方，还是社会学方面，现代人对性的要求也逐步提高，为了获得良好的性感受，女性会寻求生殖器官整形。

本章描述女性生殖器官整形康复的常见内容。女性对于生殖器官整形康复的需求，随着社会的发展而在发展中，生殖器官整形康复学科也在发展中，我们将跟踪国际、国内该学科发展水平，及时更新内容、发表新版。

第一节　大阴唇整形康复

一、定义

大阴唇是由阴阜向下延续至会阴的两片皮肤皱襞。它分为向外的无毛区及内侧的少毛区。患者常用的描述有"饱满的""紧致的"和"松弛的""下垂的"，这往往是由大阴唇皮下脂肪的饱满程度决定的。

二、流行病学

总的来说，大阴唇缩小术不像小阴唇缩小术那么常见。大阴唇肥大的病程可长达数年。

在一些富裕地区，比如美国的一些沿海城市，女性对大阴唇缩小术的需求量基本与小阴唇缩小术持平。

三、病因

遗传与环境因素是导致大阴唇形态各异的重要原因。

四、解剖生理

大阴唇外侧面为皮肤，青春期后有色素沉着和阴毛，内含皮脂腺和汗腺；大阴唇内侧面湿润似黏膜。皮下为疏松结缔组织和脂肪组织，内涵丰富血管、淋巴和神经，外伤后易形成血肿。未产女性两侧大阴唇自然合拢，产后向两侧分开，绝经后大阴唇逐渐萎缩。

五、病理生理

过度的脂肪沉积（遗传或是家族性肥胖）会拉伸并增大大阴唇。随着年龄的增长以及减重手术后，大阴唇体积逐渐萎缩，形成下垂或瘪塌的外观。产后由于激素水平的较大波动，经常出现以大阴唇改变为特征的外阴衰老表现，如：大阴唇肥大、大阴唇干瘪和大阴唇松垂等问题。

大阴唇肥厚也可导致功能性病变，如性生活不畅、阴部卫生不良、外阴不适感等。某些从事特定职业的人，如自行车手、赛马手、划船手等会经常摩擦外阴，有些女性甚至会因此导致不自信。

六、康复治疗

（一）自体脂肪注射法大阴唇丰隆术

很多女性存在一定程度的外阴发育不良，尤其是小阴唇肥大的患者，大部分表现大阴唇的发育不良。衰老后的女性外阴，往往出现横径的缩短，典型的表现就是大阴唇萎缩，因此，可以采用大阴唇丰隆的方法进行年轻化的修整。大阴唇丰隆最常应用的方法是阴唇内脂肪注射。

1. 术前准备及使用器械　进行脂肪充填首先需要身体健康、患者拥有一定的脂肪储备、避开月经期，会阴区域备皮后可以准备手术。一般采用 2.0～2.5mm 的吸脂针进行脂肪抽吸，采用 1.5mm 的注脂钝针进行脂肪注射。抽出脂肪可以进行离心或静置 30min 后进行注射。

2. 手术步骤　一般采用截石位、局麻进行手术，常规消毒铺巾，肿胀麻醉下，在下腹部或大腿根部使用注射器进行脂肪抽吸，抽吸脂肪约 40ml。将抽吸的脂肪冲洗后静置，30min 后去除水分和油脂成分，转移到 1ml 的注射器中备用。用标记笔标记大阴唇需要丰隆的部位，先注射 0.5% 利多卡因溶液，估计需要应用的脂肪量，在阴阜区进针，采用多针道、多平面注射的技术将需要的脂肪对称地注射到两侧大阴唇组织当中。通常每侧注射 10～20ml 脂肪，轻轻按摩使得脂肪均匀分布。如果同时存在小阴唇肥大，两个手术可以同时完成。

3. 术后注意事项　脂肪注射是一种很普及的整形技术，其最大的风险是脂肪入血，因此，不宜采用很细的注脂针进行脂肪注射，建议使用钝性粗针、回抽时低压注射，同时要使用少量的肾上腺素使得局部血管收缩；脂肪注射后大约 70% 的脂肪会吸收，为了促进移植的脂肪成活，多采用多针道、多平面注射技术；会阴区域容易污染，为减少注射后脂肪感染，一般术后常规应用抗生素。由于每次注射后脂肪吸收较多,为了实现理想的目的,可以多次注射,间隔3~6个月为宜。

4. 脂肪移植的并发症及处理　脂肪移植后的并发症主要有:脂肪入血栓塞、脂肪感染和局部硬结不对称等。

(1)脂肪入血栓塞:大阴唇区域注射脂肪入血很少,但也要警惕。其预防在于术中应用肾上腺素收缩血管,注射脂肪注意选择器械和注射方法等,如果脂肪颗粒进入血液,轻者引起局部供血动脉的栓塞、皮肤出现缺血甚至坏死;重者可能进入肺动脉,造成肺动脉痉挛甚至死亡,因此,发现脂肪入血要积极进行对症治疗,如补液治疗降低血液黏稠度、减少痉挛、严密监控,如有必要可以考虑进行数字减影血管造影(digital subtraction angiography,DSA),在严格监控下进行介入取栓。

(2)脂肪感染:属于外阴区域注射脂肪比较常见的并发症,发生率在5%左右,表现为局部肿痛,当大阴唇区域出现红肿热痛等感染迹象时,建议静脉输注抗生素7~10d,一般可以控制感染。

(3)局部硬结不对称:主要是注射脂肪不均匀或局部有轻度感染造成,表现为两侧大阴唇不完全对称、局部可触及硬结,用力按压时可出现疼痛。其处理主要是局部按摩、对于局部明显隆起的部位可以经常按压促进吸收,等待6~12个月自然恢复后,如仍有不对称,则可以考虑再次注射进行调整。

(二)冗余皮肤切除法大阴唇整复术

产后有些人体重下降迅速,而大阴唇部位的皮肤却没能同样收缩,或者天生大阴唇部皮肤即有明显的冗余,显示为局部的皮肤多皱松弛。这时单纯的阴唇丰隆可能引起局部大阴唇过度肥大,可以考虑将冗余皮肤切除的整形手术,去除多余皮肤,使得局部呈丰满、年轻的外观。

1. 手术方法　首先是设计切口,一般建议在大、小阴唇间沟设计切口,曾经有人在大阴唇外侧设计切口,但局部遗留的瘢痕很难掩盖,所以,非不得已,不宜采用。切口的长度与阴唇冗余皮肤的部位相关,在局部麻醉下,切开皮肤皮下组织,采用组织剪适当分离皮下,收紧大阴唇的Colles筋膜,将冗余的皮肤展平。充分止血,适当调整张力后,部分切除多余的皮肤,最后在两侧对称的前提下,分层缝合皮肤和皮下组织。

2. 术后注意事项　剥离皮瓣时要保持一定的组织层次,不宜过浅,以免造成皮瓣坏死。术中止血要可靠,最后缝合切口前要力求两侧对称,以免术后出现不对称畸形。

(三)大阴唇缩小术

大阴唇位于女性外阴的外侧,为充满脂肪和结缔组织的柔软结构,其功能主要是防护作用,一方面可以利用其弹性,抵消来自会阴下方的冲击,减少损伤;一方面其充盈的组织量将小阴唇挤向内侧,掩盖阴道前庭,对尿道和阴道均产生一定的保护。但是当大阴唇组织过多,过度臃肿,也会明显影响外阴的清洁和形态,尤其是两侧大阴唇不一致时,产生的畸形尤为明显,应该进行纠治。

大阴唇的肥大可以分为脂肪堆积性和结缔组织增生性两类:前者多见于肥胖患者,可以考虑进行脂肪抽吸,大阴唇缩小术;后者多见于先天性畸形患者,则只能采用部分结缔组织切除术。

1. 脂肪抽吸法大阴唇缩小术　对于肥胖患者伴发的大阴唇过度臃肿,可以通过吸脂的方法进行阴唇缩小术。首先是采用截石位、局部消毒铺巾,局部标记脂肪抽吸范围,在肿胀麻醉下,采用细针进行多针道、多平面的脂肪抽吸,从而缩小大阴唇组织。

2. 部分切除法大阴唇缩小术 部分先天性大阴唇不对称或皮肤过度松垂的大阴唇肥大患者,可以在大、小阴唇沟设计一定长度的切口。局麻下首先进行组织潜行剥离,然后根据预估量切除一定的结缔组织和松垂的皮肤组织,充分止血后分层缝合。

3. 术后注意事项 需要做大阴唇缩小术的患者,虽然大阴唇本身含有一定的脂肪,但其中也有一定的结缔组织,因此不宜抽吸过多,以免造成局部不平整或不对称,而且容易造成皮肤明显松垂,所以,如果需要去除较多的脂肪,必须适当去除皮肤,才能做到外形的改善。无论采用何种方法进行大阴唇缩小术,都需要将内侧靠近阴唇沟的大阴唇部分保留较多,而外侧的组织去除较多,以形成正常的外观。

七、康复护理

术后常规宣教,缝合处不受力,尽量采用双腿并拢的姿势,适度走路,禁止体操、骑自行车、骑马,早期使用冰袋冰敷,每天温水清洗手术部位,清洗完后用干净的布蘸干,不宜摩擦术区、游泳、泡澡或坐浴。每天使用雌激素软膏外涂可以有效帮助伤口愈合,防止伤口与敷料粘连。

术后2～6周随访,术后6～8周可以恢复正常生活,包括适当运动与性生活。

八、康复效果评价

大阴唇整复术后并无确定的评估标准。基本标准是术后切口愈合良好,无明显影响患者生活质量的情况,核心取决于患者的感受,如大阴唇突出会降低满意度和穿衣服舒适度。由于去除了肥大的脂肪垫,患者感受更好,自信度增加。

(李　强　李　明　刘伟信　常　军)

第二节　小阴唇整形康复

一、定义

小阴唇位于两侧大阴唇之间,片状组织,较细薄而小,表面光滑无毛,富有弹性,富含神经末梢,对性刺激敏感。

二、流行病学

小阴唇的手术是外阴整形术中最常见的一种。过去这类手术不常见,需求也有限。如今追求幸福、追求完美的新一代女性,不仅了解小阴唇整形术,也有这方面的需求,更有多种多样的要求,可通过手术追求更完美的生活和提高生活质量;但小阴唇整形术并非单纯追求完美的外形,手术可以减轻由于小阴唇肥大而带来的疼痛或不适感,其重要性不亚于目前盛行的双眼皮手术和除皱手术。

三、病因

小阴唇变形的原因包括:①先天性原因;②频繁的摩擦或外伤:自慰、骑车、骑马、喜欢穿紧身裤、分娩损伤、非正常的性刺激;③反复的外阴炎症引起继发性增厚;④老年退化引起的纤维结缔组织减少,皮肤弹性减退,阴蒂周围和整体外阴组织下垂引起小阴唇肥大。

四、解剖生理

(一)小阴唇解剖

我国女性小阴唇的正常范围是左侧长度(30.05±6.75)mm,右侧长度(29.67±6.79)mm;左侧宽度(9.91±2.95)mm,右侧宽度(10.20±2.95)mm。有超过半数以上的女性存在着不同程度的双侧小阴唇不对称;小阴唇不对称在封闭阴道口和预防阴道炎中起到一定的作用。左右小阴唇的前段分成内外两条皱襞。外侧襞向上,在阴蒂头上方左右联合,围绕阴蒂,构成阴蒂包皮,阴蒂包皮与阴蒂头之间以环形小沟为界。小阴唇外侧面呈暗蓝色,与大阴唇内侧面相接触。内侧面滑润,富有皮脂腺,呈蔷薇色,近似黏膜。小阴唇皮下缺乏脂肪组织,但含有大量弹性纤维和少量平滑肌及丰富的静脉丛。Georgious 等的研究明确了小阴唇的动脉血供,一个中央优势动脉、两个后动脉以及一个细小的前动脉,并且证实了阴部外动脉前向分支和阴部内动脉的后向分支之间存在互相沟通的血管网。

(二)小阴唇解剖学分类和解剖变异

Banwell 分类标准可以帮助患者更好地理解手术,并帮助医生设计手术,与同行间进行学术交流。主要从形态、对称性和会阴结合部进行描述。

1. 小阴唇的形态 小阴唇游离缘的最高点可能位于阴道穹隆的上 1/3、中间或下 1/3,以此将其分为 Ⅰ 型、Ⅱ 型与 Ⅲ 型。小阴唇的连贯性与皱褶分布及色素沉着情况需要额外标记。

2. 小阴唇的对称性 小阴唇不对称的比较常见,在术前应详细记录并告知患者。不对称的外观可以是同一解剖类型上的不同,也可以是不同解剖类型上的差异。

3. 小阴唇会阴结合部 小阴唇会阴结合部通常分为低位型(接近会阴处)、中间型和高位型。有些低位型的患者可能会同时合并后方阴唇系带,在进行楔形切除术时要格外注意。

(三)小阴唇的功能

小阴唇功能主要有保护阴道口及尿道、保持阴道口湿润、防止外来污染。排尿时防止尿液四散。性生活时充血肿胀的小阴唇因阴茎插入而牵动小阴唇使阴蒂受到刺激,对性兴奋起重要作用。

(四)小阴唇审美

什么是漂亮的小阴唇,目前尚无统一看法。一般认为漂亮的小阴唇应该具有以下特点:两侧对称、大小适中、光滑细腻、色泽嫣红、前上略宽、线条清晰、质地紧致、结构分明。因此对正常小阴唇也无统一的定义,而且不同的人口学特征的小阴唇形态也可能不一致,女性对自己小阴唇大小的主观感受也不一致。

五、病理生理

(一)小阴唇肥大引发的症状

小阴唇肥大可引发性功能方面、卫生方面、美学方面相关症状。

1. 性功能方面 大部分小阴唇肥大症,阴蒂头被小阴唇皱褶覆盖,伴有皮肤老化引起下垂,不能直接被刺激,引起性欲减退或兴奋迟缓。如果小阴唇过长,性生活时小阴唇被带进阴道感到疼痛或性生活后小阴唇肿胀感到不适。出现这种情况,性生活时会分散精力,影响气氛,降低性满足感。

2. 卫生方面　正常情况下,小阴唇起着防止细菌进入阴道的作用。小阴唇过长,完全封住阴道口,阻碍分泌物排出,产生异味,小阴唇之间夹带分泌物造成潮湿环境,容易引发念珠菌性阴道或膀胱炎、外阴皮炎等。小阴唇过长,堵住尿道口,排尿时尿液可能顺着外阴或大腿流下。部分女性因为小阴唇过长,排尿时需反复抬臀或用手提拉小阴唇较长一侧的臀部。

3. 美学方面　如果小阴唇肥大露在外阴之外,穿长筒袜、塑形裤、腹带的时候,可能引发疼痛或不适感。外凸的小阴唇形态可能增加女性的不自信。

（二）小阴唇手术患者群的特点

希望做小阴唇手术的女性与希望做阴道整形手术等其他类型外阴整形手术的女性是有区别的。她们更年轻,因小阴唇异常,自尊心受到伤害、缺乏自信的程度较重,要求美容整形的欲望更强,要求双侧对称,且对色泽更在意。这样的执着,甚至表现为强迫症,对术后的效果很敏感。由于期望值过高而不满意的情况也不少,所以术前必须进行仔细的沟通和商谈。

年轻或未婚女性行小阴唇手术,大部分是重视美观或卫生等问题;已婚女性,大多数是为解决或预防小阴唇变长引起性生活问题等。一般建议在生育年龄手术。

六、康复治疗

（一）治疗原则

从医学角度看,在解剖学上存在显著的小阴唇异形,小阴唇肥大,外露明显,超出大阴唇1cm以上,患者因此饱受精神上的痛苦,影响社交活动和生活质量时,可以考虑手术。另外,以下几种情况也可以考虑手术:①严重的单侧肥大或两侧小阴唇大小相差悬殊;②呈深黑色;③小阴唇变形引起的瘙痒或潮湿;与衣物或卫生巾摩擦产生湿疹等皮肤疾病;引起阴道炎或尿道感染;④因小阴唇问题产生自卑感,影响人际关系;⑤小便时大腿根部或外阴部等多处被尿液弄湿而深感烦恼;⑥在日常生活中,不便穿紧身裤子。

通过手术来解决以下问题:因小阴唇和阴蒂包皮粘连引起性欲下降;因疼痛感引起性生活障碍;因性生活时产生持续性的不适感或不希望对方看到而缺乏性自信、逃避性生活。

（二）治疗措施

根据魏蜀一的测量研究,女性外阴的老化以横径缩短和纵径延长为特征,也就是说年轻女性的外阴应该保留一定的宽度,同时缩短外阴的长度。表现在小阴唇缩小术中就是小阴唇的横径不应该去除过多,而纵径则要适当地去除。由于小阴唇的感觉神经多是由基底的后下方走向边缘的前上方。因此我们推荐的小阴唇缩小术主要有三种:保留一定宽度的边缘弧形切除术、中央楔形切除修整术和下方楔形去皮小阴唇缩小术。

1. 保留一定宽度的边缘弧形切除术　适用于小阴唇比较宽大需要去除组织很多、小阴唇较小需要去除组织很少或者两侧不对称以一侧为模板修剪对侧的患者。保留小阴唇的宽度为10～15mm,以站立位时不超过大阴唇高度为宜,如果大阴唇发育欠佳,可以同时进行大阴唇丰隆术。但需要注意,保留小阴唇的高度不宜低于阴蒂包皮的高度。

2. 中央楔形切除修整术　适用于各种突出型小阴唇或者小阴唇纵径较长需要紧致的患者。其设计要点为小阴唇上边长＋小阴唇下边长≥小阴唇的底边长度,一般切除的中心应该位于小阴唇最宽处,但设计皮瓣时一定要尽量保证基底较宽,以免术后出现淋巴水肿。

小阴唇缝合后要根据需要的宽度,将多余的中央部分切除,以保证两侧的对称和小阴唇宽度的合适。小阴唇缝合可以采用四层缝合法,即使用 6/0 可吸收线对肿胀麻醉后的小阴唇组织分四层缝合,皮面两层,皮下组织两层。这种缝合法可以消灭创面上的死腔,减少伤口愈合不良的概率。

3. 下方楔形去皮小阴唇缩小术　适用于很薄的小阴唇,尤其是要求很高,不希望看出手术痕迹的未婚女性。由于需要保留小阴唇下极的皮下组织,因此术后显得小阴唇稍厚。注意去除表皮组织时最好进行肿胀麻醉以方便操作。

（三）并发症

1. 小阴唇边缘切除术的并发症

（1）小阴唇缺失:最常见的是过度去除小阴唇边缘导致的并发症,甚至会导致整个小阴唇缺失。小阴唇上 1/3 部分回缩率明显高于下 2/3,术前标记的时候要格外留意,手术时去除合适的边缘组织量非常重要。

（2）假阴茎畸形:对于本身阴蒂包皮比较大的患者,单纯地只切除小阴唇边缘可能会导致术后阴蒂包皮的前突畸形。对于阴蒂包皮比较明显的患者,在进行小阴唇边缘切除术时要进行扩大切除术,缩小阴蒂包皮的同时将其向后固定到恰当的解剖位置。

2. 楔形切除术并发症　小阴唇楔形切除术中有 4% 的患者需要进行二次修复,包括血肿、切口裂开、穿孔、色素不均、瘢痕过宽。在高 BMI 肥胖者与吸烟者中发生伤口愈合问题的概率明显增高,对于这些患者,手术方案最好采用边缘切除术。

（1）穿孔:小阴唇穿孔（开窗、裂缝、圆环等）的并发症通常发生在楔形切口线附近。主要发生在黏膜下组织过度去除的患者,其他的情况包括过紧的贯穿缝合,导致伤口血供丧失、愈合不良等。

（2）投币孔畸形:过度的楔形去除小阴唇可能会导致轻度的裂缝状或投币孔外观,其将阴蒂包皮向下拉并覆盖阴蒂头,降低阴蒂敏感性。矫正方案包括沿阴蒂包皮背部设计倒向 V 形切口,缩短阴蒂包皮的长度,从而达到合适的包皮覆盖程度。

（3）蹼状畸形:后方蹼状畸形好发于小阴唇后方阴唇系带汇合处。由于性交时阴道口后方的撞击,患者会感觉到摩擦不适感,解决办法包括矢状切开蹼状畸形转移皮瓣松解后方的小阴唇。

（4）色素不匹配:楔形切除术后保留的小阴唇（前面和后面部分）应与周围颜色相匹配,否则会产生一种突然的颜色改变或条纹观,通常需要 6~12 个月的颜色过渡才能显得比较平滑,治疗非常困难,少数患者用对苯二酚进行漂白可以达到不错的效果,对于效果不佳的患者可以二次切除小阴唇边缘来修整。

七、康复护理

良好的护理措施是促进术后恢复的关键。其要点有:

1. 冰敷 / 坐浴　激光手术后水肿持续的时间可能较长,为了消肿应做 48h 的冰敷和坐浴。

2. 抗生素和局麻药使用相关的护理。

3. 窗口护理。

4. 除手术当日外,不影响日常生活,但为避免摩擦伤口,不要穿紧身衣,不要做骑自行车等活动。

5. 手术当日可以淋浴,但盆浴至少要在 4 周之后。

6. 让患者知道,伤口愈合需 2~4 周时间。

7. 性生活至少要在 4～6 周后。

8. 为防止留下瘢痕,可以用祛斑霜等。

八、康复效果评价

伤口愈合因个体差异不同,大致需要 2～4 周。手术效果至少要经过 3 个月以上,才能得出比较确定的结论。

（李　明　汤　彪　陈德新　王沁洁）

第三节　阴蒂及包皮整形康复

一、定义

阴蒂位于两小阴唇顶端下方,部分被阴蒂包皮围绕,与男性阴茎同源,由海绵体构成,在性兴奋时勃起。

二、流行病学

1975 年,科瑞曼斯凯(Kramarosky)和曼里克斯(Manriquez)首次描述了阴蒂成形术用以缩小和重建过度肥大的阴蒂包皮。关于这类手术的相关内容及后续研究还比较少。通常不单独做阴蒂包皮切除术,而是在小阴唇缩小手术过程中,顺便去除阴蒂周围多余、过厚的包皮和皱褶的手术,其与女性外阴毁损性操作是有明显区别的,后者包括阴道扣锁以及女性割礼。

三、病因

导致阴蒂及包皮异常的因素有:①阴蒂回缩;②两性畸形导致阴蒂肥大、外阴男性化;③硬化性苔藓导致阴蒂粘连;④阴蒂包皮过长。

四、解剖生理

阴蒂是女性特有的组织,是女性产生性快感的主要器官之一,由阴蒂头、阴蒂体和阴蒂脚三个凸起的组织构成。它分化于胚胎期的生殖结节,起源上对应于男性的阴茎。阴蒂体和阴蒂头被包皮覆盖,与小阴唇相连。阴蒂包皮包绕阴蒂体起着保护帽的作用。阴蒂头在静止状态下部分暴露或完全被阴蒂包皮“罩住”,通常情况下,手动刺激和性唤醒很容易使阴蒂体和阴蒂头充血,暴露阴蒂头。与阴蒂脚相邻的前庭球(又称为阴蒂球)是阴蒂内部勃起组织的集合。它们也可以被认为是前庭的一部分,紧邻阴蒂体、阴蒂脚、尿道、“尿道海绵”和阴道。阴蒂的平均长度和宽度分别为 19.1mm(范围为 5～35mm)和 5.5mm(范围为 3～10mm),但是变异较大且较为常见。阴蒂到尿道的平均距离为 28.5mm(范围为 16～45mm)。阴蒂的悬韧带分为浅韧带和深韧带,在性唤起时,阴蒂对神经递质介导的血管平滑肌松弛做出反应,阴蒂充血,结果使其长度和直径变长。Goldstein 和 Berman 的研究证明,患有髂腹下阴部动脉血管损伤的女性会出现血管源性的女性性功能障碍问题,随之导致阴蒂敏感度降低和阴蒂高潮减少。

阴蒂包皮由两侧小阴唇的外侧皱襞在阴蒂上方融合,呈"风衣帽"状宽松地覆盖着阴蒂,两侧小阴唇的内侧皱襞,向上、向内于中线靠拢成为阴蒂系带,将阴蒂头沿着骨盆倾斜度拉向下后方。阴蒂包皮皮肤与小阴唇的血供来源一致,具有密不可分的关系。阴部外浅动脉在向小阴唇走行过程中发出动脉分支营养阴蒂包皮。

五、病理生理及分型

外生殖器发育异常最常见于先天性肾上腺皮质增生、真两性畸形等患者,常表现为阴蒂增大,无小阴唇结构,生殖隆起融合。Prader 按男性化程度将女性外生殖器发育异常分为5 型:Ⅰ 型阴蒂稍大;Ⅱ 型阴蒂较大;Ⅲ 型阴蒂明显增大,阴道口与尿道口开口于一个共同的尿生殖窦;Ⅳ 型阴蒂增大似阴茎,阴茎基底部为尿生殖窦开口,类似尿道下裂,生殖隆起大部分融合;Ⅴ 型为完全男性外阴的表现。阴蒂明显增大时,其内部结构类似于男性的阴茎,两个阴茎海绵体在耻骨弓后方向两侧分开,各自依附于左、右耻骨坐骨支的前内侧。增大的阴蒂血液供应、淋巴和神经组织均相当丰富。血管的分布分为浅、深两组,浅组主要为位于阴蒂体背部的阴蒂背动、静脉,深组来自阴蒂动、静脉。而主要的传入神经为阴蒂背部的阴蒂背神经,神经似扇形分布于整个阴蒂体,但以头部和背部最密集,有利于性刺激的传导。性敏感区位于阴蒂的头部。

阴蒂周围的过多组织可能降低敏感性,有碍性功能,并且影响美观;外阴硬化性苔藓可导致阴蒂粘连。若不注意卫生也可出现阴蒂炎及阴蒂包皮粘连等。Ostrzenski(2013 年)通过临床研究,并根据阴蒂包皮特征提出了具体的分型方案。该分型对外科医师如何选择更合适的手术方案具有重要意义。具体见表 5-3-1。

表 5-3-1　阴蒂包皮特征提出了具体的分型方案

分型	解剖特征
闭锁型	阴蒂部分或完全包埋于包皮
肥厚开口型	阴蒂包皮过长或肥厚
非对称性皮下肥厚型	阴蒂包皮厚度不均匀

六、康复治疗

（一）阴蒂及包皮整复手术的目的

阴蒂手术的基本目的应该是:保留血管和神经的阴蒂体切除,保留并缩小阴蒂头,建立正常的阴唇结构,保证足够的阴道长度和足够大的阴道开口,分离尿道和阴道,防止泌尿道并发症。手术的基本原则是尽量恢复正常的解剖结构,尽量保留阴蒂原有的性功能。

阴蒂包皮美容手术的目的包括减少阴蒂包皮大小、美化外观和显露更大范围的阴蒂组织来增强性快感,但不应使阴蒂体过度暴露,此外还可以使阴道内液体引流顺畅,减少异味等与包皮有关的卫生问题。

（二）阴蒂及包皮整复手术的禁忌证

手术禁忌证主要包括不合理的心理预期,合并有难治的性心理问题导致的性功能障碍;对包皮切除术有疑问者;现患泌尿生殖道感染;泌尿生殖道炎症性疾病急性期;凝血功能障碍;吸烟;外阴硬化性苔藓等。

（三）畸形程度的临床评估

尽管可以参考传统的评估方法及性功能量表（尤其是性高潮障碍）来评估外阴整形术的患者，但迄今为止，还没有关于阴蒂缩小术的评估方法。由于这项手术很少单独进行，通常作为小阴唇缩小术的一个附加手术进行。Hamori 建议在患者站立位时进行评估，包括组织的厚度与堆积情况、皮肤皱褶、对称性、外阴联合处的分离情况，以及之前的手术史（尤其是小阴唇边缘切除史）。触诊来排除阴蒂肥大的情况。术前仔细检查阴蒂头、阴蒂体，来鉴别是阴蒂包皮还是肥大的阴蒂头，即"阴蒂顶端突出的程度"。且阴蒂头与尿道口的距离不应小于 1.5cm。

阴蒂与包皮并没有标准数据，个体差异性很大。术前要仔细记录阴蒂包皮的松紧程度，记录包皮过长、瘢痕、穿孔、创伤、疼痛、感觉迟钝等情况。

（四）术前设计与术前准备

跟所有的手术一样，在进行咨询时要对患者的手术目的进行详细询问，这是诊疗的一个重要环节。在进行了全面系统的病史与体格检查后（包括心理调查、妇科检查、两性检查），对于怀疑有心理问题的患者，建议先到专业机构进一步诊疗。两性功能检查与外观及解剖学评估同样重要。加拿大妇产科医师协会建议女性需 16 岁左右，待性器官发育成熟后再进行外阴的整形手术。在术前要详细告知患者可能存在的风险、手术方案选择、手术利弊，并签署手术知情同意书。

在与患者讨论手术的作用及目的时，医生要告知患者该部位的个体差异很大，从医学角度上来讲，手术可能不能带来直接好处，并告知患者存在的不对称情况及其他问题。

（五）手术方式

1. 阴蒂缩小术　目前推荐的手术方式是 1973 年 Spence 和 Allen 提出的保留血管神经的阴蒂缩小术。由于该手术不但保留了血管和神经，也保留了部分阴蒂头及包皮（包皮可以形成小阴唇），使外阴更符合正常解剖生理，尽可能地保留阴蒂的性功能。

（1）保留血管神经的阴蒂缩小术的手术适应证：先天性肾上腺皮质增生、不完全性雄激素不敏感综合征、睾丸退化、真两性畸形等患者，有阴蒂增大或合并有生殖隆起融合。

（2）操作步骤：阴蒂背部皮下注射形成水垫，在耻骨下阴蒂背侧的皮肤根部正中钳夹一把组织钳作为标志，自标志处至阴蒂冠状沟之间行纵切口，深度仅达皮下，锐性分离切口两侧皮肤及皮下浅筋膜，分离至阴蒂海绵体侧方，以完全暴露出增大的海绵体为准，从海绵体的侧方中部，钝性分离出背侧的阴蒂上动、静脉和神经及其周围组织，同法处理海绵体腹侧的阴蒂下动、静脉和神经及周围组织，分离上至海绵体根部分叉处，下至冠状沟，切除冠状沟近侧和阴蒂根部之间的海绵体，切除根部时要紧贴耻骨弓两降行支，将阴蒂头固定于耻骨下根部处，将阴蒂头部背侧正中皮肤与手术开始时所标记的正中切开处缝合在一起，其余保留的阴蒂皮肤沿背侧切缘向两侧拉下形成小阴唇，皮肤切缘间断丝线缝合，如阴蒂头过大，可行楔形切开，去除部分阴蒂头组织，缝合创面。

2. 阴蒂包皮缩小成形术　阴蒂包皮缩小成形术通过切除阴蒂周围多余的皮肤，减少阴蒂包皮的长度、突起、厚度以达到美学的需求，还可通过缩小包皮而显露更大范围的阴蒂组织来提高改善性刺激，以满足功能上的需求。阴蒂包皮冗余的多种治疗手段主要归纳为小阴唇和阴蒂包皮联合缩小术、阴蒂倒 V 成形术联合水分离技术、阴蒂皮下成形术三种类别。

（1）小阴唇和阴蒂包皮联合缩小术：2015 年，Hunter 指出阴蒂包皮冗余可能在水平或垂直面，或两者均有。其中水平面的冗余是最常见的，表现为包皮平行堆积或者在中央部分侧面折叠；阴蒂皱褶可能是单侧或双侧而导致外观变宽，也可呈多层不对称折叠。垂直平面的冗余则表现为包皮下垂或被拉长。水平冗余需要垂直切除侧面的阴蒂包皮，切口通常平行于阴蒂包皮和大阴唇之间的沟。垂直面的冗余则需要通过横向切除包皮的一部分，通常设计倒 V 形切口，横跨整个宽度。对于包皮过长显著悬垂于阴蒂头的病例，包皮游离缘可以适当被剪断。但在任何情况下，阴蒂头都不应该被完全暴露，否则会引起阴蒂过度敏感等不良反应。

（2）阴蒂倒 V 成形术联合水分离技术：2010 年 Ostrzenski 首次描述了该手术。其理念是在不使用任何金属器械的情况下，通过加压的无菌盐水打开阴蒂和内包皮之间完全消失的空间，处理阴蒂包皮闭塞的开口，以避免阴蒂神经损伤；以倒 V 成形术使阴蒂包皮缩小、变薄。不需要包皮手术切口分离阴蒂包皮的内表面和阴蒂体，可在直视下应用水分离技术，分离阴蒂包皮内表面和阴蒂之间的粘连，并去除包皮垢和碎屑。以倒 V 形切口，切除过量的阴蒂包皮组织，缝合线隐藏在新的阴蒂包皮开口中，阴蒂头暴露 3～5mm。

（3）阴蒂皮下成形术：2010 年，Ostrzenski 提出新的阴蒂皮下成形术，适用于非对称皮下肥大型阴蒂包皮的病例，其异常的特征在于细长的阴蒂包皮和包皮的厚度不对称。对于临床上非对称肥厚型的包皮，阴蒂包皮长度减少本身无法取得令人满意的美学效果，因此需要皮下切除阴蒂包皮。由于术中水肿显著可能干扰评估需要切除的组织量并使术前标记难以进行，这种情况可能需要两个阶段不同的手术处理。手术治疗的第一阶段使用 Ostrzenski 的改良水分离术和阴蒂包皮倒 V 成形术减少阴蒂包皮的长度。手术的第二阶段进行阴蒂包皮皮下切除术。此外，当阴蒂包皮的长度不需要减少时，阴蒂皮下成形术可以作为单独操作进行。这种外科手术的理念是切除皮下过度肥厚的组织，以实现阴蒂包皮的双侧厚度对称。

3. 阴蒂部位可实施的其他手术

（1）填充物注射阴蒂头的手术：是为了利用合成填充物把阴蒂头增大向外暴露，提高性接触为主要目的的手术，应考虑到昂贵的费用。术后如果出现短暂的感觉异常，阴蒂头位置没能矫正到理想的方向，会导致意想不到的负面影响，所以说不是理想的方法。

（2）阴蒂头增大术：是模仿阴茎头扩张手术的一种方法。利用 Perlane 等合成填充物，直接给阴蒂头注射 0.3～0.5ml。这种方法通常用于阴蒂头很小或严重内陷的情况。

（3）阴蒂重建术：阴蒂重建术针对部分女性生殖器切割后的患者，目前数据尚不充分，需要多学科合作。

（六）手术过程中注意事项

1. 小阴唇手术过程中，首先进行阴蒂有关的手术。缝合张力过大，事后可能出现切口裂开，应引起注意。

2. 两侧切除及缝合不一致时，可能出现向一侧倾斜，小便偏流的情况。

3. 应该理解为与阴蒂切除是完全不同的手术。

4. 手术过程中，注意避免损伤阴蒂周围的神经和血管。

七、康复护理

伤口愈合需要 2 周左右。为改善阴蒂部位的血液循环，可进行理疗，也可使用含皮肤血管活性的情趣液。手术后 4～6 周左右可开始性生活。通过对阴蒂的作用及构造等的性知识学习，帮助了解性刺激的方法和提高性欲的方法。

八、康复效果评价

伤口愈合因个体差异不同,大致需要 2~4 周。手术及康复效果至少要经过 3 个月以上,才能得出比较确定的结论,在该过程中注意患者性功能情况。

（汤　彪　李　明　梁开如）

第四节　阴道松弛整形修复

一、定义

目前阴道松弛症没有明确统一的定义,其属于盆底功能障碍性疾病范畴,可独立存在,也可伴随压力性尿失禁和盆腔器官脱垂。它泛指各种原因导致的阴道管径增大和 / 或阴道收缩力下降,常被认为是伴随分娩、衰老、绝经等发生的一种自然进程,但是会影响部分女性的性功能及生活质量,其相关治疗方式在整形美容领域也被称为阴道年轻化。

二、流行病学

根据美国妇产科学会统计,大约 3 000 万名美国女性经受着阴道松弛症的痛苦,即每 5 名女性中就有 1 人发病。Pauls 等通过对国际泌尿妇科协会(IUGA)医师的一份调查发现 83% 的医师认为阴道松弛被患者所低估。石秀等报道,在泌尿妇科门诊,阴道松弛症的患者是很常见的,约占 24%。我国目前尚无阴道松弛症发病率的相关流行病学数据。

三、病因

主要包括妊娠、分娩、衰老及雌激素水平下降,往往是两种或多种因素综合作用的结果。

1. 妊娠　妊娠后尤其是妊娠中晚期,站立体位发生改变,腰腹部向前下突出,盆腹腔脏器的压力轴线随之前移,再加上子宫及胎儿自身重量的不断增加,盆底肌肉及纤维组织所承受的重量持续增长,盆底肌张力逐渐减弱,从而慢慢出现阴道松弛。此外,妊娠期女性在胎盘产生的激素参与下,体内雌、孕激素水平变化,使阴道皱襞增多,伸展性增加,外阴部结缔组织变松软,弹力纤维变性,也是引起阴道和盆底组织松弛的一个因素。

2. 分娩　在阴道分娩过程中,胎儿娩出时产生的巨大拉伸力量,可以使阴道自身的肌肉以及环绕阴道的肌肉,甚至会阴体等组织过度伸展和撕裂,分娩后阴道腔扩大,阴道壁松弛及肌张力低,阴道黏膜皱襞也因过度伸展而减少甚至消失,盆底肌及其筋膜也因分娩过度扩张而弹性减弱。虽然产褥期阴道腔逐渐缩小,阴道壁肌张力逐渐恢复,产后 3 周阴道壁也会重新出现黏膜皱襞,但这些损伤极少能恢复原状。剖宫产,尤其是经过试产者,也会引起盆底肌力量的减弱,但剖宫产对阴道及盆底肌的损伤不如阴道分娩严重。

会阴切开术在我国初产妇阴道分娩中被广泛应用,最常用的是会阴侧切术,侧切所损伤的组织包括阴道黏膜及肌层、尿道阴道括约肌、球海绵体肌、会阴浅横肌、会阴深横肌、部分肛提肌、筋膜及皮下组织、会阴皮肤。在缝合过程中出现解剖对位不良、术后出现愈合不良的情况均会引起阴道及盆底松弛。

3. 衰老　年龄是导致机体老化的重要因素,也是引起阴道松弛的重要原因之一。随着年龄的增长，身体各个组织器官都会慢慢衰老，阴道也会出现萎缩，伴随阴道的结缔组织萎缩，肌肉组织会丧失更多收缩力量。

4. 雌激素水平下降　雌激素可以维持体内胶原纤维的张力和弹力纤维的弹性，体内雌激素水平下降将会导致阴道黏膜的萎缩及阴道和周围组织的松弛。

四、解剖生理

1. 阴道的大小、形状、长度及轴线方向　阴道口外观近横向椭圆形，正常情况下阴道是闭合的，通常前后壁贴合在一起，横截面略呈 H 形。阴道内壁的周长未婚女性为 8～9cm（容 1.5～2 指），已婚女性为 9～11cm（容 2～2.5 指），已育女性为 11～15cm（容 2.5～4 指）。通常阴道紧缩要实现阴道内径的缩小，使得内壁周长实现 8～10cm（容 1.5～2 指）。正常阴道轴线与身体长轴呈 15°～20°夹角，生育后由于子宫阴道后移，使得阴道轴线与身体长轴的夹角增大，可达 30°以上，因此在阴道紧缩术中要注意纠正阴道的轴线，使之部分恢复产前的状态，这种改变对性生活的改善有明显影响，对 G 点和阴道前壁的刺激会增强。

2. 盆底肌肉的结构　阴道下半部穿过尿生殖膈开口于阴道前庭下方，在尿生殖膈附近有多个肌肉穿行，对阴道有一定的约束收紧作用，阴道紧缩时一般要收紧这些在生产过程中变松弛的肌肉。会阴由浅到深主要分为：皮肤；会阴浅筋膜；会阴深筋膜；球海绵体肌、坐骨海绵体肌、会阴浅横肌、会阴中心腱；前庭球；会阴深横肌、会阴中心腱；尿生殖膈下筋膜；肛提肌（耻骨直肠肌、耻尾肌、髂尾肌）；肛提肌是影响盆底紧致程度的重要结构，发自骶尾部骨骼，止于耻骨联合和肛提肌腱弓，主要功能为维持盆腔器官的位置及稳定，在阴道紧缩术中，一个很重要的步骤就是要收紧松弛的肛提肌。排尿的控制部分来自于上方的尿道括约肌，部分来自于下方的尿道 - 阴道括约肌，而括约肌在生产过程中常有损伤，术中部分收紧尿道 - 阴道括约肌可改善患者的控尿能力。

3. 阴道的血供与感觉神经　阴道的血供上部来自子宫动脉的阴道支，中部来自阴道动脉，下部来自阴部内动脉。阴道血管自 3、9 点穿入阴道，然后沿阴道前后壁呈网状分布。阴道的精细感觉注意集中在阴道口部位，由阴部神经传入，其他部位感觉较弱，包含丰富的自主神经，由盆内神经传入。

五、病理生理

随着人们认识程度的加深及生活水平的提高，阴道松弛越来越受到医患双方的共同重视。研究表明，阴道的紧致度能够影响阴道敏感性以及性高潮。

Kline 使用会阴收缩力计对阴道紧致度和控制能力进行了评价，结果显示阴道紧致度减低或肛提肌萎缩的女性更难以获得性高潮，当上述情况得到纠正后，患者获得性高潮的情况也随之改善。Pardo 等的研究中证实了阴道的大小会对性敏感度产生影响，该研究的对象是未发现脱垂和尿失禁但存在阴道松弛和扩大，并且希望通过阴道修复的方式改善性功能的女性患者，在行阴道会阴成形术后 90% 以上的患者性满意度显著改善，研究说明女性阴道大小与敏感度和性高潮存在直接联系，手术修复有助于性功能的改善。

Goodman 等的多中心研究证明进行阴道修复对阴道直径进行调整能够改善阴道松弛女性的性功能。

目前尚无客观标准去衡量阴道松弛的严重程度，一般以阴道插入 2 指时缺乏收缩力或放置好窥阴器后阴道壁在前、后叶之间出现褶皱来判断存在阴道松弛，阴裂的大小以盆腔器官脱垂的定量分度方法（POP-Q）测量，肌肉之间的裂孔大小可通过磁共振、超声、指检来测定。有报道压力式盆底肌力测试仪操作简单，检查无创，携带方便，可用于阴道松弛症的筛查、病情评估及治疗效果评判方法等。

六、康复治疗

（一）阴道松弛治疗的适应证

1. 阴道分娩引起的肛提肌收缩力减弱及损伤，阴道黏膜松弛。

2. 无阴道分娩史，但存在阴道周围肌肉、筋膜和黏膜松弛者，希望矫正和减轻由松弛带来的性满意度下降。

3. 因会阴体损伤和阴道松弛导致反复出现泌尿生殖系统感染者。

（二）阴道松弛的治疗原则

包括非手术治疗和手术治疗：

非手术治疗方法包括盆底康复、激光、射频、中医、手法按摩等，手术治疗方法包括阴道紧缩术、自体脂肪移植、线雕、网片/补片植入等。阴道松弛症多主张先采用非手术治疗，对于非手术治疗效果不佳和症状较重者，可采用手术治疗。阴道紧缩术是常用的手术方法，效果好，持续时间长，其不足是创伤大，有一定的并发症，如周围脏器损伤、感染、术后性交痛等。

（三）阴道紧缩术

阴道整复的核心内容就是通过对松弛开放的阴道口及阴道腔进行修复，提升女性性功能，同时也改善患者自我感觉阴道变松、阴道外口变大等主观症状。阴道后壁与肛提肌和生殖孔之间的解剖学关系决定了阴道后壁能够对阴道的孔径产生重要影响，对阴道后壁的修复是大多数阴道整复手术的主要组成部分。

阴道缩紧常用的手术方法有：①会阴体重建阴道紧缩术：是妇产科医师比较熟悉和常用的方法，同时修复会阴体和肛提肌，最为符合女性生理解剖特点，效果可靠、持久，但部分手术后出现会阴疼痛等；②全程阴道紧缩术：通过加固阴道全程筋膜，修剪部分阴道黏膜来缩紧阴道，其优点是可以使阴道整体收紧，效果满意，但不足是手术风险大，阴道瘢痕较多，弹性和可扩展性丧失较多，远期效果欠佳；③阴道局部紧缩术：在阴道中下 1/3 段，缝合加固两侧肛提肌以及阴道筋膜，修剪部分阴道黏膜，在该部位形成一个长度约 3～4cm 的阴道缩紧环，其优点是手术简便，创伤小，出血少，效果好。

在临床中需要根据阴道松弛患者的具体情况来选择合适的手术方法。对于轻度阴道松弛的女性，尤其是未育者，阴道紧缩可以采用保留黏膜的紧缩方法或者收紧会阴肌肉的方法；对于阴道分娩后轻中度阴道松弛女性，建议使用会阴体重建的阴道紧缩方法；对于重度阴道松弛者，可以采用全阴道缩紧或阴道局部缩紧术和会阴体加固术。手术可在冷刀、电刀或激光下完成。

阴道前壁修补术适用于阴道松弛合并膀胱脱垂的患者，通过手术缩紧阴道同时达到治疗膀胱脱垂的目的。

1. 手术适应证　明确存在解剖结构上的阴道松弛，而且明确阴道松弛给性生活带来障碍，有希望通过手术治疗改善的意愿；阴道松弛合并其他盆底功能障碍性疾病者；因会阴体损伤和阴道松弛导致反复出现泌尿生殖系统感染者；非手术治疗效果不佳和症状较重的阴道松弛。

2. 手术禁忌证 重要脏器功能不全、出血性疾病、感染急性期、严重性功能障碍、心理精神障碍患者。

3. 需要慎重选择手术的情况 吸烟、控制不良的糖尿病或高血压、合并严重的肺、肾、神经系统、心血管系统疾病、未明确病因的外阴营养不良、外阴或阴道区域放疗史、复发生殖器疱疹病史、有生育计划者、未告知性伴侣或与其意见不统一的患者、有不合理预期的患者。

4. 术前评估和准备 术前评估至关重要，包括相关的既往史、性功能相关的社会心理学评价、分娩前的性满意度、分娩后是否出现了影响性生活的解剖学改变、婚姻或人际关系、对手术的期望值和选择手术的原因。手术并不能改善精神心理因素、遭受性侵犯、原发性性冷淡、人际关系问题、抑郁等导致的性功能障碍。强烈推荐对寻求生殖器官整形的女性进行心理学和性学的咨询。术前应对患者进行系统问卷调查，目前经过验证的具有较高信度和效度的女性性功能指数评估（Female Sexual Function Index, FSFI）问卷调查表应用较为普遍。术前也要重视妇科泌尿病史和盆腔检查，如果合并其他盆底功能障碍性疾病，应一并处理。

医患沟通重点内容包括对阴道松弛产生原因的解释，应告知患者她们并非"不正常"，告知患者阴道松弛症的普遍性，减轻患者焦虑情绪；充分了解患者期望治疗效果，耐心细致解答患者的疑问，提供可替代的治疗方案，并为患者分析利弊等；向患者解释手术的实际结果可能与理想结果不符，避免术后发生医疗纠纷；说明术后可能会出现的并发症及概率；并向她们强调术后管理的重要性，告诉她们术后可能需要一些辅助治疗如凯格尔运动、阴道哑铃、性心理咨询等。

术前准备和普通妇科阴式手术相似，包括监测生命体征、完善相关辅助检查、会阴及阴道准备、肠道准备、备皮、术前谈话及签署详尽和个体化的知情同意书、必要时预防性使用抗生素、治疗基础疾病、绝经后患者局部使用雌激素2周、术前2周应停服阿司匹林和解热镇痛药、吸烟女性提前3～4周戒烟等。

5. 手术时机的选择 考虑到术后的恢复以及月经后手术能够排除妊娠的可能，建议月经后比较适宜。分娩后患者建议断奶后恢复月经和性生活后再作决定。

6. 手术目的 紧缩阴道；恢复自然阴道轴；加固肛提肌裂隙及其筋膜；保留阴道黏膜适当而无张力；重建会阴体。

7. 麻醉方式的选择 可根据情况选择局部麻醉、椎管内麻醉或全身麻醉。对准备充分的术者和患者来说，局部浸润麻醉或阴部神经阻滞麻醉是很好的选择。局麻的好处是在术中可以根据需要让患者有意识地收缩肛提肌作为缝合过程中的指引。

8. 会阴体重建的阴道紧缩术的手术步骤

（1）切口的设计：处女膜部位弧形切口设计的原则应以新阴道可容1.5～2指通过为准，也可依据现有阴道的内径和行阴道紧缩后的手术目标而定，避免术后阴道狭窄引起性交困难或性交疼痛，避免因过分剥离会阴部分皮肤导致术后缝合伤口裂开，这对于改善术后性满意度起着非常重要的作用。建议对切口进行标记。使用 Allis 钳夹阴唇后系带中点向下拉，可确认手术部位的对称性。阴道切口上端应达到阴道后壁的1/3～1/2，对松弛程度较重的患者，可以对整个阴道后壁进行修复。手术区域阴道黏膜下方打水垫，形成水分离，扩大直肠阴道间隙，水分离时也可加入一些止血药物。

（2）分离直肠阴道间隙：沿设计切口处女膜缘弧形切开阴道黏膜全层，组织剪沿黏膜下层锐性分离直肠阴道间隙，分离深度约为阴道后壁的1/2，并暴露肛提肌。

（3）缝合肛提肌：以 2/0 可吸收线或丝线缝合阴道下段两侧的肛提肌，注意避免肛提肌的折叠和张力形成。

（4）缝合直肠筋膜：以 2/0 可吸收线由内向外间断或连续分层缝合直肠前及直肠侧壁筋膜，避免过深缝合至直肠壁，术后常规直肠指检排除损伤。

（5）缝合阴道黏膜：适当剪去多余阴道黏膜，以 2/0 可吸收线从上至下连续扣锁缝合阴道后壁黏膜至形成新的处女膜环为止。缝合的时候注意不要过多包含切口两侧黏膜，同时也避免非常表浅的缝合。

（6）重建会阴体：根据设计切除会阴多余皮肤，注意考虑缝合后的皮肤张力并保持对称性，避免过多的切除和由此产生过大张力导致大阴唇轮廓变形。将球海绵体肌、会阴浅横肌等用 2/0 可吸收线或丝线间断缝合，缝合前用 Allis 钳拉起肌肉确认位置准确并确认大阴唇的外形，缝合时避免张力过大导致阴道口狭窄。然后对皮下组织进行缝合。

（7）会阴成形：缝合完毕后处女膜应高于阴唇后系带，这是为了性交时阴茎自然地插入及产生对 G 点的刺激。

在术中需要不断评估和测量阴道的孔径并做出调整，才能使阴道宽度恢复至分娩前的状态。在阴道紧缩术中需要关注的另一个问题是对剥离黏膜的处理，肌肉收紧之后常有黏膜的堆积，有的直接切除多余黏膜，有的将其堆积于原位，还有采取荷包缝合将其固定于下方组织，以及将其缝合形成黏膜皱襞等方法，可根据具体情况进行选择。赵阳等研究发现会阴体重建联合阴道黏膜皱褶缝合阴道紧缩术操作安全、效果良好，术后并发症少，可明显改善外阴形态，对阴道分娩和剖宫产后的阴道松弛患者均可以增强阴道外段收缩力，改善性功能，提高性生活质量。

9. 术后管理和随访　阴道紧缩术后管理和普通妇科阴式手术类似，术中可行阴部神经阻滞麻醉缓解术后疼痛；阴道填塞消毒纱布；会阴水肿不适时给予冷敷；鼓励坐盆；鼓励服用大便软化剂、西梅干、使用开塞露等；可以适当进行一些体育活动或负重锻炼；术前 48～72h 和术后 24～48h 可以使用抗生素；术后 6 周可以开始物理治疗，必要时阴道扩张治疗；术后 4 周或出现异常症状时及时随访；复诊时评估阴道口情况及其大小。

10. 常见并发症及处理

（1）出血：对动脉性出血一定要彻底止血，对静脉窦出血可以采用局部缝合的方法止血，如果是血肿，需要清除血肿后彻底止血，再行缝合。

（2）伤口愈合不良：预防措施为术前积极治疗阴道炎，术中彻底止血、消灭死腔，术后常规 1/5 000 高锰酸钾坐盆，术后 2 个月左右开始性生活。出现伤口愈合不良时可以局部清创后 4/0 可吸收线缝合。

（3）阴道黏膜脱垂：预防措施在于术中多个部位将阴道黏膜和肛提肌筋膜缝合固定，术后若出现阴道黏膜的脱垂，可在术后 3～6 个月行脱垂黏膜的切除术。

（4）术后阴道口径不合适：合适的阴道口径因人而异，对于大多数年轻女性，紧缩术保留的阴道口径以容 1.5 指为宜，在恢复过程中可逐渐恢复到 2 指的内径。

（5）直肠阴道瘘：预防措施包括水分离增加直肠阴道间隙，术中注意分离层次，尽量不用电刀，不宜在一个部位反复止血，缝合不宜过深。一旦出现直肠阴道瘘，需观察 3～6 个月再进行修补术。

（6）局部感觉异常：包括局部疼痛和性交痛，预防措施为术中注意解剖层次，尽量少去除黏膜组织。治疗手段包括局部按摩、药物注射、局部改形等。

（7）阴道组织纤维化：主要出现在反复激光治疗或使用腐蚀性药物的情况下，预防措施为激光治疗不宜能量过大，次数过多，尤其是老年患者，慎用腐蚀性药物。

11. 随访与评估　术后每 1～2 周定期随访检查，直至恢复正常性生活，在此期间，除了创面管理以外，也需要进行盆底肌肉强化训练或性功能强化训练，辅以性心理指导，以提高性生活满意度。关于性功能改善效果的评价，可通过 FSFI 问卷调查完成。

（四）注射填充治疗

自体脂肪、富血小板血浆（platelet rich plasma，PRP）、透明质酸等可用于阴道填充治疗。自体脂肪是一种理想的填充材料，已广泛应用于整形美容外科领域，但脂肪移植最常见的并发症是脂肪容量缺失。联合应用 PRP 可促进移植脂肪的再血管化和提高存活率。

修复阴道松弛的材料有较多选择，每种材料各有优缺点，目前的阴道修复材料主要有人工合成材料和生物补片材料，人工合成材料成分以聚丙烯为主，虽然有许多优势，但仍可能发生感染、侵蚀和排斥等并发症。随着对材料研究的深入，尤其是组织工程特别是干细胞技术取得的进展，可能会使阴道松弛症的治疗效果和满意度不断提高。

（五）线雕治疗

以阴道黏膜下环形埋藏数根弹性缝线为特征的阴道紧缩术，适用于轻中度阴道松弛患者。优点是创伤较小，手术简单，缺点是缝线易脱出、有效期短。

2015 年，Park 等报道了应用高弹性硅胶线（直径 2.2mm，长度 17cm）治疗阴道松弛患者，应用专门的导引器将硅胶线环绕阴道埋于阴道黏膜下层达到收紧阴道的目的，效果满意率 92.8%，FSFI 评分显示性功能也较前改善，此术式需特别注意医源性尿道损伤。

（六）激光、射频治疗

激光、射频等方法也用来治疗阴道松弛，其可以通过产生能量刺激胶原再生，使弹力纤维形成，促进血管化，增加神经纤维，改善阴道湿润度，达到阴道年轻化的目的。

以激光损伤阴道黏膜造成黏膜收缩为特征的阴道紧缩术，适用于其他方法阴道紧缩术后的修整、老年性阴道萎缩和轻度阴道松弛症患者，其优点是损伤小、可重复、有黏膜增厚和抗炎作用，缺点是仅能实现黏膜层的部分缩紧，效果较小，有效期较短。

尽管还缺乏激光和射频治疗阴道松弛安全性和有效性的长期数据，美国食品药品监督管理局（Food and Drug Administration，FDA）在 2018 年 7 月 30 日也发表声明，提出了对将激光和射频推广用于阴道年轻化的担忧，但现有的证据表明激光和射频治疗可以改善阴道松弛、性感觉和泌尿生殖道萎缩症状。Cruz 等、Lee 等、Vizintin 等、Salvatore 等、Filippini 等报道了 CO_2 点阵激光或铒激光治疗阴道松弛的有效性，Krychman 等、Millheiser 等、Sekiguchi 等报道了射频治疗阴道松弛的有效性，均没有出现严重不良反应。能量治疗最常见的副作用是疼痛，其对邻近脏器如直肠、尿道、膀胱等有无远期损伤还不清楚，所以应严格掌握治疗适应证，并不断提高技术水平。

（七）物理治疗

物理治疗目的在于通过主动或者被动的运动锻炼来恢复阴道及盆底肌的力量。电刺激疗法主要通过对神经的电刺激作用于神经肌肉接头，引起肌肉的收缩，达到肌肉训练的目的。生物反馈是通过各种手段对生理信号进行监测，然后将这些信号进行处理、量化和反馈显示，以帮助形成对机体生理活动的自我觉知和控制。Lee 等研究显示，和自行锻炼盆底肌相比，对阴道松弛的妇女使用电刺激和生物反馈锻炼盆底肌可以加强阴道收缩力和改善性功能。

七、康复护理

阴道松弛术后护理应视采取的不同手术方式而定。例如阴道紧缩术后，和普通妇科阴式手术类似管理，会阴水肿不适时给予冷敷；鼓励坐盆；鼓励服用大便软化剂、西梅干、使用开塞露等；可以适当进行一些体育活动或负重锻炼；术前48～72h和术后24～48h可以使用抗生素；术后6周可以开始物理治疗，必要时阴道扩张治疗；术后4周或出现异常症状时及时随访；复诊时评估阴道口情况及其大小。

八、康复效果评价

阴道松弛术后评估应包含结构和功能两个方面。结构主要评估解剖恢复情况，简单的妇科查体即可实现；而功能评估主要通过问卷调查表完成，评估患者性生活恢复情况和性满意度。术后1～2周评估患者伤口愈合情况，术后3个月可初步进行康复后的效果评估。

（王　刚　万　虹　李艾琳）

第五节　会阴损伤修复整形

一、定义

会阴有广义与狭义之分。广义会阴是指封闭骨盆出口的所有软组织，前起耻骨联合下缘，后至尾骨尖，两侧为耻骨降支、坐骨升支、坐骨结节和骶结节韧带。狭义的会阴是指位于阴道口和肛门之间的楔形软组织，厚3～4cm，又称为会阴体。

二、流行病学

我国尚未见对会阴裂伤发生率的报道。ACOG第165号实践指南指出，阴道分娩会阴裂伤的发生率53%～79%，Ⅰ度和Ⅱ度较常见。2012年英国Ⅲ、Ⅳ度会阴裂伤的总体发生率为2.9%，其中初产妇发生率为6.1%，经产妇发生率为1.7%。

三、病因

阴道分娩、外伤是导致会阴损伤的最常见原因。

四、解剖生理

会阴由表及里为皮肤、皮下脂肪、筋膜、部分肛提肌和会阴中心腱。会阴中心腱由部分肛提肌及其筋膜和会阴浅横肌、会阴深横肌、球海绵体肌及肛门外括约肌的肌腱共同交织而成。会阴伸展性大，妊娠后期会阴组织变软，有利于分娩。

分娩时，会阴体是最常发生裂伤的部位。会阴体下方是肛门括约肌，包括肛门内括约肌和外括约肌，内括约肌是直肠末端肠壁内环状平滑肌层，由非自主神经控制，外括约肌由骨骼肌组成，在内括约肌周围1～2cm处，受到自主神经的控制。肛门内、外括约肌有1～2cm的重叠区。

五、病理生理

很难将阴道分娩、手术助产、会阴切开和肛门括约肌断裂对盆底功能的影响进行区分。女性在分娩过程中可能不只具有一个高危因素,并且这些因素相互影响。一篇系统性回顾分析(包括26篇文献)发现,会阴切开并不能减轻阴道裂伤的严重程度、盆底功能障碍或者盆腔器官脱垂等近远期并发症。其他研究发现,切开增加了产后大便失禁的风险,但是由于分析中引用的文章质量不高,对切开类型、程度、裂伤的程度没有统一的分类,导致结论中关联程度不明确。

阴道分娩的妇女未来需要盆底重建手术的可能性较高,但是会阴切开和会阴裂伤对盆腔器官脱垂、压力性尿失禁的影响还不太清楚。一篇综述提到,常规会阴切开不能改善性功能,但增加了性交时的疼痛感。会阴Ⅲ、Ⅳ度裂伤,与Ⅰ、Ⅱ度会阴裂伤相比可导致更严重的临床症状,如会阴痛、性交痛以及粪失禁等。一项前瞻性的队列研究指出,产后12个月时,Ⅲ度或Ⅳ度裂伤患者中超过50%的会经历性交困难。会阴裂伤对于产后6~14周的压力性尿失禁无明显影响,约半数的产妇产后早期盆底电生理指标处于受损状态。

六、分类

如果裂伤没有合并活动性出血或者改变解剖结构就不需要干预。严重的裂伤是指伤及肛门括约肌的裂伤(obstetric anal sphincter injuries,OASIS)。目前对于OASIS的严重程度没有统一的评估标准,主要通过累及的组织多少分级。会阴裂伤分度由Sultan等提出,国际尿失禁咨询委员会和英国皇家妇产科医师学会(RCOG)对其做出调整,见表5-5-1。其中Ⅲ度和Ⅳ度统称为重度裂伤。

表5-5-1 RCOG(2015)指南 会阴裂伤分度

分度	定义
Ⅰ	损伤会阴皮肤和/或阴道黏膜
Ⅱ	损伤会阴肌肉但未累及肛门括约肌
Ⅲ	损伤肛门括约肌
Ⅲa	小于50%厚度外层肛门括约肌撕裂
Ⅲb	大于50%厚度外层肛门括约肌撕裂
Ⅲc	外层肛门括约肌和内层肛门括约肌撕裂
Ⅳ	损伤内、外层肛门括约肌和直肠肛门黏膜

七、Ⅲ、Ⅳ度会阴裂伤的高危因素及预防

(一)高危因素

及时发现并进行高质量的裂伤修补,对于Ⅲ、Ⅳ度会阴裂伤的诊治至关重要。其高危因素见表5-5-2。

表 5-5-2　RCOG(2015)指南　Ⅲ、Ⅳ度会阴裂伤危险因素

危险因素	RR 或 OR(95% CI)
亚洲种族	2.27(2.14～2.41)
初产妇	6.97(5.40～8.99)
巨大儿	2.27(2.18～2.36)
肩难产	1.90(1.72～2.08)
枕后位	2.44(2.07～2.89)
第二产程延长	
第二产程 2～3h	1.47(1.20～1.79)
第二产程 3～4h	1.79(1.43～2.22)
第二产程大于 4h	2.02(1.62～2.51)
器械助产	
胎头吸引助产,无会阴侧切	1.89(1.74～2.05)
胎头吸引助产,会阴侧切	0.57(0.51～0.63)
产钳助产,无会阴侧切	6.53(5.57～7.64)
产钳助产,会阴侧切	1.34(1.21～1.49)

（二）会阴Ⅲ、Ⅳ度裂伤的预防

1. 会阴侧切　会阴侧切术即会阴切开缝合术,指的是在自然分娩过程中将产妇会阴侧向切开,是分娩期第二产程中进行的简便手术,目的是防止产道的严重撕裂伤及减少婴儿胎头受压的损伤。关于会阴侧切能否防止Ⅲ、Ⅳ度会阴裂伤的发生,业界尚存在争议。英国医院案例统计机构提供的数据显示,会阴侧切可以有效预防Ⅲ、Ⅳ度会阴裂伤,而一些研究却报道会阴侧切对于Ⅲ、Ⅳ度会阴裂伤的预防没有统计学意义。但是,有证据表明,会阴侧切在器械助产中似乎能够有助于防止Ⅲ、Ⅳ度会阴裂伤的发生。

侧切角度的选择对于减少Ⅲ、Ⅳ度会阴裂伤的发生至关重要。英国国家卫生与临床优化研究所推荐的侧切角度为 45°～60°。Kalis 等的一项前瞻性研究报道,会阴侧切 40°～60°侧切角更为适宜。然而,当胎头着冠时,会阴呈极度伸展状态,此时对于会阴侧切角度的判断不准确。有报道指出,在会阴伸展状态下行 40°角侧切所致的产后角度为 22°,而行 60°角侧切所致的产后角度为 45°。因此,60°会阴侧切剪的使用可以帮助我们获得合适的侧切角度。

2. 会阴保护　英国国家卫生与临床优化研究所曾报道"无会阴保护"和"有会阴保护"两者对于预防Ⅲ、Ⅳ度会阴裂伤没有差异,但是越来越多的研究显示,会阴保护可以有效减少Ⅲ、Ⅳ度会阴裂伤的发生。RCOG(2015)指南中会阴保护措施包括:①左手控制胎头下降速度;②右手进行会阴保护;③产妇在胎头着冠时切忌用力;④根据危险人群考虑会阴侧切。

3. 温热加压、盆底肌肉训练　温热加压是指在宫缩时和宫缩间歇对会阴进行持续温热压迫。Cochrane 系统评价指出,温热加压可以有效减少Ⅲ、Ⅳ度会阴裂伤的发生(RR 0.48,

95% *CI* 0.28～0.84）。盆底肌肉训练不降低会阴裂伤的风险，可以减少产后 3～6 个月尿失禁的发生，但不影响产后 12 个月尿失禁的发生，因此不常规推荐孕期的盆底肌肉训练。

4. 产前及第二产程会阴按摩　产前和产时会阴按摩主要是为了放松会阴肌肉、减少裂伤。在临产前 1 个月进行会阴按摩可以帮助产时会阴扩张，从而有效减少会阴侧切率，预防Ⅲ、Ⅳ度会阴裂伤，减少产后会阴疼痛。一项小样本随机对照试验报道，第二产程会阴按摩可以减少Ⅲ、Ⅳ度会阴裂伤的发生率（按摩组 1.7%，对照组 3.6%）。

5. 分娩体位　一项包括 22 个研究的 Meta 分析发现，直立或侧卧位与仰卧或截石位相比，侧切和手术助产的比例较低，但Ⅱ度裂伤的比例较高，但纳入的 22 项研究的总体质量不高。

6. 延迟用力　一项对 9 个随机试验的综述发现，延迟用力（开全后 1～3h）和立即用力/早用力（开全 1h 之内）相比，会阴侧切的实施率（*RR* 0.97，95%*CI* 0.88～1.06）及会阴裂伤的发生率（*RR* 0.90，95%*CI* 0.7～1.17）无明显差异。

八、诊断及并发症

（一）诊断

有经阴道试产的患者均存在发生Ⅲ、Ⅳ度会阴裂伤的风险，因此，仔细的肛门指检至关重要。全面的会阴裂伤评估包括：

1. 再次向患者解释指检的目的。
2. 确保有效的局部麻醉。
3. 肉眼观察会阴裂伤的程度，评估裂伤顶点及出血量。
4. 指检判断外层括约肌和内层括约肌是否受损。

肛内超声也可用于会阴裂伤的诊断，但是由于肛内超声在影像学的质量及患者可接受度上存在问题，目前肛内超声的应用尚处于研究水平。经会阴的超声可能对诊断重度裂伤有帮助。

（二）并发症

主要包括出血、发热、疼痛、伤口感染、伤口裂开以及瘘道形成。产科裂伤部位出血是最常见的并发症之一，这类出血通常可以通过保守措施和局部压迫得到较好的控制，但也存在发生严重血肿的可能。会阴裂伤缝合后纱布和缝针的残留虽然十分少见，但可导致产后发热、疼痛、感染和心理伤害等，应采用手术室同样的器械清点原则预防其发生。在发生 OASIS 的产后 6 周内，约 25% 的患者出现伤口裂开，20% 出现伤口感染。感染容易使伤口的愈合复杂化，极端情况下可能因坏死性筋膜炎导致产妇死亡。发生伤口并发症的患者疼痛程度较正常愈合患者明显增强，且这种高水平疼痛可持续至产后 12 周。首次分娩时发生严重会阴裂伤的患者在产后 12 个月内更有可能进行各类修复手术。会阴直肠瘘和直肠阴道瘘可能由未识别、未修复或愈合不良的裂伤发展而来，如伤口发生瘘管，应在所有感染迹象完全消退的前提下由经验丰富的术者实施修复手术。

九、康复治疗

（一）会阴Ⅰ度、Ⅱ度裂伤的修补

有研究认为，不改变解剖的Ⅰ度会阴裂伤如果不出血，可以不进行修复。黏合剂与传统缝合对Ⅰ度裂伤效果相似。黏合剂修复需要的时间短，且对局麻需求低。传统缝合时用

2-0 可吸收缝线间断或是锁扣缝合止血即可。

对于Ⅱ度裂伤，连续缝合优于间断缝合。包括 16 个临床试验、8 184 名妇女的 Meta 分析，比较了Ⅱ度裂伤和会阴切开进行可吸收线连续缝合与间断缝合的情况，发现连续缝合，产后疼痛率较低，使用镇痛较少，必须清除缝合物的风险较低，但是远期疼痛、性交困难、需要伤口再次缝合方面无明显差异。推荐使用可吸收合成缝线比如聚乳酸羟基乙酸缝线（polyglactin, PLGA）。在一个包括 11 项实验、5 072 名产妇的 Meta 分析中，比较羊肠线和可吸收合成缝线，发现后者产后 3d 疼痛较轻，产后 10d 镇痛需要较少，较少出现伤口再次缝合，虽然两组再缝合例数均不多。但是可吸收合成缝线使用组有更多需要清除未能吸收的缝线。将快速可吸收合成缝线与可吸收合成缝线比较，前者产后 10d 内镇痛需要较少，后者清除未能吸收的缝线患者更多，两者在 3 个月后疼痛及性交困难、6～12 个月的性交困难方面无明显差异。

（二）会阴Ⅲ度、Ⅳ度裂伤的修补

可采用局部麻醉或全身麻醉，以使括约肌最大限度地放松，并控制疼痛。修补手术应当在无菌的手术间进行，取膀胱截石位。手术团队中应包括一名有足够经验的专家（证据等级：Ⅳ级，推荐级别 C 级）。

常规修补手术应当尽快进行，很少数情况下，手术可以推迟到产后 12h（证据等级：Ⅰ b级，推荐级别：B 级）。会阴Ⅲ度、Ⅳ度裂伤累及括约肌，重点即是肌肉的缝合。现以会阴Ⅳ度裂伤为例进行手术步骤的讲解。

1. 辨清直肠阴道隔筋膜　若是陈旧性会阴裂伤，此时需要分离直肠阴道隔；陈旧性裂伤在分离直肠阴道隔时可以打水垫辅助分离，减少直肠损伤的机会。

2. 缝合直肠肛管黏膜层　传统的直肠黏膜修补是指用肠线对撕裂的直肠黏膜进行间断缝合，并将线结埋于肛管内。如用 3-0 可吸收线缝合，则无需对线结进行包埋。缝合直肠黏膜禁用 PDS 线（聚二氧六环酮可吸收缝合线），因 PDS 线延迟吸收的特点可造成肛管不适。缝合方式可采用间断缝合或连续缝合，但需避免"8"字缝合，因"8"字缝合稳固过紧，或可造成黏膜缺血坏死。

3. 缝合肛提肌束　对于直肠表面断裂的肛提肌束或是薄弱的部分进行缝合加强。可用 4 号丝线进行梯形或是间断缝合。无 4 号丝线时亦可用 2-0 可吸收线进行缝合加强直肠表面筋膜。

4. 缝合肛门括约肌　对于陈旧性Ⅳ度裂伤，已很难辨认是内括约肌还是外括约肌了，可作为整体进行缝合。而在产后立即的Ⅳ度裂伤时，应尽量正确识别肛门内外括约肌。

（1）内层肛门括约肌修补：当肛门指检发现内层肛门括约肌撕裂时，需用 3-0 PDS 线或 2-0 可吸收线对内层肛门括约肌进行单独缝合。肛门内层括约肌缝合首先由 Sultan 等于 1999 年提出，是指以对内层肛门括约肌进行间断缝合或褥式的端 - 端缝合，即避免两侧断端重叠。有研究证明，对内层肛门括约肌进行单独缝合可有效降低术后粪失禁的发生。

（2）外层肛门括约肌修补：若外层肛门括约肌全层撕裂，可用 3-0 PDS 线或 2-0 可吸收线进行端 - 端缝合或重叠缝合。外层肛门括约肌部分撕裂（Ⅲa 度和Ⅲb 度），则应采用 3-0 PDS 线或 2-0 可吸收线进行端 - 缝合。对于外层括约肌全层撕裂缝合的方法，有 Cochrane 系统评价指出，端 - 端缝合和重叠缝合术后患者在会阴疼痛、性交困难、粪失禁及生活质量方面差异没有统计学意义。但是，重叠缝合患者术后 12 个月发生粪失禁恶化的风险更低。

重叠缝合仅能用于外层肛门括约肌全层撕裂，因重叠缝合需有两个游离的断端，且在缝合过程中会有更大的张力。在进行肛门括约肌修补时，应将线结埋于表层会阴肌肉之下，以减少术后缝线迁移。

5. 缝合阴道黏膜层　阴道黏膜的对合可采用 2-0 可吸收线进行间断或是锁扣缝合。对齐处女膜缘。

6. 缝合会阴浅横肌、球海绵体肌形成会阴体　辨认会阴浅横肌端 - 端侧、球海绵体肌下缘，认清解剖位置，2-0 可吸收线进行点对点间断缝合，形成会阴体。

7. 会阴皮肤缝合　会阴皮肤皮内缝合对合整齐。

会阴Ⅲ度裂伤缝合可在Ⅳ度裂伤基础上进行调整缝合，恢复其解剖结构。

（三）预防性抗生素使用

Ⅰ度和Ⅱ度裂伤的缝合不需要使用预防性抗生素。Ⅲ度和Ⅳ度裂伤，在缝合开始前使用一次预防性抗生素（例如二代头孢菌素）可减少术后感染，预防伤口裂开。术后 24h 内可追加一次预防性抗生素使用。

十、康复护理

康复护理应注意三点：镇痛、避免便秘、评估尿潴留。镇痛包括局部和全身。局部包括冰敷、止痛喷雾或者外用药膏、直肠栓剂。其中直肠栓剂不推荐在Ⅳ度裂伤患者中使用，因为存在伤口愈合不良和伤口再次裂开的风险。全身包括口服非甾体类药物和阿片类药物，并且同时配伍口服通便药，以缓解这两种药物带来的便秘的副作用。避免便秘的方法推荐口服通便药（乳果糖），乳果糖可以减少修复处由于排便而产生的机械摩擦力。泻药的使用不影响术后疼痛、切口感染率、便自禁和性交痛。要警惕尿潴留。

十一、康复效果评价

需要经常监测 OASIS 的患者，评估伤口愈合情况，但没有标准的随诊方案。如果愈合过程平稳，应当避免直肠指诊。OASIS 患者盆底锻炼可以降低远期尿失禁风险，目前没有方法可以预防大便失禁的发生，患者应于产后 6～12 周门诊随访，严重会阴裂伤后，早期随访中排气失禁的发生率为 50%，急迫症状 26%，稀便失禁 8%，干便失禁 4%，当发现存在粪失禁症状时，应及时咨询妇科相关专家或肛肠外科医生。有随机对照研究指出，Ⅲ、Ⅳ度会阴裂伤患者在外层括约肌修补术后粪失禁发生率较低，约 60%～80% 的患者于术后 12 个月并无粪失禁症状。但应当讨论到大便失禁的症状随时间逐渐恶化或晚期出现的可能性。

产后 6 周或是陈旧性裂伤修补术后 3 个月，可以行盆底功能评估，视具体情况做相应的盆底康复训练。

十二、再次妊娠分娩方式选择

Ⅰ度和Ⅱ度裂伤再次妊娠分娩方式并无特别，合适情况下仍然可选择阴道分娩。如何选择Ⅲ度和Ⅳ度会阴裂伤术后患者再次妊娠的分娩方式，目前并无定论。Ⅲ度和Ⅳ度会阴裂伤后，再次阴道分娩时新发肛门括约肌损伤的风险增加了 2～7 倍；风险随新生儿体质量增加而增加。Ⅲ度和Ⅳ度会阴裂伤后行阴道分娩，近期持续性大便失禁的风险增加，但在 5 年或更长时间的随访中没有看到这种风险增加。若进行阴道分娩，尚无研究证明预防性会阴侧切可防止Ⅲ度和Ⅳ度会阴裂伤再次发生。若患者术后持续存在会阴裂伤相关症状如持续性大便失禁，或肛压测值偏低，或肛内超声提示括约肌缺损，或肛门括约肌功能减退，或可疑巨大儿，则可考虑行选择性剖宫产分娩。

（李　明　汤　彪　李　萍）

第六节　阴道前后壁膨出整形康复

一、定义

阴道前后壁膨出是盆腔脏器脱垂（pelvic organ prolapse，POP）的一部分，是指阴道壁及阴道顶端（阴道穹隆或子宫切除术后的阴道残端）位置下降移位，脱出超过处女膜缘，引起膀胱脱垂、直肠脱垂或肠疝。轻度的阴道壁膨出较常见，往往无症状，只有当阴道壁膨出严重达到处女膜缘外侧0.5cm以上时会引起临床症状、性功能障碍，影响下尿路或肠道正常功能时才认为是疾病状态。阴道壁膨出可通过患者主观症状或体格检查发现明确。

二、流行病学

目前对盆腔器官脱垂的自然史、发病率和流行病学尚缺乏相关研究。根据POP使用的定义和检查标准的不同，文献报道的发病率相差较大，范围从3%～50%不等。文献报道根据症状定义和分级POP的情况下，患病率为3%～6%，而根据检查，患病率为41%～50%。发病率在60～69岁的女性中达到高峰。在检查中，以前壁脱垂最常见，是阴道后壁脱垂发生率的两倍，是顶端脱垂的三倍。子宫切除术后，6%～12%的妇女会出现阴道穹隆脱垂，其中2/3的病例会出现多腔室脱垂。国内有文献报道症状性POP患病率为9.10%。脱垂2期占7.55%，脱垂3期占1.52%，脱垂4期占0.16%。POP的患病率随年龄的增长呈上升趋势，从2.53%增长到13.40%。有研究发现以POP-Q评分为诊断标准，按年龄分层，20～29岁妇女的患病率为20.4%，30～39岁妇女的患病率为50.3%，40～49岁妇女的患病率为77.2%，50～59岁妇女的患病率为74.6%，绝经后10年的患病率趋于平稳。根据Mant等人在英国的大型队列研究中发现，子宫切除术后需要手术治疗的阴道壁膨出发生率为3.6/1 000，子宫切除术后15年的累积风险上升到5%。

三、病因

阴道前后壁膨出的发病因素是多方面的，常见的致病因素有妊娠及分娩、衰老及激素水平的改变、肥胖、慢性咳嗽及医源性因素等。

1. 妊娠及分娩　妊娠期间，随着子宫的增大和重量的增加，子宫在盆腔的位置逐渐垂直，直接作用于生殖裂孔，使盆腔肌群承受向下的压力增大。此外，妊娠晚期盆底韧带胶原溶解度增大，均可能导致盆底组织的机械损伤。分娩时，尤其产钳助产或胎吸助产的困难阴道分娩者，因盆底肌肉、筋膜和韧带被过度牵拉削弱其支撑力量，导致盆底支撑结构的损伤。流行病学调查结果显示，分娩是导致盆底功能障碍性疾病的独立危险因子，相比剖宫产，经阴道分娩发生阴道壁膨出的概率更高；随着孕产次及流产次数的增加，阴道壁膨出的发病率明显上升。

2. 衰老 绝经后雌激素水平下降是阴道壁膨出发生的主要原因之一。绝经后雌激素减低、盆底组织萎缩退化导致支持组织疏松薄弱。任何器官脱垂的患病率随着年龄的增长而显著增加。

3. 肥胖 与正常体重的妇女相比，超重或肥胖的妇女发生阴道壁膨出的比例明显增高。有文献报道，BMI 增加的女性患阴道壁膨出的概率增加了 3 倍。

4. 长期腹压增加 慢性咳嗽、便秘和长期重体力劳动等导致腹内压增加，持续压迫盆底，使盆底支撑组织长期处于紧张状态，导致机械损伤，可加重或加速脱垂的发生。

5. 医源性因素 盆腔手术时未充分纠正手术时造成的或术前已潜在的盆腔器官脱垂，尤其是子宫切除术时切断了宫颈环周围的韧带和结缔组织，导致阴道顶端第一水平支撑的损伤。

6. 其他 临床病例统计显示，阴道壁膨出发生有种族差异，白人多见，亚洲人其次，黑人少见。也有文献报道与遗传、受教育程度、吸烟、代谢异常（糖尿病）、盆腔放化疗等有关。

四、解剖生理

阴道是一个具有皱褶的中空纤维肌性管道，这些皱褶能够从前庭延伸至子宫颈。在女性站立状态下，阴道上 2/3 几乎是水平位的，而下 1/3 几乎是垂直的。除了被子宫颈处拉开的管腔之外，阴道壁通常处于闭合状态。阴道前方毗邻并支撑膀胱底，两者之间被膀胱阴道外膜所隔离。尿道与阴道前壁相融合，二者之间没有明显的外膜层。输尿管的终末端与阴道通往膀胱底的过程中与其相交错。阴道后壁与直肠壶腹相联系，下方与会阴体相联系。

阴道上段依靠肛提肌，并由其上方和周围的结缔组织来保持稳定。阴道中段与两侧的盆筋膜腱弓相连。上述起支撑作用的结构出现病理性缺损，将会产生阴道前后壁脱垂。

五、分度及诊断

（一）阴道前后壁膨出的症状

阴道壁膨出是否伴有临床症状是医师界定患者是否需要进行治疗干预的重要依据。症状的评估从以下几方面进行：

1. 特异性症状 患者能看到或者感到膨大的组织器官脱出阴道口，可伴有明显下坠感，久站或劳累后症状明显，卧床休息后症状减轻，严重时脱出的器官不能回纳，可有分泌物增多、溃疡、出血等。阴道前壁膨出者可有排尿困难、活动后漏尿、尿不尽感等；阴道后壁膨出者可有便秘、排便困难等。但需注意其症状严重程度与解剖学改变并不完全呈正相关。

2. 非特异症状 盆腔压迫感、背痛等。能否通过手术治疗缓解症状尚不确定，可以使用子宫托鉴别。

3. 盆底功能的调查问卷 针对性强，结果设计合理的调查问卷可对 PFD 患者的症状和生活质量做出最为有效的评价。临床推荐的评价盆底脱垂对生活质量影响的问卷主要包括：

（1）盆底障碍量表（pelvic floor distress inventory，PFDI-20），盆底影响问卷（pelvic floor impact questionnaire，PFIQ-7）。

（2）盆腔器官脱垂及尿失禁性生活问卷（prolapse and incontinence sexual function questionnaire, PISQ-12）。

4. 了解患者一般情况及其他合并症状　包括年龄、体型、工种、BMI、月经、生育情况、内科慢性疾病、手术及用药史、是否合并尿失禁、依从性评价等，以利于治疗方案制订及随访。

（二）体格检查

1. 妇科检查　常规妇科检查，包括评估会阴部的皮肤、盆底缺陷（子宫脱垂、阴道穹隆脱垂、膀胱膨出、肠疝、直肠膨出）、外阴阴道有无萎缩表现。

2. 盆腔器官脱垂定量描述　目前采用的盆腔器官脱垂量化系统（pelvic organ prolapse quantitation, POP-Q）是 Bump 等 1996 年提出的描述女性盆腔器官支持的国际标准。该分度法对脱垂的严重程度进行临床客观评估，是国内外最推荐使用的分级系统。POP-Q 使用处女膜作为精确测量的一个固定参考点，对阴道前壁、后壁和顶端的支持进行可重复和可靠的描述，并建立了从良好支持（POP-Q 评分 0 或 I 期）到几乎完全缺乏支持（POP-Q 评分 IV 期）的各级盆腔器官支持的"分期"标准。POP-Q 分期的真正意义不在于临床诊断，而是作为治疗前后的评估手段。对于有临床处理意义的脱垂多认为是脱垂最低点达到或超过处女膜缘或 POP-Q ≥ II 度的状态。

（1）POP-Q 指示点：盆腔器官脱垂患者进行 6 个测量点（Aa，Ba，C，D，Ap 和 Bp）及生殖裂孔（genital hiatus, gh）、会阴体（perineal body, pb）、阴道总长度（total vaginal length, TVL）3 条径线的测量，确定脱垂的程度见表 5-6-1。

表 5-6-1　盆腔器官脱垂评估指示点

指示点	定义	范围
Aa	阴道前壁中线距处女膜缘 3cm 处，相当于尿道膀胱沟处	-3cm～+3cm
Ba	阴道顶端或前穹隆到 Aa 点之间阴道前壁上段中的最远点	-3cm～TVL
Ap	阴道前壁中线距处女膜缘 3cm 处，Ap 与 Aa 点对应	-3cm～+3cm
Ap	阴道顶端或前穹隆到 Aa 点之间阴道前壁上段中的最远点，Ap 与 Bp 点对应	-3cm～TVL
C	宫颈或子宫切除术后阴道顶端部分的最远端	-TVL～+TVL
D	后穹隆（未切除子宫患者）	-TVL～+TVL 或空缺
gh	尿道外口中点到后壁中线处女膜后缘之间的距离（cm）	
pb	阴裂的后端边缘至肛门中点的距离（cm）	
TVL	在脱垂充分复位，避免增加压力或拉长情况下测量的阴道最大深度（cm）	

（2）测量方法：单叶窥器牵拉阴道后壁，将尺子或一个定标的无菌长棒棉签放在离尿道口 3cm 处，当向后壁牵拉窥器时，请患者做 Valsalva 动作或向下屏气用力，测量 A 点的下降程度，同时测量 Ba 点。单叶窥器牵拉阴道前壁，同法测量 Ap、Bp，同时测量阴道长度及 C 和 / 或 D 点。最后测量生殖裂孔和会阴长度。

（3）盆腔脏器脱垂（POP-Q）分期：根据整体理论和脱垂的部位，对阴道前后壁及子宫脱垂程度进行分期诊断，详见表 5-6-2。

表 5-6-2　盆腔器官脱垂分期（POP-Q 分期法）

分期	内容
0	没有脱垂。Aa, Ap, Ba, Bp, 都是 -3cm。C 点或 D 点在 TVL 和（TVL-2cm）之间 [≤（TVL-2cm）]
Ⅰ	脱垂最远处在处女膜内，距离处女膜＞ lcm（＜-1）
Ⅱ	脱垂最远处在处女膜边缘 1cm 内，无论在处女膜内还是外（≥ -1, ≤ +1）
Ⅲ	脱垂最远处在处女膜外，距离处女膜边缘＞ 1cm，但＜ +（TVL-2cm）
Ⅳ	阴道完全或几乎完全脱垂。脱垂最远处≥ +（TVL-2cm）

3. 三合诊检查鉴别是否合并肠疝　同时应行肛查，明确阴道后壁存在的薄弱和缺损部位，鉴别是否存在肠疝。

4. 评价盆底肌收缩力　手指触诊位于阴道口内 5cm 处 5 点及 7 点，让患者收缩肛提肌和阴道，另一只手放置患者腹部，并告知患者避免收缩腹肌。可以参考盆底肌力牛津分级系统判定，详见表 5-6-3。

表 5-6-3　盆底肌力牛津分级系统

分级	说明
0 级	检测时手指未感觉到阴道肌肉收缩
Ⅰ级	感觉阴道肌肉颤动
Ⅱ级	感觉阴道肌肉不完全收缩，持续 2s，重复 2 次
Ⅲ级	感觉阴道肌肉完全收缩，持续 3s，重复 3 次。无对抗
Ⅳ级	感觉阴道肌肉完全收缩，持续 4s，重复 4 次，有轻微对抗
Ⅴ级	感觉阴道肌肉完全收缩，持续≥ 5s，重复 5 次，有持续对抗

5. 会阴体的移动度　用一手指放在阴道或直肠内，向检查者方向轻拉会阴体，如果移动＞ 1cm，提示移动度过大，同时评估会阴体的厚度。

6. 肛门和直肠检查　评估会阴体的完整性及肛门括约肌的张力。

7. 尿失禁的诱发试验　脱垂复位后，让患者屏气用力或咳嗽，以确定是否合并有尿失禁。

（三）辅助检查

诊断主要依赖于临床检查和评估，盆底肌电测定、压力测定、B 超、MRI、尿动力、膀胱镜、肛肠测压等辅助检查可以协助明确盆底内部各组织结构脱垂情况，了解膀胱稳定性与协调性，排除膀胱及尿道器质性病变，明确盆底肌肌力，为个体化制订治疗方案提供详细依据。

1. 盆底电生理及生物力学评估　通过收集患者相关信息，使用适宜的方法有效和准确地评定功能障碍的种类、性质、部位、范围、严重程度，明确盆底肌肌力，肌张力，肌肉活动的协调性，对不同程度慢性盆底组织损伤的功能状况及其水平进行定性和 / 或定量描述，对其结果做出合理解释，为盆底康复治疗、放置子宫托和术后的盆底肌主被动训练方案提供客观依据。

（1）肌电测定：表面肌电图（surface electromyography, sEMG），也称动态肌电图或运动肌电图，是用表面电极采集肌肉活动产生的电活动的图形，即肌肉兴奋时所产生的电信号变化,利用表面电极加以引导、放大、记录后所得到的图形,经计算机处理为具有对肌肉功能状态特异和敏感的客观量化指标,用于评价神经肌肉功能。临床上常通过特殊腔内电极,可以检测盆底肌表面肌电图。经相关指标分析,可以观察肌肉收缩时的生理变化、较好地评定肌张力、间接评定肌力以及客观评定肌肉的疲劳程度。它还可以与相关仪器结合,用于康复治疗。

（2）压力测量:通过气囊、传感器、专用描记仪等,运用生物力学原理,测量尿道、阴道和肛门内压力,评估盆底肌肉的控制力和强度。目前有简易的仪表型和数字化的专用仪器测量。

（3）肌张力评定:肌张力是指人体在安静休息的情况下,肌肉保持一定紧张状态的能力。必要的肌张力是维持肢体位置,支撑体重所必需的,也是保证肢体运动控制能力、空间位置、进行各种复杂运动所必需的条件。根据被检测者肌张力与正常肌张力水平的比较,可将肌张力异常分为 3 种情况:肌张力减低(迟缓):肌张力低于正常静息水平;肌张力增高(痉挛):肌张力高于正常静息水平;肌张力障碍:肌张力损害或障碍,如齿轮样强直和铅管样强直。对盆底肌,可以使用阴道内的电子张力器进行测量,通过专用测量仪器,检查结束,程序自动计算患者的会阴张力及收缩力量,并与常量进行比对。点击测试结果分析键后,程序自动分析患者的肌张力、肌收缩力的曲线,并作出初步诊断及提出治疗建议。

2. 影像学检查

（1）盆底三维超声:测量盆膈裂孔大小,静息和 Valsalva 状态下前盆腔(阴道前壁、膀胱颈、膀胱最低点)、中盆腔(阴道穹隆、宫颈最低点)、后盆腔(阴道后壁、直肠壶腹部)距参考线的距离。

（2）妇科泌尿超声:测量排尿后残余尿量,逼尿肌厚度;静息和 Valsalva 状态下膀胱后角移动度(正常 < 140°),尿道倾斜角,尿道旋转角(正常 < 49°),膀胱颈的移动度,尿道内口是否开放等。

（3）磁共振(MRI):MRI 对软组织的显像清晰,可以多角度、多平面地对精细结构和解剖细节进行精确测量和量化分析。基于 MRI 的三维重建几何模型更真实反映了人体活体中盆底各韧带结构、器官的空间位置关系,在此基础上进行生物力学分析有助于我们更好地分析并评估盆底复杂的支持系统,制订更好的修复手术方案,从而最大限度地达到解剖复位并减少复发。但是 MRI 检查昂贵,耗时长,在临床上应用受到了限制。

3. 对建议计划手术的患者行尿流率检查,通过尿流率了解膀胱逼尿肌功能及残余尿量。对于合并尿失禁的患者,建议记录 3d 排尿日记,必要时行尿动力学检查、膀胱镜、肛肠测压等检查。

六、康复治疗

（一）阴道前后壁膨出手术适应证的选择

手术适应证:主要适用于非手术治疗失败或者不愿意非手术治疗的、有症状的、已完成生育且无再生育愿望的患者。手术原则是修补缺陷组织,恢复解剖结构,适当、合理应用替代材料,体现微创化和个体化。手术途径主要有经阴道、开腹和腹腔镜 3 种,必要时可以联合手术。阴道壁膨出患者往往合并多个部位脱垂或者多个水平的缺陷,选择术式时应以整体理论为指导,手术入路和手术方式的选择需结合患者脱垂部位、程度、症状类型(尿路、肠道或性功能障碍)、患者基础情况、患者意愿和手术人员经验综合决定。

顶端脱垂、前壁脱垂或两者都有者，术前应当评估隐匿压力性尿失禁，采用脱垂还纳后的咳嗽试验和尿道活动度测试。没有压力性尿失禁的患者接受开腹或经阴道壁修补术，应当告知未同时接受尿失禁手术可能出现术后压力性尿失禁，但同时手术可能导致不良反应的风险增加。当手术有明显涉及膀胱或输尿管损伤风险时，推荐术中例行膀胱镜检查。

Olsen 等人利用美国大型医疗系统的管理数据报道了脱垂手术有 29.2% 的终生再手术率。所以，术前应充分与患者沟通，了解患者的意愿和最迫切解决的困扰，对手术的目的和方式达成共识。应该告知患者，即使手术治疗能达到理想的解剖复位，仍不能确保功能恢复和症状改善，甚至可能会出现新发症状。

（二）阴道前后壁膨出的手术方式

手术分为重建手术和封闭手术。阴道封闭术或半封闭术是将阴道管腔部分或全部关闭从而使脱垂的器官修复至盆腔内，属于非生理性恢复，但具有创伤小、手术时间短、恢复时间快、成功率高等优点，对无阴道性生活要求且有合并症、手术风险大的高龄人群（＞70 岁）尤为适合。

重建手术的目的是恢复阴道的解剖位置。根据 DeLancey 阴道 3 水平支持理论和 3 腔室理论分为前盆腔缺陷、顶端缺陷及后盆腔缺陷。根据整体理论，不同腔室、不同阴道支持轴水平共同构成 1 个解剖和功能的整体，既相对独立又相互影响。多数患者同时存在不同部位的缺陷，而每一部位的缺陷程度不同，全面正确诊断和评估有助于选择合理的手术方式。手术大体分为以下 3 类。

1. 针对阴道前壁膨出的重建手术 阴道前壁手术修复方法主要包括阴道前壁缝合术和阴道前壁补片修复术。阴道前壁缝合术的目的是通过折叠缩短阴道肌层和耻骨宫颈筋膜，或缝合后与阴道旁组织连接，以减少膀胱和阴道的膨出。文献报道，单纯阴道前壁修补术后 1～2 年成功率较低，为 37%～83%。所以，对于有复发高风险的患者（如前壁缺损严重或复发患者），可以酌情加用网片（可吸收或永久性人工合成网片）。相对于应用自体组织筋膜的盆底重建手术，经阴道前壁植入聚丙烯网片的手术能降低阴道前壁解剖学复发率，增加主、客观成功率，在生命质量评分、术后新发性交痛及因脱垂复发再次手术率方面两者无明显差异，但是使用网片有其特有的风险和并发症。且对于经闭孔路径放置的网片，手术时间、出血量、术后新发压力性尿失禁及新发阴道顶端和后壁脱垂增加。应告知患者使用网片与自体组织修补相比的效益比。因此，是否加用网片应遵循个体化原则，权衡利弊，综合考虑。

2. 针对阴道穹隆脱垂的重建手术 阴道穹隆脱垂属于中盆腔缺陷和第一水平脱垂。所有阴道前后壁膨出的修复手术时均应该关注第一水平的修复，良好的顶端支持是手术成功的关键。阴道顶端缺陷的患者常合并阴道前、后壁膨出，顶端支持有助于阴道前、后壁膨出的改善。研究认为，顶端复位后可以纠正 50% 的阴道前壁膨出和 30% 的阴道后壁膨出。中盆腔缺陷纠正的"金标准"术式主要有 3 种，即骶骨固定术、骶棘韧带悬吊术和高位宫骶韧带悬吊术。

（1）子宫或阴道骶骨固定术（sacrohysteropexy/sacrocolpopexy，SP/SC）：子宫或阴道骶骨固定术主要适应证是有症状的穹隆脱垂 POP-Q Ⅱ度以上患者；POP 术后顶端复发的患者（有症状，且 POP-Q ≥Ⅱ度）；初治的中盆腔缺陷为主的 POP-Q ≥Ⅲ度，特别是性生活活跃的年轻患者。手术可开腹或腹腔镜完成。手术要点是将阴道前、后壁顶端或子宫颈通过网片与第 1 骶椎（S1）椎体的前纵韧带桥接起来。目前，推荐使用大孔单股编织的聚丙烯合成网片，最好选用轻型材质。远期成功率可达74%～98%。

与SP/SC类似的手术还有：髂耻韧带悬吊术，手术可开腹或腹腔镜完成。手术要点是将阴道前、后壁顶端或子宫颈通过网片与双侧髂耻韧带连接起来。该手术保留阴道正常轴向，操作相对简单。文献报道，随访12～37个月腹腔镜髂耻韧带悬吊术满意度为97.6%。

（2）骶棘韧带悬吊术（sacrospinous ligament fixation，SSLF）：主要适用于中盆腔缺陷为主的症状POP-QⅡ度以上患者，通过阴道后壁切口达到直肠阴道间隙及骶棘韧带，将阴道残端用不可吸收缝线固定于此韧带，缝合点应距离坐骨棘至少2cm，宽度为靠近韧带下缘的1/2，深度为韧带全层厚度的浅层1/2，一般缝合右侧即可。该手术要求阴道有一定的长度以保证缝合到位。可在子宫切除完成后或者保留子宫进行此操作。文献报道，解剖学成功率为67%～97%，脱垂相关症状的治愈率为70%～98%；由于该术式改变了阴道的生理轴向，术后阴道前壁膨出发生率高达6%～29%。

与SSLF相似的手术还有：髂尾肌筋膜固定术：即将阴道顶端缝合固定于坐骨棘下后方1～2cm处的髂尾肌筋膜，宜缝合髂尾肌的肌层及其表面的筋膜；坐骨棘筋膜固定术：其缝合位点为坐骨棘最突出点外侧1cm处的坐骨棘筋膜。这两种手术均简单易学，无需特殊器械，主、客观成功率与SSLF基本相仿。其手术适应证与SSLF相似，尤其适用于阴道长度偏短操作困难无法完成SSLF的患者。一侧缝合后顶端支持不够时可缝合双侧。

（3）高位宫骶韧带悬吊术（high uterosacral ligament suspension，HUS）：该手术可经阴道或腹腔镜完成。当后穹隆无严重膨出时，仅将阴道残端在坐骨棘水平与同侧的宫骶韧带缝合，可避免影响直肠功能并保持阴道穹隆的宽度，保留足够深度的阴道。为防止术后肠膨出，也可同时行McCall后穹隆成形术，即折叠缝合两侧宫骶韧带及其间的腹膜，关闭道格拉斯窝。其手术适应证同SSLF。荟萃分析表明，阴道顶端、前壁和后壁的手术成功率分别为98%、81%和87%，症状缓解率为82%～100%，因脱垂复发再次手术率为9%。该手术后阴道的轴向较SSLF更符合生理，理论上能加强阴道前壁的支持。对于要求保留子宫的患者，可在腹腔镜下用不可吸收线连续缝合宫骶韧带全层3～4cm至子宫颈周围环，打结使宫骶韧带折叠缩短，文献报道也有满意的主、客观成功率。

对于顶端POP使用自体组织的子宫骶韧带悬吊和骶棘韧带悬吊具有相同治疗POP的手术治疗效果，在解剖、功能和副作用方面都类似。

（4）经阴道植入网片的全盆底重建术（TVM）：该类手术通过将网片后部两翼固定于骶棘韧带上实现第一水平的支持，同时还能加强膀胱阴道筋膜和直肠阴道筋膜，实现第二水平的支持。主要优点是能够同时纠正多腔室缺陷，纠正中央型缺陷和侧方缺陷，手术操作简化。该类手术对性生活是否有影响目前存在争议，故在年轻、性生活活跃的患者，应慎重选择。术前有慢性盆腔痛或性交痛的患者也不宜选择该术式。对于网片暴露、皱缩等并发症处理困难，甚至无法完全解除症状。因此，对于有应用网片适应证的患者应与其充分沟通，权衡手术获益以及网片的花费和可能面临的并发症等问题慎重选择。

（5）曼式手术（Manchster手术）：传统的曼式手术也属于针对中盆腔缺陷的手术。主要适应证是症状性POP-QⅡ度以上伴子宫颈延长，无子宫病变，要求保留子宫的患者，但不适合重度阴道前、后壁膨出。术式包含了诊刮、子宫颈部分截除、主韧带缩短和阴道前、后壁修补。

（6）阴道旁修补术：阴道旁缺陷是肛提肌以上阴道侧壁与侧盆壁筋膜分离，对阴道前壁脱垂行阴道旁侧缺陷修复的目的是使从正常分离的阴道旁组织尽可能重新回到盆筋膜腱弓的水平,但是其临床意义有待验证。因为当怀疑阴道旁缺陷时,实际通常是由于顶端支撑丧失,而顶端支撑的复位能解决包括阴道旁缺陷在内的大多数的阴道前壁缺陷。

3. 针对阴道后壁的重建手术　后盆腔缺陷可表现为阴道后壁膨出、直肠膨出、乙状结肠膨出及小肠膨出(肠疝)。比较公认的手术是经阴道的后壁修补术,其在主观症状改善、解剖学复位等方面均优于经肛门手术。手术方法分为传统的阴道后壁修补术和特异部位的修补术,以及会阴体修补术。传统的阴道后壁修补通过从中线折叠阴道后壁纤维肌肉结缔组织完成。手术中应避免在肛提肌上产生张力以避免术后性交困难。当存在会阴体缺陷时可同时行会阴肌和阴道直肠隔再连接的会阴修补术。阴道后壁修补术解剖学成功率可达76%~96%,部分肠道功能、性功能改善。若肠疝存在必须将疝囊打开高位缝扎封闭疝囊。会阴体修补术时应注意,缝合球海绵体肌和会阴浅横肌时不宜折叠过度,否则容易出现术后性交痛。对于大便失禁或肛门括约肌严重缺陷者可行肛门括约肌成形术。使用合成网片或生物移植物经阴道修补后壁脱垂并不改善效果,且相应并发症多,并不推荐使用。

(三)手术并发症

阴道前壁膨出自体修补术中并发症不常见,可以出现出血过多或意外的膀胱损伤,术后出现排尿困难和泌尿系感染等。阴道后壁修补术短期并发症包括有疼痛、一过性尿潴留以及便秘。血肿、感染、囊肿形成、直肠损伤,以及直肠阴道瘘或会阴体瘘可能会发生,但不常见。对于所有经阴道的重建手术都需要分离膀胱阴道间隙和/或直肠阴道间隙,因此,存在膀胱和直肠等的周围脏器损伤、出血、盆腔泌尿系感染、排尿困难的风险。当置入合成网片时,可能会更加严重和复杂。对于术中发现的器官损伤,应及时经阴道修补。盆腔血管损伤引起的出血,局部压迫往往有效。子宫或阴道骶骨固定术的主要并发症是骶前区血管出血、肠道和泌尿系统损伤、肠梗阻等,网片暴露率低于经阴道植入网片(分别为2.7%、10.0%),但是有罕见的网片侵蚀至肠管的报道。SSLF手术较为特异的并发症是坐骨神经及其分支的卡压综合征,表现为臀部疼痛并向下肢放射、感觉麻木,疼痛严重经观察无好转者建议拆除缝线。HUS手术较为特异的并发症是输尿管梗阻,文献报道发生率高达11%,术中建议行膀胱镜检查,一旦发现输尿管开口喷尿不佳,应立即拆除缝线。盆底重建手术的远期并发症有新发压力性尿失禁、急迫性尿失禁等,处理参照尿失禁的处理原则。

(四)非手术治疗

非手术治疗对于所有POP患者都是应该首先推荐的一线治疗方法。通常非手术治疗用于POP-Q Ⅰ~Ⅱ度有症状的患者,也适用于希望保留生育功能、不能耐受手术治疗或者不愿意手术治疗的重度脱垂患者。非手术治疗的目标为缓解临床症状,增加盆底肌肉的强度、耐力和支持力,预防脱垂加重,避免或延缓手术干预。目前的非手术治疗方法包括行为治疗和物理治疗。

1. 行为治疗　行为治疗即生活方式干预,对所有诊断为POP的患者,都应积极改善其生活方式。

(1)控制饮水量:保持足够的水分摄入并在规律的间隔时间内排空膀胱。

(2)减轻腹压:避免一过性或慢性的腹腔内压力增高(如排便时过分用力、慢性咳嗽或经常负重)。

(3)预防便秘:排便费力者增加膳食纤维的摄入,改善排便习惯如定时排便,使用缓泻剂避免用力排便。

(4)减肥:超重者鼓励减轻体重。

（5）体态：保持良好的体姿，即弯曲膝盖背部挺直。

2. 物理治疗 主要包括盆底肌锻炼、盆底康复治疗、子宫托治疗和中医治疗。

（1）盆底肌肉锻炼（PFMT）：盆底肌肉锻炼又称 Kegel 运动，方法简单，方便易行，具体康复运动方式参见第八章的相关内容。临床研究表明，训练对盆底肌功能、脱垂的症状、脱垂的严重程度以及生活质量都是有帮助的。Kegel 运动必须要使盆底肌达到相当的训练量才可能有效，但是当器官脱垂超出处女膜水平以外，其有效率降低。盆底肌训练最好是在专业人员指导下进行。

（2）盆底康复治疗

1）盆底肌电刺激：盆底肌电刺激从 1952 年开始用于尿失禁的治疗。是指刺激阴部神经，引起盆底肌肉被动收缩，提高神经肌肉兴奋性，从而使盆底肌得到被动的锻炼。也可以教会那些不能意识或不会自主收缩盆底肌的女性如何正确收缩盆底肌。治疗频率为一周 2～3 次，每次 15～30min。

2）盆底生物反馈治疗：盆底生物反馈治疗是通过肌电图、压力曲线或其他形式把盆底肌肉活动的信息转化为听觉或视觉信号，将正常或异常的盆底肌肉活动状态反馈给患者，有效控制不良的盆底肌肉收缩，并对这种收缩活动进行改进和纠正，指导患者进行正确的盆底肌肉训练。生物反馈治疗是一种无创的治疗方法，可以提高 Ⅰ 期和 Ⅱ 期盆腔器官脱垂妇女的生活质量。

目前认为生物反馈联合电刺激疗法是常用的物理疗法，通过不同强度的电流刺激盆底肌肉神经，增强肌肉收缩强度和弹性，同时生物反馈治疗能检测盆底肌肉电信号活动，以声音或视觉信号的形式反馈给患者，指导患者进行盆底肌收缩和舒张练习，两者联合从而促进盆底功能恢复，可有效减缓盆底功能障碍的进程。

3）磁刺激疗法：磁刺激技术是利用变化的磁场无接触地通过空间耦合入组织内部形成的感应电流刺激组织细胞，从而引发细胞的动作电位，影响神经肌肉组织的代谢和电活动。磁场本身并不兴奋神经组织，而是运动磁场的感应电压产生电流的刺激作用，刺激盆底神经产生神经冲动，引起盆底肌肉收缩，增强盆底肌肉的活性和力量。盆底磁刺激可以调控骶神经，引发的肌肉收缩较盆底肌主动锻炼更强有力，是一种理想的治疗方法，但用于临床时间较短，用于盆腔器官脱垂康复治疗相关报道较少，仍需进一步临床研究。

（3）子宫托治疗：子宫托是一种支持子宫和阴道壁并使其维持在阴道内而不脱出的工具，有支撑型和填充型两种，是唯一特异的非手术治疗方法，经济有效，患者使用子宫托后总体症状和生命质量均有显著改善。子宫托治疗的适应证有：患者不愿意手术治疗或者全身状况不能耐受手术治疗，孕期或未完成生育者，POP 术后复发或者症状缓解不满意者，也可以作为抗脱垂手术前的试验性治疗。

患者排空膀胱后取膀胱结石位进行检查，先行常规妇科检查，同时需注意阴道黏膜厚度，有无擦伤或糜烂溃疡；注意宫颈情况，必要时行宫颈癌筛查。同时行 POP-Q 评分。选择合适的子宫托模型，从小到大依次试戴，以最小径线放入子宫托，置入后进行 Valsalva 动作评估，子宫托不脱落，患者无明显异物感及不适感，不影响排便排尿，即为试戴成功。

子宫托应用可能出现的并发症包括：少量阴道分泌物，便秘，阴道出血或轻度溃疡，新发压力性尿失禁或原有症状加重；多数症状轻微可以耐受，取出子宫托即可好转。少见的严重并发症多与不合理使用有关，如子宫托嵌顿，膀胱阴道瘘或直肠阴道瘘，大量阴道分泌物伴感染，甚至败血症，严重的泌尿系统并发症如肾积水和脓尿等。因此，使用子宫托时做好宣教，强调在使用子宫托时一定要间断取出，清洗并重新放置，严密定期随访。为了预防并发症的发生，对于绝经后阴道黏膜萎缩的患者，建议配合长期局部雌激素治疗。在有症状性脱垂的老年妇女中，子宫托治疗确实能改善特定的脱垂相关症状。

（4）中医治疗：POP-Q Ⅰ～Ⅱ度有症状的患者，尚无手术指征或不愿放置子宫托；盆腔器官脱垂术后有腰酸坠胀等症状，可辅助中医治疗。补中益气汤（丸）等有促进盆底肌张力恢复、缓解局部症状的作用。中药熏洗利用热效应的物理刺激作用，使毛细血管扩张，促进血液循环，增加盆底肌力。其他针灸、电针、耳针等对盆腔脏器脱垂也有一定的改善作用。

七、康复护理

阴道前后壁修补术后，阴道填塞纱布保留24h，预防术后伤口创面出血。留置导尿72h，拔除尿管后注意监测残余尿，避免急性尿潴留的发生。保持会阴伤口清洁、干燥。保持大便通畅。嘱患者尽早下床活动，预防深静脉血栓形成。绝经后阴道黏膜萎缩者排除雌激素应用禁忌证后，建议术后开始局部使用雌激素制剂，每周2次，至少半年以上。术后应禁烟、控制体重、避免咳嗽、便秘增加腹压及负重等，养成良好的生活习惯。

放置子宫托患者建议每周取出一次，子宫托用冷开水，PVP消毒。性生活时取出子宫托。绝经后阴道黏膜萎缩变薄，可在医生指导下使用雌激素。

八、康复效果评价

术后建议3个月、半年、之后每年一次，终生定期规律随访，进行病史的询问，了解新发盆腔痛、大小便情况及整体改善，并记录POP-Q评分，检查阴道黏膜有无破损，有无网片暴露等，及时发现复发及处理手术并发症。

放置子宫托患者建议第一次使用子宫托后1周、1个月、3个月、半年、之后每年一次定期规律随访。评估使用子宫托后的效果，尿失禁或是盆腔器官脱垂症状是否有改善，有无出现子宫托脱出、阴道出血、阴道分泌物异味、疼痛、大小便困难等情况，应及时处理。必要时转手术治疗。

（金杭美　黄　琼　苗娅莉　邓有智）

参 考 文 献

[1] Khouri RK RG, Khouri RK. Tissue-engineered breast reconstruction with Brava-assisted fat grafting: a 7-year, 488-patient, multicenter experience. Plastic and reconstructive surgery, 2015, 135(3): 643-658.

[2] Kosowski TR, Rigotti G, Khouri RK. Tissue-Engineered Autologous Breast Regeneration with Brava(R)-Assisted Fat Grafting. Clinics in plastic surgery, 2015, 42(3): 325-337.

[3] Mayer-Davis EJ, Lawrence JM, Dabelea D, et al. Incidence Trends of Type 1 and Type 2 Diabetes among Youths, 2002-2012. N Engl J Med, 2017, 376(15): 1419-1429.

[4] Sharp G, Maynard P, Hudaib AR, et al. Do Genital Cosmetic Procedures Improve Women's Self-Esteem? A Systematic Review and Meta-Analysis. Aesthet Surg J, 2020, 40(10): 1143-1151.

[5] Widschwendter A, Riedl D, Freidhager K, et al. Perception of Labial Size and Objective Measurements-Is There a Correlation? A Cross-Sectional Study in a Cohort Not Seeking Labiaplasty. J Sex Med, 2020, 17(3): 461-469.

[6] Mengran Ju, Weixin Wang, Ning Ma, et al. Reduction of Hypertrophic Labia Minora by Posterior-Lateral Wedge Resection with Preservation of the Central Blood Vessels and Nerve Bundle. Aesthetic plastic surgery, 2019, 43(3): 742-749.

[7] 陈敏亮, 主译. 女性生殖器整形美容. 北京: 北京大学医学出版社, 2019.

[8] 王建六, 罗新. 女性生殖器整形学. 北京: 人民卫生出版社, 2016.

[9] 黄金龙, 陈晓东, 主译. 女性外阴整形术: 概念、分类及手术技巧. 上海: 上海科学技术出版社, 2019.

[10] 李强, 李峰永. 妇科美容整形手术. 北京: 中国协和医科大学出版社, 2019.

[11] Sigurjonsson H, Jordal M. Addressing Female Genital Mutilation/ Cutting(FGM/C) in the Era of Clitoral Reconstruction: Plastic Surgery. Curr Sex Health Rep, 2018, 10(2): 50-56.

[12] Buggio L, Facchin F, Chiappa L, et al. Psychosexual Consequences of Female Genital Mutilation and the Impact of Reconstructive Surgery: A Narrative Review. Health Equity, 2019, 3(1): 36-46.

[13] Akhtar N, Hayat Z, Bari A. Female Pseudo Hermaphroditism: Late Onset Congenital Adrenal Hyperplasia. J Ayub Med Coll Abbottabad, 2018, 30(3): 458-462.

[14] Barbara G, Facchin F, Buggio L, et al. Vaginal rejuvenation: current perspectives. Int J Womens Health, 2017, 9: 513–519.

[15] Krychman M, Rowan CG, Allan BB, et al. Effect of Single-Treatment, Surface-Cooled Radiofrequency Therapy on Vaginal Laxity and Female Sexual Function: The VIVEVE I Randomized Controlled Trial. J Sex Med, 2017, 14(2): 215–225.

[16] Hashim PW, Nia JK, Zade J, et al. Noninvasive vaginal rejuvenation. Cutis, 2018, 102(4): 243–246.

[17] Ahluwalia J, Avram MM, Ortiz AE. Lasers and energy-based devices marketed for vaginal rejuvenation: A cross-sectional analysis of the MAUDE database. Lasers Surg Med, 2019, 51(8): 671-677.

[18] Palacios S. Vaginal hyperlaxity syndrome: a new concept and challenge. Gynecol Endocrinol, 2018, 34(5): 360-362.

[19] Ahadi T, Taghvadoost N, Aminimoghaddam S, et al. Efficacy of biofeedback on quality of life in stages I and II pelvic organ prolapse: A Pilot study. European Journal of Obstetrics & Gynecology and Reproductive Biology, 2017, 215: 241-246.

[20] Escribano JJ, González-Isaza P, Tserotas K, et al. In response to the FDA warning about the use of photomedicine in gynecology. Lasers Med Sci, 2019, 34(7): 1509-1511.

[21] 穆曦燕, 刘兴会. 英国皇家妇产科医师学会(2015)的III、IV度会阴裂伤指南解读. 实用妇产科杂志, 2017, 33(4): 268-271.

[22] Ducarme G, Pizzoferrato AC, R de Tayrac, et al. Perineal Prevention and Protection in Obstetrics: CNGOF Clinical Practice Guidelines. J Gynecol Obstet Hum Reprod, 2019, 48(7): 455-460.

[23] Richard, Waldman. ACOG Practice Bulletin No. 198: Prevention and Management of Obstetric Lacerations at Vaginal Delivery. Obstetrics and gynecology, 2019, 133(1): 185.

[24] Aquino CI, Guida M, Saccone G, et al. Perineal massage during labor: a systematic review and meta-analysis of randomized controlled trials. J Matern Fetal Neonatal Med, 2020, 33(6): 1051-1063.

[25] Leombroni M, Buca D, Liberati M, et al. Post-partum pelvic floor dysfunction assessed on 3D rotational ultrasound: a prospective study on women with first- and second-degree perineal tears and episiotomy. J Matern Fetal Neonatal Med, 2019, 10: 1-11.

[26] Gommesen, Nøhr E, Qvist N, et al. Obstetric perineal tears, sexual function and dyspareunia among

primiparous women 12 months postpartum：a prospective cohort study. BMJ Open, 2019, 9（12）：e032368.

[27] Bergman I, Westergren Söderberg M, Ek M. Perineorrhaphy Compared With Pelvic Floor Muscle Therapy in Women With Late Consequences of a Poorly Healed Second-Degree Perineal Tear：A Randomized Controlled Trial. Obstet Gynecol, 2020, 135（2）：341-351.

[28] Committee on Practice Bulletins. Pelvic Organ Prolapse：ACOG Practice Bulletin, Number 214. Obstetrics & Gynecology, 2019, 134（5）：e126–e142.

[29] 中华医学会妇产科学分会妇科盆底学组. 盆腔器官脱垂的中国诊治指南（草案）. 中华妇产科杂志, 2014, 49（9）：647-651.

第六章 产后泌尿系疾病康复

妊娠和分娩对女性的泌尿生殖系统影响非常大。怀孕以后，为了适应妊娠期不断生长的胎儿及附属物的变化，女性的肾脏、输尿管和膀胱，以及作为盆底支持系统之一的尿道都会发生适应性改变；分娩中，泌尿系统承受的巨大牵拉压力及压力的剧烈变化，对膀胱等可能造成损伤。在产后，这些变化需要恢复到孕前状态，损伤和疾病需要及时治疗和康复。产后妇女处在一个特殊时期，其身体功能及自身抵抗力等可能比孕前稍差，产妇的泌尿系统也可能会受到一些疾病的困扰。科学的泌尿康复技术有助于产妇更快、更好地康复，促进母婴健康。

本章从产后泌尿系统损伤、结石防治、泌尿系统感染、常见的产后尿失禁，以及中医药在产后泌尿系统康复中的应用等方面进行分析，强调了不同产后泌尿系统的康复手段和康复技术，以期对各级临床医生，特别是对基层临床医生在处理产后泌尿系统异常及促进产后泌尿系统规范康复等各方面给予指导，促进产后女性泌尿系统的尽早康复，减少女性泌尿系统疾病的发生和发展，提高妇女产后近期和远期的生活质量。

第一节　产后泌尿系损伤康复

随着经济的发展及医疗条件的改善，由于产伤导致的泌尿系损伤已经减少，甚至在一些发达城市已经很难遇见。目前产伤的原因中手术助产所致的泌尿系损伤比例大大增加，而滞产引起的泌尿生殖道的压迫、坏死等致泌尿系损伤比例在减少。由于产后患者处在一个较为特殊的生理心理时期，泌尿系损伤所带来的症状对患者的生活质量影响巨大，延迟或者错误的诊断治疗可能会导致不良结局，甚至危及生命。本节主要聚焦在产后膀胱损伤及产后输尿管损伤的诊断、治疗及康复。

一、产后膀胱损伤

（一）妊娠期女性泌尿系统结构和功能

妊娠早期，增大的子宫于盆腔内压迫膀胱，常出现尿频尿急。随着孕周增加，逐步增大的子宫长出盆腔后，尿频症状往往缓解。到妊娠晚期，胎头入盆后，会压迫膀胱及尿道，部分孕妇可出现尿频及尿失禁症状。妊娠期孕酮增加导致输尿管壁松弛，管腔扩大，蠕动降低，使上尿路容量增加和尿液淤积。随着妊娠子宫的逐渐增大，在骨盆入口处压迫由此经过的输尿管，使尿液流畅受阻。妊娠中、晚期盆腔淤血，子宫及胎头压迫，膀胱位置上移，易发生排尿不畅、尿潴留。

（二）病因

妊娠膀胱损伤在发达国家少见，在发展中国家仍然常见，但缺乏具体的流行病学数据。据目前统计报道，全球妊娠膀胱损伤最高发生地区为非洲的撒哈拉和南亚，其中两地每年新发妊娠后膀胱阴道瘘约 50 000～100 000 例和 33 000 例。在发展中国家,产伤曾是膀胱损伤的主要原因,但随着经济的发展及医疗条件的改善,产伤所占的比例逐渐下降。据一项 2009—2015 年 139 例膀胱阴道瘘分析报道显示妇科手术占 69%,产伤为 23%。另一些发展中国家现况的数据也类似。据估计,发展中国家产伤膀胱瘘的发生率约为 0.3%～0.4%/ 产次,全世界每年新发产伤瘘约 500 000 例。在产伤中手术助产所致尿瘘的比例大大增加,而滞产引起的泌尿生殖道的压迫、坏死等致尿瘘比例在减少。在妇产科手术所致泌尿道损伤中,膀胱损伤最为常见,发生率相差较大,膀胱损伤率为 0.2%～19.5%,Carely 等 2002 年报道经腹部、阴道及因产科指征所做的全子宫切除术中膀胱损伤率各为 0.58%、1.86% 及 5.13%。

经阴道分娩过程中,膀胱充盈时若下腹部受到直接暴力,使膀胱内压力骤然升高,可导致膀胱最薄弱处破裂。第二产程延长时,膀胱被压迫于胎先露与耻骨联合之间,可导致组织缺血、水肿、坏死,形成膀胱阴道瘘。产时产后,若排尿不畅,入液量过多,致膀胱过度充盈,也可发生膀胱破裂。此外因胎先露梗阻及滥用缩宫素造成的足月妊娠子宫破裂可延及膀胱引起损伤。部分手术性创伤如产钳术未按规程操作、毁胎术、内倒转术、剖宫产术等均可造成膀胱损伤。

近年来,随着二胎、三胎政策的逐渐放开,瘢痕子宫妊娠无论是经阴道顺产还是再次剖宫产,都会面临产时产后膀胱损伤的风险增加。①瘢痕子宫再次剖宫产时,膀胱后壁与子宫下段切口粘连,使膀胱"上抬",术者若不熟悉解剖,或由于慢性炎症粘连,分离粘连组织及下推膀胱时造成膀胱损伤;缝合时误将膀胱后壁裂口的上缘与子宫下段切口的上缘,膀胱后壁破口下缘与子宫下段切口的下缘缝合,从而造成膀胱与子宫下段宫颈部相通;②剖宫产术后,瘢痕组织失去原有结构和弹性,再次妊娠晚期子宫容积增大加上宫缩使子宫羊膜腔内压力增加,局部承受不了子宫腔内压力就有可能发生瘢痕裂开或切口愈合不良,术后膀胱粘连切口之上,加上慢性炎症浸润而形成窦道;③宫口开全后,中转剖宫产患者因切口相对过低、若术中未能充分分离膀胱与暴露子宫下段、钝性延长子宫切口方向或娩出胎儿手法不当等原因,可造成膀胱子宫颈瘘。

(三)临床表现

经阴道分娩试产过程中,产妇因宫缩疼痛、疲劳等原因,可能忽略及时排空膀胱。充盈的膀胱此时若受到直接暴力,膀胱内压骤然升高,膀胱最薄弱处可破裂。轻度的膀胱挫伤仅局限于膀胱的壁层,无尿外渗,并不引起严重后果,临床上仅有下腹疼痛,少量终末血尿,并在短期内可自行消失。膀胱全层的损伤或破裂,根据膀胱损伤的部位不同会有不同的临床表现。若瘘口位于膀胱底或前后壁,尿液直接漏入盆腹腔刺激腹膜,产时产后出现腹膜刺激症状。患者出现腹痛,下腹坠胀,耻骨上疼痛,胃肠道痉挛性疼痛,血尿、少尿甚至无尿,部分患者还可因明显的腹膜刺激出现恶心、呕吐等症状,需与消化系统疾病鉴别。若膀胱瘘口位置在膀胱三角区甚至更低位置,可能不会即刻出现腹膜刺激症状,多数患者以产时产后排尿困难为主要表现,伴有血尿、尿频,部分患者因尿痛、阴道分泌物增多误诊为泌尿系感染或产褥感染。伴随炎症长期刺激最终局部形成膀胱阴道瘘。此外第二产程延长时,膀胱被压迫于胎先露与耻骨联合之间,也可导致组织缺血、水肿、坏死,最终形成膀胱阴道瘘,典型的表现是尿液持续从阴道流出,漏尿的程度取决于瘘口的位置和大小。

产科手术操作过程中膀胱损伤可看到尿液漏到盆腹腔,或看到导尿管及气囊裸露,此时尿液呈血性,尿量减少或无尿。部分术中被忽略的膀胱损伤,术后患者出现不能自行排尿,或排出尿量极少,而导尿时又不能收集到尿液或有血尿,耻骨上疼痛及胀满感(膀胱穿孔后,尿液渗入腹腔或进入耻骨后间隙,大量尿液可聚集在该处,最终出现耻骨上疼痛)。

（四）诊断

诊断除了结合上述临床症状体征外,还可结合以下几种常用的检查方法。

1. 膀胱镜检查　如果在检查过程中见到瘘口,就可以确诊为膀胱阴道瘘,即膀胱受损。

2. 腹腔引流液或阴道排液检测　如果发现引流液或阴道排液中肌酐水平高于血液,或者肌酐水平同尿液中水平相近,则基本可明确为尿瘘;由于腹腔内尿液被重吸收,血尿素氮可明显升高,腹腔引流液尿素氮和尿酸水平升高。

3. 亚甲蓝溶液实验　亚甲蓝溶液稀释后取适量注入膀胱,然后将导尿管夹闭,此时如果阴道排液清亮,则说明是输尿管阴道瘘,如果排液是蓝色,则表明存在膀胱阴道瘘;给尿管注水300～500ml,如果看见膀胱有漏出液体,则表明膀胱损伤。

4. 逆行膀胱造影　采用低浓度造影剂逆行膀胱造影CT扫描技术,不仅克服了增强扫描可能出现的副作用,还可提高小病灶的检出率。

5. 静脉肾盂造影或增强CTU检查明确是否合并存在输尿管瘘。

（五）治疗

轻度的膀胱挫伤仅局限于膀胱的壁层,临床症状较轻,并在短期内可自行消失。可根据情况留置导尿管,监测膀胱残余尿,避免尿潴留。适当碱化尿液,必要时可予以抗生素预防泌尿系统感染。

若术中发现膀胱损伤,在明确诊断后,尽早予以修补,剖宫产术中可由泌尿外科台上会诊即刻进行膀胱修补。对于复杂的膀胱损伤,为保证膀胱引流通畅,利于伤口愈合,有时需行耻骨上膀胱造瘘术。

膀胱损伤可分为腹膜内及腹膜外两种,以前者为主。处理时首先要查明损伤部位及范围。对难以辨认的损伤应以亚甲蓝生理盐水溶液200ml将膀胱充盈后,仔细检查及时发现,立即缝合,力争新鲜损伤Ⅰ期愈合,以免术后发生膀胱瘘。如术后发现有漏尿,则应延长留置导尿时间至10～14日,漏孔小者能自行愈合,不能愈合者最好在3～6个月后修补。膀胱肌层不全损伤,如为腹膜外损伤,可用3-0可吸收线间断缝合肌层即可,如为腹膜内损伤,在间断缝合肌层之后,还需间断或连续缝合浆膜层,以包埋肌层伤口。膀胱肌层完全损伤,应首先将破口边缘修剪整齐,对腹膜外破口可直接用3-0可吸收线间断缝合肌层内1/3(包括黏膜的切缘,否则可造成黏膜出血),再用3-0可吸收线间断缝合肌层外2/3。如为腹膜内损伤,则要先游离破口周围的浆膜,再按上述缝合肌层,最后用间断缝合浆膜层,以包盖肌层破口,膀胱修补术后,应留置导尿,必要时行耻骨上膀胱造瘘,使其处于空虚状态,术后持续导尿一周,这样既可避免张力,促进伤口愈合,又可避免尿潴留所致的感染。

对于产伤导致的膀胱阴道瘘,因瘘口膀胱位置在膀胱三角区甚至更低位置,故多建议经阴道修补,其中Latzko手术是经阴道保留瘘口修补膀胱阴道瘘的经典手术。对于阴道条件差,合并输尿管梗阻或者输尿管瘘,需同时行输尿管再植的患者;复杂性膀胱阴道瘘的患者建议经腹途经膀胱阴道瘘修补术。

（六）预防

经阴道试产孕妇进入产程中或产后要密切观察排尿情况,记录出入量,适度进食进饮。当发现尿量减少,需积极分析原因,避免产时产后尿潴留。必要时可一次性导尿或留置导尿管。第二产程胎头下降后,可压迫膀胱,导致膀胱充血水肿。因此控制第二产程时间,减少长时期压迫带来的膀胱破裂风险。协助分娩,胎吸助产或产钳助产等分娩时,相关操作动作一定轻柔,避免暴力带来的医源性膀胱损伤。产后促子宫收缩按压宫底时,注意先排空膀胱,避免直接按压导致充盈的膀胱损伤甚至破裂。

剖宫产术中膀胱损伤可发生于切开腹膜时,或分离膀胱与子宫下段时,因此需术前熟悉患者既往手术史、解剖变异对于腹壁瘢痕位置较低影响二次手术操作者可不必沿用原瘢痕,可选取下腹纵切口切开腹壁以便分离,减少损伤。分离过程中要注意有无清亮液体流出,分离完毕要注意有无血尿及尿量。如果由于粘连层次不清,找不到自然间隙,最好采用锐性分离而不宜盲目钝性分离。在分离膀胱腹膜返折困难或瘢痕粘连时不可强行分离,以免膀胱肌层撕伤甚至破裂,可从膀胱侧窝,膀胱宫颈间隙疏松组织处向内侧分离,将膀胱先自宫颈表面(子宫下段)分离开,最后留下瘢痕粘连处以精细剪分离。打开子宫膀胱腹膜返折后下推膀胱需足够,钳夹宫体组织和宫颈附近组织时,避免损伤膀胱角部和输尿管。剖宫产术如为腹壁横切口则对合腹直肌。缝合膀胱子宫返折腹膜和腹膜,使解剖层次清楚,腹腔内光滑面的形成可有效减少粘连发生,减小粘连范围及减轻粘连程度。取胎时,要预防切口延裂,同时对于右旋或左旋子宫要扶正子宫下段形成差者子宫切口应相应大。充分估计胎头较大、胎位异常,娩出胎头径线较大者子宫切口应大,尽量避免手撕切口,宜用剪刀上翘剪开子宫,以防娩出胎儿时因手撕切口不规则而向下撕裂伤及膀胱。剖宫产术前应留置导尿管,并应注意有无胎头压迫尿道而发生尿潴留现象。当胎头下降受阻、产程延长、导尿时尿量不多,则在剖宫产切开腹膜时应特别注意,勿伤及膀胱。

二、产后输尿管损伤诊疗

女性生殖系统与输尿管解剖学关系密切,产科输尿管损伤较少见,常继发于剖宫产与产钳助产。发生输尿管损伤的患者临床多表现为异常阴道流液、无尿或少尿、下腹部或下腰部疼痛等及时诊断和治疗输尿管损伤可改善预后,而延迟诊断输尿管损伤可能导致远期不良结局,如输尿管阴道瘘、输尿管狭窄、输尿管梗阻、甚至于肾损伤。

(一)输尿管解剖学关系

输尿管是一对管状腹膜后位器官,平均直径为 0.3～0.4cm,平均长度 25～30cm。组织学上,输尿管由尿道上皮覆盖(移行上皮),其远端三分之一具有额外的平滑肌层,以协助其蠕动。解剖学上,输尿管可分为三段,腹段自肾盂发出,沿两侧腰大肌上方下行至真骨盆入口;盆段,输尿管于真骨盆入口处跨过髂总血管,沿盆侧壁继续下行至阔韧带基底部,向前内方走行,距宫颈外侧约 2cm 处穿过子宫动脉下方,再经阴道穹隆侧方上部外侧 1.5～2cm 斜行进入膀胱;膀胱段,输尿管与膀胱浆膜层相延续,经膀胱后侧的膀胱三角,在膀胱内斜行穿过膀胱全层,到达膀胱输尿管开口。

输尿管血供并不由单一的动脉供应,随着输尿管的下降,不同层面由不同的动脉供应。输尿管上段近肾盂处由肾动脉供应,下行时由腹主动脉分支、髂总动脉以及卵巢动脉供应,近膀胱处的血供由髂内动脉分支、子宫动脉分支、直肠中动脉分支、阴道动脉分支、膀胱上动脉分支等供应。这些供给的分支血管在输尿管外膜上广泛的交叉融合。同时,与血管伴行的神经交互而成的输尿管神经丛支配输尿管的活动,术中若能避免损伤输尿管外膜,就可以最大限度地保护输尿管血供。

(二)病因

产科输尿管损伤常常继发于剖宫产及产钳助产,国外研究报道,产科输尿管损伤总发生率为 0.03‰,剖宫产输尿管损伤发生率为 0.27‰。国内研究报道,剖宫产输尿管损伤发生率为 0.13‰。产钳助产时，若产道裂伤深达宫旁或阴道侧穹时可直接损伤该处走行的下段输尿管或其血供。在妇产科手术中，大多数损伤（＞70%）是因为控制出血时盲目结扎止血所致。剖宫产术中出血较多时，尤其是子宫切缘盲目缝扎止血时常常误扎输尿管。瘢痕子宫再次行剖宫产，子宫下段与周围组织粘连界限不清，输尿管位置不清。另一个原因则是剖宫产时紧急切除子宫，子宫动脉与输尿管关系密切，误伤可能性大。剖宫产术中切除子宫与妇科子宫切除不同，子宫增大、出血汹涌遮挡手术视野及空间，加上手术紧迫，输尿管损伤可能性较大。医师经验不足与疲劳也是高危因素之一，Rajasekar 等人研究结果提示输尿管损伤多发生于无高年资医师在场时夜班年轻医生独立处理。

（三）临床表现

输尿管损伤多于产后 1 周出现发热、少尿、血尿、尿痛、腰痛、尿失禁、阴道异常流液等临床表现。

（四）诊断

输尿管损伤的延迟诊断或处置不当可能导致一系列严重的并发症，比如尿性囊肿或脓肿、输尿管狭窄、输尿管阴道瘘，甚至于肾损伤等。术中若能及时发现输尿管损伤并及时修补可增加修补成功率、降低并发症发生率，但据报道术中仅诊断了三分之一的输尿管损伤。

1. 术中诊断　随着科技进步，膀胱镜和输尿管镜可用于帮助输尿管损伤的诊断。临床上常常通过内镜、逆行肾盂造影、肉眼察觉等方式发现输尿管损伤，这也是诊断的"金标准"。大多数基层医院并不具备输尿管镜和床旁 X 线荧光机，术中发现可疑的输尿管损伤，可采用膀胱镜观察输尿管膀胱开口处尿液喷出情况，但仍可能漏诊输尿管轻微的裂伤或部分缝扎。若观察到尿液喷出缓慢或无尿液喷出，可尝试安置输尿管支架。若输尿管支架安置困难，提示输尿管狭窄，存在输尿管缝扎可能，应仔细探查并着重查看上述输尿管的易损部位。有条件的医院，可采取逆行肾盂造影或输尿管镜帮助探查可能存在的损伤及其具体位置。然而，国内大部分医院没有床旁 X 线荧光机或输尿管镜，肉眼观察亦不够全面，因此有时无法术中及时发现损伤。

2. 术后诊断　延迟诊断损伤可能导致输尿管狭窄、输尿管阴道瘘、肾功能损害等不良预后。术后出现阴道异常流液、腹痛或腰痛、无尿、少尿、血尿等均应引起重视，若同时患者有行全子宫切除术、瘢痕子宫、术中出血量较多、主刀医师经验不足等高危因素则高度怀疑发生了输尿管损伤。泌尿系 B 超可以作为初步筛查手段，优点在于廉价、便捷、无辐射。若 B 超提示肾盂积水，存在输尿管梗阻可能；若提示腹腔积液，则可能存在输尿管裂伤、横断、瘘形成可能，均需进一步行 CT 尿路造影（computed tomography urography，CTU）。CTU 是诊断输尿管损伤的实用方法，若存在阴道异常流液，可结合肌酐实验室检查帮助诊断。肌酐实验室检查分别取阴道异常分泌物、尿液、血液三者对比以推测阴道异常分泌物是否为尿液。泌尿道 CT 造影可提供泌尿系统的结构和功能信息，可对输尿管损伤进行定性定位。逆行肾盂造影用于对静脉肾盂造影结果不确切时的补充。输尿管镜检查作为一种侵入性检查，多在其他方法难以明确的时候采用。在临床实践中，对于阴道漏液怀疑输尿管损伤的患者建议同时做膀胱亚甲蓝实验排除膀胱阴道瘘的可能性。

（五）治疗

输尿管损伤的治疗远期目标是恢复输尿管正常的解剖结构和生理功能，近期目标是保护肾功能、减少并发症、引流尿液，具体目标是依据输尿管损伤的时间、程度和部位来选择恰当的治疗方法。对于术中发现的输尿管损伤，应即刻处理，常见的修补方式有输尿管修补术、输尿管端端吻合术、输尿管膀胱再植术等,无张力是修复要点。

对于术后发现的输尿管阴道瘘,如果输尿管损伤较轻,输尿管连续性较好的患者,可通过膀胱镜置入输尿管支架。对于输尿管损伤严重如输尿管完全离断、接近离断、输尿管损伤段完全闭锁等情况,或输尿管支架无法置入时,积极手术治疗,手术方式包括输尿管膀胱再植术、膀胱壁肌瓣输尿管吻合术、回肠代输尿管术等。

输尿管下段指骶髂关节下缘至输尿管膀胱连接处,与妇科解剖学关系最为密切,是损伤的主要部位。此处损伤时,损伤处至膀胱间输尿管常常过短,无法保证无张力下行输尿管端端吻合术,因此输尿管膀胱再植术成了首选术式。临床处理时应根据患者全身和局部情况选择合适的治疗方法。对于全身情况较好,局部炎症不明显的患者,一经诊断,应积极做出处理。也有专家认为可等6～8周以便相关的炎症和组织水肿得到缓解。对于全身情况较差,或局部组织炎症严重,组织广泛坏死的患者,优先处理的原则是通过可考虑经皮肾穿刺引流术引流外渗尿液,待患者全身情况改善稳定后再行手术处理。

根据患者手术情况及医师经验选择腹腔镜或者开腹修补。与开腹手术相比,腹腔镜手术存在学习曲线偏长、手术时间长的问题,但其具有术后疼痛轻、住院时间短、术后恢复快、更加美观等优点,在当前的医疗环境下,选择腹腔镜手术可能有益于缓解医患矛盾。越来越多的研究证实腹腔镜下输尿管膀胱再植术用于替代开腹修补是一种安全易行的方法。

(六)预防

输尿管损伤与解剖息息相关,因此避免损伤的第一要义是要熟练掌握输尿管的解剖学关系。输尿管有四处容易损伤的部位,自上而下分别是:①骨盆漏斗韧带与盆侧壁连接处;②输尿管跨髂血管处;③输尿管与子宫动脉交叉处;④输尿管膀胱连接处。对于这些易损部位和可能的解剖关系异常应保持警惕,如瘢痕子宫盆腔粘连、孕期子宫增大遮挡手术视野,宫旁更靠近输尿管。

剖宫产术中切除子宫与妇科子宫切除不同,手术难度更大,产时子宫增大遮挡手术视野及空间,瘢痕子宫盆腔粘连解剖结构不清,出血较多手术紧迫。高年资、经验丰富的主刀医师更能顺利完成手术,减少损伤。Rahman提出两种方式减少输尿管损伤:①当结扎宫旁止血时,一只手可置于圆韧带之后,不仅可以压迫宫旁血管止血,而且可以更准确缝扎;②适度牵拉子宫,暴露出血点,直视下缝扎止血。打开骨盆漏斗韧带与盆侧壁连接处的腹膜时,由于输尿管位于腹膜内侧叶,从外侧打开可减小损伤可能。游离输尿管可能会损伤其血供,但适当输尿管游离可帮助术者辨别输尿管走行。轻柔的触摸可激发输尿管特有的蠕动动作,以此来辨别类似的管状结构。打开阔韧带前叶,可见输尿管被疏松的结缔组织包绕。行全子宫切除术时,可将输尿管向外下侧轻柔地推移,使其尽可能地远离宫旁,同时适当牵引子宫以辨别子宫动脉,以减小子宫动脉与输尿管交叉处和输尿管膀胱连接处的损伤可能。

三、产后泌尿系损伤的康复

(一)孕产妇全周期的健康管理与康复

孕期及产后的康复能够有效缩短产程、减少产程中邻近结构的损伤、改善盆底功能障碍及患者整个孕期的生活质量,主要从以下几个方面开展孕期及产后康复。

既往研究显示孕妇及家属对于孕期生理、心理、康复知识相对缺乏,而孕晚期及产后康复需求较大,科学全面、多模式的健康宣教可以让孕产妇及家属更好地了解不同孕产时期的生理心理变化、功能结构改变等。

基于 ICF 的健康理念,对孕产期女性结构与功能,活动、参与,个体家庭环境因素等进行全面的康复评估,制订科学个体化的康复方案,利于孕产妇安全顺利度过孕期并快速恢复功能、重返社会角色。

(二)孕产期康复措施

根据不同时期、不同个体进行的全面康复评估制订个体化的康复策略。通常包含以下几个方面:

1. 整体管理

(1)体重管理:根据孕产妇个体孕前的体重、营养状况制订适宜的孕期体重控制目标;适当增加运动量,控制孕前体重及孕期体重增长,降低剖宫产率,促进自然分娩,更加有利于产后体质康复。孕期体重增加对产妇盆底肌力有负面影响,孕期体重增加越少,经治疗后盆底肌力恢复得越快,治疗效果越好,发生产后体重控制困难的概率越少。

(2)营养管理:根据不同孕期、饮食喜好及营养目标,制订适宜的营养计划,注意孕前、孕期合理营养,避免营养不足。也避免营养过剩导致的过快的体重增长、妊娠糖尿病、胆囊炎等。

(3)排便管理:根据不同时期的饮食及活动能力,关注孕产妇的排便情况,提供适宜的辅助排便方式、康复辅助器具的选择,如附有安全扶手、高度进深适宜的坐便器等,必要时提供居家安全环境的改造建议。

(4)姿势管理:根据不同孕期评估孕产妇的姿势体态、步态变化,提出针对性康复训练或跌倒风险规避举措,纠正不合理的活动姿势,减少腰背痛等姿势性损伤,改善步态、降低跌倒风险,提高孕期出行的安全性。

2. 运动康复 研究显示,如从妊娠中期开始不进行锻炼则增加妊娠糖尿病、子痫前期、妊娠期高血压、妊娠期体重过度增加和抑郁症等妊娠期并发症的风险。适宜的孕期康复运动,利于改善孕产妇的整体心肺功能、减少其孕期心理焦虑、增加顺产成功概率,减少产后并发症、减少妊娠糖尿病及高血压等疾病发生、提高孕产妇整体孕期体验。根据《2019 年加拿大孕期锻炼临床实践指南》建议运动如下。

(1)指南建议一:没有禁忌证的女性应在整个孕期内持续进行身体锻炼(中等质量证据)。对特定人群的建议:①孕前体育锻炼不活跃的女性孕期应坚持规律锻炼(中等质量证据);② GDM 孕妇应持续进行孕期锻炼(低质量证据);③超重或肥胖女性(孕前 BMI ≥ 25kg/m²)应持续进行孕期锻炼(低质量证据)。心肺运动康复:根据孕产妇既往运动习惯、体质、基础心肺功能、孕期实时心肺评估,制订适宜的个体化心肺运动康复处方,并定期监测适时调整,保证安全锻炼。早期即开始进行不同胸腹式呼吸方法的指导训练。

(2)指南建议二:孕妇每周应累计进行至少 150min 的中等强度体力活动(如快走、水中有氧运动、固定式脚踏车运动、阻力训练),以获得临床意义上的健康益处同时减少妊娠期并发症(中等质量证据)。

(3)指南建议三:孕期锻炼至少 3d/ 周,鼓励每天都进行锻炼(中等质量证据)。

(4)指南建议四:孕妇应积极参与各种有氧运动和阻力训练,这些锻炼方式更有益于身体健康。同时增加瑜伽和 / 或柔和的伸展运动也是有益的(高质量证据)。

(5)指南建议五:产妇每天进行盆底肌肉训练(pelvic floor muscle training, PEMT),又称 Kegel 运动,可降低尿失禁的风险(低质量证据)。

(6)指南建议六:孕妇在平躺运动时出现轻度头晕、恶心或感觉不适,应改变其运动姿势以避免仰卧位(极低质量证据)。

3. 运动训练　进行安全科学的锻炼,更重要的是有助于提高妊娠期女性的生活质量,促使母儿获得潜在的终生健康益处。不同孕产妇个体、不同孕期的运动处方存在差异,另一方面孕期女性的激素水平增高,韧带变得松弛,对运动范围产生一定影响,增加了受伤的风险。因此指南建议,在任何身体锻炼方案中都应包含预热期和冷却期,循序渐进地进行阶梯式锻炼。主要集中在核心稳定性训练及柔韧性训练。核心稳定性训练需要严格控制身体姿势,可以通过瑞士球等设备所提供的不稳定表面,增加训练者腰部的本体感觉输入,同时激活、募集更多的核心肌群运动单位,改善神经肌肉控制能力。在治疗师指导下行轻中度抗阻力训练及有氧体操训练,能够增加躯干的稳定性可以有效地预防或治疗孕晚期的腰痛。研究显示妊娠期腰痛(low back pain during pregnancy, LBPP)是妊娠期甚至分娩后发生率较高的一项骨骼肌肉障碍,也是妊娠期排行首位常见症状。有研究指出,LBPP 发生率在孕妇中高达 50%~80%。部分患者随着妊娠终止而腰痛消失,而超过 1/3 的女性在分娩后1 年以上仍旧经历着腰痛。考虑有以下因素:腰骶椎生物力学,心理学因素、激素水平变化以及运动习惯、体力劳动有关。但妊娠 12~16 周后需禁止俯卧位练习以及长时间的仰卧位练习。侧卧位以及手 / 膝支撑或坐位的训练体位更佳。在水下进行妊娠期的躯干稳定性训练目前也是十分推崇的。柔韧性训练:主动地自发参与牵拉和活动度改善技术可以明显改善 LBPP。一些拉伸和关节活动度的练习可以恢复腰椎的生理活动度,其中多数均可以用于妊娠期女性。而俯卧位的练习、长时间的仰卧位练习或者腹部收紧的练习则不适用。

结合有氧训练和阻力训练的“混合”运动较单独的有氧运动更能改善妊娠结局。各种孕期体操主动康复训练明显有助于提高孕产妇的活动能力。研究显示孕期夫妻共同参加体操康复训练,可以明显改善孕产妇的心肺运动耐力及整体运动能力,配合盆底功能锻炼可明显促进顺产成功率、降低女性盆底功能障碍性疾病及邻近组织损伤的发生率、并且能够提高生活质量和促进孕产妇身心健康、家庭和睦。

部分孕产妇由于各种原因导致明显主被动运动受限,则可以选择手法治疗,目前较为普遍的是关节松动术及肌肉能量技术,如麦特兰德关节松动术适用于脊柱节段关节活动度受限的孕妇,肌肉能量技术则是一种温和的适用于孕产妇的手法。孕妇可以坐位或者侧卧位进行治疗,被动手法治疗可以恢复身体阶段的旋转、侧屈以及前屈、后伸的活动度。多数被动手法治疗以孕妇侧卧位为主,在恢复节段旋转、侧屈、前屈或后伸均容易操作。

产后及早地开展核心肌力训练、柔韧性训练及盆底肌肉锻炼等运动康复训练,以及盆底电生理治疗、磁刺激治疗等,有利于产妇恢复体质、增加活动能力,降低产后耻骨联合分离、腹直肌分离、压力性尿失禁、性功能障碍、腰骶痛等,得到更好的生活质量、身心健康状态。产后及早地下地或进行床上踝泵运动等,可以有效预防血栓等并发症。

4. 心理康复　通过对孕产妇进行孕期、围产期、产后的健康教育,妇产、康复、泌尿等相关学科,医护技团队合作,孕产全周期、个体化的健康管理模式,利于孕产妇获取充分而科学的相关知识,减少孕产期焦虑、抑郁等相关心理障碍的出现。研究显示不少孕产妇因为没有得到及时的心理疏导,出现严重的产后抑郁,导致严重的不良后果。

5. 循环促进　对于妊娠晚期出现下肢回流障碍的孕妇,会出现下肢肿胀、会阴部肿胀,甚至出现痔周静脉曲张等。可以选择正确的体位变化技术、使用肌内效贴促进回流,以及间歇循环促进治疗技术等。

6. 康复辅具　对于不同孕期及产后的女性,可以选择适宜的康复辅具,如托腹带、孕妇枕、弹力袜等；产后预防静脉血栓形成，选择气压式循环促进治疗、梯度压力袜等。

（三）加速手术后康复在产后泌尿损伤修复中的应用

1. 健康宣教 建立多学科、多模式、全周期的宣教体制和内容，对泌尿系损伤风险人群、风险因素及常见临床表现、诊疗选择等健康知识进行健康宣教。其中孕产期及产时是最明显的损伤高风险时期，对于这段时期风险因素的宣教利于孕产妇积极配合，减少泌尿系损伤的发生。全周期健康教育可以在许多领域提供益处，包括早期疾病认知（预防发生），风险因素控制（分娩保护），早期康复锻炼（延缓进展促进恢复），结构修复功能重建。宣教方式可以选择面对面的咨询、健康手册、互动多媒体或者互联网线上等形式，患者教育不仅具有设定期望和目标的效果，而且还将患者及其医务人员的重点放在住院流程和出院标准，并促进医患沟通和讨论。

（1）产前：产检及康复团队早期介入，以孕期营养、体重控制、运动训练、盆底肌肉锻炼等作为主要内容。

（2）产时：产科在分娩前充分评估、不同分娩方式的介绍有利于产妇选择最佳的分娩方式。

（3）产后：以康复为主的恢复及康复锻炼的宣教利于产妇及早地参与产后康复，减少产后各类并发症有积极作用。

（4）功能后遗期：妇科泌尿损伤拟手术患者，需术前筛查患者营养状况，必要时进行术前营养支持；指导患者进行术前康复训练，包括盆底肌肌力训练及心肺功能训练，加强患者术中和术后机体抵抗力，为快速康复提供基础；各个阶段有不同重点。

2. 加强康复理念下的产后泌尿系损伤修复术 术前准备中应加强术前宣教、麻醉咨询及心理护理。①术前开始康复训练的指导，以免术后疼痛等影响康复配合度、延长住院时间、增加住院费用；②简要介绍手术室内部环境、麻醉风险、麻醉注意事项、麻醉苏醒时常见的不适反应，针对预期手术效果、手术方式、操作过程、术中风险，术后常见症状的管理措施，术后康复期注意事项及出院后的家庭护理等问题进行深入讲解；③针对患者的恐惧、焦虑情况给予个性化的心理疏导；④营养及饮食指导，女性患者术前应评估营养状况，及早干预，避免影响术后恢复及感染；术前1天开始清淡饮食，术前做好肠道准备。

3. 术中处理 手术医师及麻醉医师均接受统一的技术规范培训合格，选择科学的手术方式，达到最佳的修复疗效和最小的合并损伤，采用适宜的麻醉方式，选用半衰期较短的麻醉剂，并避免使用具有催吐作用的阿片类药物，必要时手术结束前给予昂丹司琼或托烷司琼类药物预防术后恶心、呕吐。注意患者特殊体位处的皮肤护理，使患者尽可能处于较舒适体位，及术中注意患者保暖；意识清醒患者可加强人文交流，提高患者术后依从性和治疗满意度。

4. 术后管理

（1）镇痛：根据疼痛评分，选择适宜的镇痛方式。

（2）心理护理：对术后常见症状的再次宣教，及康复运动指导，利于缓解患者紧张情绪。

（3）饮食：术后6h开始饮水，根据情况逐渐增加饮水量，开始进少渣饮食，逐步增加纤维摄入，鼓励患者进流质、低糖、不产气、易消化饮食，肠道排气后进普食，关注患者排便情况。

（4）康复锻炼：再次交代术后早期活动的目的及意义，争取患者配合，指导患者术后6h协助翻身，术后12h开始主动运动（翻身、桥式运动、踝泵运动、四肢主动运动、呼吸训练等），循序渐进，由床上翻身、坐起、床边坐起、床边站立、病房内活动逐步过渡到正常活动，根据不同年龄、基础心肺功能及手术复杂程度等，调整运动处方（运动方式与强度）。适时地开始全面盆底康复（包括核心肌群的训练、骨盆带的调整等）。

（5）日常活动指导：鼓励患者术后及早参与日常生活活动（吃饭、穿衣、个人卫生、转移、洗澡、行走、上下楼等）。

（6）管道护理：术后留置尿管时间为 1～2d，接受经阴式手术者均不放置腹腔引流管，经腹腔镜手术者术后也不常规放置腹腔引流，视术中创面情况必要时放置引流管，根据情况尽早拔除尿管及引流管。保持适当的液体出入量。

（7）术后切口及常见并发症关注：注意术后切口、阴道流血及分泌物情况，注意阴道周围皮肤情况；及时发现并处理切口并发症；可在手术当日、次日依进食情况适量补液。术后近远期并发症的关注（感染、尿潴留、静脉血栓、网片侵蚀等）。

（8）术后生活质量的关注：可以选择盆底功能障碍简表 -7（PFIQ-7）、盆底功能障碍问卷 -20（PFDI-20）、性生活质量问卷 -31（PISQ-31）关注患者的生存质量评分。

（王坤杰　罗德毅　杨　帆　叶　麾　潘红霞）

第二节　产后尿失禁康复

　　产后尿失禁是产后常见病和多发病，对患者的生活和工作都造成严重的影响。但目前女性妊娠和分娩后早期恢复阶段出现的尿失禁，其特殊性还未引起人们足够的重视，对其发病机制、影响因素、流行病学现状、诊断及康复治疗都缺乏清晰的认识。为提高认识，规范女性产后尿失禁的预防和康复治疗，产后康复专业委员会组织泌尿外科、妇产科和康复科部分专家，检索近些年的文献，结合临床工作实际情况，共同撰写产后尿失禁指南，以期针对妇女妊娠和产后这一特殊时期的有关器官和组织功能变化，利用现代科技手段和方法，为广大产后康复医学工作者对产后尿失禁的预防、诊断和康复治疗提供指导性方案。

一、定义与术语

　　产后尿失禁（postpartum urinary incontinence，PPUI）是指继发于妊娠及分娩后的尿失禁，是一种易被忽视却严重影响妇女身心健康的疾病，多为产后压力性尿失禁（stress urinary incontinence，SUI）。产后尿失禁不同程度地影响妇女心理健康、生活质量、性生活质量及婚姻关系，同时造成不同程度的经济负担。依据患者尿失禁的表现，仍然可以分为压力性尿失禁、急迫性尿失禁（urge urinary incontinence，UUI）、混合性尿失禁（mixed urinary incontinence，MUI）等常见类型，其中以压力性尿失禁最为常见。近年来，越来越多的研究提示 PPUI 的发生逐渐增多，了解和分析产后尿失禁的相关因素，并且针对这些因素进行干预和预防，可以减少 PPUI 的发生。

　　目前国内外各学术机构及临床工作者对妇女分娩以后多长时间内尿失禁为产后尿失禁，尚无统一的认识。围产期是盆底功能障碍性疾病比较集中发病高峰时间段，产后是防治这类疾病的重要阶段和理想时机。传统观念认为产后时期是从产妇分娩后开始到第 6 周结束。但这并不意味着产妇身体和心理的完全恢复，哺乳仍在继续，生殖系统及盆底组织等尚未恢复到生育前的状态及功能。为了便于 PPUI 预防和康复工作的开展，结合生育过程对女性盆底组织损伤及修复特点，指导产后妇女进行主动、系统的康复指导和训练，使产妇在分娩后一定时间内身体有关器官及功能状况得到全面理想的恢复，减少尿失禁的发生,本章将产后盆底康复时间段划分为产褥期(产后~产后 42d 内)、产褥后恢复期(产后 42d 后~产后 1 年内)。因此产后尿失禁的定义为妇女分娩后即刻至产后一年期内发生的尿失禁。

二、流行病学

(一)产后尿失禁的流行病学概况

PPUI 的影响因素很多,现有的报道 PPUI 患病率多采取回顾性研究,因研究人群、问卷内容、尿失禁类型、患者生育胎次、分娩方式及分娩后的研究时间的不同而有很大差异。文献报道妊娠期间女性尿失禁的发生率为 18.6%~75%,PPUI 发生率为 6%~31%。Boyles 等回顾性分析了 2002—2003 年间 5 599 例妊娠前无尿失禁症状的初产妇,妊娠期尿失禁发生率为 26%,产后 3~6 个月的尿失禁发生率为 9.9%。Thom 等报道分娩后 2 周至 1 年期间尿失禁发生率为 3%~40%。杨欣等报道 548 例初产妇,妊娠及产后有尿失禁症状者 167 例(30.5%),按尿失禁出现的时间分组,其中 143 例(85.6%)的患者在产后 1 年内出现症状,提示多数有尿失禁症状的患者其症状出现于产后 1 年内;有尿失禁症状的患者中,44.9% 于产后 1 年内症状消失,而 40.7% 的患者症状持续 1 年以上不消失,尿失禁症状持续 12 个月以上者,其症状是否将伴随患者终生存在还有待于进一步研究。Hvidman 等在 1998 年 1~3 月问卷调查丹麦 6 468 例 20~59 岁女性人群,分娩后即刻及产后半年,尿失禁的发生率分别为 23.4% 和 2.7%。

产后尿失禁以压力性尿失禁为主,但也可有或合并其他类型尿失禁。Glazener 等调查 3 489 名初产妇,结果发现怀孕期间以 SUI 最为常见,分娩后以 UUI 最为常见,而 MUI 在任何时间段都可以发生。意大利的 Pregazzi 等连续观察 537 例顺产产妇产后 3 个月尿失禁发生情况,结果分别有 8.2% 的初产妇、20% 经产妇表现为压力性尿失禁(p=0.001);5.5% 初产妇和 13% 经产妇表现为急迫性尿失禁(p=0.004)。Yang 等报道北京的一家医院 2016 年 1 月—2017 年 1 月分娩的 1 889 名初产妇,在产后 6 个月尿失禁的总发生率,及 SUI、UUI 和 MUI 发生率分别为 186 例(9.9%)、151 例(8.0%)、18 例(1.0%)和 17 例(0.9%)。Van Brummen 等报道 2002 年 1 月—2003 年 7 月间荷兰 344 例女性,产后 36 周时 SUI 表现 53 例(15.4%),产后 1 年减少为 36 例(10.5%);58 例(16.9%)患者有中到重度急迫性尿失禁表现,产后 1 年仍有 51 例(14.8%)受其困扰。

PPUI 患者漏尿的程度表现不一,一般情况下,患者漏尿的发生并不频繁,且漏尿量小。有些 PPUI 患者可能也会合并大便失禁。Obioha 等对尼日利亚 230 名产妇的连续进行纵向问卷调查,评估符合条件的产妇产后即刻、产后 6 周和产后 3 个月尿失禁和 / 或肛门失禁的情况,其中 28 例(12.2%)表现有尿失禁,31 例(13.5%)表现有大便失禁,7 例(3.0%)同时合并有尿失禁和大便失禁。

(二)产后尿失禁的影响因素

PPUI 的发生受多种因素影响,阴道分娩、妊娠前和 / 或妊娠期存在尿失禁、高龄、分娩时母亲身体质量指数(BMI)、新生儿体重以及相关的产科因素如器械助产等,是初产妇 PPUI 患病的高危因素。产前健康宣教和产后康复治疗可以减少 PPUI 的发生。

1. 不同产科因素对 PPUI 的影响 产科因素包括麻醉、产钳、侧切、第二产程长、新生儿头围、新生儿体重和会阴裂伤等,其对 PPUI 的影响存在较大争议。有文献报道产钳助产、会阴裂伤、会阴侧切和会阴缝合术使 PPUI 增多;相对于硬膜外麻醉,会阴阻滞导致 PPUI 产后尿失禁的概率增加。但这些观点还需临床进一步验证。

2. 分娩方式对产后尿失禁的影响　初产妇 PPUI 与分娩方式有重要的关联性，剖宫产可明显减轻顺产分娩时对盆底肌肉及神经损伤，多数文献报道经阴道顺产是导致产后尿失禁的主要影响因素。杨欣报道剖宫产、阴道顺产后 1 年内发生尿失禁的比率分别为 18% 和 38.6%。Wilson 等人对 1 505 例产后 3 个月产妇的问卷调查结果显示阴道分娩后尿失禁的发病率明显高于剖宫产后，分别为 24.5%、5.2%，并且尿失禁的发生与多次分娩（5 次以上）密切相关。但剖宫产是否为尿失禁的保护因素国内外目前暂无一致观点。从剖宫产给产妇及新生儿带来的近远期影响来看，并不提倡通过剖宫产来避免 PPUI。

3. 产妇因素　孕前存在尿失禁可使 PPUI 发生的危险性上升 2.3 倍，而孕期尿失禁不仅使产后早期尿失禁的发生增加 3.1～5.1 倍的危险性，也使远期尿失禁发病率明显上升。朱兰等报道 2007 年 9 月至 2009 年 5 月间采用布里斯托尔女性下尿路症状问卷调查，分析来自中国 7 个地区的 10 098 名初产妇孕期 37～42 周及产后 6 周、产后 6 个月尿失禁发生情况。妊娠末期无尿失禁的女性，产后 6 周和 6 个月出现新发尿失禁表现的病例比例分别为 3.7% 和 3.0%；26.7% 的妊娠末期有尿失禁表现的产妇，产后 6 周和 6 个月出现尿失禁表现的病例比例分别为 9.5% 和 6.8%。大多数尿失禁为压力性尿失禁，妊娠末期、产后 6 周和产后 6 个月的发生率分别为 18.6%、6.9%、5.0%。

4. 产后盆底肌训练　可能降低尿失禁的风险，特别是压力性尿失禁症状。Chiarelli 报道产后 8 周的盆底康复治疗将产后 3 个月 PPUI 的发生率从 38.4% 降至 31.0%，严重尿失禁的发生率从 17.0% 降至 10.1%。Mørkved 等对 198 名产妇进行配对，对训练组给予 8 周的盆底训练指导，训练组产后尿失禁的发病率明显下降，盆底肌肉强度也比对照组得到明显恢复。

5. 其他　产后尿失禁的发病机制可能不仅包括盆底损伤对应激下尿道膀胱活动的影响，还可能包括前列腺素等药物引起的尿道阻力不足。母乳喂养对产妇产后体内雌激素水平有一定影响，但未发现母乳喂养与 PPUI 之间的关联。

三、正常控尿结构及控尿机制

女性尿失禁主要包括压力性尿失禁与急迫性尿失禁，产后尿失禁即以此两类为主，这属于女性控尿功能异常的问题；充盈性尿失禁也可在产后出现，这属于排尿功能异常问题。女性控尿机制一直处于不断研究进步中，目前常用"整体理论"与"吊床理论"作为控尿机制解释，其共同点都提及阴道壁、盆底肌肉对尿道的关闭机制，这也是产后尿失禁康复的理论基础。

（一）控尿结构与吊床理论

1. 尿道的支撑结构　尿道的支撑来源于两个方面。一是阴道壁对尿道的支撑，其两侧的支撑点是阴道筋膜与盆筋膜腱弓附着处；二是尿道两侧与肛提肌（耻骨尾骨肌）相连的耻骨尿道韧带。尿道的这两个支撑也是妊娠、分娩时受影响最大的结构。

2. 膀胱逼尿肌的稳定性　正常膀胱储尿期在神经调控下一直处于低压贮留状态，即膀胱顺应性正常，逼尿肌稳定性好。"整体理论"认为阴道前壁及周围筋膜失去对膀胱的支撑后，会牵拉膀胱壁张力受体，导致逼尿肌不稳定，从而导致急迫性尿失禁。

3. 尿道的闭合性　正常女性尿道的一大特点是其充分的柔软性，平时都处于闭合状态。在尿道支撑出现缺陷的时候，腹压增加导致的膀胱内压增加就可突破尿道的闭合状态，导致尿失禁的发生。尿道的闭合性受激素水平、放疗的影响，不是产后尿失禁的原因。尿道的肌性结构一般认为来源于膀胱平滑肌的延续，对于女性尿道外括约肌的作用还存在一些争论,一般的认为尿道外括约肌不像环状的肛门括约肌一样起作用,但尿道外括约肌,或称尿道周围的肛提肌可以协助尿道的关闭作用。

4. 吊床理论　在对压力性尿失禁的发生机制解释中,尿控研究很早就发现腹压增加时,其压力可以传导到膀胱与尿道,称腹压传导率,压力性尿失禁患者尿道的腹压传导率低于正常。DeLancey 的吊床理论对此做出了完美解释,其核心内容是阴道前壁与耻骨尿道韧带似吊床一样固定支撑着女性尿道及膀胱颈,当其受损后,尿道及膀胱颈会在腹压增加时向下移动,腹压传导率会下降,导致尿道关闭不佳即出现尿失禁。这个理论目前被临床治疗思路广泛采纳。

5. 尿道固有括约肌功能障碍(ISD)　这是一类受肌肉、神经病变等多因素造成的尿道明显关闭不全而导致的尿失禁,除非属于先天性的括约肌功能障碍,妊娠、分娩对此没有任何影响。

（二）妊娠、分娩对控尿结构的影响

产后压力性尿失禁症状大多随时间会消失,但此病程表现预示着产妇将来患中重度压力性尿失禁的可能性大幅增加。尽管妊娠、分娩对盆底损伤不可避免,但我们可以识别高危因素,提供精准治疗,促进盆底肌恢复,同时避免过度治疗。

多产、阴道分娩、临产后剖宫产、第二产程延长都会造成盆底肌肉及韧带筋膜的损伤。妊娠的主要损害是对盆筋膜腱弓及附着在上面的盆底筋膜的拉伸,松弛的盆筋膜腱弓与盆底筋膜会失去对尿道及膀胱的支撑作用。如果盆底肌肉受损轻微,通过肌肉的收缩可以弥补韧带筋膜的缺陷,比如剖宫产后尿失禁发生较低就有此因素。

经阴分娩与临产后剖宫产对盆底损伤一样,与产后尿失禁相关的就是盆底肌过度拉伸,特别是与耻骨尿道韧带相连的耻骨尾骨肌,盆底肌收缩力的及时康复对产后尿失禁的恢复至关重要。但如果盆底筋膜韧带过度拉伸断裂,单靠盆底肌的力量康复对治疗产后尿失禁效果会受影响。

依照"整体理论"产后急迫性尿失禁与膀胱的支撑减弱有关,盆底肌康复对此治疗有效。产后充盈性尿失禁与无痛分娩、膀胱过度充盈造成逼尿肌短时收缩无力有关,盆底康复对此无促进作用,应当做好膀胱管理,比如清洁自身间歇导尿来促进膀胱收缩功能的康复。

四、病因及病理生理

（一）妊娠是独立于分娩以外导致尿失禁的高危因素

妊娠本身对盆底功能有重要影响,是独立于分娩以外导致尿失禁的高危因素。绝大部分孕妇从中期妊娠开始,盆底的支持结构已开始出现明显改变,尿失禁的发生率显著升高。因为随着孕周的增加,增大的子宫压迫盆底,影响着盆底组织的血供,同时盆底的神经肌肉和胶原纤维受到子宫压迫及牵拉逐渐扩张伸展,发生张力性松弛。另一方面,随着妊娠期激素水平增加,诱发盆底结缔组织发生变性,子宫主韧带、骶韧带的 I、Ⅲ 型胶原减少,发生松弛,导致盆底功能障碍。超声检测显示随着产妇孕周增大,其膀胱尿道连接部移动度逐渐增加,盆底裂孔面积亦逐渐增大,孕晚期当这两个指标达到某一程度时会导致孕期压力性尿失禁。这些结果提示妊娠引起盆底结构松弛及膀胱尿道移行是发生妊娠及产后尿失禁的生理基础。

高年龄和 BMI 是导致尿失禁的独立高危因素。女性 BMI 升高与盆底韧度降低有关。BMI 每升高 5 个单位,各类型的尿失禁(频繁尿失禁、严重尿失禁、压力性尿失禁、急迫性尿失禁和混合性尿失禁)的发生率均显著升高。目前研究普遍认为孕妇年龄≥35岁、孕前BMI≥25kg/m² 的妇女更容易在妊娠期出现尿失禁。而孕期发生尿失禁的孕妇,产后也更易罹患尿失禁。

（二）阴道分娩后盆底功能发生改变

阴道分娩的妇女产后更易发生尿失禁。分娩发动后,子宫收缩时膀胱内压力升高,屏气用力时更明显。胎先露的压迫及下降过程中,引起盆底肌肉、筋膜和神经产生机械性牵拉和扩张,可导致这些组织结构的破坏,是引起产后尿潴留的发病基础。

阴道分娩引起的损伤主要发生于第二产程。产程延长、器械助产和分娩巨大儿时,胎头对盆底肌和神经的机械压迫和扩张更持久,损伤作用更强烈,超出生理性改变所能适应的范围,会造成盆底组织结构的永久性损伤。52%的产后尿失禁患者有阴道分娩创伤史。MRI显示产后尿失禁患者存在尿道周围韧带断裂、肛提肌损伤、膀胱颈向下运动及尿道括约肌功能障碍等机械性改变。

（三）不同分娩方式对产妇盆底组织功能的影响

目前研究普遍认为,与选择性剖宫产比较,阴道分娩对女性盆腔结构损伤较大,更易发生尿失禁,阴道分娩导致长期压力性尿失禁的风险几乎增加了两倍。阴道超声检查显示:阴道分娩初产妇Valsalva状态下膀胱颈下降距离较选择性剖宫产者显著延长,尿道旋转角较选择性剖宫产者显著增大。经阴道分娩者产后阴道静息压力、盆底肌力量、盆底肌耐力均较产前显著降低,且低于剖宫产者。

近来研究提示阴道分娩时采用连续硬膜外镇痛对产妇盆底功能具有保护作用,能减少产后尿失禁的发生率。研究结果显示:采取连续硬膜外分娩镇痛的孕妇肌纤维肌力分级显著优于无分娩镇痛组,盆底肌闭合收缩力显著低于无分娩镇痛组。

（四）产后尿失禁高危因素的研究分析

产次、产前BMI、分娩方式、孕期合并尿失禁、新生儿出生体重、巨大儿、孕期产后并发症均为产后尿失禁发生的独立危险因素。阴道分娩、分娩次数增加、胎儿体重过大、高龄、肥胖等因素都将导致产妇尿失禁发病率升高。

临床对照研究显示:35岁以下产妇产后尿失禁发生率明显低于35岁以上产妇,胎儿体重在4kg以下产妇产后尿失禁发生率明显低于胎儿体重在4kg以上产妇;第二产程小于2h产妇产后尿失禁发生率明显低于第二产程大于2h产妇,产妇产次在2次以下产后尿失禁发生率明显低于产次大于2次者(包括2次),孕期存在尿失禁产妇的产后尿失禁发生率高于孕期不存在尿失禁产妇。

五、临床诊断标准

国际控尿协会将尿失禁定义为确定构成社会和卫生问题且主观上能被证实的不自主的尿液流出。产后尿失禁按病因及表现亦可分为压力性尿失禁、急迫性尿失禁、混合性尿失禁。

（一）诊断

1. 病史　包括全身状况,漏尿症状,漏尿次数及严重程度,分娩方式、泌尿系统的其他症状等。

2. 查体　包括一般状态、全身检查、专科检查和神经系统检查。专科检查应了解外生殖器有无盆腔器官脱垂及程度,如盆腔脏器脱垂(POP)检查用POP-Q分度法对患者是否存在盆腔器官脱垂及脱垂程度进行评估;双合诊了解子宫位置、大小和盆底肌收缩力等;肛门指诊检查肛门括约肌肌力及有无直肠膨出；神经系统检查包括会阴感觉、球海绵体肌反射及肛门括约肌肌力的检查。指压试验即医师用抬高膀胱颈的方式诱发压力试验，往往用于对尿失禁患者的尿失禁类型进行辨别；棉签试验将特制棉签插入尿道，使棉签位于膀胱与尿道交界处，测量患者在静息时和屏气时棉签棒与水平线之间的夹角。

3. 辅助检查

（1）盆底三维超声：是借超声影像学观察盆底解剖结构动态变化，通过肛提肌裂孔等相关变量的测量评估盆底结构的损伤情况，进而诊断压力性尿失禁。

经会阴超声检查可显现女性尿道膀胱在静止期的图像及膀胱颈与耻骨联合的关系、膀胱尿道角度的大小，还可观察腹压增加时的动态变化，如膀胱颈的下旋等，为评估尿道膀胱的解剖学改变的指标之一。经会阴四维超声成像技术在静息状态和最大 Valsalva 动作状态下观察前腔室结构和功能的变化。

（2）盆底 MRI 检查：盆底 MRI 可以清晰地显示盆腔所有腔隙和器官组织，利用其水成像和快速扫描技术显示膀胱尿道的形态位置及其静止与应力状态时的变化，可了解患者尿道活动度，判断其程度和类型。MRI 具有软组织分辨力高，可多参数、多平面成像的优势，可以显示盆底尿道周围的结构，能够清晰显示尿道中段周围支持结构的病理改变，特别是对尿道中段韧带及肌肉的解剖评价，为确定尿失禁的病理、生理情况提供直观的影像学信息。

（3）尿垫试验：尿垫试验是确诊患者是否有尿失禁的客观检查，也可以作为评估干预措施是否有效的一种重要手段。

（4）尿动力学检查：尿动力学检查以流体力学的角度检测膀胱尿道功能，不仅可以再现疾病的相关症状，还有助于明确导致这些症状的原因，对产后尿失禁的原因及类型评估有重要意义。

（二）产后 SUI 的分型及严重程度的判定

PPUI 最常见类型为 SUI，不同的分型及症状严重程度，可以采取不同的处理方案。

1. 产后 SUI 的分型诊断 产后 SUI 仍可通过尿动力学检查腹部漏尿点压（abdominal leakage point pressure，ALPP）、最大尿道闭合压（maximum urethral closure pressure，MUCP）结果对 SUI 进行分型：Ⅰ型 SUI：ALPP $\geqslant$ 90cmH$_2$O（1cmH$_2$O=0.098kPa）；Ⅱ型 SUI：ALPP 60～90cmH$_2$O；Ⅲ型 SUI：ALPP $\leqslant$ 60cmH$_2$O。Ⅰ型和Ⅱ型为尿道高活动型 SUI，MUCP $>$ 20cmH$_2$O（或 $>$ 30cmH$_2$O）；Ⅲ型为 ISD 型 MUCP $\leqslant$ 20cmH$_2$O（或 $\leqslant$ 30cmH$_2$O）。

2. 产后 SUI 严重程度的评价

（1）临床症状主观分度：采用 Ingelman-Sundberg 分度法。轻度：尿失禁发生在咳嗽、喷嚏时，不需使用尿垫；中度：尿失禁发生在跑跳、快步行走等日常活动时，需要使用尿垫；重度：轻微活动、平卧体位改变时发生尿失禁。

（2）客观检查：采用尿垫试验，1h 尿垫试验。预先放置经称重的尿垫（如卫生巾）。试验开始 15min 内患者喝 500ml 白开水；之后的 30min，患者行走，上下 1 层楼的台阶。最后 15min，患者应坐立 10 次，用力咳嗽 10 次，原地跑步 1min，拾起地面物体 5 次，再用自来水洗手 1min。试验结束时，称重尿垫，要求患者排尿并测量尿量。漏尿量 $\geqslant$ 2g 为阳性。轻度：2g $\leqslant$ 漏尿量 $<$ 5g；中度：5g $\leqslant$ 漏尿量 $<$ 10g；重度：10g $\leqslant$ 漏尿量 $<$ 50g；极重度：漏尿量 $\geqslant$ 50g。

（3）尿失禁对生命质量影响的问卷调查：国际上建议使用以患者为主导的调查问卷客观评价尿失禁对生命质量的影响。尿失禁对生命质量的影响建议使用中文验证的尿失禁影响问卷简表(incontinence impact questionnaire short form, IIQ-7), IIQ-7 为国际尿失禁专家咨询委员会(International Consultation on Incontinence, ICI)2005 年提出的, 属 A 级证据。尿失禁对患者性生活的影响建议使用盆腔器官脱垂 - 尿失禁性生活问卷简表(pelvic organ prolapsed-urinary incontinence sexual questionnaire-12, PISQ-12), PISQ-12 为 ICI 2005 年提出的, 属 B 级证据。

六、临床治疗与康复

(一)生活方式干预

生活方式干预又称行为治疗, 主要包括孕期生活方式和产后生活方式的干预。行为治疗方法简单、有效, 可减少产后尿失禁的发生, 提高产妇的生活质量, 且无任何不良反应, 易于接受, 值得临床推广。

1. 孕期生活方式 建议孕妇在睡觉时采取侧卧位, 减轻子宫膨胀对膀胱的压迫, 并在睡觉前排空膀胱, 以减少半夜出现尿失禁的情况。平时应尽量避免情绪激动, 避免增加腹腔内和膀胱周围的压力; 规范排尿习惯, 避免憋尿过久或排尿中断, 建议每隔 1～2h 去一趟卫生间, 使膀胱内不储存大量尿液, 在一定程度上减轻尿失禁。外出时可垫容易吸收的尿不湿, 并勤换护垫, 保持会阴部皮肤清洁, 避免细菌滋生引起泌尿系的感染。

2. 产后生活方式

(1)减轻体重: 肥胖是引起女性压力性尿失禁的一项高危因素, 尤其是 BMI > 30kg/m² 者。由于肥胖妇女的腹腔内压力高于非肥胖妇女, 这种长期升高的压力可能会通过削弱骨盆底的支撑结构而导致尿失禁, 因此肥胖患者应积极减重。

(2)适度锻炼: 锻炼可以加强盆底肌力量。据文献报道, 体育锻炼可以降低中年和老年妇女发生尿失禁的风险, 但过度的抬举运动或剧烈运动会导致盆底支撑结构减弱、腹腔内压力升高, 从而加重尿失禁, 因此体育锻炼应适度进行。同时要避免或减少引起腹压增加的活动, 如负重、卷腹、弯腰等。

(3)戒烟: 戒烟可以改善尿频、尿急和尿失禁。多项试验表明, 吸烟者比非吸烟者更容易出现尿失禁。并且吸烟可通过咳嗽引起尿失禁, 咳嗽时膀胱压力增加。

(4)减少咖啡因的摄入: 许多饮品都包含咖啡因, 如咖啡、茶和可乐。有文献报道, 咖啡因可能会增加膀胱肌肉的收缩力。因此, 产后应尽量减少饮用含咖啡因的饮料。

(二)康复治疗

不同时间段的产后尿失禁康复治疗应遵循整体康复、终身随访的原则。

1. 行为训练 行为训练是指旨在重新控制尿失禁的行为学训练过程。它包括排尿训练和膀胱训练, 排尿训练又包括定时排尿、习惯性训练和提示排尿等。

定时排尿, 指严格按照制订的时间排尿, 两次排尿之间有固定的间隔。间隔时间取决于患者膀胱功能和护理人员的工作安排, 目的是在尿失禁发生前排空尿, 可以避免尿失禁。习惯性训练指依照患者的排尿规律, 安排排尿时间, 但如果中途患者尿急不能忍受, 可允许提前排尿。根据实际排尿记录, 排尿间距可增减。目的是帮助患者养成规定时间内排尿的习惯。提示排尿指按指定的时间询问患者是否要排尿, 如得到"有"的回答, 鼓励其使用厕所, 排尿成功给予奖励。如得到"无"的回答, 重复 1～2 次问题。它的目的是增加患者自我启动或要求排尿意。

膀胱训练是根据排尿计划逐渐增加排尿间隔时间, 直到形成正常的排尿模式。每次排尿前要学习控制膀胱。如患者感到尿急时,可缓慢深呼吸或6～10次快速收缩盆底肌肉,以阻止括约肌放松。目的是渐进式增加膀胱容量,减少排尿次数。治疗目标是纠正频繁排尿的错误习惯模式,提高对急迫性膀胱的控制,延长排尿间隔,增加膀胱容量,减少尿失禁发作,恢复患者对控制膀胱功能的信心。

2. Kegel 运动　盆底肌肉锻炼为最经典的非手术治疗方法,广泛使用并且疗效肯定。盆底肌肉锻炼是指导患者有意识地收缩盆底肌肉来恢复对阴道周围肌肉的控制能力,加强盆底肌的收缩和舒张的能力,使得尿道近端的尿道括约肌的收缩功能得到增强,从而使盆底肌血管的流动性增加,微循环改善,提高盆底周围的新陈代谢,提高盆底肌的神经传导及敏感度,加强盆底肌肉运动能力和控尿能力,有利于改善尿道稳定性,达到了控制尿失禁的目的。专业人员指导下训练能获得更理想效果。

3. 盆底肌肉康复器(阴道哑铃)训练　不仅具有方法简单、费用低廉等特点,还有利于加快盆底肌肉收缩力、舒张力恢复,患者可以感知训练效果,依从性好。收缩盆底肌肉时,避免收缩腹肌、臀大肌等肌肉,专注于盆底肌收缩训练。注意循序渐进,逐步增加难度及强度。

4. 生物反馈治疗　盆底生物反馈是指通过置于阴道的电子生物反馈治疗仪检测盆底肌肉活动,把肌肉活动信号转化为听觉和视觉信号,提示反馈的正常及异常的盆底肌肉活动状态信息,从而纠正错误的盆底肌肉运动,指导患者进行正确的盆底肌训练并逐步形成条件反射,加强盆底肌肉训练效果。生物反馈治疗提高盆底肌肉神经控制能力及协调性,进而改善尿道闭合状态及膀胱颈下移位置,从解剖结构上提高对抗腹内压增高的能力,避免尿失禁的发生。

5. 电刺激　电刺激法是利用电流刺激盆腔脏器或盆腔脏器的神经。采用的途径多是经阴道或肛门插入电极,以低频间歇式电流刺激盆底肌肉群,使盆底肌得到锻炼,最终达到改善机体膀胱功能状态的目的,是一种无创的治疗方法。加快肌的收缩频率及神经的传导速度,提高血液的流动速度来降低盆腔内的淤血程度,同时可以减少内膜的异常出血与增生。另外电刺激可以抑制前列腺素的分泌,升高疼痛的阈值,达到了止痛或减轻疼痛的目的;局部的电刺激可以减低盆腔脏器周围毛细血管的通透性,可减轻盆底周围组织的渗出和水肿,从而减少了炎性积液及促进了炎性包块的吸收和分解,在炎性消退的同时加速新陈代谢。同时解除盆腔的炎症及周围软组织的粘连,缓解了盆腔的压力,使盆底肌血管的流动性增加,血液循环得到改善,恢复盆底肌的神经传导功能及敏感度,达到了控制排尿的目的。

6. 联合治疗　盆底肌肉结合生物反馈和电刺激方法进行盆底肌肉锻炼,能够加强肌肉收缩后放松的效率和盆底肌张力,巩固盆底肌肉锻炼的效果。临床上,生物反馈治疗多与盆底肌训练及电刺激疗法联合使用,联合治疗方案较任何一种单独的治疗更具临床优势。电刺激联合生物反馈治疗总的原则为:先给予电刺激治疗,促进肌肉的被动收缩、本体感受的恢复和学会收缩会阴动作,锻炼Ⅰ类和Ⅱ类肌肉肌力,然后巩固Ⅰ、Ⅱ类肌肉肌力,接着进行盆底整体训练,再进行生物反馈治疗,加强肌肉的自主收缩,提高盆底肌肉的肌力和张力。

7. 传统治疗技术(针灸、按摩等)　对于产后尿失禁,传统中医康复的方法有中药、传统针刺、艾灸、推拿按摩、穴位贴敷等。中医认为人体受外界风寒湿邪的侵袭,导致下焦虚寒,加上产后气血两伤,导致肾气不固,膀胱开阖失约。针刺治疗多选择毫针、电针等治疗方法。同为足太阳膀胱经腧穴,肾俞穴、次髎穴可两穴合用可强化肾之封藏固摄,调理膀胱之气化开阖,有效改善轻、中度尿失禁。针灸及推拿单独运用或配合现代康复技术,通过针刺/电针、推拿等方式作用于下腹部及腰骶部等部位的腧穴,可以改善患者的排尿功能,有效控制尿失禁症状。艾灸有温中补气、驱寒逐湿、行气活血、温经通络的作用。艾叶燃烧能够实现大量热量的释放,产生的温热刺激有利于人体对艾药性成分的吸收,可使艾灸的药性作用得到更好的发挥。温热刺激是灸法的本质特征,艾灸有着温通、温经、温润、温升、温降、温散、温化、温御、温补、温固十大温效,作用于穴位,大大提高了临床疗效,改善患者尿失禁的症状。Kegel 运动联合温肾固涩贴敷治疗,可改善患者尿频、尿失禁的症状。

8. 心理康复 产后尿失禁对产妇造成了严重的心理障碍,如自卑、焦虑、抑郁等。健康教育可以使产妇对产后尿失禁有更深入的了解和更积极的态度,消除误解和减轻产妇的恐惧和焦虑,增加患者依从性。此外,心理咨询改善了产妇的心理状态,定期监督提高了盆底肌肉训练的效果,两者都有利于产后尿失禁的预防。进行强化健康教育、详细指导、心理咨询、定期监护的综合康复护理的患者,盆底肌肉功能明显增强,尿失禁得到改善。

（三）药物治疗

孕产妇在围产期及哺乳期间尽可能避免使用任何不必要的药物,以免给孕妇和胎儿、婴幼儿带来潜在的药物不良反应。产后尿失禁的患者在生活方式干预和康复治疗效果不满意的情况下,也可酌情采用药物辅助治疗,前提是要对药物给患者可能带来的收益和风险进行评估和平衡。

1. 松弛膀胱平滑肌药物 急迫性尿失禁主要应用松弛膀胱平滑肌的药物,如盐酸黄酮哌酯和 M 受体阻滞(如托特罗定、索利那新、奥昔布宁等)。β_3肾上腺受体激动剂(米拉贝隆)因为在动物实验中发现可能影响子宫的发育、出生儿存活率下降等不良反应,对于孕产妇和哺乳期的患者不建议使用。

2. α_1肾上腺受体激动剂(盐酸米多君)、5-羟色胺和去甲肾上腺素再吸收抑制剂(度洛西丁) 两者均有引起头痛、血压升高、子宫平滑肌收缩的副作用,故孕产妇和哺乳期产妇高度慎用。

3. 雌激素可用于产后远期、更年期出现的压力性尿失禁,补充雌激素,可增加盆底的张力、尿道的弹性和闭合压,起到治疗尿失禁的作用。但需要评估雌激素可能诱发的相关妇科肿瘤的潜在危险。

（四）手术治疗

虽然 PPUI 的表现形式为分娩后一段时间内不自主漏尿,但其发生机制、诱发因素、伴发症状和转归不同,处理方法也迥异。其中 UUI 主要通过药物治疗,而 SUI 的治疗方案,仍以术后康复保守治疗为主,大多数 SUI 漏尿的症状会得到明显改善,甚至消失。产后 SUI 持续存在,并严重影响患者的工作和生活,可以考虑行无张力性尿道中段悬吊术(midurethral sling, MUS),以人工材料,或患者自身筋膜组织,加强尿道后方支撑力量,以克服腹压增高时发生的漏尿。

一般对有生育要求的育龄女性不建议行 MUS 手术,但 Cavkaytar 等报道 12 例孕期接受 MUS 手术的女性,并结合文献复习,认为 MUS 手术并不影响妊娠以及分娩方式(剖宫产或经阴道分娩),但 MUS 手术史可能增加 PPUI 的风险。

七、预防

（一）一级预防

目的在于消除引起压力性尿失禁的病因,预防疾病的发生,主要包括以下几个方面:

1. 分娩方式　目前人们普遍认为阴道分娩可能是压力性尿失禁最主要的影响因素。阴道分娩时,新生儿头部对骨盆底长时间的压迫可能会损伤阴部神经,并对盆底肌、筋膜和结缔组织造成创伤,影响骨盆底的支撑结构等,导致产后出现尿失禁。但一项基于社区人群的队列研究报道,只有 33% 的尿失禁归因于阴道分娩。虽然已有大量研究表明,与剖宫产相比,阴道分娩发生尿失禁的概率更高,但不建议为了防止发生尿失禁而选择剖宫产。剖宫产后也有中、重度尿失禁的病例,预防性剖宫产并不能完全避免,并且剖宫产对尿失禁的预防作用会随着胎次、孕妇年龄的增加而减弱。在阴道分娩时,应注意评估新生儿在产道内的情况,时刻关注产时变化,尽可能缩短产程减少压迫时间。

2. 控制体重和运动　建议女性怀孕前使 BMI 保持在正常范围,并尝试在产后 6 个月恢复到怀孕前的体重。研究表明,从健康培训、体重监测、饮食指导及运动指导等四个方面对孕妇进行体重干预,产后出现尿失禁的发生率及严重程度均低于未进行专项体重干预的孕妇,提示在孕期严密进行体重监测、预防体重过度增长对于降低压力性尿失禁的发生率具有重要意义。另外,不运动或高强度的运动都会增加尿失禁的可能,因此建议女性每周进行 1~2 次的适度训练以减少尿失禁的风险。孕期保健操是结合产妇特点科学编排的一整套训练体操,能够促进产妇关节肌群以及韧带,特别是盆骨部位得到良好训练,同时还可达到消耗热量以及抑制脂肪蓄积等效果,可降低尿失禁发生风险并促进产程顺利进展。研究显示,给予孕妇孕期保健操训练,有助于提高产妇盆底肌强度,对盆底功能障碍有一定预防作用。

3. 年龄因素　研究发现,年龄是孕期和产后尿失禁的独立危险因素,年龄大于 35 岁的孕妇发生产后尿失禁的 OR 值大于 1,即孕妇的年龄与产后尿失禁的风险成正相关,年龄越大,风险越高。女性每年会损失 1% 的尿道横纹肌,导致尿道压力降低。建议适龄生育,但不应认为尿失禁是高龄孕妇不可避免的结果。

4. 维生素 D　研究证实,维生素 D 缺乏与包括骨质疏松、肌力下降在内的多种疾病密切相关,且血清维生素 D 水平与产后盆底肌力下降存在一定相关性。升高维生素 D 的水平可减少尿失禁的可能性,维生素 D 含量低于 30ng/ml 与尿失禁的患病率较高相关。维生素 D 水平不足导致盆底肌力下降,一方面可直接导致盆底组织机械损伤加大,另一方面,第二产程时间延长也进一步加重盆底支撑组织的机械损伤。因此,建议缺乏维生素 D 的女性合理补充维生素 D。

（二）二级预防

目的在于早期发现尿失禁,尽可能在症状未出现之前进行早期干预,减少远期的影响,主要包括以下两个方面:

1. 盆底肌功能筛查　研究表明,盆底肌功能筛查有助于制订合适的康复训练计划,可促进产妇盆底功能康复,降低产后尿失禁发生率。建议在孕期对盆底肌功能筛查,并进行科普教育,提高孕妇的健康意识,并提升自主训练的积极性和依从性,这对减少产后尿失禁的发生尤为重要。

2. 尿失禁风险预测　陈晓敏等建立了一个孕期压力性尿失禁高危孕妇的列线图筛选

模型，纳入了孕周、年龄、BMI、既往分娩方式四个因素，旨在帮助产科医生或助产士直观地分析各危险因素的不同状态水平，识别高风险人群并提供个性化干预决策依据。

（三）三级预防

目的在于出现尿失禁症状后，采取综合治疗措施正确诊治，以防止产生更严重的后果，主要包括以下几个方面：

1. 盆底肌训练　盆底肌训练是随机对照试验中证据最多的尿失禁的预防性干预措施，已作为尿失禁的一线治疗和预防方式。传统的药物治疗虽然能够有效缓解尿失禁的症状，但并没有从根本上解决引起尿失禁发生的盆底支撑结构损伤，因而对尿失禁没有明显的改善作用，整体疗效并不理想；而盆底肌群康复训练能够通过有意识地对以肛提肌为主的盆底肌肉进行自主性收缩，以加强控尿能力及盆底肌肉力量，进而改善盆底肌肉张力和收缩性。有明确的证据表明盆底肌训练可以预防产后尿失禁，建议女性在孕期和产后进行盆底肌训练（证据等级 A 级）。盆底肌训练的结果与训练时间和强度密切相关。为了获得良好的效果，需要进行强化训练，建议每天进行 2 次，持续 3 个月。关键是要指导患者正确掌握盆底肌训练的方法要领，进行长期、有效的盆底肌群锻炼。

研究发现，孕期系统的盆底肌训练可缩短第二产程，有利于分娩，这可能与主动性盆底肌训练能够建立完善的神经肌肉调节机制、改善肌纤维收缩力与伸展性有关，并且缩短产程可能是系统盆底肌训练减少尿失禁发生的机制之一。盆底肌训练对产后轻中度尿失禁也具有很好的防治效果，产后早期进行系统的盆底肌康复训练可以极大程度地预防尿失禁的发生，提高产妇的生活质量。有研究显示，在康复训练方式相同的前提下，产后 4 周开始训练的产妇盆底肌力恢复明显优于产后 6 周开始的孕妇，且尿失禁发生率明显降低。

2. 治疗便秘等慢性腹压增高的疾病　与便秘相关的慢性肌肉劳损是尿失禁发展的危险因素。便秘可能会阻碍膀胱排空，导致膀胱逼尿肌不稳定，并且排便过程中长时间的挤压可能会引起神经痛。如果产妇患有便秘等慢性腹压增高的疾病，应及时治疗，避免加剧尿失禁的症状。由于饮食中缺乏纤维会导致便秘，因此在饮食方面要注意摄入充足的蔬菜水果及富含纤维的食物，同时建议女性不吸烟、少喝酒。另外，治疗哮喘、咳嗽等呼吸道慢性疾病也有利于改善尿失禁的症状。

3. 精神因素　对于因为压力大、焦虑情绪或神经性膀胱而造成膀胱肌肉反应过敏，无法抑制膀胱收缩而引起尿失禁的患者，应合理调节其情绪。据报道，产后抑郁对压力性尿失禁产妇盆底康复治疗的效果有明显影响，临床医生在发现产后尿失禁的同时，不应忽视产妇是否合并产后抑郁。尽早采取心理护理措施对预防产后压力性尿失禁可能有一定的效果。

八、预后

产后尿失禁是女性产后远期尿失禁的主要危险因素。最近一项大样本的长期纵向队列研究表明，产后 3 个月时有尿失禁的女性，产后 12 年时仍有 76.4% 患有尿失禁。

预防性盆底肌训练，可以显著减少妊娠期及产后尿失禁的发生率，提高女性的生活质量。荟萃分析表明，妊娠期开始的盆底肌训练，可将妊娠晚期及产后早期（产后 3 个月内）患尿失禁的可能性降低 62%；可将产后中期（产后 3～6 个月）尿失禁可能性降低 29%；但产后 5 年后，盆底肌训练组与不进行盆底肌训练的对照组出现尿失禁的可能性相当，提示早期预防性盆底肌训练效果不能持续太长时间。

治疗性盆底肌训练的疗效似乎比较微弱，虽然有不少临床试验提示盆底肌训练可以减少妊娠及产后尿失禁患者的比例,但将文献经过荟萃分析并随机化模型处理后,盆底肌训练组与不进行盆底肌训练的对照组发生尿失禁的比例并无统计学差异。荟萃分析提示,接受盆底肌训练的治疗组相对于不进行盆底肌训练的对照组,不能减少妊娠晚期尿失禁女性的比例,也不能减少产后早期尿失禁女性的比例。虽然有两项临床试验提示,相对于不进行盆底肌训练或常规产后护理组的对照组,治疗性盆底肌训练可以将产后12个月时患尿失禁女性的比例降低20%,但经过随机化模型分析后,盆底肌训练组与对照组尿失禁女性的比例却无统计学差异。Glazener等的临床试验表明,接受盆底肌训练组6年、12年后的尿失禁发生率与不进行盆底肌训练的对照组并无差异。

预防性和治疗性盆底肌训练混合应用效果较好。荟萃分析提示,预防性和治疗性盆底肌训练混合应用可以将妊娠晚期尿失禁可能性减少26%,也可以显著减少产后早期尿失禁可能性,但对于产后中期及晚期以后尿失禁并无明显获益。

有报道电针及穴位注射治疗经阴道、肛门电刺激对产后尿失禁的预防及治疗也有一定的疗效,还需要进一步研究。

总之,尿失禁是妊娠期及产后女性一类常见症状,该状况是妊娠期及产后女性远期尿失禁的主要危险因素,其发生是多种因素共同作用的结果。采用盆底肌训练等方式,可以在一定程度上预防并治疗尿失禁的状况,提高妊娠期及产后女性的生活质量。

(陈　忠　曾晓勇　冯　玲　沈　宏　许　涛　王庆伟
王少帅　余　俊　徐　浩)

第三节　产后膀胱功能紊乱康复

膀胱功能紊乱是产后常见并发症,临床主要表现有尿频、尿急、排尿困难、尿潴留及尿失禁等,目前已成为严重困扰产妇的疾病之一。产后膀胱功能紊乱会引起泌尿系感染、产后出血等诸多其他疾病,还可能造成产妇产后心理焦虑,严重影响产妇身心健康及生活质量。

一、定义

产后排尿困难　正常产妇在产后4~6h后即可自行排尿。产后排尿困难是指产妇在生产后因暂时性排尿功能障碍,导致患者膀胱内的尿全部或部分不能排出。

产后尿潴留(postpartum urinary retention,PUR)　PUR是孕妇在分娩后由于各种原因使膀胱逼尿肌出现程度不同的麻痹而导致尿液滞留于膀胱的疾病。PUR可分为显性尿潴留和隐性尿潴留。显性PUR是指顺产后或剖宫产分娩移除导尿管6h内无法自行排空,需要进行导尿;隐性PUR是指虽能自行排尿,但排尿不畅,排尿后通过超声或导管检查残余尿量≥150ml。

产后尿频　产后尿频可分为生理性尿频和病理性尿频。产后生理性尿频主要指孕妇在妊娠期由于激素水平发生变化使体内水钠潴留,分娩后大量血液回流至体循环,引起肾小球滤过率增多,孕期滞留的水钠就会通过肾脏排出体外,进而导致产后尿量增加,出现尿频症状。而病理性尿频常由产后恶露、泌尿系感染或膀胱发生不稳定收缩及功能失常引起。

产后尿急　产后尿急是指产妇产后出现的不能自控排尿或排尿有急迫感。产后尿急最常见的原因是盆底支持结构薄弱，此外，尿路感染、膀胱功能紊乱等也会导致产妇产后出现尿急症状。

产后尿失禁　产后尿失禁指产妇产后膀胱内的尿不能控制而自行流出。对于产妇来说，最常见的尿失禁类型为胎儿通过产道，使盆底韧带和肌肉过度伸张或是支配它们的神经血管受损引起盆底功能障碍而导致的压力性尿失禁（SUI）。而由于各种原因使逼尿肌反射亢进，膀胱过度活动进而导致的急迫性尿失禁在产后所占比例不多。

二、流行病学

产妇由于膀胱功能紊乱引起的产后尿频、尿急、尿失禁并不常见，因此也缺乏其流行病学数据。而产妇由于膀胱逼尿肌麻痹导致的 PUR 在临床工作中较为普遍。国内外对 PUR 所使用的定义不一致，致使 PUR 的发病率存在较大差异，研究发现其发生率在 0.05%～37% 之间，显性 PUR 为 4.9%，隐性 PUR 发病率较高，为 9.7%。

三、病因和发病机制

妊娠或经阴道分娩时盆腔神经丛受压迫或牵拉而受损造成神经源性膀胱功能障碍是产后膀胱功能紊乱最常见的原因。此外，麻醉药物的使用、产妇体力消耗、产后心理因素，及盆底肌肉、韧带、神经的损伤也会影响产后膀胱功能障碍的发生发展。膀胱功能紊乱是产后下尿路症状或疾病的常见原因。

1. 膀胱功能紊乱　研究发现，分娩镇痛、产妇产后紧张心理会影响支配膀胱的自主神经引起膀胱功能紊乱；而分娩时消耗大量体力、分娩后盆底支持结构薄弱使膀胱敏感性降低也会导致膀胱功能紊乱。

2. 初产妇、总产程时间长、器械助产等高危因素　这些高危因素造成胎儿长时间压迫膀胱和尿道，使膀胱、尿道黏膜充血水肿，会阴部肿胀，排尿出口狭窄、梗阻导致排尿困难。

3. 分娩后腹壁松弛、腹压下降，致逼尿肌收缩无力，造成排尿无力。

4. 产妇不习惯排尿时的体位和环境，拔除留置尿管后引起的尿道不适，以及腹部伤口或会阴伤口的疼痛可导致尿潴留的发生。

产后不同的下尿路症状或疾病有其他不同的病因。

（一）产后尿频

产后可出现正常的生理性尿频。病理性尿频的原因为：①最常见的原因是产妇产后泌尿生殖道的感染；②产后心理因素及产后膀胱发生不稳定收缩也会导致尿频的发生，但较为少见。

（二）产后尿急

导致产妇产后尿急的主要原因有：①分娩后盆底组织结构薄弱；②泌尿系感染。

（三）产后尿失禁

产后尿失禁的主要类型为 SUI 和急迫性尿失禁，前者最主要的原因是盆底功能障碍，而后者常见病因为膀胱功能障碍。

四、诊断

产妇产后膀胱功能紊乱出现下尿路症状或疾病时，需要根据不同病症进行不同的诊断流程，这样有利于找寻病因、明确诊断，进而为患者提供治疗康复方案。

（一）产后尿潴留

产妇在产后 6h 仍未排尿则可根据症状诊断为显性 PUR。若患者可自行排尿，但排尿不畅、排尿困难，则根据排尿后超声或导管检查发现残余尿 ≥ 150ml 诊断为隐性 PUR。①对疑似发生 PUR 的产妇应严密监测患者的各项生命体征；②在了解产妇既往史、手术史、用药史（注意其分娩镇痛用药）等病史的基础上判断可能病因；③进行全面的体格检查，注意产妇会阴部的情况，通过视诊及触诊判断是否有过度膨胀的膀胱，另叩诊 - 尿意法作为一种简便的方法可初步评估产后尿潴留情况；④无论是显性 PUR 还是隐性 PUR，都应首选超声检查来发现病因，确定尿潴留状况；⑤症状解除后进行尿常规检查，了解患者是否存在泌尿系感染；⑥对无法明确病因、需要对膀胱功能进行评估的患者可考虑尿动力学检查。

（二）产后尿频和尿急

产妇持续出现尿频尿急症状：①详细询问病史及分娩全过程。②全面的体格检查，要注意仔细检查产妇会阴伤口及泌尿生殖道。③首选尿常规判断是否存在泌尿系感染。④可选择超声检查对存在的感染做出定位及定性诊断。⑤若存在感染可做细菌培养和药物敏感实验以帮助治疗。

（三）产后尿失禁

产后尿失禁以症状为主要依据进行诊断。详见本章第二节相关内容。

五、产后身体变化及恢复

妊娠时，增大的子宫会压迫膀胱，从而影响膀胱逼尿肌功能。而分娩时胎儿先露部位也会对膀胱形成压迫，可能造成膀胱三角区不同程度的充血、水肿及黏膜出血。医护人员应嘱咐产妇在产后 4～6h 及时排尿，以测试产妇膀胱功能并避免尿潴留的发生。对出现产后尿频、尿急、排尿困难、尿潴留及尿失禁的产妇，应明确病因，及时干预，积极治疗。

六、治疗原则及康复原理

产后膀胱功能紊乱出现的尿频、尿急、排尿困难、尿潴留及尿失禁等在治疗上遵循的共同原则有：①早期干预，早期治疗；②缓解患者症状，严密监测产妇产后生命体征，防止其他并发症的发生；③明确病因，对因治疗；④注重产妇产后心理问题。关于尿失禁的治疗参见本章第二节内容。

（一）针对产后尿潴留还要掌握其他治疗原则

1. 对尿潴留症状不明显，膀胱无过度充盈的患者可选择诱导性排尿、热力疗法、膀胱区按摩、低频电刺激等物理疗法。

2. 物理疗法效果不显著者，联合药物治疗。临床常用乙酰胆碱酶抑制剂新斯的明及 α_1 受体阻滞剂盐酸坦索罗辛等。

3. 中西医结合治疗。包括穴位针灸、按摩、按压、敷贴配合中药等中医疗法对 PUR 均有一定疗效。

4. 若产妇膀胱过度充盈或上述治疗未能明显改善症状者，无菌操作下给予导尿及留置尿管是解决尿潴留最有效的方法。

（二）产后膀胱功能紊乱的康复应掌握如下要点

1. 康复前系统的膀胱功能评估。

2. 膀胱功能紊乱性疾病的预防性干预及治疗应从产后恰当时机及时开始进行。

3. 指导产妇选择健康生活方式 控制体重、避免长期负重、合理健康饮食等。

4. 产后膀胱功能康复措施强调的是专业指导的康复,并且根据不同的情况实行个体化的康复治疗方案,对于有相应疾病的产妇需根据病情需要制订针对性的康复计划。

七、康复技术和方法

由于产后尿频、尿急、排尿困难并不常见,因此本指南主要从产后尿潴留及产后尿失禁两方面来讲述产后膀胱功能紊乱的康复。

(一)产后尿潴留

产妇在分娩后,一般产后 2h 能自行排尿;如产后 6～8h 在膀胱充盈情况下仍然不能自行排尿为产后尿潴留,是产后常见的问题,临床上一般常采用导尿等方法解决。

1. 诱导排尿法 ①听流水声,利用条件反射使患者产生尿意,促使排尿;②温水冲洗会阴,用 40～45℃温水冲洗会阴部,以刺激尿道周围神经感受器而促进排尿;③热敷法,用 40～45℃温水,浸湿的毛巾敷于尾骶部,或敷于膀胱区,利用热力使松弛的腹肌收缩,通过增加腹压来促进排尿;④熏蒸法,在盆内放置 1 000～2 000ml 的沸水,使产妇会阴部处于热水上方约 10cm 处,热的水蒸气可以刺激尿道周围神经的感受器,从而促进患者产生尿意促进排尿;⑤按摩法,将手置于产妇下腹部膀胱膨隆处,向左右轻轻按摩 10～20 次,再用手掌自患者膀胱底部向下推移按压,按压 1～3min 尿液即可排出。

2. 低频电刺激 低频电刺激是一种新型的物理治疗手段,具有操作简单、无创无痛、安全性高等特点。电刺激是通过电流刺激盆底的神经或肌肉,使其产生规律性收缩运动,增强盆底肌力,加速神经轴突再生,促进神经兴奋和传导,改善神经反射。电刺激还可以改善盆腔组织的血液循环,使膀胱逼尿肌收缩,尿道内括约肌松弛,从而有助于排尿。另外,低频电刺激可以释放内啡肽,起到局部麻醉镇痛作用,使腹部及盆底肌肉充分放松,有助于排尿。由于不同患者产后尿潴留类型及程度不同、肌电图的改变不同、每个个体治疗需求有所不同,因此,建议电刺激治疗应遵循个体化原则,不同患者根据其病情及需求设定相应的电刺激治疗参数。

3. 盆底肌锻炼 盆底肌训练能提高产妇的盆底肌肉,预防肌肉萎缩,还可加速神经功能恢复,改善尿潴留。将盆底肌训练的意义告知患者,告知患者排空尿液,同时指导开展阴道收缩训练;嘱咐产妇早期多保持平卧位,结合病情实际情况进行盆底肌收缩训练,使双膝屈曲,向上开展臀部肌肉收缩训练,紧闭肛门、阴道与尿道,维持盆底肌肉收缩,持续 5s,间隔 10s 训练一次,吸气时尽量收紧肛门,而呼气时逐渐放松;告知患者睡前用热水对会阴进行熏蒸,洗漱后于病床上平卧,开展尿道和肛门肌肉收缩训练;还可借助阴道哑铃及生物反馈治疗仪开展盆底肌功能锻炼,具体方法参见第八章相关内容。

4. 药物治疗 ①新斯的明,新斯的明是乙酰胆碱酯酶抑制剂,注射新斯的明后可发挥拟胆碱作用,激动膀胱逼尿肌上的 M 受体,使逼尿肌收缩,促进排尿。临床常用方法为肌内注射 0.5～1mg,一般 15～20min 即可见效;②开塞露灌肠法,人体排尿反射、排便反射的初级中枢均在脊髓的腰骶段,直肠内注入开塞露后,诱发排便反射同时反射性地触发排尿反射引起膀胱逼尿肌收缩,膀胱括约肌松弛,使尿液顺利排出,类似生理性排尿;③α 受体阻滞剂,盐酸特拉唑嗪是选择性肾上腺素受体阻滞剂,可阻滞膀胱颈等处的 α_1 受体,松弛平滑肌,缓解膀胱颈痉挛梗阻。

5. 针灸治疗 针灸治疗尿潴留的原则为温补肾阳,补益中气,通调水道。针灸对膀胱功能障碍有明显的良性调节作用,临床治疗方法有多种方式,包括针刺疗法、电针疗法、针灸结合疗法等。

6. 导尿术 在经过上述治疗无效或膀胱极度膨胀,除外存在机械性尿路梗阻的情况下,应及时行尿管插管,以减少产后出血及避免膀胱破裂的发生。

（二）产后尿失禁

产后尿失禁的相关康复技术详见本章第二节内容。

八、康复的疗效评估

（一）产后尿潴留

1. 诱导排尿法 传统治疗产后尿潴留通过听流水声、冲洗会阴、热敷等多种物理方法进行诱导排尿,然而其治疗效果不一,对预防产后尿潴留的效果有限。

2. 低频电刺激 电刺激治疗不仅有利于增强阴道分娩后尿潴留的治疗效果,且可以促进产后子宫复旧、乳汁的分泌,促进产后盆底功能恢复、预防压力性尿失禁的发生,值得临床进一步推广。

3. 盆底肌锻炼 盆底肌锻炼效果较好原因在于,患者的阴道与尿道主要依靠盆底肌肉支撑,进行盆底肌锻炼可使得盆底肌肉强度以及会阴弹性不断增加,不但可促进分娩,还可防止分娩时损伤会阴部肌肉,对产后尿潴留的发生具有较好的预防效果。另外,在实施盆底肌锻炼时通过与产妇沟通交流并为其普及尿潴留的相关知识,可使其认识到主动排尿的重要性,进而不断提高其积极性与配合度,有助于盆底肌张力尽快恢复,降低泌尿系统感染的风险。

4. 药物治疗

（1）新斯的明:杨桂芹等临床研究认为,新斯的明足三里穴位注射对改善患者症状的效果要优于肌内注射,但其临床疗效仍须进一步临床验证。邹丹等通过对比新斯的明穴位注射与肌内注射术后尿潴留疗效的 Meta 分析也证实了该观点。有哮喘病史、心动过速的患者禁用。

（2）开塞露灌肠法:疗效显著高于新斯的明。李玉华旳研究认为,开塞露联合新斯的明穴位注射治疗效果显著,并且明显优于开塞露或新斯的明的单一治疗效果,值得临床推广。

（3）α受体阻滞剂:王骞等研究显示,低频脉冲联合特拉唑嗪治疗尿潴留疗效显著,但用药期间应嘱产妇平卧于床,注意监测血压及不良反应,因缺乏该药物对新生儿使用的安全数据,所以用药期间要暂停哺乳。特拉唑嗪常用于前列腺增生的治疗,用于产后尿潴留的大数据临床研究报道相对较少,其临床治疗有效率及满意度需进一步临床验证。

5. 针灸治疗 针灸治疗产后尿潴留有明显疗效,但因方式方法不同及患者病情不同,治疗效果亦有明显的个体差异,由于目前各研究疗效评定标准不统一,因此,决定了疗程因人而异。

6. 导尿术 导尿的治疗效果是肯定的,但间歇性导尿还是留置导尿以及尿管留置时间目前国内外尚无统一标准。国外有研究认为,间歇导尿细菌感染风险较留置尿管低,但可能会增加每次插管过程中的疼痛。而留置尿管时间过长增加尿路感染风险。Lee 等通过2 年回顾性分析尿路感染的危险因素发现,尿管留置时间超过 6d,尿路感染风险将增加 7 倍。

若留置时间过短,膀胱功能尚未恢复,拔管后需再次置管,增加尿道黏膜损伤。国内有临床研究认为,应根据患者有无自主排尿史及膀胱内潴留尿量判断尿管留置时间,无自主排尿史尿量在 800ml 以下时可以给予一次性导尿,尿量在 800ml 以上或者有自主排尿史的患者常规留置尿管 12h,如 12h 后行排尿试验阴性可相应延长时间至 24～36h,在膀胱充盈尿意强烈的情况下拔导尿管是拔除尿管的最佳时机。冯彦等将尿潴留患者分为实验组和对照组,分别给予应急导尿和留置导尿两种治疗方案,结果发现应急导尿可以减少尿路感染的发生,但在排尿正常和残余尿量方面差异无统计学意义。

（二）产后尿失禁

产后尿失禁的康复疗效评估详见本章第二节相关内容。

九、康复的预后

产后尿潴留及产后尿失禁的康复效果与产妇年龄、病情轻重、治疗早晚、康复积极性及康复训练的累计时间和量有关。产妇产后尿潴留经过早期合理的治疗及康复,引起其他并发症的概率很小且预后较好。对于轻中度尿失禁患者,通过盆底肌锻炼、电刺激及生物反馈治疗后,康复效果显著,而重度尿失禁患者需手术治疗结合盆底康复训练才能达到很好的疗效。

十、疾病的预防保健

（一）产后尿潴留

1. 加强围生期保健　嘱孕妇在孕期适当多运动,妊娠 28 周后可指导产妇进行盆底肌肉锻炼,产妇取仰卧位,双腿屈曲并稍分开,可通过吸气后收缩肛门 3～5s,然后呼气放松肌肉,收缩和放松肛门的肌肉反复进行,每日 3 次,每次收缩 100～200 次。陈文玲等研究结果显示,孕期通过盆底肌肉功能锻炼的产妇在产后尿潴留、产后排尿时间及盆底肌张力测定方面明显优于未经盆底肌肉锻炼的产妇,说明了孕期盆底功能锻炼的必要性以及对预防产后尿潴留发生的作用。钟苑仪等对产后患者指导盆底肌肉功能锻炼的研究显示,产后盆底肌功能训练可以有效地预防产后尿潴留的发生,促进产后康复,值得临床进一步推广,在无禁忌证情况下,应积极鼓励孕妇参加规律有效的盆底肌肉锻炼。

2. 临产后尽量减少不必要的阴道检查和反复导尿　积极预防及处理各种原因造成的产程延长及滞产,纠正难产因素;产程中严密观察患者膀胱充盈状况,督促、协助产妇排尿,接产前检查膀胱是否充盈,使膀胱排空,避免受损。

3. 产前或产后应对产妇进行及时有效的知识宣教　告知产妇第一次排尿的重要性和尿潴留的危害性,解除其怕疼痛或会阴部切口裂开的顾虑。

（二）产后尿失禁

国际尿控协会和英国国家健康与临床学会指南均指出,妇女在首次妊娠后均应接受有监督的盆底肌训练。通过检索文献,不管是生物反馈电刺激疗法还是行为疗法大部分都结合盆底肌训练的方法进行干预,盆底肌训练作为一个有效、简便、经济、利于推广的方法是目前三级预防产后尿失禁的主要方法。

（双卫兵　张瑞琴　崔　帆）

第四节 孕产妇泌尿系统感染的诊疗与康复

泌尿道感染是临床常见的感染性疾病,孕产妇因孕期生理性改变而易于感染,且部分无临床症状者容易被忽略,感染后如不能及时诊治可危及母儿健康,甚至延续影响女性多年。本文主要参考我国 2015 年发布的《尿路感染诊断与治疗中国专家共识》,并结合孕产妇临床实践情况,旨在促进对孕产妇孕期与产后卫生健康的重视及提高孕产妇泌尿道感染的诊治与康复水平。

一、定义与概述

泌尿道感染又称尿路感染(urinary tract infection,UTI),是指各种病原微生物在尿路中生长、繁殖而引起的感染性疾病,是育龄期妇女,尤其是孕产妇常见的泌尿系统疾病。细菌、真菌、支原体、衣原体、病毒、寄生虫等多种病原体都可能导致尿路感染,其中以革兰氏阴性杆菌致病最为常见,大肠埃希菌、克雷伯杆菌、变形杆菌、柠檬酸杆菌是最常见的致病菌,临床上多为混合感染。

1. 尿路感染分类 根据感染发生部位可分为上尿路感染和下尿路感染,前者即指肾盂肾炎,而后者包括膀胱炎和尿道炎;也可根据是否伴有尿路引流不畅、结石、急性、膀胱输尿管反流等结构或功能的异常以及是否合并慢性肾实质性疾病分为复杂性尿路感染和非复杂性尿路感染。值得注意的是,有部分尿路感染可不出现明显临床症状,但尿液中细菌浓度 ≥ 10^5CFU/ml,这类尿路感染称之为无症状菌尿(asymptomatic bacteriuria,ASB)。此外,如果患者在 6 个月内出现 2 次及以上尿路感染或者 1 年内发生 3 次及以上尿路感染称为复发性尿路感染(recurrent urinary tract infection,rUTI)。

2. 尿路感染的流行病学 由于妇女孕期输尿管蠕动功能减弱,暂时性膀胱输尿管活瓣关闭不全及妊娠后期子宫增大所致的尿液引流不畅,妊娠期、围产期及产褥期妇女均是 UTI 的易感人群。据张羽统计,约有 20% 的孕妇在分娩前后合并尿路感染,而其中 10% 的孕妇在妊娠期有无症状菌尿,未经治疗的无症状菌尿孕妇中 30% 后续可发展为有症状的膀胱炎,其中 50% 发展为肾盂肾炎。而据 Kallirhoe Kalinderi 等统计,2%～15% 的孕妇在怀孕期间合并无症状性菌尿,1%～2% 的孕妇在孕期合并有症状尿路感染。而在 2006—2010 年五年间,美国共有 4 090 万人次的孕产妇因 UTI 而至医院就诊,其中 60% 的孕产妇有两次以上的就诊记录,说明孕产妇除了易于感染,还容易导致复发性尿路感染。而我国未见相关数据报道。

与孕期相比较,产妇产后更容易发生泌尿系感染,而这一阶段的泌尿系统感染如果不及时纠正高危因素与进行有效治疗,可能导致后续盆底及阴道松弛、张力性尿失禁和宫颈功能不全等产后并发症,严重影响女性生活质量。总之,尿路感染易好发于孕产妇,可危及母儿健康和影响妊娠结局,导致早产等的发生,此外,20%～30% 的下尿路感染和无症状菌尿可发展为上尿路感染。因此,了解孕产妇泌尿系统感染的高危因素和特点,明确疾病的预防、诊断和治疗,对于提高孕产妇妊娠和后续生活质量、促进和保障母儿健康有重要意义。

二、孕产妇尿路感染的高危因素及特征

（一）孕产妇尿路感染的高危因素

孕产妇由于自身生理、解剖和内分泌特点，是泌尿系统感染的高危人群，具体原因包括：①妊娠期雌、孕激素分泌大量增加，泌尿系统肌层增生、肥厚，平滑肌松弛，蠕动减弱，使膀胱对张力敏感性减弱而易引起尿潴留，增加感染率；②增大的子宫于骨盆入口处压迫输尿管，导致肾盂和输尿管扩张，容易发生尿潴留；③妊娠期生理性糖尿，和尿液中氨基酸、水溶性维生素含量增加，利于细菌生长；④女性尿道短、直、宽，开口邻近阴道口和肛门，易于感染；⑤妊娠期间多次检查及产科手术如消毒不到位易引入外源细菌；⑥孕产期妊娠期间肾脏长度增加，肾小球滤过率增加30%～50%，膀胱向前及向上移位，平滑肌舒张以及容量增加，增加孕产妇输尿管积水、尿潴留、无症状菌尿机会，并易于发展为有症状的尿路感染；⑦产后高危因素包括妊娠晚期胎头压迫膀胱及输尿管下段、剖宫产术后留置尿管、分娩后尿道与产道有可能损伤、分娩过程中多次阴道检查与尿道导尿、产褥期妇女抵抗力低下、阴道恶露持续时间较长和产后伤口疼痛使产妇不敢排尿导致尿潴留，因此产后更加容易并发膀胱炎等泌尿系感染。

除孕产妇的生理性改变之外，既往病史、家族史、不良生活习惯及不当的医源性操作都可能是孕产妇合并尿路感染的高危因素。具体如下。

1. 糖尿病　2018年有研究发现，妊娠期糖尿病（gestational diabetes mellitus，GDM）和糖尿病合并妊娠（diabetes mellitus，DM）的孕妇在孕12周和32周UTI患病率是健康孕妇的2.02和1.06倍。原因是：①局部葡萄糖水平升高促进细菌增长和繁殖，导致肾盂肾炎的发生；②糖尿病患者常用药中的钠-葡萄糖协同转运蛋白2抑制剂导致UTI发生概率增高；③妊娠期糖尿病患者血浆渗透压上升，白细胞吞噬功能受到抑制，机体抵抗力下降，易于细菌繁殖导致感染。

2. 免疫功能下降　若孕产妇合并肿瘤、内分泌疾病、风湿免疫性疾病和接受化疗、糖皮质激素或免疫抑制剂治疗，其体内免疫功能低下，易使体内非致病性病原菌转变为致病菌，从而引发尿路感染。

3. 泌尿道结石、梗阻、阴道炎　2018年徐晓楠等对2013—2015年两年间于广州妇幼保健院就诊的孕产妇做调查，结果显示合并泌尿道结石、梗阻和阴道炎的孕产妇泌尿系统感染发生率显著增高，而合并阴道炎的孕产妇会阴部pH改变，阴道分泌物增加，有利于细菌的增殖。

4. 既往尿路感染史、性交频繁、尿路解剖及功能性异常　既往尿路感染史、性交频繁、尿路解剖及功能性异常使得患者容易暴露于细菌的环境中，易使致病菌或机会性病原菌感染泌尿道。

5. 有剖宫产指征的孕妇或急诊进行剖宫产的产妇　2017年Gundersen的研究发现有剖宫产指征的孕妇在围产期发生泌尿道感染的概率和风险高于其他可以进行正常阴道分娩的孕妇，而实际进行剖宫产的产妇发生UTI的概率最高，约为5.6%，显著高于自然阴道分娩产妇的3.1%。同样的，有剖宫产史的经产妇患病率高于仅有阴道产史的经产妇。

6. 其他　除以上几点之外，遗传多态性也对尿路感染的发生有影响，且多有家族聚集性倾向。控制泌尿道大肠埃希菌受体基因发生突变后使大肠埃希菌对于人体尿道黏附性增强，易导致尿路感染。

（二）孕产妇尿路感染特征

孕产妇尿路感染主要以无症状菌尿为主，最开始难以察觉明显症状，而有症状的上尿路和下尿路感染则较为少见。但值得注意的是，无症状菌尿易转变为有症状的尿路感染（肾盂肾炎、膀胱炎和尿道炎），而后者通常是患者就诊的主诉原因。

三、孕产妇尿路感染的诊断

孕产妇尿路感染的诊断可以结合临床表现、体格检查、实验室检查和影像学检查做判断，其中合并其他疾病的复杂性尿路感染还需详细了解患者既往患病史和治疗史，结合患者的实际情况进行诊断。

（一）临床症状

尿路感染常见的临床表现是尿频、尿急、尿痛、排尿不适、下腹部疼痛，发生上尿路感染时可出现全身症状。典型的尿路刺激征、感染中毒症状、腰部不适等均对尿路感染有诊断意义，而如果女性患者同时存在尿痛和尿频，则尿路感染的可能性为90%。

尿频、尿急用于诊断孕妇 UTI 没有特异性，因为约80%的孕妇因子宫压迫、血容量扩大、肾血流量和肾小球滤过率增加可出现尿频、夜尿增多和耻骨上压迫感等症状。无症状菌尿患者常见终末血尿，一般无全身感染症状。急性肾盂肾炎患者全身感染症状较为明显，可出现发热、寒战、肾区疼痛、恶心和呕吐等，一般右侧比左侧更为常见。尿脓毒血症的临床表现除了 UTI 症状外，还有少尿、乳酸性酸中毒、急性意识状态改变等全身炎症反应。

（二）体格检查

对于泌尿系统感染患者的体格检查包括体温、血压测量、肾脏和膀胱触诊及叩诊、输尿管压痛点、肋脊角及肋腰点压痛点。妊娠期子宫增大可掩盖 UTI 体征，故容易忽视。

1. 体温、血压测量　体温升高有助于尿路感染特别是上尿路感染的诊断。孕产妇若合并慢性肾盂肾炎，则可能出现高血压病。

2. 体格检查　妊娠晚期和产后初期，子宫增大和掩盖了体征，往往不利于腹部检查。

急性炎症期肾脏触诊可有触痛，叩诊时患侧肾区叩击痛，膀胱触诊时可发现膀胱潴留。急性肾盂肾炎或慢性肾盂肾炎急性发作时在肋脊点、肋腰点和季肋点三点可有压痛。而输尿管炎症或结石嵌顿时，上输尿管点（脐水平腹直肌外缘）和中输尿管点（髂前上棘水平腹直肌外缘）可出现触诊压痛。不同类型的产后尿路感染详见表6-4-1。

表6-4-1　不同类型尿路感染的体检表现

尿路感染类型	体格检查表现
无症状菌尿	无明显体征
上尿路感染	发热、耻骨上压痛、肋脊点、肋腰点、季肋点、输尿管点压痛、肾区叩击痛（多发生于右侧）
下尿路感染	体温正常或低热、膀胱压痛

（三）实验室检查

实验室检查包括尿常规和血液常规检测，可检查细菌培养情况、炎症表现和内环境稳态，以此确定疾病的发生和严重程度。

1. 尿常规　孕期尿常规检查由于易受到非尿物质污染，故需取清洁中段尿，分为尿生化检查和尿沉渣显微镜检。

（1）尿生化检查：发生急性 UTI 时，尿白细胞、尿红细胞、尿蛋白、定量 24h 尿蛋白均可超标。此外，亚硝酸盐（nitrite，NIT）阳性见于大肠埃希菌等革兰氏阴性杆菌引起的尿路感染，尿液中细菌数＞ 10^5/ml 时多呈阳性反应，阳性反应程度与尿液中细菌数成正比。白细胞酯酶（leukocyte esterase，LEU）正常值为阴性，尿路感染时为阳性。尿 N- 乙酰 -β-D- 葡萄糖苷酶及尿 $β_2$ 微球蛋白是反映肾小管功能的两种蛋白，在急性肾盂肾炎肾小管受损时，两者含量可升高，而膀胱炎时其含量则无明显改变。

（2）尿沉渣显微镜检：有症状的女性患者尿沉渣显微镜检诊断细菌感染的敏感性 60%～100%，特异性 49%～100%。应注意，尿检没有白细胞不能除外上尿路感染，而尿白细胞也可见于非感染性肾疾病。

2. 尿培养　女性中段尿培养菌落计数 ≥ 10^5CFU/ml 即可诊断为尿路感染。

3. 血液检查　尿路感染多表现为外周白细胞计数＞ $12×10^9$/L，或＜ $4×10^9$/L 或未成熟细胞 ≥ 10%；C 反应蛋白显著升高（＞正常值 2 个标准差）；病情严重出现脓毒血症时可出现电解质紊乱、酸碱平衡失调、器官功能障碍等。

4. 影像学检查　UTI 患者超声检查可发现肾盂肾盏扩张、泌尿道结石、肾内和肾周脓肿或蜂窝织炎。而孕期超声灵敏度下降，许多结石无法显影，故灵敏度较低。

（1）电子计算机断层扫描（computed tomography，CT）：在显示肾实质灌注、结石、感染、出血、梗阻、炎性包块、脓肿或腹膜后肿块方面具有较高的准确性，故可作为尿路感染的诊断标准之一。但同时，CT 对于感染灶的瘢痕修复、纤维化和水肿状况敏感性较低，一般需要磁共振成像（magnetic resonance imaging，MRI）辅助诊断。

（2）X 线腹部平片、静脉肾盂造影、排尿期膀胱输尿管反流造影、逆行性肾盂造影：也可用于了解尿路情况，及时发现有无尿路结石、梗阻、反流、畸形等导致尿路感染反复发作的因素。对于反复发作的尿路感染或畸形尿路感染治疗 7～10d 以上无效的女性应进行静脉肾盂造影。

（3）超声与 MRI 检查：妊娠期间可进行超声与 MRI 检查，为避免不必要的胎儿辐射暴露，不建议常规开展 X 射线、CT 或核医学等辐射性影像学检查，但如果超声和 MRI 无法满足需要，结合孕周与进行检查的必要性评估后决定是否需要进一步辐射性影像学检查。

四、孕产妇泌尿系统感染对母儿危害

研究表明，妊娠期泌尿系统感染与多种不良妊娠结局及妊娠期合并症相关，包括妊娠期糖尿病、妊娠期高血压、肾结石、胆汁淤积、先兆子痫、胎儿生长受限、早产、低体重儿、死产、新生儿败血症、先天性疾病等。

（一）先兆子痫

先兆子痫是一种以高血压和蛋白尿为主要临床表现的多系统性血管综合征，是孕期常见并发症，为孕产妇和新生儿致残、致死的主要原因之一。全身性系统性炎症反应的过度激活认为在先兆子痫的发生中起到关键作用，因此 UTI 作为孕期常见的感染类型，易引起炎症反应从而诱发先兆子痫。

2008 年，Conde-Agudelo A 等报道发现 UTI 孕妇较正常孕妇更加易于合并先兆子痫，比值比（odds ratio，OR）为 1.57，2014 年 Bilano VL 等对于亚洲、非洲、美洲 23 个发展中国家的孕妇调查显示,孕妇 UTI 与先兆子痫显著相关。然而,也有部分调查认为 UTI 与先兆子痫之间相关性无统计学意义。应进一步评估与妊娠尿路感染相关的时间、潜在的肾脏问题等因素,明确其中的混杂因素和可能存在的偏倚,以便建立尿路感染与妊娠尿路感染之间的真正联系。

（二）早产和低体重儿

国内指妊娠满 28 周至不足 37 周间分娩者称为早产,新生儿出生后体重 1 000～2 499 克为低体重儿。国内早产占分娩总数的 5%～15%,出生 1 岁以内死亡的婴儿约 2/3 为早产儿。Lee AC 等在 2015 年报道称 50% 的早产是由妊娠期感染导致的,认为早产与炎症反应的激活相关,炎症反应中细胞因子、前列腺素、基质降解酶的大量释放促进宫平滑肌收缩、胎膜早破和宫颈扩张,从而引发早产。而 UTI 是妊娠期最常见的感染类型,其可能通过引发机体炎症反应诱发早产,并导致低体重儿。

（三）胎儿生长受限

胎儿生长受限是导致围产儿患病和死亡的重要原因,还可能带来远期的不良结局。感染时导致的上皮细胞受损和母体炎症反应是胎儿生长受限的重要原因之一。2013 年,Jain V 等报道称出现尿道感染的孕妇合并胎儿生长受限相较于正常孕妇的相对危险度为 3.79,且合并症的发生与早期诊断呈负相关。因此,早期诊断对于减少合并症的发生或减轻合并症的严重程度至关重要。

（四）产后尿路感染的影响

研究表明,产妇在产后发生尿路感染易导致不适、住院时间延长、母乳喂养终止等不良结局。2012 年 Ahnfeldt-Mollerup 等研究发现出现产后尿路感染的患者在新生儿出生 1～4 周内停止母乳喂养的比例显著高于未出现感染的产妇,且其就医率较低,进而造成母乳喂养完全终止。

五、孕产妇尿路感染的管理

（一）孕产妇尿路感染的筛查

无症状菌尿是妊娠期常见的 UTI 类型,易转化为有症状 UTI,对于妊娠结局也有负面影响,故许多国家实行孕中期无症状菌尿的常规筛查与治疗。

然而无症状菌尿取中段尿培养价格昂贵,故我国未将无症状菌尿的筛查列入孕期保健指南,仅将出现症状的 UTI 孕妇及有 UTI 高危因素者进行筛查。2019 年,美国预防医学工作组将孕妇无症状菌尿的早期筛查等级列为 B 级,即建议对妊娠女性进行无症状菌尿筛查。但值得注意的是,2019 版建议在 2008 版建议的基础上将筛查等级由 A 级降低一级,其原因在于急性肾盂肾炎发病率的降低,且对于抗生素耐药性及对微生物组变化不利影响的担忧。早期筛查的优势与潜在风险见表 6-4-2。

表 6-4-2　ASB 早期筛查的影响

妊娠期妇女 ASB 的早期筛查	
早期筛查的有利影响	没有足够的直接证据来确定筛查的危害。
	有充分的证据表明,筛查发现的无症状菌尿的治疗可降低肾盂肾炎的发病率,但由于肾盂肾炎发病率降低,其总体益处有限。

妊娠期妇女 ASB 的早期筛查	
早期筛查的不利影响	有充分的证据表明,治疗的总体危害至少可以被控制在较小的范围内
	没有充分的直接证据表明,筛查无症状菌尿可改善健康结果。
	有间接证据表明抗生素治疗的副作用,以及与使用抗生素相关的伤害

（二）UTI 的治疗

UTI 的治疗需根据其症状表现、是否同时具有危险因素和是否为复杂性尿路感染,确定严重程度以及是否对抗生素具有抗药性,并制订治疗方案。

对于合并 UTI 孕妇的诊断与治疗流程如图 6-4-1 所示。

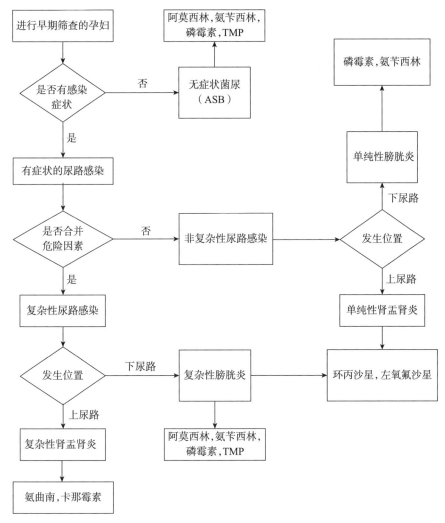

图 6-4-1　孕产妇泌尿道感染的诊断和治疗流程图

孕产妇尿路感染的治疗应当根据各型妊娠期 UTI 的特点进行药物治疗,需要注意的是,孕产妇用药需考虑药物对母体和胎儿两方面的影响。①对于胎儿有明显致畸或明显毒性作用者,如四环素类、喹诺酮类等,妊娠期应避免使用。②对母体和胎儿均有毒性作用者,如氨基糖苷类、万古霉素(去甲万古霉素)等,妊娠期避免应用;确有应用指征时,须在血药浓度监测下使用,以保证用药安全有效。③药物毒性低,对胎儿和母体均无明显影响,也无致畸作用者,妊娠期感染时可选用。青霉素类、头孢霉素类等β-内酰胺类和磷霉素等均属于此种情况。

参照 2014 版《中国泌尿外科疾病诊断治疗指南》对不同类型的 UTI 进行治疗。

1. 无症状菌尿 在妊娠早期行尿培养检查,若结果阳性应及时治疗。根据药敏试验结果给予 5～7d 抗菌药物治疗,治疗后 1～4 周应再进行尿培养了解治疗效果。

2. 急性膀胱炎 根据尿培养和药敏试验结果给予 7d 抗菌药物治疗,若来不及等待药敏试验结果可给予二代头孢菌素、三代头孢菌素、阿莫西林、呋喃妥因或磷霉素治疗。治疗后一周应再行尿培养检查了解治疗效果。若反复发作急性膀胱炎应每日睡前口服头孢呋辛 125～250mg 或呋喃妥因 50mg 直至产褥期,以预防复发。

3. 急性肾盂肾炎 首先根据尿培养或血培养及药敏试验结果给予抗菌药物静脉输液治疗,若来不及等待药敏试验结果可选择二代头孢菌素、三代头孢菌素、氨基青霉素 +β 内酰胺酶抑制治疗。症状好转后应继续口服抗菌药物至少 14d。

六、产后泌尿系统感染的预防与康复

(一)产后泌尿系统感染的预防

产后由于高危因素长期存在的可能性,更易于发生泌尿系统感染,因此,需要通过控制高危因素、加强锻炼增加抵抗力、加强产后护理、康复理疗、合理及时应用抗生素等方式来进行预防。

(二)产后康复

随着经济水平提高和女性自身意识的加强,产后康复是产后保健非常重要的部分,目的主要有加强盆底肌肉力量,恢复弹性与肌肉力量;术后的膀胱功能恢复,预防尿潴留和张力性尿失禁;同时,产后康复也是有效预防女性盆腔障碍性疾病(PFD)的关键环节。PFD包括盆腔器官脱垂(POP)、压力性尿失禁(SUI)、粪失禁、慢性盆腔疼痛及性功能障碍,是一个慢性的长期的发生发展过程,妊娠、分娩是造成 PFD 发生的独立高危因素,而近年认为,孕期及产后感染,包括泌尿系统感染可以加重 FDP 的进展,因此,及时控制炎症是有效预防PFD 的关键步骤之一。

产后康复临床常见方法有以下:

1. 电刺激 电刺激作用于女性下腹部,通过脉冲波形、振幅、频率的变化刺激膀胱壁肌肉被动节律性运动,促进膀胱血液循环,减轻分娩过程中造成的膀胱黏膜充血水肿,改善排尿功能,预防尿潴留。

2. 针灸 针灸一直被认为是有效改善膀胱尿潴留症状的中国传统治疗,而且不受恶露及是否急性感染影响。

3. 微波理疗方法 微波理疗可以明显改善产后尿潴留及盆底肌肉力量。

4. 传统产后盆底功能康复 主要包括 Kegel 运动,通过加强阴道与肛门括约肌力量加强盆底组织支持,改善尿道与膀胱支持。

5. 系统的产后康复训练 包括手法辅助、使用盆底肌肉康复器辅助等方法,一般效果好于盆底肌锻炼,但是产后阴道出血如恶露未净时的过早产后康复和泌尿生殖系统的急性炎症有关。

(赵捷葛　逸　盟)

第五节　孕产妇合并尿路结石的诊疗与康复

　　妇女在孕期及产后可发生各种内外科疾病,其中孕产妇尿路结石是临床相对少见的一类情况。妊娠期尿路结石的发病率估计为 0.02%～0.53%,文献报道有症状的妊娠期尿路结石发病率为 0.2%,经产妇多于初产妇,且妊娠期和非妊娠期育龄妇女的结石发病率未见明显差异。虽然妊娠期尿路结石发病率低,但尿路结石是妊娠妇女非产科住院治疗最常见的原因之一。80%～90% 的患者在妊娠中期(妊娠 12～27 周)和妊娠晚期(妊娠＞27 周)出现尿路结石相关的临床症状,少见于妊娠早期(妊娠＜12 周)。由于妇女在妊娠期间生理心理状态发生显著变化,病情的进展和疾病的诊疗可对母儿产生不良影响,这使得尿路结石的诊疗过程愈加复杂化,若处理不当,可对母儿造成严重危害。因此,本文就妊娠期合并尿路结石的诊断和治疗相关进展进行综述。

一、孕产妇尿路结石发病的相关因素

　　尽管育龄妇女妊娠期和非妊娠期的结石发病率无明显差异,但孕产妇和产后康复期女性解剖、生理的显著变化,对尿路结石的形成与进展有着很大影响。

　　妊娠期子宫增大压迫输尿管,同时高孕激素水平使输尿管平滑肌张力降低,蠕动减慢,尿液排出受阻,导致生理性肾积水。有研究发现在妊娠晚期有 90% 的孕妇存在不同程度的生理性肾积水,这一状态将持续到产后 4～6 周左右,这使得孕妇继发尿路结石和感染的风险升高。随着妊娠的进展,孕妇心排血量逐渐增加,肾血浆流量、肾小球滤过率(glomerular filtration rate,GFR)随之增加,至妊娠晚期,GFR 可增加 40%～60%,导致尿液中钠、钙和尿酸等代谢产物的排泄增多。此外胎盘合成维生素 D 增多,母体对钙的吸收增加,使得尿钙排泄进一步增多。Resim S 等发现,妊娠中晚期尿钙水平明显高于产后期,在妊娠早期、中期、晚期出现高钙尿症分别为 46.6%(7/15)、60%(9/15)、53.4%(8/15),且 53.4%(8/15)妇女在产后 3 个月仍有高钙尿症。这些因素使得孕妇尿路结石的风险进一步增高。此外,也有研究发现,妊娠期间尿中促进结石形成物增加的同时,抑制结石形成物的排泄也增多,如枸橼酸、镁和糖胺聚糖。这或许可解释尽管妊娠期存在上述结石形成的危险因素,但育龄妇女妊娠期结石发病率却并未高于非妊娠期。然而,有流行病学证据表明,多次妊娠的妇女尿路结石患病率显著升高,表明妊娠可能是妇女结石形成的危险因素。

　　孕产妇尿液 pH 升高,碱性尿液有利于磷酸钙盐的结晶。多个对妊娠期尿路结石患者的结石分析发现,70%～80% 的患者结石成分主要为磷酸钙。与育龄期非妊娠妇女相比,妊娠妇女的磷酸钙结石发生率明显较高。这些发现表明,妊娠期生理状态的改变有利于磷酸钙结石的形成。

二、临床表现与诊断

(一)妊娠期尿路结石的临床表现

　　主要是两侧胸部、腰部或腹部疼痛、血尿,部分患者可合并尿路感染症状。Andreoiu M 等

193

报道显示,96.5% 的患者以腰腹痛为主要症状。通常情况下,肾绞痛较阑尾炎、急性肾盂肾炎等疼痛更剧烈,但由于急性腹痛病因复杂,临床症状和体征在妊娠期尿路结石的诊断中不甚可靠。在一项对疑似急性肾绞痛住院的孕妇进行的研究显示,只有 29% 的患者最终能够确诊尿路结石。因为其临床症状、体征和常规实验室检查缺乏特异性,常常难以鉴别肾绞痛和血尿是继发于结石还是产科因素或是其他内外科疾病。肾绞痛会增加未足月胎膜早破、早产、子痫前期、剖宫产等的风险,正确和及时的诊断是至关重要的。

(二)临床诊断

基于胎儿安全的考虑,多种检查方法的应用受到限制,在权衡利弊之下,需合理选择影像学措施辅助临床诊断。

1. 超声检查 快速、无创、对胎儿无明显副作用,仍然是孕产妇尿路结石的首选方法。经腹超声能较好地发现肾盂及输尿管上段结石,经阴道超声对于输尿管远端结石有更高的敏感性,且可辅助鉴别结石性梗阻和生理性肾积水。相关报道的超声诊断的敏感性有很大差异,波动在 34%~86% 之间,常难以鉴别结石性梗阻和生理性肾积水,孕产妇及胎儿的体位变化、结石的位置等因素都会对超声诊断产生干扰。研究显示,通过观测输尿管喷尿、肾动脉阻力指数(renal resistive index,RI)可辅助尿路结石的诊断。Andreoiu M 等报告显示,当观察到输尿管喷尿异常、肾动脉阻力指数升高(RI ≥ 0.70)时,超声预测输尿管结石的准确率从 56.2% 提高到 71.9%。Atar M 和 Shokeir 等多个研究也肯定了 RI 和 ΔRI(积水肾与对侧肾 RI 的差值)在鉴别输尿管梗阻方面的作用。

2. 磁共振尿路成像(magnetic resonance urography,MRU) 无电离辐射、不需造影剂即可清晰显示集合系统、输尿管、膀胱,虽然其无法直接对结石显影,但利用 MRU 可反映输尿管梗阻、狭窄、扩张,从而有效地鉴别妊娠生理性肾积水和梗阻性肾积水。一项对疑似梗阻性结石的非妊娠患者的研究发现,HASTE(half-Fourier single-shot turbo-spin echo)序列 MRU 联合腹部平片诊断肾周积液和输尿管扩张可达到与 CT 相似的准确性。Mullins J K 等对 9 例超声诊断不明确的孕妇进行了 MRU 扫描,利用 HASTE 序列 MRU 能够准确地区分结石梗阻性积水和生理性肾积水。因此,当超声诊断不明确时,MRU 可作为妊娠期间的二线诊断方式。小样本报道显示 HASTE 序列 MRU 的敏感性为 84%,特异性为 100%,用于诊断妊娠急性输尿管梗阻的诊断准确率为 100%。对有 MRI 暴露史的妊娠早期或妊娠晚期妇女的研究均未发现对胎儿的不良影响。有研究发现钆增强 MRI 与多种不良反应有关,甚至出现新生儿死亡,因此一般不进行增强 MRI 检查。

一项多中心研究发现 MRI 检测孕产妇尿路结石的阳性预测值高于超声(80% vs.77%),但 CT 的阳性预测值仍优于超声和 MRI(95.8%)。考虑到 CT 辐射对胎儿有致畸性,CT 平扫通常不使用。根据美国妇产科医师协会的研究,小于 50mGy 的辐射剂量与胎儿畸形、生长受限或流产无明显相关。目前,评估在妊娠期应用低剂量 CT 和超低剂量 CT 检查对母儿的风险与获益的研究正在开展。Hamm M 等研究表明,在非妊娠人群中应用低剂量 CT 诊断尿路结石,敏感性和特异性分别为 96% 和 97%,阳性预测值可达 99%。辐射暴露的影响可分为随机效应和非随机效应;后者认为辐射的影响与暴露剂量和阈值有关,而前者认为任何辐射暴露水平上都可能产生不良影响。从非随机性效应考虑,低剂量 CT 可显著降低致畸性风险。然而,由于辐射的随机效应,有研究认为可能存在迟发性血液系统恶性肿瘤的风险。因此欧洲泌尿学会(European Association of Urology,EAU)指南指出低剂量 CT 可作为超声、MRI 诊断不明确时的替代选择。鉴于超声、MRI 和低剂量 CT

优于腹部平片和静脉肾盂造影,目前腹部平片和静脉肾盂造影不常用于诊断孕产妇尿路结石。

三、孕产妇尿路结石的处理

（一）保守治疗

大多数尿路结石经过保守治疗可自发排出,通常给予补液、镇痛等处理。有报道指出,孕产妇< 1cm 的尿路结石自发排出率可高达 70%～80%,由于可能存在误诊以及后期随访不佳,这一概率可能存在过高估计。因此,对于单发小结石（< 1cm）、病情稳定且不伴感染的患者,目前仍以保守治疗作为初步处理措施,等待结石自发排出。建议保守治疗时多次超声监测病情进展,待产后即可按常规处理尿路结石。一项对 144 例合并尿路结石的妊娠患者研究发现,其自发排石率为 63%,肾盂肾盏结石和输尿管远端结石自发排出率分别为 42.3% 和 44.1%,而输尿管肾盂交界处和输尿管近端结石只有 27.3% 可自发排出。尽管保守治疗是一线治疗方案,但要注意的是,某些部位的结石可能更适合保守治疗。

1. 药物镇痛　使用镇痛药物时应注意避免使用非甾体抗炎药,在妊娠晚期使用可能引起胎儿肺动脉高压、动脉导管闭合等不良反应。首选的镇痛措施是多次、小剂量的短效阿片类药物。合并感染患者应及时应用抗生素控制感染,如使用 β- 内酰胺类、呋喃妥因类、磷霉素等药物。在使用药物对症治疗时,注意兼顾改善孕妇的症状与保障胎儿安全,及时与产科、新生儿科等咨询协调。

2. 药物排石治疗　当保守治疗不能有效缓解疼痛或结石不能自发排出时,可尝试药物排石治疗（medical expulsive therapy,MET）。α 受体阻滞剂和钙离子通道阻滞剂可松弛输尿管平滑肌,促进结石排出。针对药物排石疗法的效果和安全性等问题,目前有较大争议,仍没有共识。一项多中心、双盲、随机对照试验研究发现,用坦索罗辛、硝苯地平或安慰剂治疗的非妊娠患者结石排出率无显著差异。在对 55 项随机对照试验的 Meta 分析中,Hollingsworth 等发现患有较大结石的非妊娠患者可能受益于 α 受体阻滞剂的治疗。显然,这些富有争议的结论需要进一步研究。

在孕激素的作用下,妊娠期输尿管平滑肌已松弛扩张,这可能使得平滑肌扩张药物的作用不明显。除了可能疗效降低外,妊娠期 α 受体阻滞剂和钙离子通道阻滞剂的安全性也尚不明确。一项回顾性研究分析了 27 名坦索罗辛治疗尿路结石的患者,发现其围产期结局没有显著性差异。Benoît Theriault 等回顾性分析 2000—2015 年 207 例妊娠期尿路结石患者,其中 69 例采用坦索罗辛治疗,138 例未行药物治疗。坦索罗辛组的结石排出率为 52%,未行药物治疗组为 38%,两组间排石率差异无统计学意义（$p=0.18$）,但药物治疗组的排出时间更长（34d *vs.* 17d）。随访显示两组间新生儿的平均出生胎龄、出生体重、阿普加评分 APGAR 未见显著差异。短期研究结果提示妊娠中晚期坦索罗辛治疗后对孕妇和婴儿没有副作用,但仍需要进一步的大宗病例和前瞻性研究证实这一结果,评估是否应该应用坦索罗辛进行排石治疗。

关于 MET 的证据仍然相互矛盾,尽管 MET 已被许多临床医师用于尿路结石的治疗,然而超说明书用药仍存在潜在风险,在结论明确之前,应基于循证医学的理念同妇产科、新生儿科医师协同决策。

（二）外科干预

尿路结石的外科干预包括尿液引流和手术取石,尿液引流主要包括输尿管支架置入术、经皮肾穿刺造瘘术（percutaneous nephrostomy，PCN）。手术取石包括输尿管镜取石术（ureteroscopy，URS）、体外冲击波碎石术（shock wave lithotripsy，SWL）和经皮肾镜碎石术（percutaneous nephrolithotomy，PCNL），后两者通常不建议用于妊娠患者。外科干预的适应证包括保守治疗失败、结石负荷大、出现产科问题或并发症、合并重度尿路感染及肾功能不全以及其他严重并发症。

1. 输尿管支架置入术和 PCN　可有效引流尿液，保护肾功能，且无严重并发症。留置输尿管支架可能出现疼痛、无法耐受等情况。Marcelino E 等研究显示，在 15 名留置输尿管支架的妊娠妇女中，有 7 人难以耐受输尿管支架。非妊娠患者可使用 α 受体阻滞剂和抗胆碱能药物以减少支架不适，但其有效性和安全性在妊娠期患者尚不清楚。由于妊娠期尿液环境的改变，支架表面易形成结石沉积，再次形成梗阻风险增大。此外，支架还会增加上行尿路感染的风险。因此，输尿管支架需要每隔 4~6 周进行更换一次。PCN 也可出现多种并发症，包括嵌塞和继发感染。管道的移动可能会加剧疼痛，甚至需要重新置管。由于 PCN 和输尿管支架置入术对患者预后未见明显差异，选择何种方式可根据病情特点和医疗机构状况决定。

2. 输尿管镜取石术　结石清除率高，并发症发生率较低，通过输尿管镜还能准确发现超声难以诊断的结石。同时，手术取石也可避免多次更换管道，也适合于无法耐受留置支架的患者。EAU 指南指出，为避免长期留置导管引流，URS 可作为孕产妇尿路结石保守治疗失败后的方案。由于药物和麻醉可能对胎儿有潜在危害，因此在妊娠早期应尽量避免任何非急诊手术，如需进行 URS，最好在妊娠中期进行，此时流产和早产的风险最小，且术中和术后应进行连续胎心监测。Simins 等对 14 篇报道的系统评价发现，108 名接受 URS 治疗的妊娠患者总并发症率为 8.3%（9/108），与非妊娠患者相比，输尿管损伤或尿路感染等并发症发生率无显著性差异。一项多中心回顾性研究评估了 URS 后的产科并发症情况，46 名接受手术的患者中，产科并发症发生率为 4.3%（2/46）。此外，多个单中心研究肯定了输尿管镜下激光碎石的有效性与安全性。在一项针对妊娠期输尿管结石患者的研究中，8 例行气压弹道碎石术，17 例行钬激光碎石术，其余两例 < 7mm 的输尿管下段结石通过异物钳取出。未见术中并发症及新生儿异常。另一项回顾性研究显示，15 名输尿管结石孕产妇经钬激光碎石后未发现严重并发症。Tan 等对 20 名输尿管结石孕妇行气压弹道碎石术后，只有 2 例患者出现尿路感染和轻度血尿，无其他严重并发症。当然，由于相关研究多为单中心、小样本，还需要更多研究证据来论证 URS 在妊娠期间的安全性。

3. 体外冲击波碎石术　因可能造成胎盘剥离、肺损伤等严重后果，目前，妊娠是 SWL 的禁忌证。鉴于这一风险，所有育龄期妇女在接受 SWL 治疗之前都应排除妊娠。妊娠不是 PCNL 的绝对禁忌证，有多个案例报道显示妊娠期可成功实施 PCNL。但术中常俯卧位且麻醉时间较长，目前也不常规用于妊娠患者。

四、产后尿路结石的处理与康复

如果生产过程顺利，产后时期相对于产前是较为安全的阶段。产后妇女合并尿路结石临床上并不少见，或者是产前未治愈尿路结石的延续，或者是产后新发的尿路结石。产后妇女的尿路结石的诊断处理相对于产前孕产妇的处理与干预相对简单，但也存在一些处理的难点，需要相对复杂的康复干预。产后妇女对 X 线的耐受和禁忌与普通女性一致，可应用螺旋 CT 平扫对结石进行精确的定位和评估，也可采用 X 线定位进行体外冲击波碎石。

药物排石方面(MET),对于哺乳期的产后妇女应该尽可能暂停哺乳,以免排石药物对婴幼儿的不良影响。对于体积较大,合并较严重肾积水的产后妇女,在权衡尿路结石对机体和影响和暂停哺乳对婴幼儿生长发育的利弊后,可尽快采用微创技术取除结石和积水,以免患肾功能进一步恶化,而造成不可逆的肾单位丢失。对于合并严重感染、出血等严重并发症的尿路结石产后女性,也应该果断地暂停哺乳,控制感染和解除结石引起的尿路梗阻。

新近发展的振动排石和体外冲击波碎石是重要的治疗尿路结石物理方法,创伤轻微,对于无明显肾结水,体积在1.5cm以下的结石效果较好。两者结合药物排石,微创手术可作为产后女性结石治疗的有效康复治疗方法。保持足够的日饮水量(大于2 000ml/d),适度的运动以及中医学针灸均是促进小结石排出和预防结石复发的有效康复方法。

(曾晓勇 陈晓松 李 星)

第六节 中医药在产后泌尿系统康复的应用

产后是女性妊娠的最后阶段,古代医家认为产后应当注意调摄,调摄不当则会损伤气血留下隐患,故而成疾。古代论著产后疾病的文献众多,一般认为产后气血俱虚,邪气乘虚而入所致,正所谓"邪之所凑,其气必虚",古代医家尤其注重正气的虚衰强弱。朱丹溪认为产后气血大脱,以补益气血为主;《傅青主女科》言:"凡病起于气血之衰,脾胃之虚,而产后尤甚。"可以看到,古代医家对气血的重视程度可见一斑。

随着现代医学的进步,中医妇科学在继承前人的基础上,结合现代医学推陈出新,认为现今产后病的病因病机主要是四点:①亡血伤津;②元气亏损;③瘀血内阻;④外感六淫或饮食房劳所伤。产后多虚,但瘀血内阻或外邪趁虚而入易致虚实夹杂之症。所以产后虚症居多,但也有实证,在治疗上宜辨明虚实,"勿拘于产后,亦勿忘于产后"。

产后康复过程中,与泌尿系统有关的疾病主要有产后癃闭(尿潴留、排尿困难)、产后遗尿(压力性尿失禁)、产后淋证(尿路感染)等。《素问·宣明五气论》曰:"膀胱不利为癃,不约为遗溺",这些产后疾病病位主要在膀胱,膀胱为"州都之官,津液藏焉,气化则能出矣"。膀胱气化功能失司,则小便不利。膀胱气化功能又与肺、脾、肾相关,此外产妇分娩,往往有瘀血,也会影响膀胱气化功能。在治疗上往往予以补益肺、脾、肾之气,或活血化瘀,通利水道,以助膀胱气化。而产后遗尿往往为分娩时损伤脏腑及经脉,以致膀胱失约,小便自出,因此以补气固涩升提为主治疗。产后淋证多发于产后,因本身气血虚弱,加之热邪客于膀胱,影响膀胱气化所致。

一、产后癃闭

(一)定义

产后癃闭是指产妇小便量少,排尿困难,甚则小便闭塞不通为主症的一种病证。小便点滴而出者称为癃,小便闭塞、点滴不通者称为闭。产后癃闭又称"产后小便不利",见于《千金翼方·淋渴》:"鼠妇散,治产后小便不利,鼠妇七枚熬,黄酒服之。"产后癃闭相当于西医的尿潴留、排尿困难,于产后6~8h至3日内多见,也可见于产褥期,是产后常见并发症之一。

(二)病因病机

张仲景的《金匮要略》中谈到"妇人少妇满如敦状,小便微难而不渴,生后者,此为水与血并结在血室也"，并指出新产妇人易"血虚、多汗出"；"黄文御曰："妇人产后，血室空洞，阴虚之病固多，而温气亡泄，阳虚之病亦自不少，皆阴虚而兼阳弱者也"。产妇产时劳力伤气，产后元气受损、肺脾气虚，不能通调水道，如《灵枢·素问》曰："中气不足，溲便为之变"；复因分娩损伤肾气，以致肾阳不振，气化失司，肾与膀胱蒸腾不利则小便不利；或产后失血过多，气随血耗，气血亏虚，气虚无力推动津液运行，致使尿液潴留不下；或因产后情志不遂，肝气郁结，气机阻滞，清浊升降失常；或因滞产，膀胱受压过久，络脉损伤，瘀血内阻，气血运行不畅，亦致膀胱气化不利，而致小便不通；或因久居湿地，喜食肥甘厚味，素体湿热过盛，湿热蕴结于下焦，膀胱气化不利，而致小便不通。

人体尿液的形成与排出，主要依靠肺的通调、脾的运化、肝的疏泄、肾与膀胱的气化功能来调节。肺位于上焦，为水之上源；脾位于中焦，为水液升降之枢纽；肾位于下焦，与膀胱相表里，主气化，共司小便；肝主疏泄，协调三焦气机通畅。产后癃闭的病位在肾与膀胱，与肺、脾、肝密切相关。产后癃闭的病因病机可归纳为肺脾气虚、肝郁气滞、肾气不足、瘀血内阻、湿热蕴结五种。

（三）诊断

1. 病史　素体虚弱，或产时产后气血损耗过多，或情志不遂。

2. 临床症状　产后出现排尿困难，小便点滴而下，甚则癃闭不通。

3. 辅助检查　腹部检查可发现膀胱充盈，下腹部触痛；超声检查可见到充盈膀胱，结合尿动力学可辅助诊断。实验室检查多半无异常。

（四）辨证论治

1. 肺脾气虚证

（1）主要证候：产后排尿不出，或点滴而下，排尿无力，倦怠乏力，少气懒言，面色少华，舌淡，苔薄，脉细弱或缓。

（2）证候分析：产妇素体体虚，或产时产后失血耗气过多，致使气虚，则无力通调水道，转输水液，停于胕中，失于气化则小便不通。气虚中阳不振则倦怠乏力、少气懒言、面色少华，舌淡、苔薄、脉相俱为气虚之象。

（3）治疗方法：补气行水。

（4）方药：补中益气汤加减。

黄芪　白术　人参　当归　泽泻　猪苓　茯苓　甘草　陈皮

方中用黄芪、人参补气，其中黄芪兼能补气行水，人参大补元气，补气生血；白术能补气利水，助黄芪、人参补气；当归则养血生血，茯苓、猪苓、泽泻利尿通淋，使小便自通；甘草调和诸药，全方共奏补气行水之功。若口渴较甚者，宜生津止渴益水饮（《傅青主女科》）。

2. 肾气亏虚证

（1）主要证候：产后小便不出，下腹胀满、疼痛，或小便点滴而出，量少，腰膝酸软，舌质淡，苔白，脉沉细。

（2）证候分析：肾气为诸身气的根本，产妇肾气不足，影响与肾相表里的膀胱，使膀胱气化不利，故小便不通或点滴而下；肾气不足无以温养腰膝，则腰膝酸软，舌脉相也俱为肾虚之象。

（3）治疗方法：温肾助阳，化气行水。

（4）方药：济生肾气丸（《济生方》）

熟地黄　山萸肉　山药　牡丹皮　茯苓　泽泻　附子　桂枝　牛膝　车前子

方中以附子、桂枝温肾助阳,少火生气,加熟地黄、山茱萸、山药,使生化有源,泽泻、茯苓、车前子利湿利尿,丹皮清泄虚热,并制山萸肉之温涩,再加牛膝补肝肾之时不忘利尿通淋。全方阴中求阳,使阳有所化,并加入利尿通淋之品,助膀胱气化,气化利则排尿自然顺畅。

若产后癃闭,伴尿黄赤,心烦口渴,手足心热,舌红,脉细数者为肾阴虚,治宜养阴清热、利尿通淋,可用知柏地黄丸。

3. 瘀血内阻证

(1)主要证候:产后小便不通,小腹胀痛甚则刺痛,或点滴而出,尿色赤或有血丝,舌暗,脉涩。

(2)证候分析:产程过长,或者分娩时损伤,致使膀胱气血受阻,瘀血阻滞,故膀胱气化不利,小便不通,下腹疼痛;气血不畅则舌暗,脉涩。

(3)治疗方法:活血化瘀,行气利水。

(4)方药:加味四物汤(《医宗金鉴》)

熟地黄　川芎　白芍　当归　蒲黄　瞿麦　桃仁　牛膝　滑石　甘草梢　木香　木通

本方以四物汤为主,养血补血,行血活血,蒲黄、桃仁、牛膝活血祛瘀,木桶、滑石、瞿麦、甘草梢通利小便,木香宣畅气机。全方共奏活血祛瘀,行气利水之功。

水与血并结血室者,可用大黄甘遂汤。

4. 肝郁气滞证

(1)主要证候:产后小便不出,下腹胀满、疼痛,或小便点滴而出,量少,情志抑郁易怒,胸闷善太息,每因情绪波动时加重,脉弦涩。

(2)证候分析:产妇产后情志不遂,肝气郁结,气机阻滞,清浊升降失常,肝失疏泄,气机不畅,不能通水道,膀胱气化不利故而小便不通。

(3)治疗方法:疏肝解郁,行气利水。

(4)方药:柴胡疏肝散合五苓散

陈皮　柴胡　川芎　香附　枳壳　芍药　甘草　猪苓　茯苓　白术　泽泻

方中以柴胡功善疏肝解郁,用以为君;香附理气疏肝、川芎活血行气以止痛,二药相合,助柴胡以解肝经之郁滞,并增行气止痛之效,共为臣药;陈皮、枳壳理气行滞,芍药、甘草养血柔肝,缓急止痛,均为佐药;甘草调和诸药,为使药。诸药相合,共奏疏肝行气、活血止痛之功。加泽泻、茯苓、猪苓因其甘淡,直达肾与膀胱,利水渗湿。佐以白术、茯苓健脾以运化水湿。两方合用,共奏疏肝解郁,行气利水之功。

5. 湿热蕴结证

(1)主要证候:产后小便不出,下腹胀满、疼痛,或小便点滴而出,量少,色黄,伴或不伴小便灼痛,心烦,身热口渴或渴而不欲饮,舌红,苔黄腻,脉数或滑数。

(2)证候分析:产妇素体湿热过盛,兼之产后护理不当,致使湿热蕴结下焦,阻滞膀胱气机,膀胱气化不利,故而小便不通,舌脉象可见湿热之象。

(3)治疗方法:清热利湿、利尿通闭。

(4)方药:八正散加减

木通　滑石　车前子　瞿麦　扁蓄　山栀子　大黄　灯心草　甘草

方中用滑石、木通为君药。滑石善能滑利窍道,清热渗湿,利水通淋;木通上清心火,下利湿热,使湿热之邪从小便而去;扁蓄、瞿麦、车前子为臣,三者均为清热利水之常用品;佐以山栀子清泄三焦,通利水道,以增强君、臣药清热利水之功;大黄荡涤邪热,并能使湿热从大便而去；甘草调和诸药，兼能清热、缓急止痛，是为佐使之用；加灯心草增加利水通淋之力。

（五）中医特色治疗

1. 针刺

（1）治疗原则：调理膀胱、行气通闭。湿热下注、肝郁气滞、瘀浊闭阻者针刺为主，泻法；肾气亏虚者针灸并用，补法。

（2）取穴：关元、三阴交、阴陵泉、膀胱俞。

（3）加减：湿热下注加中极、行间清热利湿；肝郁气滞加太冲、支沟疏理气机；瘀浊阻塞加血海、膈俞化瘀散结；肾气亏虚加肾俞、太溪补肾利尿。

（4）操作：针刺中极时针尖向下，不可过深，以免伤及膀胱；其他穴位常规针灸。

2. 隔姜灸　取关元、中极、归来穴。将新鲜的生姜片（厚约0.2～0.3cm、直径约2～3cm的薄片）置于腧穴上，再将艾炷放置在姜片上，点燃艾炷施灸。每穴灸3壮，以皮肤发红且不起泡为宜。

3. 脐疗　取神阙穴，将食盐炒黄待冷放于神阙穴填平，再用葱白压成0.3cm厚的饼置于盐上，艾炷置葱饼上施灸，至温热入腹内有尿意为止。

4. 中药外敷　莱菔子100g，菟丝子100g，王不留行籽100g，补骨脂100g，混合打成粉状后装于纯棉布袋内，加热后热敷于神厥和气海穴，当药包温度变冷时更换药包，30～40min后取下。

5. 耳针　取膀胱、肾、三焦、尿道。每次选1～3穴，毫针中度刺激，留针40～60min；或用王不留行籽贴压。

6. 电针　取双侧维道穴，针尖向曲骨沿皮刺2～3寸，得气后接电针仪，以疏密波刺激15～30min。

二、产后遗尿

（一）定义

产后遗尿相当于西医学的压力性尿失禁，是指咳嗽、打喷嚏、大笑、提重物、运动等腹压突然增高时尿液的不自主流出，遗尿的病名见于《诸病源候论》中所述"因产用气，伤于膀胱，而冷气入胞囊，胞囊缺漏不禁小便，故遗尿。多因产难所致"。产后遗尿又名"产后小便不禁"。

（二）病因病机

《诸病源候论》认为："小便不禁者，肾气虚，下焦受冷也。肾主水，其气下通于阴。肾虚下焦冷，不能温制其水液，故小便不禁也"。《妇人大全良方》中所述："故有小便涩而遗者，有失禁而出不自知者。又妇人产蓐产理不顺，致伤膀胱，遗尿无时。又有胕寒脏冷而遗尿不禁"，认为是产妇分娩时损伤膀胱，机体阳气虚衰失与固摄所致。《寿世保元》认为"尿者。赖心肾二气之所传送。膀胱为传送之府。心肾气虚。阳气衰冷。致令膀胱传送失度则必有遗尿失禁之患矣"，《医宗金鉴·妇科心法》云"产后小便数且白，肾虚不固自遗尿，因产伤胞多淋沥，频数补中益气宜"。

因此，产后小便不禁的主要病机为膀胱失约，病因概括来说是由气虚、肾虚不能制约水道或开合不利，致使膀胱失约，导致小便频数或失禁；或者产程过长，胎儿久压膀胱，使其气机不利，瘀积膀胱，膀胱不约而小便失禁。

（三）诊断

1. 病史　平素体虚或禀赋不足,亦或产程较长。

2. 症状　尿频、尿急,做弯腰、咳嗽、大笑等增加腹压动作时即有尿液流出,夜尿增多。

3. 辅助检查　膀胱 B 超可见残余尿量增加;尿常规多无明显异常。

（四）辨证论治

1. 肺脾气虚证

（1）主要证候:小便频数或不禁,伴有神疲乏力、面色无华、自汗,舌淡,苔薄白,脉弱。

（2）证候分析:素体虚弱,肺气不足,因产时努力伤气,或因产程过长,气随血耗,以致气虚不能制约水道,膀胱气化失司,不能藏纳尿液,而致小便频数或失禁;舌脉相俱为气虚之象。

（3）治疗方法:补脾益肺,收敛固涩。

（4）方药:补中益气汤加减

黄芪　人参　当归　白术　陈皮　升麻　柴胡　甘草

本方重用黄芪,补中益气、固表升提,为君药;配伍人参、白术、甘草补气健脾,为臣药,加强黄芪补中升提之力;加当归养血和血,陈皮调理气机,补而不滞,共为佐药;柴胡、升麻升阳举陷。诸药合用,共奏补中益气之功。尿失禁较重者,可加山药、山茱萸、煅龙骨、煅牡蛎;气血虚弱,面色无华,舌淡,脉虚弱者,可加四物汤,补气固涩与养血活血共用。

2. 肾气亏虚证

（1）主要证候:产后小便频数,夜尿量多,兼有面色晦暗、腰膝酸软、畏冷,舌淡,苔白,脉沉。

（2）证候分析:素禀薄弱,肾气不足,因产难损伤气血,使肾气更虚,肾虚则开合不利,膀胱气化失司,而致小便频数或失禁,舌脉相俱为肾虚之象。

（3）治疗方法:温肾助阳,固涩止溺。

（4）方药:肾气丸(《金匮要略》)

熟地黄　山药　山茱萸　泽泻　茯苓　牡丹皮　桂枝　附子

方中以附子、桂枝温肾助阳,少火生气;加熟地黄、山茱萸、山药,使生化有源;泽泻、茯苓、车前子利湿利尿;丹皮清泄虚热,并制山萸肉之温涩。全方阴中求阳,使阳有所化,温肾助阳,固涩止溺。

若尿频、尿失禁严重者,可加桑螵蛸、补骨脂;若未见明显寒热症状者,可用桑螵蛸,以固肾缩尿。

3. 下焦蓄血证

（1）主要证候:产妇产程较长,小便频数或不禁,少腹伴有刺痛感,痛处固定,尿赤或尿中有血丝者,舌质暗或有瘀斑,脉弦涩。

（2）证候分析:产程较长,胎儿久压膀胱,或产伤使膀胱气机不利,瘀血蓄于膀胱,膀胱气化失司,故而小便频数或失禁,舌脉象俱为瘀血之象。

（3）治疗方法:行气活血、化瘀止遗。

（4）方药:桃红四物汤加减

桃仁　红花　熟地黄　当归　芍药　川芎

方中以强劲的破血之品桃仁、红花为君,力主活血化瘀;以甘温之熟地、当归滋阴补肝、养血调经;芍药养血和营,以增补血之力;川芎活血行气、调畅气血,以助活血之功。全方配伍得当,使瘀血祛、新血生、气机畅,气机畅而小便调。

若产程中失血过多,兼有气虚表现者,可用黄芪当归散(《医宗金鉴》)。

（五）中医特色治疗

1. 针刺

（1）治疗原则：肾气不固、脾肺气虚者补气固本，针灸并用，补法；湿热下注、下焦瘀滞者清热化湿、通瘀固胞，以针刺为主，泻法。

（2）取穴：以肾和膀胱的俞募穴为主，取中极、膀胱俞、肾俞、三阴交。

（3）加减：肾气不固加关元、命门补肾固本；脾肺气虚加肺俞、脾俞、足三里补益肺脾；湿热下注加阴陵泉、行间清利湿热；下焦瘀滞加次髎、太冲活血行滞。

（4）操作：刺中极、关元时针尖朝向会阴部；肺俞、脾俞不可直刺、深刺；关元、命门多用灸法；其他腧穴常规针刺。

2. 芒针　取中髎、次髎穴，针前排空膀胱，用碘伏常规消毒后，选 0.30mm×125mm 一次性无菌针灸针，双手夹持进针，斜向内下刺入骶后孔中，轻捻慢进，徐徐而入 75～100mm，以患者自觉有放电样针感传至前阴或小腹部为得气。

3. 隔附子饼灸　取神阙、气海、关元、中极、三阴交、足三里、命门、肾俞、膀胱俞。将附子研末，用黄酒调和呈糊状，做成厚约 0.3cm 的饼状，将附子饼置于应灸穴位，将艾炷置于附子饼上施灸，每次取穴 2～4 个，每穴灸 3 壮，以皮肤发红且不起泡为宜。

4. 耳针　取膀胱、尿道、肾、肺、脾、三焦、皮质下。每次选 3～4 穴，毫针中度刺激，留针 15～30min，或用王不留行籽贴压。每日或隔日 1 次，两耳交替。

5. 电针　取气海、关元、中极、足三里、三阴交，腹部三穴针刺时要求针感放射至前阴部，针刺得气后接电针用疏密波或断续波刺激 30min，每日 1 次。

三、产后淋证

（一）定义

产后淋证是以小便频数，淋漓不尽，涩痛为特点的疾病。相当于现代医学的产后尿路感染等疾病。《诸病源候论·诸淋候》认为：诸淋者，因肾虚而膀胱热故也。《诸病源候论·产后淋候》更进一步认为："因产虚损，而热气客胞内，虚则气数，热则泄少，故成淋也"。《万氏妇人科·产后淋》："此亦血去阴虚症也。盖肾为至阴，主行水道，去血过多，真阴亏损，一水不足，二水更甚，故生内热，小便成淋而涩痛也，加味导赤散主之。"《傅青主女科·产后编·患淋》："由产后虚弱，热客于脬中，内虚频数，热则小便淋涩作痛曰淋。

（二）病因病机

伤气耗血，邪热乘虚而入，客于膀胱，导致小便频数，淋沥涩痛。或素体阴虚，产后阴血虚衰，虚热内生，客于膀胱而成淋。若未经正规治疗，或反复感邪发病，易使邪热留连机体，经久不愈，从而正虚邪恋。

（三）诊断

1. 病史　产程较长，长期或反复导尿，产后尿潴留时间较长。

2. 主要症状　以小便频数、淋沥涩痛，为主症，伴或不伴血尿，较严重者可有全身发热症状。

3. 辅助检查　尿常规可见白细胞增高，B 超无明显异常。

（四）辨证论治

1. 湿热蕴结证

（1）主要证候：小便淋沥涩痛，尿黄或黄赤，身热口渴或渴而不欲饮，心烦，舌红，苔黄腻,脉数或滑数。

（2）证候分析：产后气血大虚,再加上邪热易乘虚而入,上抵膀胱,或与湿邪胶着,影响膀胱气化,气化不利,则小便淋沥涩痛,热邪熏蒸则尿黄或黄赤、口渴、心烦。舌、脉均为湿热蕴结之相。

（3）治疗方法：清热利湿、利尿通淋。

（4）方药：八正散

木通　滑石　车前子　瞿麦　扁蓄　山栀子　大黄　灯心草　甘草

原方为治疗热淋常用方,方中用滑石、木通为君药。滑石善能滑利窍道,清热渗湿,利水通淋；木通上清心火,下利湿热,使湿热之邪从小便而去；扁蓄、瞿麦、车前子为臣,三者均为清热利水通淋之常用品；佐以山栀子清泄三焦,通利水道,以增强君、臣药清热利水通淋之功；大黄荡涤邪热,并能使湿热从大便而去；甘草调和诸药,兼能清热、缓急止痛,是为佐使之用；加灯心草增加利水通淋之力。

亦可用白头翁汤或加味五苓散加减。若产后气血大虚,可加黄芪、白术、当归、生地、白芍养血补气；尿色赤者,可加白茅根、小蓟、大蓟以凉血止血；口渴引饮、心烦、舌红少津者,可加生地、知母、花粉以养阴生津；湿热甚者加萆薢、菖蒲、金钱草；肝郁气滞加川楝子、香附；血尿加大小蓟、生地；高热加大青叶、石膏；低热加地骨皮、青蒿。

2. 阴虚火旺证

（1）主要证候：产后小便涩痛,频数,尿道灼热疼痛,量少色黄,伴腰膝酸软,头晕耳鸣,心烦盗汗,舌红,苔少,脉细数。

（2）证候分析：平素肾阴不足,再因产时耗伤气血,使伤阴更甚,阴不制阳,虚火下移膀胱,影响膀胱气化,再加上虚火热灼膀胱,以致小便短少、色黄、淋沥涩痛。肾阴不足则腰膝酸软,阴不制阳,肝阳上亢,则头晕耳鸣；虚火上炎则心烦；舌脉俱为肾阴虚之相。

（3）治疗方法：养阴清热,渗湿通淋。

（4）方药：知柏地黄丸（《医方考》）或化阴煎（《景岳全书》）

知母　黄柏　熟地黄　山萸肉　山药　泽泻　牡丹皮　茯苓

方中重用熟地黄滋阴补肾,为君药。山茱萸、山药补益肝脾,共为臣药。三药配合,肝脾肾三阴并补。泽泻利湿而泄肾浊,并能减熟地黄之滋腻；茯苓淡渗脾湿,并助山药之健运,与泽泻共泻肾浊,助真阴得复其位；丹皮清泄虚热,并制山萸肉之温涩。此三药称为"三泻",均为佐药。知母、黄柏滋阴清热,并引药下行,直达病所。

3. 脾肾气虚证

（1）主要证候：反复小便淋沥涩痛,尿频,尿急,偶有血尿,伴少气、懒言,小腹坠胀,腰膝酸软,劳累后易发或症状加重,舌淡,苔薄白,脉细弱。

（2）证候分析：淋证日久,伤及肾脾,先后天不足,致使膀胱气化无权,故小便频数。热邪不甚,但亦影响膀胱气化,则便时涩痛。脾肾之气不足,则少气懒言,小腹坠胀,腰膝酸软。劳则气耗,故遇劳则发。舌脉相均为脾肾气虚之相。

（3）治疗方法：健脾利湿,益肾通淋。

（4）方药：补中益气汤合无比山药丸加减

党参　黄芪　白术　山药　芡实　山萸肉　杜仲　菟丝子　金樱子　龙骨　牡蛎　白茅根　薏苡仁

本方用党参、黄芪、白术补气健脾为君；山药、芡实补涩脾肾之气,助君药大补元气,为臣药。山茱萸、杜仲、菟丝子、金樱子温肾固涩，龙骨、牡蛎镇静安神，收敛固涩，共奏补脾益肾之功；白茅根、薏苡仁利尿通淋。

若中气下陷明显者，加升麻、柴胡补气升提；若伴有尿血，口渴心烦，脉数者，加大蓟、小蓟、侧柏叶凉血止血。

4. 下焦蓄血证

（1）主要证候：产后小便刺痛，尿频，尿急，伴或不伴血尿或夹有血块，舌暗或有瘀斑，脉弦涩。

（2）证候分析：产程过长，或者分娩时损伤，致使膀胱气血受阻，瘀血阻滞，故膀胱气化不利，气血不畅，小便淋沥刺痛，舌脉象可见舌暗、脉弦涩。

（3）治疗方法：活血行气，化瘀通淋。

（4）方药：加味四物汤（《医宗金鉴》）

熟地黄　川芎　白芍　当归　蒲黄　瞿麦　桃仁　牛膝　滑石　甘草梢　木香　木通

本方以四物汤为主，养血补血、行血活血；蒲黄、桃仁、牛膝活血祛瘀；木桶、滑石、瞿麦、甘草梢通利小便；木香宣畅气机。全方共奏活血祛瘀，行气利水之功。

若尿时痛如针刺，舌质暗有瘀斑，加牛膝、红花、桃仁以活血化瘀；伴有神疲乏力等气虚表现时加用黄芪、党参益气，以加强活血化瘀之功效。

（五）中医特色治疗

1. 针刺

（1）治疗原则：清热化湿、利水通淋、健脾益肾、通调气机，以针刺为主，虚补实泻。

（2）取穴：以足太阴脾经腧穴和膀胱的俞、募穴为主，取中极、膀胱俞、三阴交、阴陵泉。

（3）加减：热淋加行间泻热通淋；石淋加秩边透水道、委阳通淋排石；气淋加肝俞、太冲疏肝理气；血淋加血海、膈俞凉血止血；膏淋加气海、足三里分清泌浊；劳淋加脾俞、肾俞、关元、足三里补益脾肾、益气通淋。

（4）操作：针刺中极前应排空小便，不可进针过深，以免刺伤膀胱。急性期和症状较重者，每日治疗1～2次；慢性期、症状较轻者，可每日或隔日治疗1次。

2. 隔药灸脐　由附子、丁香、肉桂、吴茱萸、仙灵脾、柴胡、小茴香、乌药、香附各等份，研成细末备用，每次3～4g。将药粉填满神阙穴，把大小适中的姜片置于神阙穴上，再将艾炷置于姜片上。点燃艾炷施灸，连续灸3壮。

3. 皮肤针　取三阴交、曲泉、关元、曲骨、归来、水道、腹股沟部、第3腰椎至第4骶椎夹脊。用皮肤针叩刺，至皮肤红润为度。

4. 耳针　取膀胱、肾、交感、肾上腺。每次选2～4穴，毫针强刺激。

5. 电针　取肾俞、三阴交。针刺得气后予高频脉冲电流刺激5～10min。

（蔡　蔚　陈敏丰　吴洪涛　娄必丹　蒋伟平　贺　潇　夏　云）

参 考 文 献

[1] 马宝璋，杜惠兰. 中医妇科学. 3版. 上海：上海科学技术出版社，2018.

[2] Sharp HT, Adelman MR. Prevention, Recognition, and Management of Urologic Injuries During Gynecologic Surgery. Obstetrics and gynecology, 2016, 127（6）：1085-1096.

[3] Janssen PF, Brolmann HA, Huirne JA. Causes and Prevention of Laparoscopic Ureter Injuries：An Analysis

of 31 Cases During Laparoscopic Hysterectomy in the Netherlands. Surg Endosc, 2013, 27（3）: 946-956.

[4] Esparaz AM, Pearl JA, Herts BR, et al. Iatrogenic Urinary Tract Injuries: Etiology, Diagnosis, and Management. Seminars in interventional radiology, 2015, 32（2）: 195-208.

[5] LUCAS M G, BOSCH R J, BURKHARD F C, et al. EAU guidelines on assessment and nonsurgical management of urinary incontinence. Eur Urol, 2012, 62（6）: 1130-1142.

[6] HAGEN S, STARK D, GLAZENER C, et al. Individualised pelvic floor muscle training in women with pelvic organ prolapse（POPPY）: a multicentre randomised controlled trial. Lancet, 2014, 383（9919）: 796-806.

[7] LIU Z, LIU Y, XU H, et al. Effect of Electroacupuncture on Urinary Leakage Among Women With Stress Urinary Incontinence: A Randomized Clinical Trial. JAMA, 2017, 317（24）: 2493-2501.

[8] Buchanan J, Beckmann M. Postpartum voiding dysfunction: identifying the risk factors. The Australian & New Zealand journal of obstetrics & gynaecology, 2014, 54（1）: 41-45.

[9] Saraswat L, Rehman H, Omar MI, et al. Traditional suburethral sling operations for urinary incontinence in women. The Cochrane database of systematic reviews, 2020, 1: CD001754.

[10] 尿路感染诊断与治疗中国专家共识编写组. 尿路感染与治疗中国专家共识（2015 版）—复杂性尿路感染. 中华泌尿外科杂志, 2015, 36（4）: 241-244.

[11] Kalinderi K, Delkos D, Kalinderis M, et al. Urinary tract infection during pregnancy: current concepts on a common multifaceted problem. Journal of obstetrics and gynaecology: the journal of the Institute of Obstetrics and Gynaecology, 2018, 38（4）: 448-453.

[12] Glaser A P, Schaeffer A J. Urinary Tract Infection and Bacteriuria in Pregnancy. Urologic Clinics of North America, 2015, 42（4）: 547-560.

[13] 谢幸, 苟文丽. 妇产科学. 8 版. 北京: 人民卫生出版社, 2015.

[14] 尿路感染诊断与治疗中国专家共识编写组. 尿路感染与治疗中国专家共识（2015 版）—尿路感染抗菌药物选择策略及特殊类型. 中华泌尿外科杂志, 2015, 36（4）: 245-248.

[15] Cruz J, Figueiredo F, Matos AP, et al. Infectious and Inflammatory Diseases of the Urinary Tract: Role of MR Imaging. Magn Reson Imaging Clin N Am, 2019, 27（1）: 59-75.

[16] Kazemier BM, Koningstein FN, Schneeberger C, et al. Maternal and neonatal consequences of treated and untreated asymptomatic bacteriuria in pregnancy: a prospective cohort study with an embedded randomised controlled trial. Lancet Infect Dis, 2015, 15（11）: 1324-1333.

[17] Lee AC, Quaiyum MA, Mullany LC, et al. Screening and treatment of maternal genitourinary tract infections in early pregnancy to prevent preterm birth in rural Sylhet, Bangladesh: a cluster randomized trial. BMC Pregnancy Childbirth, 2015, 15: 326-330.

[18] US Preventive Services Task Force. Screening for Asymptomatic Bacteriuria in Adults: US Preventive Services Task Force Recommendation Statement. JAMA, 2019, 322（12）: 1188-1194.

[19] Linda B, Cassandra C, Rahel N, et al. American Urogynecologic Society Best-Practice Statement: Recurrent Urinary Tract Infection in Adult Women. Female pelvic medicine & reconstructive surgery, 2018, 24（5）: 321.

[20] M O, J D, J S, et al. Incidence, Treatment, and Implications of Kidney Stones During Pregnancy: A Matched Population-Based Cohort Study. J Endourol, 2020, 34（2）: 215-221.

[21] Meria P, Hadjadj H, Jungers P, et al. Stone formation and pregnancy: pathophysiological insights gained from morphoconstitutional stone analysis [J]. J Urol, 2010, 183（4）: 1412-1416.

[22] 宋灵敏, 周逢海, 常德辉, 等. 妊娠期泌尿系结石的诊治研究进展. 中国医师杂志, 2014, 4: 571-573.

[23] Ray J G, Vermeulen M J, Bharatha A, et al. Association Between MRI Exposure During Pregnancy and Fetal and Childhood Outcomes. JAMA, 2016, 316(9): 952-961.

[24] Chu C M, Lowder J L. Diagnosis and treatment of urinary tract infections across age groups. Am J Obstet Gynecol, 2018, 219(1): 40-51.

[25] C T, A P, K S, et al. EAU Guidelines on Interventional Treatment for Urolithiasis. Eur Urol, 2016, 69(3): 475-482.

[26] 陈素辉, 孙华. 产后尿潴留的病因及针灸治疗进展 [C]. 中国针灸学会. 新时代 新思维 新跨越 新发展 -2019 中国针灸学会年会暨 40 周年回顾论文集. 中国针灸学会, 2019: 1080-1084.

[27] 孙阳. 电针联合感应电治疗产后尿潴留的临床疗效观察. 中华物理医学与康复杂志, 2015, 37(7): 543-544.

第七章

产后康复营养指导

传统的说法"坐月子",现代医学称为产褥期,一般为6周,是产后女性身体功能恢复的时间。对于现代女性,怀孕和生产意味着心理、家庭角色、家庭结构的变化、工作状态与社交状态的调整,从这个层面上来讲,"康复"这个定义的外延扩大了,因此也需要更长的康复时间。产后康复,又称产后恢复,是指女性在生产完毕后,常常会因为身体过于虚弱而需要一定的恢复和保养,而这种恢复和保养常被称之为产后康复。产后营养作为产后康复的重要组成部分,主要是补偿妊娠和分娩时的消耗,促进母体组织修复,使内部各器官尽快恢复到非妊娠状态。对于母乳喂养的产妇,产后营养也会直接影响其乳汁的质和量以及下一代的生长和发育。

分娩后,产妇的乳房需要分泌乳汁,子宫需要复原,膈肌需要下降,身体的各个系统需要慢慢恢复至产前的正常状态。这一时期,产妇对能量及营养素的需要甚至超过了妊娠期,因此是否得到充足休息,饮食是否科学合理,日常护理是否得当,心情是否愉悦,对于产妇身体恢复至关重要。如果康复得当,身体恢复情况良好,就能有效避免日后不适现象的发生。如果康复不当,不仅会使身体各个系统无法得到恢复,还会留下健康隐患。

膳食营养的支持在产后康复中起到非常重要的作用,产后的女性需要均衡且特别的饮食,以补充生产造成的消耗和哺喂母乳时所需要的营养。在产褥期间,须按身体恢复的状况个体化地安排饮食。产后两周内,产妇身体仍处于疲劳阶段,各器官尚未恢复完全,若摄入过多高热量食物,身体无法全部吸收利用,多余热量反而会增加肥胖等相关问题的发生风险,因此产后膳食营养应循序渐进,同时注意食物搭配,保证营养素和能量的均衡摄入。产后这个特殊时期,一般家庭认为"吃"主要有两个目的,一是帮助女性产后恢复,二是下奶,但从目前的调研数据来看,绝大多数产妇都会把"下奶"放在第一位,在食材的选择和做法上都会以出奶量为主,其次才是身体恢复、改善体质等,这是不正确的。产后营养指导帮助产妇康复尤为重要。

母乳喂养对产妇的产后恢复也有很大帮助。第一,产后母乳喂养有助于子宫收缩,预防产后出血;第二,产后母乳喂养可延长月经恢复的时间,有助于减少机体蛋白质和铁等营养物质的流失,也可促进产后恢复;第三,产后母乳喂养可以降低母亲患乳腺癌和卵巢癌的风险;第四,产后母乳喂养有助于产妇体形恢复,还能加深母子感情。除此之外,母乳营养丰富,含有新生儿生长发育所需要的全部营养素,并且容易吸收。而且母乳的营养成分随着新生儿的生长发育需求不断改变,可增强婴儿的免疫力;促进婴儿的智力发育;预防疾病,过敏,减少腹泻的发生;有利于乳牙的生长发育;促进神经系统的发育;减少成年后代谢病的发生。因此,保证产后营养充足,坚持母乳喂养,对产妇本人的产后康复和下一代的生长发育都是非常重要的。

综上所述,产后营养指导在产后康复中有着举足轻重的作用,不仅是产妇本身,产妇身边的家人、朋友和社会支持力量都应该提升对产后营养的认识,充分了解产后营养的必要性和重要性。此章的目的在于制定科学的产后营养规范,帮助相关服务人员通过精准个体化营养指导,提高产妇产后生活质量,保障母婴健康。

第一节　产后营养的定义及需求

一、产后营养的定义

产后营养主要是指在产褥期通过饮食补偿产妇妊娠和分娩时的消耗,促进母体组织修复,使内部各器官尽快恢复到非妊娠状态。对于母乳喂养的产妇,产后营养也会直接影响其乳汁的质和量以及下一代的生长和发育。产后饮食应注重营养均衡,补充足够的蛋白质、水分、微量元素等营养物质,并且应多休息,才能有助于身体恢复。

二、产后营养的重要性

分娩对于产妇而言,是一项十分消耗体力的活动。正常分娩或者剖宫产时会造成产妇失血,一般失血量在100～400ml。如果出现难产、产程较长,体力大量消耗时血液丢失也会增加。产后初期产妇会感到疲乏无力,并且肠胃功能趋于紊乱,此时饮食上需要特别关注,应及时补充营养。这一时期产妇的能量及营养素的需要甚至超过了妊娠期,如果营养不足,不仅产妇的身体难以恢复,还会影响婴儿的哺喂及生长发育。另外,营养过剩同样会影响产妇的身材恢复以及乳汁的质量。因此,科学合理的营养补充对产妇本身和婴儿都至关重要。

三、产后营养需求

产妇在产后身体需要调理修养和营养补充。产后营养不足会造成产妇体力及生殖系统恢复缓慢,影响产后健康。母乳喂养的产妇营养不足则会影响其产生高质量、充足的乳汁,使婴儿不能得到生长所需的营养物质,造成免疫力、抵抗力低下,影响婴儿智力发育和健康成长。另外,若产妇出现孕期合并贫血、骨质疏松、产时出血、产后感染等问题,产后营养不良易造成以上问题不能尽快恢复,遗留形成慢性疾病。同样,营养补充过量易造成产妇身体脂肪堆积、肥胖,可增加糖尿病、高血压、高血脂、心脑血管疾病等慢性疾病的发生风险,并易发展成终身性疾病。因此,产妇在产后进行合理的营养补充十分重要,不仅影响产妇的身体健康,还与婴儿的健康发育息息相关。

(一)能量

人体通过摄取食物中的产能营养素(包括碳水化合物、蛋白质和脂肪)来获取能量,以维持机体的各种生理功能和生命活动。成年人的能量消耗主要用于维持基础代谢、身体活动和食物热效应三个方面。对于哺乳期哺乳母亲而言,能量的需要量有所增加,一方面要满足母体自身对能量的需要,另一方面要供给乳汁所含的能量和乳汁分泌过程本身消耗的能量。哺乳母亲哺乳期每日泌乳量约为700～800ml(平均750ml),每100ml乳汁所含能量280～320kJ(67～77kcal),母体内的能量转化为乳汁所含的能量,其效率以80%计算,则哺乳母亲每日分泌乳汁所含总能量为1 960～2 560kJ(467～610kcal),母体为分泌乳汁应增加能量摄入约2 450～3 200kJ(584～763kcal),平均为2 800kJ(670kcal)。由于哺乳母亲在孕期储存了一些脂肪,可用来补充部分能量,同时考虑到哺育婴儿的操劳及哺乳母亲基础代谢的增加(哺乳母亲基础代谢较未哺乳妇女约高20%),推荐哺乳母亲每日膳食能量需要量较非妊娠期妇女增加2 090kJ(500kcal)。

　　衡量哺乳母亲能量摄入是否充足,应以泌乳量和母亲体重为依据。当母体能量摄入适当时,其分泌的乳汁量既能使婴儿感到饱足,母体自身又能逐渐恢复到孕前体重。

　　（二）蛋白质

　　蛋白质是机体细胞、组织和器官的重要组成部分,是一切生命的物质基础。对于哺乳期的女性而言,保证蛋白质摄入量尤为重要,因其对乳汁分泌的数量和质量的影响最为明显。哺乳母亲膳食中蛋白质量少质差时,乳汁分泌量将减少,并动用哺乳母亲组织蛋白,以维持乳汁中蛋白质含量的恒定。正常情况下,每日分泌乳量 750ml,每天从乳汁中排出的蛋白质约为 10g,母亲摄入的蛋白质变成乳汁中蛋白质的转换率约为 70%;蛋白质的质量较差时,上述转化率较低。由于我国居民以植物性蛋白质来源为主,膳食蛋白质的生物学价值不高,其转化率可能较低。为满足哺乳母亲对蛋白质的需要,应额外增加蛋白质供给。

　　中国营养学会推荐成人蛋白质的每日摄入量为:男性 65g,女性 55g。哺乳母亲应在正常女性基础上每日增加蛋白质 25g,达到每日 80g,其中一部分应为优质蛋白质。建议哺乳母亲多吃蛋类、乳类、瘦肉类、大豆类及其制品。

　　（三）碳水化合物

　　食物中的碳水化合物分为两类,可被吸收和利用的碳水化合物,如单糖、双糖、多糖等;不能被吸收和利用的碳水化合物,包括半纤维素和纤维素等。上述两类碳水化合物对产后妇女都有重要作用。可被吸收和利用的碳水化合物是产妇主要的供能营养素,有助于完成脂肪氧化以及发挥节约蛋白质作用。哺乳母亲每日膳食能量需要量较非妊娠期妇女增加 2 090kJ（500kcal）。碳水化合物作为主要能量来源,也需相应增加。碳水化合物的日常食物来源是主食及水果等。需要注意的是,产妇在产后 1 周左右容易出现便秘,应适当增加膳食纤维摄入。食物中膳食纤维主要来源于全谷类、蔬菜和水果等食物。中国营养学会推荐哺乳期每日谷薯类摄入量为 300～350g,其中,全谷物及杂豆 75～150g,薯类 75～100g,水果 200～400g,相比孕前均有所增加。

　　（四）脂类

　　脂类是人体需要的重要营养素之一,供给机体所需的能量,提供机体所需的必需脂肪酸,是人体细胞组织的组成成分之一。婴儿的生长发育需要乳汁提供能量,而且脂肪的产能最高,再加上婴儿中枢神经系统发育及脂溶性维生素吸收等的需要,哺乳母亲膳食中必须含有适量的脂肪,尤其是多不饱和脂肪酸。哺乳母亲每日脂肪的摄入量以占总能量的 20%～30% 为宜。母亲摄入 n-3 长链多不饱和脂肪酸,包括二十二碳六烯酸（DHA）,会影响此类脂肪酸在乳汁中的浓度。由于 DHA 对婴儿中枢神经系统发育有重要作用,哺乳母亲适当地进食高 DHA 食品是必要的。另外,每次哺乳过程中,后段乳汁中的脂肪含量比前段乳汁的含量高,有利于控制婴儿的食欲,提供饱足信号,防止婴儿摄入过多。

　　（五）水

　　哺乳母亲每天摄入的水量与乳汁分泌量密切相关。饮水量不足时,乳汁分泌量减少,故哺乳母亲每天应多喝汤水。此外,由于产妇的基础代谢较高,出汗多,再加上乳汁分泌,需水量也应高于一般人。哺乳母亲平均每日泌乳量为 750ml,因此每日应从食物及饮水中比非孕期多摄入水约 1 000ml。通常建议哺乳母亲每日应保证汤水的总量不低于 2 500ml,包括摄入的所有液体的总量,比如牛奶、水、豆浆、粥、稀饭等。

　　（六）维生素

　　1. 维生素 A　维生素 A 可以帮助婴儿维持正常视力,预防夜盲症;维持上皮细胞组织

健康;促进婴儿生长发育和增加对传染病的抵抗力,预防和治疗眼干燥症。维生素 A 可以
通过乳腺进入乳汁,尤其是产后两周内的初乳,富含维生素 A;随着成熟乳汁的产生,维生
素 A 含量逐渐下降,平均为 60μg/100ml。所以,哺乳母亲维生素 A 的摄入量可影响乳汁中
维生素 A 含量,进而影响婴儿发育和健康。但膳食中维生素 A 转移到乳汁中的数量有一定
限度,超过一定限度则乳汁中的维生素 A 含量将不再按比例增加。建议哺乳母亲维生素 A
的推荐摄入量为 1 300μgRAE/d,可耐受的最高摄入量为 3 000μgRAE/d。常见食物中维生
素 A 的含量见表 7-1-1。

表 7-1-1　常见食物中维生素 A 的含量【RAE(μg/100g 可食部分)】

食物名称	含量
鸡肝	10 414
猪肝	4 972
鸡心	910
胡萝卜	841
甘薯	709
绿芥菜	525
菠菜	469
南瓜	369

注 1:膳食维生素 A 活性单位通过计算视黄醇活性当量 RAE 来表示;

注 2:RAE(μg)=视黄醇(μg)+1/12β- 胡萝卜素(μg)+1/24α- 胡萝卜素(μg)+1/24β- 隐黄质(μg);

注 3:数据来源于《中国居民膳食营养素参考摄入量》(2013 版)

2. 维生素 D　中国营养学会发布的婴幼儿喂养指南中,维生素 D 是唯一被明确指出需
要补充的营养素。维生素 D 可以促进钙磷吸收;维持婴儿骨骼和牙齿的正常生长;预防婴
幼儿佝偻病;帮助婴儿吸收维生素 A。研究表明,维生素 D 几乎不能通过乳腺,因此母乳中
含量很低,建议哺乳母亲维生素 D 的推荐摄入量为 10μg/d,可耐受的最高摄入量为 50μg/d,
必要时可补充维生素 D 制剂,维持母乳中钙水平的恒定,以利于婴儿骨骼的生长发育。常
见食物中维生素 D 的含量见表 7-1-2。

表 7-1-2　常见食物中维生素 D 的含量【 μg(IU)/100g 可食部分 】

食物名称	含量
鱼干(虹鳟鱼、大马哈鱼)	15.6(623)
奶酪	7.4(296)
蛋黄(生鲜)	5.4(217)
沙丁鱼	4.8(193)
香菇(干)	3.9(154)
全蛋(煮、煎)	2.2(88)
全蛋(生鲜)	2.0(80)
猪肉(熟)	1.1(44)

注:数据来源于《中国居民膳食营养素参考摄入量》(2013 版)

3. B 族维生素　维生素 B_1 已被证明可以帮助改善哺乳期妇女食欲,促进乳汁分泌,预防婴儿维生素 B_1 缺乏病。维生素 B_1 可通过乳腺进入乳汁,增加哺乳母亲维生素 B_1 摄入量可增加乳汁中维生素 B_1 含量。中国营养学会建议哺乳母亲维生素 B_1 的推荐摄入量为 1.5mg/d,哺乳母亲在日常饮食中可适当增加葵花籽仁、瘦猪肉、粗粮、豆类等食物摄入。B 族维生素对机体的影响和矿物质微量元素的利用有着相互关联的作用,因此,应同时注意矿物质的摄入,例如:钙、铁、锌等。维生素 B_2 也可通过乳腺进入乳汁,建议哺乳母亲的维生素 B_2 推荐摄入量为 1.5mg/d。

常见食物中维生素 B_1 的含量见表 7-1-3,常见食物中维生素 B_2 的含量见表 7-1-4。

表 7-1-3　常见食物中维生素 B_1 的含量【mg/100g 可食部分】

食物名称	含量
葵花籽仁	1.89
花生仁(生)	0.72
猪肉(瘦)	0.54
辣椒(红、尖、干)	0.53
豌豆	0.49
黄豆	0.41
小麦	0.40
黑米	0.33

注:数据来源于《中国居民膳食营养素参考摄入量》(2013 版)

表 7-1-4　常见食物中维生素 B_2 的含量【mg/100g 可食部分】

食物名称	含量
猪肝	2.08
麸皮	0.30
鸡蛋	0.27
黄豆	0.20
核桃	0.14
牛肉	0.14
牛奶	0.14
花生仁	0.13

注:数据来源于《中国居民膳食营养素参考摄入量》(2013 版)

4. 维生素 E　维生素 E 具有促进乳汁分泌的作用,而且在婴幼儿生长、代谢、发育过程中也发挥着重要作用。哺乳期妇女的维生素 E 适宜摄入量为 17mg α-TE/d。维生素 E 为脂溶性维生素。常见食物中维生素 E 的含量见表 7-1-5。

表 7-1-5　常见食物中维生素 E 的含量【mg/100g 可食部分】

食物名称	含量
葵花籽油	54.60
玉米油	50.94
核桃（干）	43.21
榛子（干）	36.43
松子仁	32.79
腐竹	27.84
豆腐皮	20.63
黄豆（大豆）	18.90

注：数据来源于《中国居民膳食营养素参考摄入量》（2013 版）

5. 维生素 K　乳汁中的浓度随母亲膳食而异，但一般较低。

水溶性维生素大多可自由通过乳腺，补充后其含量增加，但乳腺可调控其进入乳汁的含量。

（七）矿物质

人乳中主要矿物质（钙、磷、镁、钾、钠）的浓度一般不受膳食影响，然而乳汁中碘和硒的浓度会受膳食的影响。微量元素中，碘和硒的膳食摄入量增加，乳汁中含量也会相应增加。

1. 钙　人乳中钙的含量较为稳定，每天从乳汁中排出钙的量约为 300mg。如果哺乳母亲的钙供给量不足，就会动用自身骨骼中的钙来满足乳汁中钙的含量。哺乳母亲可因缺钙引起骨质软化症，导致其出现腰腿酸痛、抽搐，甚至发生骨质疏松症。为保证乳汁中正常的钙含量，并维持母体钙平衡，应增加哺乳母亲钙的摄入量。哺乳母亲钙的推荐摄入量为在非妊娠期 800mg/d 基础上增加 200mg/d。除了多食用富含钙的食物（如乳类和乳制品），也可以在医生或者营养师的指导下合理选用钙补充剂。常见食物中钙的含量见表 7-1-6。

表 7-1-6　常见食物中钙的含量【mg/100g 可食部分】

食物名称	含量
虾皮	991
全脂奶粉	676
芝麻	620
河虾	325
河蟹	208
黄豆	191
豆腐	164
油菜心	156

注：数据来源于《中国居民膳食营养素参考摄入量》（2013 版）

2. 铁　人乳中铁含量低,这是因为铁不能通过乳腺输送到乳汁。为预防哺乳母亲发生缺铁性贫血,哺乳母亲的膳食中应注意铁的补充。哺乳母亲铁的推荐摄入量为在非妊娠期20mg/d 基础上增加 4mg/d。除了多食用富含铁的食物(如动物肝脏和瘦肉),也可以在医生或者营养师的指导下合理选用铁补充剂,见表 7-1-7。

表 7-1-7　常见食物中铁的含量【mg/100g 可食部分】

食物名称	含量
黑木耳(干)	97.4
紫菜(干)	54.9
芝麻酱	50.3
鸭血	30.5
黑芝麻	22.7
猪肝	22.6
口蘑	19.4
扁豆	19.2

注:数据来源于《中国居民膳食营养素参考摄入量》(2013 版)

3. 碘和锌　乳汁中碘和锌的含量受哺乳母亲膳食的影响,且这两种微量元素与婴儿神经系统的生长发育及免疫功能关系较为密切。哺乳母亲碘的推荐摄入量为在非妊娠期120μg/d 基础上增加 120μg/d。锌的推荐摄入量为在非妊娠期 7.5mg/d 基础上增加 4.5mg/d。常见食物中碘的含量见表 7-1-8,常见食物中锌的含量见表 7-1-9。

表 7-1-8　常见食物中碘的含量【μg/100g 可食部分】

食物名称	含量
海带(干)	36 240
紫菜	4 323
贻贝	346
海鱼	296
虾皮	265
虾米	82.5
豆腐干	46.2
鸡蛋	27.2

注:数据来源于《中国居民膳食营养素参考摄入量》(2013 版)

表 7-1-9　常见食物中锌的含量【mg/100g 可食部分】

食物名称	含量
生蚝	71.20
海蛎肉	47.05
小麦胚粉	23.40

食物名称	含量
蕨菜（脱水）	18.11
山核桃	12.59
扇贝	11.69
鱿鱼（干）	11.24
螺丝	10.29

注：数据来源于《中国居民膳食营养素参考摄入量》（2013版）

四、肠道微生态与产后康复的关系

近年来大量研究表明，肠道菌群在人类免疫、营养和病理过程中发挥着重要的作用。根据以往研究结果显示，肠道菌群中的菌群类型及其丰度与人类宿主的遗传信息以及饮食习惯密切相关，并且与炎症、肿瘤、代谢疾病等多种疾病相关，包括女性孕期及产后常见并发症，例如：妊娠期糖尿病、产后体重滞留等。由于个体肠道微生物群分布特征的异质性，相同的干预或治疗方法在不同个体上产生不同的临床表现和治疗效果。因此，基于自体的菌群特征进行合理化、科学化干预，具有重要意义。研究已证实，饮食模式可以影响有益菌群的定植，可调节肠道现有微生物群落的丰度，而这些菌群反过来影响食物对人体的产能效应及营养价值。此外，食物与肠道菌群相互作用所产生的代谢作用对人体有更为广泛的生物学效应。例如，富含纤维的饮食有助于维持健康的肠道微生物，增加其多样性和功能，如产生短链脂肪酸（SCFA）。葡萄酒、茶叶、咖啡、可可，以及各种蔬菜和水果等中的多酚，可通过改变肠道菌群表达影响脂肪代谢，其在肠道的代谢产物可促进有益菌如双歧杆菌、乳酸菌生长，同时抑制大肠埃希菌和梭状芽孢杆菌。

（一）通过饮食指导产后糖尿病患者维护肠道微生态

饮食是影响肠道菌群及糖尿病发病的重要因素，通过饮食干预可影响肠道菌群。在指导产妇尤其是那些肥胖、有妊娠期糖尿病（gestational diabetes mellitus，GDM）史的再次妊娠妇女，饮食上需特别注意对于高纤维食物的摄入，以维护产后妇女的肠道微生态，降低体内炎性指标水平，进而改善产妇的胰岛素抵抗。研究发现均衡的营养摄入、健康的妊娠期生活方式、良好的饮食习惯有助于维持肠道菌群的稳态，对产后糖尿病的防治有着积极的作用。

（二）通过饮食指导产后肥胖患者维护肠道微生态

由于肠道菌群多样性和稳定性、特定环境中的炎症活性、母婴微生物垂直传播、微生物之间、微生物与宿主之间的相互作用以及产生的影响，都可能成为孕期健康、不良妊娠结局或重大产科综合征的关键。最近的研究表明，肠道微生物可能对肥胖的发生有一定的作用，并且有假说认为肠道微生物可能是肥胖风险跨代传递的一种机制。当肠道微生物的组成发生改变时，人体可通过葡萄糖耐量下降、内源性脂多糖增加使能量过度储存、从而引起肥胖的发生。妊娠期女性肠道菌群改变，与肥胖、血脂异常、胰岛素抵抗等密切相关，因此产妇应继续接受营养干预和健康饮食模式指导，建立均衡的肠道菌群，注意膳食纤维饮食。由于肠道菌群的多样性和复杂性，肠道菌群与机体代谢机制的研究依旧任重而道远。

（马良坤　贺　媛　李　旻　杨　剑）

第二节　哺乳期膳食

哺乳期是母体用乳汁哺育新生子代使其获得最佳生长发育状态并奠定一生健康基础的特殊生理阶段。哺乳期妇女既要分泌乳汁、哺育婴儿，还需要逐步补偿妊娠、分娩时的营养损耗，促进各器官、系统功能的恢复，因此，应比非哺乳期妇女需要更多的营养。哺乳期妇女的膳食仍是由多样化食物组成的营养均衡膳食，在新的"三孩"生育政策后，产妇的营养指导对自身生育能力的保护也非常重要，产妇合理膳食，均衡营养，促进自身全面康复，为再次妊娠打下基础。

一、哺乳母亲营养对乳汁的影响

由于母乳喂养有不可替代的优点，世界卫生组织建议婴儿 6 个月内应纯母乳喂养，以促进婴儿的最佳生长、发育和健康。添加辅食后，鼓励持续母乳喂养到 2 岁甚至更长时间。母乳分为三期：产后第一周分泌的乳汁为初乳，呈淡黄色，质地黏稠；富含免疫蛋白，尤其是分泌型免疫球蛋白 A 和乳铁蛋白等；乳糖和脂肪较成熟乳少。产后第二周分泌的乳汁称为过渡乳，其乳糖和脂肪含量逐渐增多。第二周以后分泌的乳汁为成熟乳，呈乳白色，富含蛋白质、乳糖和脂肪等多种营养素。产妇应重视整个哺乳阶段的营养，以保证乳汁的质与量以持续进行母乳喂养。但哺乳期间中国产妇在此期间常过量摄入动物性食物，导致能量和宏量营养素摄入过剩。此外，吸烟和饮酒会影响乳汁分泌，乙醇和烟草中的尼古丁也可以通过乳汁进入婴儿体内，影响婴儿睡眠及精神运动发育。同样，茶和咖啡中的咖啡因有可能造成婴儿兴奋，哺乳母亲应避免饮用浓茶和大量咖啡。哺乳期妇女的膳食遵循营养均衡的原则，除保证营养需要外，还通过产妇膳食成分调节乳汁的口感和气味，潜移默化地影响较大婴儿对辅食的接受和以后自身膳食结构的建立及饮食习惯的养成。哺乳母亲在选择食物时，要合理调配膳食，做到食物品种多样化、数量充足、营养价值高，以保证婴儿与哺乳母亲都能获得足够的营养。

二、哺乳期每日食物供给建议

根据《中国居民膳食指南（2022）》，哺乳期女性应在一般人群膳食指南基础上，适量增加富含优质蛋白质及维生素 A 的动物性食物和海产品，选用碘盐，适当摄入海带、紫菜、鱼等海产品，合理补充维生素 D。核心推荐包括：①产褥期食物多样不过量，坚持整个哺乳期营养均衡；②适量增加富含优质蛋白质及维生素 A 的动物性食物和海产品，选用碘盐，合理补充维生素 D；③家庭支持，愉悦心情，充足睡眠，坚持母乳喂养；④增加身体活动，促进产后恢复健康体重；⑤多喝汤和水，限制浓茶和咖啡，忌烟酒。哺乳母亲一天食物建议量：谷类 225～275g，其中全谷物和杂豆不少于 1/3；薯类 75g；蔬菜类 400～500g，其中绿叶蔬菜和红黄色等有色蔬菜占 2/3 以上；水果类 200～350g；鱼、禽、蛋、肉类（含动物内脏）总量为 175～225g；牛奶 300～500ml；大豆类 25g；坚果 10g；烹调油 25g；食盐不超过 5g；饮水量为 2 100ml。为保证维生素 A 的需要，建议每周吃 1～2 次动物肝脏，总量达 85g 猪肝或 40g 鸡肝。动物性食物和大豆类食物之间可根据喜好做适当的替换。部分产妇在分娩后的最初 1～2d 会感到疲劳无力或肠胃功能较差，可选择较清淡、稀软、易消化的食物，如面片、挂面、馄饨、粥、蒸或煮的鸡蛋及煮烂的肉菜,之后就可过渡到正常膳食。对于剖宫产妇女,由于剖宫产手术一般采用腰麻或硬膜外麻醉,对胃肠道的影响比较轻,术后一般给予流食,但不要过多摄入牛奶、豆浆及含大量蔗糖的胀气食物。对于采用全身麻醉或手术情况较为复杂的剖宫产术后妇女,其饮食需遵医嘱。食物选择建议及饮食注意事项如下:

(一)食物种类齐全和多样化

为了保证能够摄入足够的营养素,哺乳母亲应选择多样化的食物,同时摄入食物的数量也要相应增加。一日以 5～6 餐为宜,每日谷薯类约 300～350g,其中全谷物和杂豆不少于 1/3,薯类 75g,大豆类 25g,坚果 10g。主食不能只吃精白米、面,应该粗细粮搭配,每天食用一定量粗粮,并适当调配些杂粮、燕麦、小米、赤小豆、绿豆等。

(二)增加富含优质蛋白质及维生素 A 的动物性食物和海产品

建议哺乳母亲每日食用 1 个鸡蛋(50g),150～200g 的鱼、禽、瘦肉、海产品等提供优质的蛋白质,保证每天摄入的蛋白质有 1/3 以上是来自动物性食品。如条件受限制,可选择富含优质蛋白的大豆及其制品。哺乳母亲需要多选择富含维生素 A 的食物,如富含视黄醇的动物肝脏、蛋黄、奶类,富含维生素 A 原的深绿色和红黄色蔬菜水果,其中动物性食物中的维生素 A 是视黄醇,可直接吸收利用,是维生素 A 较好的来源。建议每周吃 1～2 次猪肝(85g)或鸡肝(40g)。哺乳母亲若增加海产品摄入可使乳汁中 DHA、碘等的含量增加,从而有利于婴儿的生长发育,特别是脑和神经系统的发育。哺乳母亲至少每周吃 1 次富含碘或 DHA 的海产品,如紫菜、海带、海鱼(三文鱼、鲱鱼、鳗鱼等)、虾、贝壳类等,同时应选用加碘盐烹调食物。

(三)多食含钙丰富的食品

哺乳母亲应特别注意钙的补充,增加奶类有利于哺乳母亲骨骼的健康。乳及乳制品(如牛奶、酸奶、奶粉、奶酪等)含钙量最高,并且易于吸收利用,每天饮奶 400～500ml 可以满足机体对钙的需要。深绿色蔬菜、豆类及坚果也可提供一定数量的钙。此外,哺乳母亲还要注意补充维生素 D 或多做户外活动,以促进钙的吸收与利用。

(四)多食含铁丰富的食品

膳食中注意选择富含铁的食品包括动物的肝脏、动物血、红肉类、鱼类、大豆及其制品等。同时应摄入富含维生素 C、果酸的食物,以促进铁的吸收。浓茶、咖啡等不利于铁的吸收,应避免摄入。

(五)摄入充足的新鲜蔬菜和水果

蔬菜每天要保证供应 400～500g 以上,绿叶蔬菜和红黄色等有色蔬菜占 2/3 以上。建议每日进食水果 200～400g。

(六)科学饮汤

哺乳母亲每日需水量应增加,推荐 2 100～2 300ml。每餐应保证有带汤水的食物。但不宜喝多油的浓汤,可以选择豆腐汤、蔬菜汤、蛋花汤、米汤及面汤等。

(七)注意烹调方法

对于动物性食品,如畜、禽、鱼类的烹调方法以多汤水的煮或煨最好,少用煎炸的方式,食用畜禽类时可适当剔除皮和肉眼可见的肥肉,牛肉和鱼类脂肪较低,可合理选用。烹调蔬菜时,先洗后切,急火快炒,尽量减少维生素 C 等水溶性维生素的损失。葵花籽油、大豆油、低芥酸菜籽油富含亚油酸和亚麻酸,橄榄油和山茶油富含油酸,均可以互换选用,推荐每日植物油用量 25ml。

（八）忌烟酒，避免浓茶和咖啡

吸烟对所有人都有害健康，如果产妇吸烟，烟中的尼古丁可随母亲血液进入乳汁，给婴儿健康带来不良影响。而且产妇抽烟时，空气当中的残留物质也可能会直接进入到孩子的身体，弥漫在空气中的烟雾也会使婴儿患呼吸系统疾病的概率增加。哺乳期产妇饮酒，乙醇成分可进入乳汁，进而进入婴儿体内导致婴儿异常兴奋甚至睡眠混乱，严重时会对婴儿肝肾造成损害。哺乳期产妇少量的咖啡因摄入不会影响婴儿健康，但浓茶和咖啡的咖啡因浓度较高，过多的咖啡因通过乳汁进入婴儿体内，可能导致婴儿烦躁不安，尤其是对肝脏代谢能力较差的早产婴儿，所以产妇尽量避免浓茶和咖啡。

三、哺乳期的饮食误区

（一）乙醇

部分地区有产褥期饮用米酒增加哺乳母亲乳汁分泌的习俗，但是料酒、米酒、啤酒、白酒、红酒等含有乙醇的食品，都不适合哺乳母亲食用。因为乙醇成分可进入乳汁，如果哺乳母亲喝了酒立刻进行哺乳，乙醇会通过乳汁进入婴儿体内；乙醇会导致婴儿异常兴奋甚至睡眠混乱，严重时会对婴儿心脏、肝脏造成危害。即使是料酒烹饪，经过 2～3h 的炖煮或慢烤，乙醇依旧残留 5%～10%；而对婴儿来说，最安全的乙醇含量为 0。

美国儿科协会（AAP）建议，如果必须要饮用含乙醇类饮品，乙醇含量不能超过每千克体重 0.5g。对于大部分哺乳母亲而言，一瓶 355ml 啤酒或 118ml 葡萄酒是安全的。另外，注意饮用乙醇制品后至少停留 2h，等血液中乙醇代谢后再进行婴儿哺喂。

（二）咖啡和茶

咖啡、茶等含有咖啡因的食物不建议哺乳母亲食用。不过，哺乳期每日咖啡因摄入总量不超过 200mg 是属于安全水平，并不会对婴儿造成伤害。因此，如果每日咖啡因总量控制在 200mg 以内，咖啡是可以饮用的。尽管有安全范围，但每个婴儿情况并不一样，因此，服用咖啡的哺乳母亲，应注意婴儿是否出现明显的烦躁不安。对于早产婴儿而言，更需要慎重，因为其肝脏代谢能力较差。

（三）易过敏食物

如果直系亲属中有过敏史，那么哺乳母亲饮食应注意易过敏食物的摄入。纯母乳喂养的婴儿过敏可能跟哺乳母亲饮食有关，建议先进行记录，再由专业的儿科医生加以判断。如果确定是食物过敏，哺乳母亲最好在医生或专业营养师的指导下回避这类食物，可以用其他营养成分比较接近的食物来替代。

（四）调味品

部分地区有习俗称哺乳期女性不能食用葱、姜、蒜等调味品，因为易发生退奶现象。调味品的确会对乳汁有影响，但并不是退奶，而是乳汁的味道会受到哺乳母亲膳食的影响。除了调味品，西蓝花、洋葱、西柚、草莓、柠檬等蔬菜水果，也同样会使乳汁味道发生轻微变化。但是，这并不意味着哺乳母亲就要因此远离这些食物。虽然许多食物会轻微地改变乳汁的气味和口味，可同时却能让婴儿提前接触到丰富的味道，在未来添加辅食时更容易接受这些口感。当然，不同的婴儿对乳汁味道也有偏好，会因为哺乳母亲吃了某种食物而不爱喝奶，那哺乳母亲可以先确定食物，确定后可适当回避这种食物。

四、特殊情况的饮食建议

（一）素食者的饮食建议

母乳中 DHA、维生素 B_{12}、钙、铁、锌的主要来源是鱼、畜肉、奶类等动物性食物。对于素食的哺乳母亲而言，在食物摄取上会受到一些限制，无论是全素、蛋素、奶素还是蛋奶素等均不食用肉类。但是，如果素食母亲可以在哺乳期间遵循"食物多样、营养均衡"的饮食原则，依然能够保证乳汁中蛋白质、DHA、钙、锌、维生素 A 等营养素的含量。

1. 豆制品是素食哺乳母亲主要的蛋白质营养来源　哺乳期女性每天需要摄入蛋白质 80g，蛋白质能增加泌乳量、促进哺乳母亲身体恢复。除 250g 主食每日可提供 20g 蛋白质、500g 蔬菜提供 5g 蛋白质外，素食的哺乳母亲每天要多吃豆腐、豆干、豆皮等大豆制品来获取蛋白质，做到餐餐有豆制品。并适量搭配坚果类，坚果类除了能提供油脂及部分蛋白质外，还可提供一些微量营养素如镁、磷、钾等矿物质，亦是维生素 E 含量丰富的食物来源。建议素食的哺乳母亲每天加餐时食用坚果 15～25g，例如核桃仁、松子、花生、开心果、榛子、腰果、小核桃仁、大杏仁等原味坚果，也可以在蔬菜中加入坚果，例如西芹腰果、菠菜花生果仁等。具体豆制品摄入量建议：

（1）全素食的哺乳母亲：每天摄入 150g 豆腐、100g 豆腐干、25g 腐竹和 300ml 豆浆，全天才能达到 80g 蛋白质的摄入量。

（2）蛋素的哺乳母亲：每天吃 2～3 个鸡蛋、150g 豆腐和 100g 豆干，可补足 80g 蛋白质。

（3）奶素的哺乳母亲：每天饮用牛奶 500ml、150g 豆腐和 100g 豆干即可获得 80g 左右的蛋白质。

（4）蛋奶素的哺乳母亲：选择更为丰富，每天吃 2～3 个鸡蛋、500ml 牛奶、150g 豆腐和 350ml 豆浆即可。

另外，素食的哺乳母亲每天还应摄入 5～10g 藻类或菌菇补充蛋白质。其中，菌菇类蔬菜里，白色鲜口蘑中的蛋白质含量最高，50g 鲜口蘑可提供 38.7g 蛋白质。做主食时，将米面和杂豆类混合做杂粮杂豆饭、豆包等，也是提高植物蛋白质吸收率的好办法。

2. 素食哺乳母亲应注意发酵豆制品的摄入　常年素食者容易缺乏维生素 B_{12}。维生素 B_{12} 的主要作用是参与骨髓造血，缺乏则易发生恶性贫血。除动物性肉类外，发酵大豆制品也富含维生素 B_{12}。因此，建议素食的哺乳母亲每天吃 5～10g 发酵豆制品，例如：纳豆、腐乳、臭豆腐等。

3. 建议素食哺乳母亲选择富含不饱和脂肪酸的植物油作为主要食用油　亚麻籽油、紫苏籽油、橄榄油、大豆油等植物油富含 ω-3 多不饱和脂肪酸，食用后可转化为 DHA，虽然转化率为 5%，但对于素食的哺乳母亲也是重要的 DHA 食物来源。DHA 俗称脑黄金，是婴儿视力和大脑发育不可缺少的重要脂肪；而且，哺乳期女性饮食中脂肪含量高低与乳汁中脂肪含量相关，所以素食哺乳母亲每天饮食中建议以富含多不饱和脂肪酸的植物油作为主要脂肪来源。注意亚麻籽油、橄榄油不适用于高温炒菜，可在炖菜、做汤、凉拌菜、包馅、炒菜出锅后加入。除了植物油外，核桃、松子等坚果类食物也富含 ω-3 多不饱和脂肪酸，素食的哺乳母亲每天吃 20～30g 未过度加工过的坚果也能补充 ω-3 多不饱和脂肪酸。

4. 素食哺乳母亲应多摄入富含铁、维生素 C 及 β- 胡萝卜素的深色蔬菜和水果　素食哺乳母亲由于不食用肉类，所以膳食中必须增加含铁食物及促进铁吸收的富含维生素 C 的蔬菜及水果。含铁较多的蔬菜有毛豆、芥菜、黄花菜、口蘑、木耳、香菇等；含胡萝卜素较多的蔬菜有深绿色、橙黄色蔬菜，例如：西蓝花、胡萝卜、南瓜等；含维生素 C 较多的蔬菜有油菜、卷心菜、西蓝花、甜椒、菜花、菠菜等;富含维生素 C 较多的水果有草莓、猕猴桃、柑橘、木瓜、芒果等。建议素食哺乳母亲每天摄入新鲜蔬菜量达到 500g 左右、水果 200~400g 左右。此外,绿叶菜如油菜等富含钙,因此多吃绿叶菜也可帮助维持素食哺乳母亲的钙平衡。

5. 素食哺乳母亲在每日主食中应注意搭配全谷物类食物 糙米、小米、燕麦、红豆、绿豆等全谷物富含 B 族维生素、膳食纤维、矿物质,是素食哺乳母亲食物多样性的重要食物来源。全素食哺乳母亲建议每天食用全谷物 120~200g;蛋奶素哺乳母亲建议每天食用全谷物 100~150g。全谷物和精制米面做成杂粮杂豆饭、杂粮杂豆粥,不仅可帮助补充 B 族维生素、膳食纤维等营养素,还有助于提高主食中植物蛋白质的吸收利用率。

(二)哺乳母亲饮食限制

1. 过敏 母乳喂养的婴儿一般不会因为吃母乳而出现过敏反应,据统计 100 个纯母乳喂养的婴儿中,只有 2~3 个婴儿会出现过敏,而这种过敏通常是由于哺乳母亲饮食中含有牛奶成分。出现这种情况的婴儿会出现严重肠绞痛、腹部不适或皮疹(如湿疹或荨麻疹)等,也可能出现呕吐、重度腹泻(通常可在大便中发现血),甚至可能会在吃奶后出现持续数小时的呼吸困难。出现以上任意一种情况的婴儿,应立即求助儿科医生。但牛奶过敏很少会导致极其严重的后果甚至致死,特别是母乳喂养的婴儿更是罕见。大多数婴儿机体最终发育成熟后不会再对牛奶过敏。不过,对其他食物的过敏反应很可能伴随婴儿终身。研究证实,对于有严重过敏家族史的婴儿而言,出生后六个月内坚持纯母乳喂养可以显著降低其出现食物过敏的风险及严重程度。

2. 食物敏感 有些哺乳母亲会发现在饮食中加入某种食物后,婴儿会出现一些轻微不适。比如在哺乳母亲摄入辛辣或容易产生气体的食物后(如韭菜、豆子等),一些婴儿会出现哭闹、好动或者吃奶次数增加等表现。上述症状会比较轻微(没有出现皮疹或不正常呼吸),并且一般持续时间不会超过 24h,因此要将婴儿的这些反应与过敏区分开。对于这种情况,可采取食物记录分析的方式处理,如果发现哺乳母亲每次摄入特定食物之后,婴儿都会有异常表现,那么接下来一段时间就要暂时避免摄入这种食物。如果这样的症状每天都出现并且持续时间比较长,可能提示婴儿肠绞痛而不是食物敏感。如果已经排除了各种食物对婴儿可能的影响,那么接下来建议求助儿科医生,讨论是否出现了婴儿肠绞痛。

3. 湿疹 到目前为止,还没有证据证明在哺乳期避免食用某些食物有助于预防婴儿过敏或哮喘,但湿疹可能例外。研究显示,避免吃一些食物可降低婴儿出现湿疹的风险。婴儿湿疹又名奶癣,是一种常见的新生儿和婴儿过敏性皮肤病,多发于 2 岁以下的婴幼儿。婴儿湿疹与成人的湿疹类似,使婴儿感到瘙痒。如果被抓破,则既痒又痛,影响婴儿睡眠和饮食。多数含蛋白质的食物易引起婴幼儿皮肤过敏而发生湿疹,例如:牛奶、鸡蛋、鱼、肉、虾米、螃蟹、花生及其他坚果等。另外,灰尘、羽毛、蚕丝以及动物皮屑、植物花粉等,也能使某些婴幼儿发生湿疹。婴儿穿得太厚、进食过饱、室内温度过高等容易造成其湿疹加重。

母乳喂养的婴儿,湿疹期间哺乳母亲应注意尽量避开易过敏食物并坚持补钙,有些婴儿的湿疹是由于对鱼、虾、蟹、牛羊肉、花粉等过敏引起,哺乳母亲应找到对婴儿过敏的食物并在哺乳期禁食这些食物,以免引起病情加重或导致婴儿湿疹复发。

4. 其他特殊情况 母乳是婴儿的最佳饮食,含有丰富的营养,有助于婴儿身体和智力发育,同时对哺乳母亲产后恢复也很有帮助。但是,如果出现以下情况,产妇应该暂时或完全停止母乳喂养。

(1)患有严重心脏病、心功能不全、严重肾脏疾病、严重肝脏疾病、精神病、癫痫、红斑狼疮、恶性肿瘤、艾滋病、肺结核等疾病的产妇,不宜进行母乳喂养,否则,会增加产妇的身体负担,造成病情恶化。

（2）因病长期服药的产妇:如患有精神病、或需要服用抗肿瘤药物,以及胰岛素依赖者,哺乳会增加母体代谢负担。

（3）产妇做过胃切除或肠道手术,不能更多进食及消化食物,不适宜哺乳。

（4）另外还需注意的是,有些特殊婴儿不宜吃母乳,比如患有氨基酸代谢异常、苯丙酮尿症（PKU）或乳糖不耐受综合征的婴儿。

五、产后饮食的具体营养指导

（一）产后饮食指导原则

不管是自然分娩还是剖宫产,产妇在分娩后的第一周内都是疲惫虚弱的,适当进补是必要的,但很多人会走入"营养过剩"的误区,不停地吃发奶物,过多喝滋补汤。"大补特补"容易出现营养过剩,产妇体重可能超过分娩前,而且会导致奶水中脂肪含量过高,乳汁分泌过量,增加奶水淤堵和婴儿腹泻的风险。

（二）产后饮食指导

1. 摄入量　分娩和照顾新生儿都是重体力劳动,消耗产妇的体力和精力,新手需要通过饮食来调补身体。为保证乳汁里面丰富的营养,哺乳更需要提高微量元素的摄取量,例如钙、磷、铁、维生素 B_1、B_2 等。产后进食的总量基本与孕晚期的总量相似,即能量 = 产前最适体重 × （25～30）kcal+（450～500）kcal/d。对没有合并如血糖异常等疾病的产妇来讲,其中碳水化合物供能占比为 45%～60%,蛋白质供能占比为 15%～25%,脂肪供能占比为 25%～35%。脂类是婴儿大脑发育的必要物质,产妇不要以损害婴儿智力为代价来保持体型。

2. 饮食时间指导　产妇进餐要遵循少量多餐的原则,孕期时增大的子宫对腹腔脏器造成了压迫,产后胃肠道功能尚未恢复正常,所以多吃几餐,每餐 6～7 分饱,既可保证营养,又不增加胃肠道负担。举例来说,产妇可以吃早中晚三顿正餐,在早 - 中、中 - 晚、晚 - 睡前再安排三次加餐。加餐的内容可以是牛奶、酸奶、坚果、水果、豆制品、简单的三明治等。

3. 产妇饮食内容　产后胃肠道蠕动和消化吸收功能有限,尤其是进行剖宫产的产妇在接受麻醉过后,胃肠道的蠕动功能恢复更加缓慢,确定有排气后才可开始进食。饮食可以以流食或半流食开始,例如稀粥、蛋羹、面条、面片等。食物的选择遵循清淡、易消化的原则。无论是汤或者其他食物,切忌大鱼大肉、盲目进补。食盐少放,一些辛香调料也尽量少放,仅用少许葱姜即可,以免乳汁味道过重。

产后妇女,尤其是需要哺乳的女性应注意营养丰富,做到荤素搭配、粗细搭配。多吃富含钙、维生素 D、铁的食物,例如新鲜的肉类、乳制品,还有蔬菜、水果,否则会造成营养素的缺乏。此外,待胃肠道功能恢复后,适当吃一些粗纤维的食物也很有必要,例如小米、燕麦、玉米粉、糙米、赤小豆等,可以减少产后便秘的发生。

4. 产妇饮食中的液体补充　根据中国的饮食传统,尤其是广东等南方地区,认为煲汤很补,因为汤煲得久了,食材里面的营养都进入汤里。这存在着一些误区,首先我们要了解为什么要喝汤。产妇在产程和产后都会大量地出汗,再加上哺乳,就会容易缺水,因此需要大量地补充水分,而汤里面绝大多数是水,因此是个很好的补水来源。再有,很多产妇在产后食欲不佳,不愿进食大量肉类。而汤里蛋白质含量虽然不高,但经过长时间的炖煮,汤中有很多蛋白质的浸出物,包括短肽类、氨基酸类等物质,有助于提高产妇的食欲,也可促进肠道吸收。可这并不代表着坐月子时就要整锅地喝汤。蛋白质、微量元素等营养成分，主要仍存在于食材中，弃肉喝汤，实在不明智。而且汤里嘌呤、脂肪含量高，过多的摄入也不利于产后体型的恢复。

（三）不同哺乳阶段女性每日饮食指导

产后饮食应当兼顾哺乳期女性自身生理需要、产后恢复及泌乳的三方需要。根据我国历次营养调查，我国哺乳期女性普遍存在膳食多样性下降，奶制品摄入不足、新鲜蔬菜水果摄入量降低、汤水及油盐摄入较多等情况。因此结合我国哺乳期女性现状及哺乳期膳食指南，不同哺乳阶段女性每日饮食应包括以下内容。

1. 产后一周内

（1）饮食特点：清淡、稀软、易消化。

（2）营养要点：基本能量需求；足量血红素铁的摄入；足量液体摄入。

（3）饮食注意：避免吃生冷、寒凉、油炸、辛辣刺激性食物；避免产气多的食物，如豆类、奶类；剖宫产者以流食逐步过渡至正常膳食。

（4）示例配餐：见图7-2-1。

餐次的食物选择及营养要点如下。

1）早餐：红糖小米粥，易消化、帮助恶露排除。

2）午餐：西红柿疙瘩汤、清炖鱼汤及鱼肉、鸡蛋羹，必要的碳水化合物及肉类，通过肉蛋提供优质蛋白质。

3）晚餐：青菜肉末软面条、清炒时蔬（少油）、麻油猪肝，补充铁、促进恶露排出。

4）加餐：苹果、酸奶，补充维生素，帮助大便通畅、

5）其他；温水1 500ml。

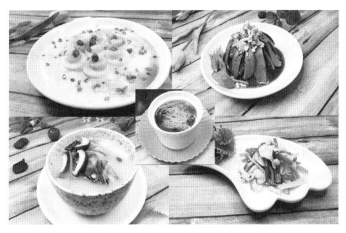

图7-2-1 产后一周内女性每日饮食指导示例图

2. 产后0~6个月

（1）饮食特点：丰富多样、食物新鲜、保证维生素A丰富食物及海产品的摄入。

（2）营养要点：保证碘、DHA的摄入；保障维生素A以及B族维生素等水溶性维生素的摄入；充足的钙摄入；足量液体摄入；避免反式脂肪酸的摄入。

（3）饮食注意：清淡、少油、避免过度刺激性味道食物；过敏婴儿，哺乳母亲应避免鱼虾等致敏原食物。

（4）示例配餐：见图7-2-2。

餐次的食物选择及营养要点如下。

1）早餐：红枣莲子粥、小馒头、一根香蕉，保证碳水化合物摄入、帮助大便通畅。

2）午餐：米饭、白菜豆腐汤、海带炖肉，豆类及肉类提供蛋白质，海带保障一定量的碘的摄入。

3）晚餐：小窝头、清蒸鲳鱼、清炒时蔬，保障维生素摄入，海鱼提供DHA，保障每日必要粗粮。

4）加餐：牛奶200ml、酸奶150ml、橙子一个、坚果一把，保障新鲜水果摄入，保障足量奶制品，丰富食物多样性，每日超过12种不同食物。

5）其他：水1 500～2 000ml，低盐，选用橄榄油、菜籽油等富含不饱和脂肪酸油类，保证泌乳量，保障母乳脂肪的合理结构。

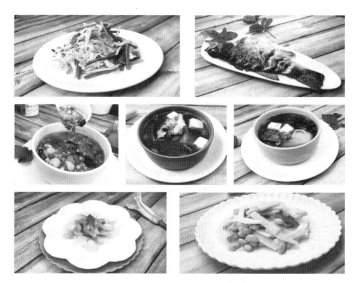

图7-2-2　产后0～6个月女性每日饮食指导示例图

3. 产后6个月以上

（1）饮食特点：丰富多样、食物新鲜、均衡饮食。

（2）营养要点：控制总能量摄入；减少油脂类及盐的摄入，避免反式脂肪酸摄入。

（3）饮食注意：清淡、少油、避免过度刺激性味道食物；过敏婴儿，哺乳母亲避免鱼虾等致敏原食物。

（4）示例配餐：见图7-2-3。

餐次的食物选择及营养要点如下。

1）早餐：豆浆一杯（无糖）、切片白面包、一个苹果，保证钙、蛋白质的摄入。

2）午餐：包子（肉/素）、鸡蛋紫菜汤、鸡肉炒笋片、清炒时蔬，增加纤维素摄入，一定的海产品摄入。

3）晚餐：二米饭（大米、小米混合）、蘑菇炒黄瓜、凉拌西红柿，保障粗粮摄入、减少总能量，保障新鲜蔬菜的摄入。

4）加餐：酸奶300ml、猕猴桃一个，保障钙及维生素的摄入。

5）其他：水1 500～1 700ml，低盐、少油清淡烹调方式，控制总能量摄入，逐步恢复孕前体重。

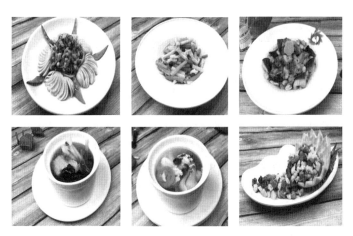

图 7-2-3　产后 6 个月以上女性每日饮食指导示例图

4. 贫血哺乳母亲

（1）饮食特点：丰富多样、增加富含铁食物的摄入。

（2）营养要点：充足血红素铁的摄入、同时保障足量的维生素 A、叶酸、维生素 B_{12}、维生素 C 的摄入。

（3）饮食注意：少油、避免过度刺激性味道食物、避免蔬菜水果的过度烹调。

（4）示例配餐：见图 7-2-4。

餐次的食物选择及营养要点如下。

1）早餐：红枣桂圆粥、鸡蛋、橙子，保证铁与维生素摄入。

2）午餐：米饭、胡萝卜炖牛肉、清炒绿叶蔬菜，一定红肉摄入及叶酸摄入。

3）晚餐：烙饼、麻油猪肝、荠菜馄饨，充分摄入铁。

4）加餐：酸奶 300ml、猕猴桃一个，保证摄入钙和维生素 C。

5）其他：水 1 500～1 700ml，避免过多肥肉摄入，并控制总能量摄入。

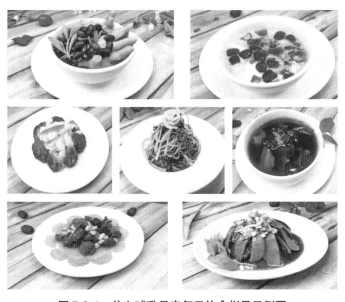

图 7-2-4　贫血哺乳母亲每日饮食指导示例图

（四）辅助机构营养指导

各级妇幼保健院及月子中心等产后辅助机构是产后营养的重要实践者。合理的膳食搭配是产后女性的重要营养保障，同时也是对女性最直接、最形象的营养指导。

1. 机构营养指导的原则　针对群体饮食及产后特殊的营养需求，机构的饮食设计、营养保障应具备以下原则。

（1）科学性：目前我国哺乳期，尤其是"月子"期间的饮食习俗仍存在一定营养问题。作为专业型机构，应该依照科学性原则，纠正饮食"陋习"，如禁食新鲜蔬菜、水果，过多的汤水摄入等。通过科学的设计，满足产妇全面的营养需求。

（2）个体性：生产方式、产妇的个人生理情况、饮食禁忌、民族习惯都有一定的差异，因此机构饮食应根据每位产妇实际需求进行营养设计。如剖宫产孕妇应以流食开始，贫血女性应当补充铁等营养素的摄入等。

（3）指导性：机构的饮食设计是对产妇哺乳期自我膳食规划的重要指导。因此，在满足营养需求外，应通过健康教育等方法，让产妇了解营养搭配的意义及方法，以促进哺乳期的全面营养。

2. 辅助机构营养配餐要点　辅助机构的营养膳食搭配应根据《中国居民膳食指南（2022）》，符合哺乳期女性的基本营养需求，同时兼顾产后女性的口味需求。辅助机构的营养膳食搭配应满足以下要点。

（1）食物多样：机构进行饮食设计时，除考虑单一餐次、日的营养需求外，还应兼顾一定周期内的饮食丰富性、多样性，以满足哺乳期女性的营养需求。在机构膳食设计时应至少保证一周多于25种不同食物的摄入。同时为满足不同女性的口味差异，应设计不同膳食搭配方案，选择不同食材及烹饪方式，注重膳食变化。

（2）营养全面：为了保障产妇的全面营养，辅助机构可在食物多样性基础上，保证每一类食物的必要摄入。在配餐中，表7-2-1的食物种类均应包括：

表 7-2-1　辅助机构配餐食物种类

类别	食物	摄入频率或量
谷薯类	稻米、小麦	每日1～2次
	小米、玉米、红薯、燕麦、黑米、糙米	每日1～2次
蔬菜类	深绿色蔬菜：菠菜、油菜、芹菜叶、空心菜、芥菜、西蓝花、茼蒿等	每日1～2次，且量占1/3
	红色蔬菜：红萝卜、西红柿、红心包菜、红色甜椒等	每周4～5次
	其他蔬菜：大白菜、圆生菜、菜花、洋葱、莲藕等	每周4～5次
水果类	苹果、香蕉、猕猴桃、火龙果等	每日1～2次
鱼虾禽肉蛋	禽畜肉类：猪肉、牛肉、羊肉、鸡肉、鸭肉等	每周4～6次
	海鱼虾类：鲳鱼、鳕鱼、马鲛鱼、鲷鱼、带鱼、金枪鱼、大黄花鱼、小黄花鱼等	每周4～6次
	淡水鱼虾：鲤鱼、草鱼、鲫鱼、鳙鱼等	每周1次
	蛋类：鸡蛋、鸭蛋等	每日1次
	内脏类：猪肝、羊肝	每周1～2次 （贫血者每周3～4次）

续表

类别	食物	摄入频率或量
奶类	液奶、酸奶、奶酪等	每日1~2次
大豆	黄豆（或其他豆制品，如：豆腐、豆皮、豆浆等）	每日1次
坚果	核桃、腰果、花生、杏仁、葵花籽等	每日1次
海藻	海藻、紫菜等	每周2~3次
油脂	橄榄油、葵花籽油、大豆油、菜籽油等	每日25g
	动物油、黄油	不食用
盐	加碘盐	每日6g

（3）搭配合理：丰富的食材是营养搭配的基础，但仍应注意食物之间的搭配，以达到营养素的最大生物有效性。如铁的吸收，以血红素铁（动物性来源铁）易吸收。且铁的吸收需要叶酸、维生素C等的协助，食物中应当注意这类食物的搭配。再如，菠菜豆腐汤，从食材本身看是很好的叶酸、蛋白质来源，但是两者搭配易形成草酸钙，限制营养物质的吸收，甚至造成结石。

（4）安全无害：辅助机构作为集体饮食应格外注意食品卫生问题，选择新鲜食材。同时有过敏及食物不耐受的哺乳母亲，及其婴儿有食物过敏者均应在膳食中避免摄入致敏物。同时注意，由于过敏食物回避引起的营养素摄入缺乏问题，应由其他食物或者膳食补充剂合理补充。

（5）合理烹饪：适当的烹饪方法对食物的风味及避免食物中营养素折损至关重要。辅助机构在进行营养配餐时，应选择恰当的烹调方式。如为了保障胡萝卜素等脂溶性维生素的吸收，胡萝卜应用油煸炒。相反，新鲜蔬菜水果要避免过度烹调带来的水溶性维生素的损失。

（6）少盐少油：在哺乳期的任何阶段，膳食都应当少盐、少油。一方面，少盐少油有利于产妇的体重恢复；另一方面，清淡饮食也可使其建立良好的膳食习惯，有助于预防慢性非传染性疾病的发生。

（李融融　李　蕊　孙　鋆　赵　艾　赵海霞）

第三节　产后常见营养性失衡疾病的诊治及康复

一、产后体重滞留

一般来讲，产妇在产后第6周，体重增加部分若仍无法回复到产前百分之十以内的程度则定义为"产后肥胖"。例如产前体重50kg，产后第6周若还维持在60kg以上，则可被认为是"产后肥胖"。近20%的有过生育史的女性体重无法恢复至孕前水平，在体重增加的产后女性群体中发现产后体重滞留占其57%，产后体重滞留已成为越来越普遍的现象，是女性肥胖的主要原因。国际癌症研究中心（CIRC）评估发现：每年超过50万人因为肥胖问题而诱发癌症，女性由肥胖引发癌症的风险（5.4%）远高于男性（1.9%）。孕产妇作为特殊人群，其体重情况更应加以重视。产后体重滞留是由妊娠引起的产后一段时间内体重指数（body mass index，BMI）高于孕前状态，孕前与孕期过度增重是导致产后体重滞留的主要因素。

世界卫生组织（WHO）提出重视"生命之初 1 000 天"，从怀孕第一天开始到婴儿两岁期间，母亲营养状况对婴幼儿健康以及未来发展有重要影响。孕前肥胖的女性建议做孕前咨询，与医生讨论超重和肥胖的风险，同时鼓励在孕前就开始改变不良生活习惯、维持健康饮食及体重管理，做好怀孕准备。孕妇在怀孕期间应注意控制自身体重增加，因为在不同怀孕阶段，胎儿成长都需要来自孕妇的营养摄取，如果孕妇体重过轻，会造成孕妇营养不良，也会增加流产、早产的概率及出生婴儿体重不足的风险，甚至增加新生儿死亡率，产后恢复也较差。同样，若孕妇在怀孕期间体重过重也会造成不利影响，增加巨大儿出生概率、剖宫产风险和罹患妊娠糖尿病、妊娠高血压的风险。因此，孕期合理适度增加体重，能帮助生产顺利进行，降低因胎儿过大导致的生产伤害，同时避免产后体重滞留的发生。

预防产后体重滞留应从怀孕初期开始了解如何正确摄取营养，合理调控孕期体重，孕期体重增加要依据孕前体重做适度调整，以增加 10～12.5kg 为宜，并注意增加速度，以保障母子健康。同时，在产后应注意膳食管理，采用平衡膳食，尤其是哺乳期，过量饮食并不能提高母乳中营养素水平，反而会阻碍产后体重恢复，增加产后肥胖风险。

（一）产后体重滞留的原因

产后体重滞留的影响因素包括：

1. 怀孕期体重增加过多　怀孕期体重增加过多是产后体重滞留最关键的因素。BMI 用来判断体重标准，即体重（kg）/ 身高（m）^{2}。在我国，BMI（kg/m^2）按照小于 18.5 为低体重，18.5～24 为正常体重，24～28 为超重，大于 28 为肥胖，大于 30 为重度肥胖。依照国际医学研究所（IOM）的指引：产前体重较轻者（BMI < 18.5），孕期体重增加不宜超过 18kg；产前体重正常者（BMI18.5～24.9），不宜增加超过 12.5kg；产前体重过重者（BMI 25～29.9），不宜增加超过 11kg；产前体重肥胖者（BMI > 30），不宜增加超过 9kg。如果超过这个标准，发生产后肥胖的概率就大幅增加。且体重增加愈多，产后肥胖概率愈大。

2. 生理结构变化　妊娠期间，由于女性内分泌的改变，下丘脑性腺功能可能出现暂时的功能紊乱，导致脂肪代谢异常，出现肥胖现象。另外，怀孕期间，子宫日益膨大压迫下腔静脉，导致身体循环系统中静脉回流受阻，形成程度不同的妊娠水肿；分娩和产后，大量血液和组织间液回到循环系统，引起产后水肿。

3. 运动量改变　产后女性需要静卧休养，增加睡眠，运动量也变少，使得热能消耗急剧减少，引起肥胖。

4. 不良情绪　焦虑、烦躁、生气、忧愁、愤怒等不良情绪会使女性体内分泌系统功能失调，影响体内新陈代谢的进行，造成肥胖等问题。女性在产后最好保持乐观的情绪，避免不良情绪刺激。

此外，部分女性产后肥胖还可能是病理性原因，如库欣综合征、性功能降低、甲状腺功能减退、药源性、皮下肥胖、内脏脂肪、垂体性等。因此，女性在产后也应该做好身体检查，一旦确诊由病理性因素引起的肥胖要积极治疗，以免对自身健康造成危害。

5. 怀孕期与产后 6 个月饮食过量　研究表明，怀孕期与产后 6 个月期间饮食过量者会比饮食持平者，在产后一年可能多增加 5kg 体重。

6. 产后未进行母乳喂养　产后进行母乳喂养可帮助产妇消耗孕期身体所储存的脂肪，预防产后体重滞留的发生。

（二）产后体重滞留的危害

产后体重滞留是女性近期（0～3 年）和远期（7～21 年）发生超重和肥胖的潜在危险因素，还与糖尿病、心脏病及高血压等慢性病的风险增加有关。临床统计发现，产后肥胖女性中出现糖尿病的人数为非糖尿病人数的 4 倍；产后肥胖高血压患者人数可达 20%～50%，并伴随着肥胖程度的提高而增加。因此，降低女性产后体重滞留、预防产后肥胖的发生对促进女性健康有重要意义。

国外调查显示，产后一年的体重滞留平均为 0.5～4.0kg。虽然产后体重滞留的平均值相对较小，但是部分女性体重滞留风险很高。纵向研究显示，产后体重滞留量在 4.5kg 以上的比例达到 14%～15%，但目前尚无充足资料确定危险的体重滞留界限和可以接受的最佳体重回归时间。

（三）产后体重滞留的预防和干预措施

产后体重滞留的预防和干预措施包括：孕期体重管理，保持孕期适宜体重增加；产后坚持母乳喂养，进行膳食管理；合理增加体力活动量等，具体建议如下：

孕期体重管理　孕妇可通过孕前的 BMI，适当地调控孕期体重，应以其孕前 BMI 来计算，以作为孕期体重增加调控参考，进行体重管理。建议学习妊娠分娩相关知识，了解基础体重及妊娠期体重增加的意义，记录膳食日记以评估膳食模式，保持合理而安全有效的运动，养成规律自测体重的习惯，在基础体重和增长不正常的情况下寻找营养师和医生的帮助。这样可以帮助婴儿健康发育，生产顺利进行，同时避免产后体重滞留的发生。

（1）坚持母乳喂养，进行膳食管理：增加富含膳食纤维的食物摄入。膳食纤维能减缓食物中的葡萄糖释放，提升并延长饱腹感。另外，膳食纤维可被肠道菌群代谢并产生短链脂肪酸，有助于预防便秘。富含膳食纤维的食物包括粗粮、杂豆等，每天的粗粮、杂豆、薯类的量可占到主食量的一半，约 150～250g。蔬菜、水果也是膳食纤维的良好来源，尤其是根茎类蔬菜和带籽水果，例如芹菜、莴笋、火龙果、猕猴桃等。推荐每天摄入 500g 蔬菜，200～400g 水果。母乳喂养的产妇饮食中，深色蔬菜应占 2/3 以上，比如菠菜、空心菜、紫甘蓝等绿叶及红黄色蔬菜。

适当增加优质蛋白质摄入，优质蛋白有助于控制食欲、延长饱腹感、增强抵抗力，也可帮助产妇产后恢复。鱼、禽、蛋、奶、豆等都是优质蛋白的良好来源，每日推荐食用量为 220g，其中建议每周摄入 1～2 次动物肝脏，总量达到 85g 猪肝或者 40g 鸡肝。

（2）适当增加活动量：对于顺产产妇，一般产后第二天就可以开始进行产褥期保健操练习，每 1～2d 增加 1 节，每节做 8～16 次。

第一节：仰卧，深呼吸，收腹部，然后呼气。

第二节：仰卧，两臂伸直放于身旁，进行缩肛与放松动作。

第三节：仰卧，两臂伸直放于身旁，两腿轮流上举和并举，与身体呈直角。

第四节：仰卧，髋与腿放松，分开稍屈，脚底放在床上，尽力抬高臀部及背部。

第五节：仰卧起坐。

第六节：跪姿双膝分开，肩肘垂直，双手平放于床上，腰部进行左右旋转运动。

第七节：跪姿，双臂支撑在床上，左右腿交替向背后高举。

6 周后可开始进行有氧运动，如散步、慢跑等。一般从每天 15min 逐渐增加到每天 45min，每周坚持 4～5 次，形成规律。对于剖宫产的产妇，应根据自身状况如贫血和伤口恢复情况等，缓慢增加有氧运动及力量训练。但是，无论顺产还是剖宫产，必须根据自身恢复情况量力而行，逐渐增加运动量和时长，最主要的是形成规律，长期坚持。

二、产后便秘

排便是人类的基本生理需要,是维持生命的必要条件。目前对于产后便秘尚无统一定义,一般认为,产后因暂时性排便功能障碍,经阴道分娩患者于产后 3d 内、剖宫产术者在术后 6d 内不能排出大便者称为产后便秘。正常经阴道分娩者通常于产后 1d 左右恢复排便功能,剖宫产术者一般于术后 2～3d 排便。产后便秘是产褥早期最常见的并发症之一,其发生与产妇卧床多、活动少、肠道蠕动减弱、腹直肌及盆底肌松弛有关,发生率约占 22%。产后便秘可使患者腹痛、腹胀、食欲不振甚至烦躁焦虑等,临床上这些症状很容易被医护人员忽视,增加了患者痛苦,影响了产褥期妇女身体恢复。

(一)产后便秘原因

由于分娩过程中盆底肌肉的极度牵拉和扩张并充血、水肿,以及第二产程中腹肌疲劳,在短期内不能恢复其弹性,加之产程中过度屏气、过度呼喊、深大呼吸、水电解质紊乱等导致肠蠕动减慢等,致使产后排便功能减弱,不能有效自主排出粪便。顺产后排便困难主要和胃肠功能降低、肌肉收缩力量不足、分娩损伤、不科学的饮食、缺乏运动以及心理压力大有关。剖宫产产妇由于手术切口异常疼痛或注射麻醉药物而导致肠蠕动受到限制,从而对排便造成影响;另外,精神过度紧张或对自主排便没有信心也会造成短时间排便困难,出现便秘现象。常见的具体原因如下:

1. 孕期遗留　腹部过度膨胀,腹部肌肉和盆底肌肉松弛,易造成排便困难,加之在怀孕后期,会阴部和骨盆易出现不同程度损伤,阻碍排便,亦是引起产后便秘的一大因素。

2. 肠胃功能减退　产褥期肠胃功能减退,肠内物驻留时间过长,从而使水分被吸收掉而引起大便干结。

3. 生产次数过多　生产次数越多,越容易患上产后便秘。

4. 产后身体虚弱　减弱排便力量,易导致便秘。

5. 饮食不合理　产褥期不合理的饮食习惯,过于追求高营养,而忽略了膳食纤维和水分等物质的补充,不能刺激肠蠕动,加之粪便不能被充分软化,易造成产后便秘的发生。

6. 分娩侧切　孕妇分娩过程中医生做了会阴侧切,且有缝线,也会间接导致便秘。

7. 缺乏锻炼　产妇产后疲乏无力,活动减少导致肠蠕动减弱,易造成便秘。

8. 精神心理因素的影响　产妇产后因新生婴儿照顾、身材恢复等问题易导致焦虑、紧张情绪。心理障碍尤其是焦虑可增加盆底肌群的紧张度,引起排便时肛门直肠矛盾运动,导致便秘。

9. 忽视排便信号　产妇由于治疗或环境等因素影响,出现便意时有时进行克制或忍耐而不立即排便,久而久之会使排便反射逐渐消失,继而导致便秘。

10. 药物因素　服用补铁剂或抗抑郁等药物易导致便秘发生。

以上这些因素,都会使肠内容物易停滞在肠腔里,难以排出,发生便秘。而便秘一旦发生,很多产妇因惧怕伤口疼痛,更不敢排便,结果粪便在肠腔内停留时间越久,大肠吸收粪便中的水分越多,粪便会更干燥,下次排便更困难,形成恶性循环。

(二)产后便秘的危害

产后便秘不仅对胃肠道造成不利影响,也会影响到产妇身体其他组织器官。

1. 阻碍盆腔血液循环　肠道蠕动减缓使盆腔血液循环放慢,不利于产妇产后生殖系统康复,也会影响到产后性生活恢复。

2. 肛裂和痔疮　持续便秘易造成盆腔和肛周血液回流障碍,多数情况下会形成不同程度肛裂和痔疮;而女性痔疮的高发,相当大比例是因为产后便秘。

3. 食欲减退　便秘使肠道排空减缓,新陈代谢减慢,会造成产妇腹中胀满,饭后饱胀不适,食欲不振。长期食欲减退会造成营养不良、贫血、免疫力下降等。

4. 情绪烦躁　产妇处在一个心理敏感时期,便秘更容易造成情绪的异常反应,心烦、急躁、易怒,影响产妇心理健康和生活愉悦度。

5. 内分泌的改变　长期便秘可造成内分泌系统改变,月经周期紊乱,皮肤色素沉着、产生黄褐斑及痤疮等,还会使乳房组织细胞变异,增加诱发乳腺癌的可能性。

产后便秘不容忽视,采取有效措施可预防及消除便秘,从而减轻产妇痛苦,有利于产妇康复,提高产妇生活满意度。

(三)产后便秘的预防和干预措施

1. 健康教育　重视宣教工作,让产妇及家属认识导致便秘的原因以及保持大便通畅的重要性,根据个体差异采取相应护理措施,消除紧张心理并耐心说服训练,使其养成良好的定时排便习惯。关心产妇,告知平时有便意时不能忍耐和克制,应创造良好排便环境,协助进行排便。

2. 饮食指导　产后便秘应注意饮食结构,保证饮食多样化,营养均衡,进食易消化食物,少食多餐,有利于食物消化吸收,减轻腹胀。鼓励产妇多食含丰富维生素和膳食纤维的蔬菜水果,蔬菜如芹菜、西蓝花、菠菜等;水果如苹果、火龙果、猕猴桃等,富含膳食纤维的食物有助于刺激肠蠕动促进排便。未完全熟透的香蕉会对肠道产生收敛作用,导致便秘加重,应避免食用。产妇应注意每天多饮汤水,哺乳期建议每天饮水不低于 2 500ml,水分有助于充分软化大便,使其易于排出,还可刺激胃 - 结肠反射促进排便。产妇应忌食辛辣刺激性食物,宜少食动物油,尽量选植物油,其可直接润肠,且分解产物脂肪酸有刺激肠蠕动的作用。

3. 适当增加身体活动　鼓励产妇尽早进行身体活动,不能长时间卧床。产后无特殊情况 2~6h 后即可适当下床活动,逐日增加起床时间和活动范围,也可在床上做产后体操、缩肛运动,锻炼骨盆底部肌肉,促使肛门部血液回流。建议产后 42d 后可开始进行凯格尔运动,具体详见第八章的相关内容。只要做法正确且持之以恒,可有效缓解便秘情况。

4. 增加腹部按摩,养成定时排便的习惯　指导产妇进行腹部按摩、仰卧、全身放松,将一手掌放在肚脐正上方,用拇指及四指指腹从右至左沿着结肠走向进行按摩,以促进肠道蠕动,促进排便。指导产妇进行定时排便锻炼,叮嘱产妇每日起床后或早餐后排便,即使无便意也应定时蹲便,用力做排便动作,反复多次。在模拟排便过程中,应将双手压在腹部,做咳嗽动作,以增加腹部压力,促进排便,同时应集中注意力,不要使用手机或做其他事情,以养成定时排便习惯,其可有效预防和减缓产后便秘。

5. 心理调节　产妇应调节好自身情绪,避免精神过度紧张或过度疲劳。家人及护理人员应经常与产妇交流,了解其是否有便秘及抑郁情况发生趋势,并及时采取相应措施,帮助产妇改善应对行为,减轻烦躁焦虑情绪,保持良好精神状态,使其心情舒畅,避免不良刺激。

6. 药物的应用　对于产后 3d 未能排便的产妇,可遵医嘱使用适当药物辅助排便,如开塞露。开塞露的使用方法为:产妇取侧卧位躺在床上,打开开塞露盖子,捏出一点涂在肛周起润滑作用。将 20~40ml 开塞露塞肛后在床上躺 3~5min,使大便软化,进行排便。

三、产后脱发

头发是由皮肤底下的毛囊、发根及皮肤上面的发干所组成。发根受毛囊保护,毛发由毛囊长出;发干可分成表皮层、皮质层、髓质层,表皮层围绕皮质层,是由角质细胞所构成的鳞状物质,越接近头皮越平滑,离头皮越远则会越不规则、越粗糙。不同发质的角质鳞状物有不同形状,而皮质层有控制头发水分作用,影响头发韧性、弹性与强度,髓质层则属于头发中心部分。

(一)正常头发的生长

头发成长周期会经历三个时期,分别是生长期、退化期、休止期,周而复始地不断生长和掉落,直到毛囊生命结束为止。

1. 生长期(anagen)　头发的生长期可维持2～8年之久,这时期的头发会不断地成长,平均以每个月1cm左右的速度缓慢增长。此时期,头发会因年龄等各种因素有不同成长速率及掉落程度,也就是说,生长期的时间长度决定头发最终长度。正常情况下,人的头皮上有85%～90%的头发正处于生长期。

2. 退化期(catagen)　头发进入休止期及脱落前,会先持续2～4周的退化期,这时候毛囊不再进行细胞分裂及毛发制造,发根此时会逐渐萎缩,并且逐渐往头皮皮肤表面上层移动,而头发大约有1%处于退化期,预备脱落中。

3. 休止期(telogen)　休止期的头发就是指即将掉落、老化的头发,发根会逐渐萎缩、变细,脱离周围组织而掉落。这个阶段维持2～4个月,在此期间,若头发受到任何一点外力拉扯,就很容易掉落。正常人头发约有10%处于休止期。

人体每天正常掉落的头发数量维持在50～100根左右,也就是所谓的"生理性掉发"。怀孕期间孕妇发量不会有太大变化,掉发概率低,除非是营养摄取不足的孕妇才有一定的发生概率,且怀孕时因为血液中激素水平的变化,头发正常代谢,掉发减少,发量反而会比较浓密,但不容易察觉。但是产后激素骤减,因而会使原本大量处在生长期的头发,提早进入休止期,从而出现产后掉发现象。据不完全统计,5%～40%的女性产后有不同程度的脱发现象,多发生在分娩后的2～6个月。

(二)产后脱发的原因

1. 激素水平下降　产后掉发的主要原因在于女性在怀孕过程中,胎盘会分泌大量"雌激素",后者能延长头发生长期,抑制毛囊由生长期进入过渡期,让孕妇在怀孕时期有比较多的头发处于生长期(大于90%)。由于血液中雌激素浓度在怀孕后期会达到高峰,因此大多数孕妇在怀孕期间掉发量比孕前少,头发也比孕前更粗黑、茂密。但是,产妇分娩后由于雌激素水平急剧下降至孕前水平,导致怀孕期间处于生长期的毛囊快速地进入过渡期、休止期。因此,产后会有大于平常比例(大于10%,甚至高达50%)的头发处于休止期,造成掉发量激增,形成产后脱发现象。

2. 营养不足　头发生长需要足够的蛋白质、铁、维生素、钙、锌等营养物质,但经过分娩的出血以及体力和精力消耗,大部分产妇处于相对虚弱状态,加上哺乳消耗,营养一旦跟不上就会导致头发生长的营养供给不足,影响代谢,导致大量脱发。此外,如果产妇本身存在缺铁状况,如:产妇日常饮食中肉类食物摄入过少或生产过程大量出血等,也会造成产后落发较为严重的情况。另外,如果产妇存在甲状腺方面的疾病,或肝脏、肾脏、胃肠道疾病而造成吸收或代谢不良,也会加重落发情形。

3. 精力和情绪因素 胎儿的出生会影响产妇正常作息，产妇经常彻夜不眠，日夜颠倒，心力交瘁，疲劳过度，激素水平波动也会影响产妇情绪，再加上家庭可能出现的矛盾对产妇的精力和情绪都可能产生影响，从而对头发生长代谢造成影响，进而形成脱发。

4. 护理因素 受传统观念的影响，有些产妇在坐月子期间，不敢洗头、梳头，令头皮的皮脂分泌物和灰尘混合堆积，既影响了头部的血液供给，又容易引起毛囊炎或头皮感染，从而使脱发的概率增加。

（三）产后脱发的危害

正常情况下，头皮约有 10% 的毛囊处休止期，但如果突然有过多毛囊进入休止期，则会发生大量脱发现象，产后脱发则属于其中一种。绝大部分产妇只是产后暂时脱发，只要毛囊进入生长期后，很快则可重新长出新发，这不属于病理性脱发，不需要任何治疗，大约持续半年至一年就可恢复到原来发量。产妇应保持耐心，切勿听信夸张不实的生发谣言，以免造成经济损失及身体伤害，同时不要过于担心，精神压力太大反而可能加重脱发现象，造成恶性循环。需注意的是，如果产后脱发持续一年以上仍无法缓解，则需要尽快到医院就诊，确认是否合并其他会导致掉发的病症，例如：产后抑郁、甲状腺功能异常、严重贫血、肠胃吸收不良、严重蛋白质缺乏等。如果产后脱发合并了其他病症，则必须针对该病症及时治疗，以免造成其他不良后果。

（四）产后脱发的预防和干预措施

大多数产妇只是产后暂时脱发，并不属于病理性脱发，不需要过于担心，可尝试以下方法进行改善。

1. 保持心情舒畅，养成良好作息 生产后产妇需面对各种压力，例如：学习如何照顾新生婴儿、适应新的生活方式、婴儿生病不适及其他各类状况的应对等。精神压力大加上身体劳累易加剧脱发现象。产妇若经常处于紧张心理状态，很可能造成头皮血液供应不顺畅，进而促使头发掉落，因此产妇应学会劳逸结合，保证足够睡眠，养成良好作息，学会舒缓压力，保持乐观情绪，摒除焦虑、恐惧等负面情绪，正确认识产后脱发，以积极正确的态度面对。

2. 正确适度地清洗头发 产后应定期清洗头发，产妇不应因为担心产后掉发，连续多天不清洗头发，这样反而可能造成毛囊堵塞发炎而掉发。另外，很多产妇担心产后清洗头发次数多会加剧掉发，这是一个错误观念，掉落的发量和洗头次数基本上没有太大关联。正确洗头方式可促进头皮健康、减少不必要的头发掉落。清洗过程中应注意动作轻柔，以指腹按摩，切忌用力搔抓，除了伤害头皮，更会将原本就处于休止期的头发大量扯下。水温应适当，水力勿过猛，太热的水可能造成头皮发炎，加剧落发严重程度；过冷的水则会使血管收缩，造成头皮血液循环不良。建议产妇用温水洗头，不但有助于血液循环，亦能够稳固毛根。此外，不要使用太强的水柱冲洗头发，轻轻顺着头发生长方向冲洗，可降低落发概率。注意润丝及护发，头发和皮肤一样，需要适度保湿滋润，才不会使毛鳞片受损、角质蛋白质流失而造成分叉、断裂。此外，洗头后使用润发或护发产品亦可防止头发纠结、难以梳理，降低因外力拉扯而落发的机会。

3. 适当按摩头皮 产妇可在清洗头发时用指腹轻轻按摩头皮，促进头发生长和脑部血液循环；每天用木梳梳头也是一种不错的按摩方式。注意梳头发时，使用较宽齿的梳子，一手握住发中段，先梳开发尾纠结部分，接着再由发根向发尾梳理，避免使用蛮力而将头发不慎扯下。尽量少做各种特殊发型，绑头发时也不要绑得过紧，否则将会加速头发脱落。

4. 合理膳食 产妇饮食上应多食高蛋白质(肉、蛋、奶、豆)、低脂肪、富含维生素和铁质的食物(保证每天至少300g奶,可选牛奶、酸奶或少量奶酪;400~500g蔬菜,绿叶菜和红黄色蔬菜占2/3;200~400g水果;35g大豆及坚果,低油少盐膳食),但也要注意不要"进补过量"。忌重口味饮食,避免重咸、重辣、重油、重甜的饮食习惯,控制盐、酱油、味噌、酱料等含有较多盐分的饮食,以免造成头皮负担加重或导致毛囊病变,加剧头发脱落现象。

5. 撇除网络偏方 产妇不应为了治疗产后掉发而听信偏方,将生姜、大蒜或米酒等刺激性物品涂抹到头皮或头发上。这不仅不会促进头发生长,反而可能造成头皮过敏溃烂。部分产妇会使用母乳涂抹头皮,其并无任何益处。网络上来源不清的偏方药品不应轻易尝试,在购买前应确认是否有经过相关许可及实验证实,不要因其他产妇反映有效,就跟随购买,所谓效果可能只是头发到了生长期,与药物无关。

6. 维持肠道菌群平衡 产后脱发与铁、锌等营养元素缺乏相关,而这些营养元素在肠道内需要通过肠道菌群进行转化、富集,如:乳酸杆菌可将铁转化为易于人体吸收的形式;锌需要肠道菌群中的乳酸杆菌和双歧杆菌富集后才能供给机体,因此补充这两种益生菌可帮助预防产后脱发。另外,每天多样均衡的膳食,补充酸奶获取一定量的乳酸菌,或通过孕妇奶粉及益生菌补充剂的方式补充益生菌,确保肠道菌群平衡,预防和改善产后脱发。

四、产后抑郁障碍

产后抑郁障碍,又称产后抑郁症或产后忧郁症(postpartum depression,PPD),是指女性于产褥期出现明显的抑郁症状或典型的抑郁发作,与产后心绪不宁和产后精神病同属产褥期精神综合征;多指一个非精神病发作的严重抑郁症。在临床实践或临床研究中,产后抑郁障碍的症状出现时间包括分娩后4周内、3个月内、6个月内甚至12个月内。典型的产后抑郁障碍发生于产后6周内,大多数产妇可在3~6个月自行恢复,但情况严重的产妇抑郁症状可持续1~2年,甚至更长,且再次妊娠会有20%~30%的复发率。目前,国际上公认的产后抑郁障碍患病率为10%~15%,平均水平为13%;中低收入国家的发生率为50%~80%;我国产后抑郁的发病率为1.1%~52.1%,平均水平为14.7%,与国际水平基本一致。

(一)产后抑郁障碍的临床症状

主要表现为情绪低落、消沉、沮丧、易怒、精力体力不支、疲惫无力照顾婴儿、哭泣、极度悲伤、极度焦虑、后悔自责、强烈的无助感、孤独感以及睡眠或饮食模式发生改变,严重者甚至觉得生活毫无意义,出现幻觉妄想,产生自杀或杀婴的想法或行为。产后抑郁障碍不仅危害产妇的身心健康,还会对婴儿的发育和家庭关系造成不良影响。而已有的关于产后抑郁障碍的研究发现,产后抑郁障碍是生物、心理和社会等多种因素综合作用的结果,其中心理神经免疫学研究指出营养状况在产后抑郁障碍中起着重要作用。因此,从营养学的角度关注产后抑郁障碍,对于全方位开展产后抑郁的预防和干预具有重要意义。

(二)产后抑郁障碍的营养学病因

产后抑郁的发生受很多因素的影响,常见的影响因素有妊娠期或产后的抑郁或焦虑史、个人或家族有精神疾病史、经历紧张的生活事件、缺乏社会支持、胎次、非计划怀孕、产科因素、母亲性格特征以及婚姻关系等。近期的研究表明,营养不良是抑郁症的重要原因,尤其在妊娠、哺乳等营养需求量较大且容易造成营养不良的阶段,孕期和产后营养的损耗和营养的恢复不良均会增加产后抑郁症发生的风险。

1. 孕期体重超重或过度增加 研究发现,孕期超重或肥胖、孕期过度增重可导致产后抑郁障碍的发生。这是因为产妇怀孕期间雌激素和甲状腺素等激素大量分泌,而生产后体内分泌的激素急剧下降,从而造成内分泌不平衡。加上如果孕期摄入的营养过量,孕期体重增加越多,巨大儿的发生比例越高,手术和并发症的发生率也随之增加,且增重过多还会引起产后肥胖,对产妇产后体型恢复增加了困难。这些因素都会使产妇情绪变得极不稳定,心情烦躁,极易产生焦虑、恐惧、紧张、担心等不良情绪,从而导致产后抑郁障碍的发生。

2. 维生素 D 缺乏 国外研究表明维生素 D 缺乏是导致人们产生情绪障碍的重要原因,尤其与抑郁症关系密切。孕妇在妊娠期间除满足自身新陈代谢的需要外,还要为胎儿的生长发育提供营养。妊娠期维生素 D 的需求量是非妊娠期的 2～3 倍,研究发现约有 20%～80% 的妊娠期妇女存在不同程度的维生素 D 缺乏的现象。在控制了季节、体重指数和人口学因素后,孕期维生素 D 缺乏组在产后三日的抑郁发生率更高。且产后一周内抑郁的产妇的血清中维生素 D 水平明显低于正常产妇。这说明维生素 D 缺乏可能是产后抑郁的重要危险因素。

3. 体内 ω-3 不饱和脂肪酸缺乏 ω-3 不饱和脂肪酸是胎儿大脑正常发育的重要营养成分。怀孕期间,胎儿会吸收母体中的 ω-3 不饱和脂肪酸,如果孕妇不注意补充充足的 ω-3 不饱和脂肪酸,胎儿就会抢夺母体储存在体内组织中的 ω-3 不饱和脂肪酸。这样的话孕妇血液中的 ω-3 不饱和脂肪酸含量就会降低,分娩后产妇容易患上抑郁或其他精神失调等心理问题。ω-3 不饱和脂肪酸主要为二十二碳六烯酸(DHA)和二十碳五烯酸(EPA)。研究发现,产后抑郁症的发生与产后 DHA 和 EPA 血清水平呈显著负相关,EPA 水平越低,抑郁程度越高。这说明如果产妇体内缺乏 DHA 和 EPA 会加重产后抑郁程度。

4. 微量矿物质缺乏 研究表明,微量营养素与产后抑郁障碍存在相互联系。矿物质是人体内无机物的总称。钙、铁、硒、锌、镁、铬、锰、钾等矿物质是机体重要酶系的组成部分,缺乏任何一种都可导致抑郁的发生。目前研究重点关注的微量元素是锌和硒,这两种矿物质与抑郁症的关系密切。研究发现,硒缺乏可通过降低甲状腺功能对情绪产生影响。而锌缺乏导致抑郁可能与神经元有关。已有研究表明,锌的水平与抑郁症状的严重程度相关。而在接受补硒的产妇中平均抑郁得分明显降低。

(三)产后抑郁障碍的危害

产后抑郁障碍是一种可致残、致死的疾病。长期的产后抑郁会引起母亲反复抑郁发作,不仅会对母亲造成显著的痛苦及功能损害,还可导致婚姻冲突、家庭暴力行为以及母婴接触不良的发生。研究发现在产褥期自杀未遂者中 82% 的产妇为产后抑郁症患者。产后抑郁障碍严重者会损害婴儿的发育进程,造成婴儿的认知和语言发育迟滞、不良行为问题发生、性格出现缺陷,以及社会能力发育障碍等风险的增加,且母亲抑郁障碍越严重、持续时间越长对婴儿发育影响的危险性越大。

(四)产后抑郁障碍的预防和干预

产后抑郁障碍的预防和干预方法很多,其中营养摄入充足是预防产后抑郁障碍发生的重要因素之一。因此,对于有产后抑郁障碍的产妇,一方面要做好情绪安抚工作,积极开展产妇心理预防和干预;另一方面也要注意产妇的饮食和生活习惯,努力做好产妇的营养管理工作。

1. 叶酸补充 叶酸是合成单胺神经递质的必需底物,如血清素、多巴胺和去甲肾上腺素。叶酸缺乏将增加血清同型半胱氨酸的水平,而血清同型半胱氨酸水平与抑郁症的严重程度呈正相关。抑郁症患者 31%～35% 存在叶酸不足,针对中国产妇的最新研究发现,叶酸摄入超过 6 个月可能是产后抑郁障碍的保护因素,妊娠中长期补充叶酸有可能会降低女性产后 6～12 周产后抑郁障碍的发生风险。因此,建议在怀孕前期对叶酸进行补充,以预防产后抑郁的发生。叶酸主要存在于绿叶菜中,如菠菜、花椰菜、油菜等;水果中主要存在于橘子、桃子、草莓、香蕉等;动物性食品主要存在于动物肌肉和内脏内,如牛肉、猪肝、鸡肉等。

2. 维生素 D 补充　维生素 D 是脂溶性固醇类衍生物,主要通过饮食和阳光照射代谢产生,其中饮食摄入是人类补充维生素 D 的主要途径。研究指出,每日 800 单位的维生素 D 补充剂量可能会影响人体内的维生素 D 水平,进而达到类似抗抑郁药物的效果。因此,产妇可在分娩前 2 个月开始加用维生素 D 滴剂,并接受充足的阳光和食用鱼类食品,对防治产后抑郁具有重要意义,还可提高自然分娩率。

3. ω-3 不饱和脂肪酸补充　研究表明,摄入鱼类和其他来源的 ω-3 不饱和脂肪酸的母亲,其母乳中含有高水平的 DHA,产后抑郁的发生率较低。因此,补充 ω-3 不饱和脂肪酸可起到预防和辅助治疗抑郁症的效果。而人体中的 ω-3 不饱和脂肪酸主要来自食物中的海洋鱼类,如鲑鱼等深海鱼。因此,产妇可多食用海产品、适当补充 ω-3 不饱和脂肪酸营养品等,以缓解抑郁情绪。

4. 益生菌补充　研究发现改善肠道菌群有利于控制抑郁症状。产后抑郁的发生通常与激素水平的变化和睡眠剥夺等因素有关,而激素水平受肠道菌群与下丘脑 - 垂体 - 肾上腺的影响较大,因此可以尝试通过摄入一些相关的益生菌或者对肠道有益的食物来调节肠道菌群以缓解产妇的抑郁症状。

5. 增加色氨酸含量丰富的食物摄入　5- 羟色胺是人体内细胞与细胞之间的神经递质,是细胞之间信息的"联络员",它对人的情绪、睡眠和食欲均起着重要作用。研究表明,人的情绪变化与 5- 羟色胺的均衡分布有关,而色氨酸可使脑中的 5- 羟色胺浓度增加,如果大脑中这种物质含量较高,人就不容易情绪低落。因此,产妇可以多食用一些色氨酸含量比较高的食物来调节情绪,以预防和减轻产后抑郁的症状,如:香蕉、小米、香菇、葵花籽、豆腐、黑芝麻、鸡蛋等。

五、妊娠期糖尿病产后血糖控制

妊娠期糖尿病(gestational diabetes mellitus, GDM)是妊娠期发生的不同程度葡萄糖耐量异常,不包括妊娠前已存在的糖尿病。妊娠期糖尿病的发生主要是由于怀孕期妇女体内发生特殊的生理及荷尔蒙变化,造成体质改变,出现胰岛素拮抗。据统计,妊娠糖尿病影响到约 5%～10% 的怀孕妇女,并且对孕妇本身和胎儿都具有危险性。妊娠糖尿病被认为是 2 型糖尿病的致病因子,妇女于产后可能出现不正常的葡萄糖调节和代谢综合征。研究显示,患有妊娠糖尿病的妇女在产后的 BMI、腰围、舒张压、空腹的甘油三酯、胰岛素以及抗胰岛素因子等,会因为妊娠糖尿病而增高。超过 10% 的妊娠糖尿病妇女在产后 6 周可演变成为 2 型糖尿病。另有研究数据显示,若孕妇罹患妊娠糖尿病,在生育再度罹患妊娠糖尿病的概率会提高,约为 33%～69%。因此,有再次怀孕计划的女性,更需注意。

(一)妊娠糖尿病的产后管理

妊娠糖尿病患者生产后应重视减少未来发展成糖尿病的危险。可修正的危险因子包括肥胖、将来的体重增加及再次妊娠。其他的生活方式修正包括饮食习惯、运动、不抽烟等。鼓励妊娠糖尿病产妇哺喂母乳,有助于减轻孕妇的体重,对于母亲和孩子的长期代谢皆有益处。

1. 定期追踪随访　对所有妊娠糖尿病患者在产后 6～12 周应进行随访。产后随访时,医生应向产妇讲解产后随访的意义,指导其改变生活方式,合理饮食及适当运动,鼓励母乳喂养。随访时建议对产妇进行体质测量,包括:身高、体重、BMI、腰围及臀围。同时,建议了解产妇产后血糖的恢复情况,建议所有妊娠糖尿病患者于产后 6～12 周接受口服 75g 葡萄糖耐量试验,以了解产妇在产后的血糖状况,并按照 2014 年 ADA 的标准(表 7-3-1),明确有无糖代谢异常及种类。有条件者建议检测血脂及胰岛素水平,至少每 3 年进行 1 次随访。并且建议对糖尿病患者后代进行随访以及健康生活方式指导,可进行身长、体重、头围、腹围的测定,必要时进行血压及血糖的检测。妊娠糖尿病会增加母亲在未来 15～25 年的 2 型糖尿病风险 50%～70%,因此即使 6～12 周的 OGTT 正常,仍应该每 1～3 年评估是否发展为糖尿病。

表 7-3-1　非孕期血糖异常的分类及诊断标准(2014 年 ADA 标准)

分类	FPG/(mmol/L)	服糖后 2h 血糖 /(mmol/L)	HbA1c/%
正常 *	< 5.6	< 7.8	< 5.7
糖耐量受损 *	< 5.6	7.8～11.0	5.7～6.4
空腹血糖受损 *	5.6～6.9	< 7.8	5.7～6.4
糖尿病	≥ 7.0	或 ≥ 11.1	≥ 6.5

注:*FPG 和服糖后 2h 血糖 2 项条件须同时符合;ADA:美国糖尿病学会(American Diabetes Association);FPG:空腹血浆葡萄糖(fasting plasma glucose);HbA1c:糖化血红蛋白(glycohemoglobin)

2. 产后 6～12 周未诊断为糖尿病的产妇的饮食和运动宣教　定时定量,少食多餐,可采用三餐两点制;进食时间半小时,食物应细嚼慢咽,以避免进食过快,而导致过量摄取;避免食用精致甜点,尤其是西式蛋糕、酥皮面包、糕点、布丁、果冻,建议可选择全麦面包、馒头或不包馅的餐包,并包括在每日的主食摄取量中;补充膳食纤维及水分,以防便秘;勿将果汁或牛奶代替开水来补充水分。新鲜水果及奶类依计划中的分量来摄取才适宜;饮食以清淡为宜,尽量少吃太咸或熏制食品,如腌肉、咸蛋、火腿、酱瓜、豆腐乳、肉类罐头;油炸食物或脂肪含量多的食物如肥肉、蹄髈等,应避免食用;刺激性调味品,如辣椒、辣油酱、沙茶酱、麻辣酱、豆瓣酱、胡椒等应尽量避免;马铃薯、芋头、地瓜、菱角或点心中的红豆汤、绿豆汤,包含在每日主食类的分量中摄取;坚持体育锻炼,勿空腹运动,可在餐后 1h 再进行体育锻炼,每天须持续性运动至少 30min,可采用渐进式增加运动量;建议定期前往门诊追踪并接受营养健康教育。

(二)产后随访时诊断为新发糖尿病的治疗

新发 2 型糖尿病治疗的近期目标是控制高血糖、纠正代谢紊乱,消除症状,防止出现急性代谢并发症;远期目标是预防各种慢性并发症,提高糖尿病患者的生命质量和延长寿命。

1. 患者的综合治疗　降糖治疗包括控制饮食、合理运动、监测血糖、糖尿病教育和应用降糖药物等综合性治疗措施。须注意,生活方式干预是 2 型糖尿病的基础治疗措施,应贯穿于糖尿病治疗的始终。不仅要努力提高糖尿病患者的血糖管理达标率,还应强调血压、血脂、蛋白尿等多种危险因素的综合控制,争取联合达标。病程较短、预期寿命较长、无并发症、未合并心血管疾病的 2 型糖尿病患者,其 HbA1c 水平应控制在 6.5% 以下,空腹血糖控制在 4.4～7.0mmol/L,餐后血糖控制在 < 10.0mmol/L,血压 < 130/80mmHg,总胆固醇 < 4.5mmol/L,高密度脂蛋白胆固醇 > 1.3mmol/L,甘油三酯 < 1.7mmol/L,低密度脂蛋白胆固醇 < 2.6mmol/L,BMI < 24kg/m^2。

2. 医学营养治疗　医学营养治疗是糖尿病的基础治疗。合理膳食模式是以谷类食物为主,高膳食纤维、低盐、低糖、低脂肪摄入的多样化膳食。建议主食定量,粗细搭配,减少精制碳水化合物、乙醇和含糖饮料的摄入。定时定量进餐,控制进餐速度,养成先吃蔬菜、最后吃主食进餐顺序的习惯。注意维持理想体重。每日摄入总热量:休息时 25～30kcal/kg,轻体力劳动时 30～35kcal/kg,中体力劳动时 35～40kcal/kg,重体力劳动时 > 40kcal/kg;脂肪占总热量 < 30%,碳水化合物占总热量的 50%～65%,蛋白质占总热量的 15%～20%。实践中需要根据患者具体情况予以适当调整,超重、肥胖者可以适度减少总热量摄入。具体建议:谷薯类粗细搭配,成人每日摄入 250～400g 为宜,其中全谷物和杂豆类 50～150g,薯类 50～100g;餐餐有蔬菜,保证每天摄入 400～500g,深色蔬菜占 1/2 以上;肉蛋鱼禽类每日 120～200g,优先选择鲜活的鱼和禽,吃鸡蛋不弃蛋黄,少吃肥肉、烟熏和腌制肉等加工肉类制品;烹调油每日 25～30g(约 3 小汤勺);食盐 < 6g/d(约一啤酒瓶盖),限制含盐量高的酱油、咸菜、酱豆腐等。

3. 运动治疗　运动锻炼建议以中等强度 [50%～70% 最大心率(220- 年龄)次 /min,运动时应使心率和呼吸加快但不急促] 的有氧运动(如快走、骑车、打太极拳等)为主,每周至少 150min。当空腹血糖 > 16.7mmol/L、反复低血糖或血糖波动较大、有严重急慢性并发症等情况时,应禁忌运动,病情稳定后可逐步恢复运动。

4. 降糖药物治疗　如果单纯生活方式干预 3 个月不能使血糖控制达标,应开始药物治疗。2 型糖尿病患者治疗简易路径见图 7-3-1。

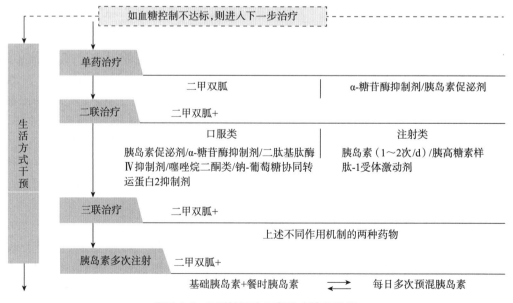

图 7-3-1　2 型糖尿病患者治疗简易路径

5. 随访评估　强调产妇的血糖自我监测,查看患者记录手册,分析化验结果,询问症状及体征变化、生活方式改变、药物使用剂量、方法及不良反应。讨论确定下一步要达到的目标和治疗方案。随访方案见表 7-3-2。

表 7-3-2　糖尿病患者并发症及合并症的检查要求

检查项目	频率	针对的并发症	针对的合并疾病
体重/身高	每个月1次	–	超重/肥胖
腰围	每个月1次	–	超重/肥胖
血压	每个月1次	–	高血压
空腹/餐后血糖	每个月2次(1次空腹,1次餐后)	–	–
糖化血红蛋白[a]	治疗初每3个月检查1次,一旦达到治疗目标可每6个月检查1次	–	–
尿常规	每6个月1次	糖尿病肾病	–
TC、HDL-C、LDL-C、TG	每年1次	–	高脂血症
尿白蛋白/鸟肌酐[a]	每年1次	糖尿病肾病	–
血肌酐/尿素氮	每年1次	糖尿病肾病	–
肝功能[b]	每年1次	–	肝功能异常
心电图	每年1次	心脏、大血管并发症	–
视力及眼底[a]	每年1次	糖尿病视网膜病变	–
足背动脉搏动	每年4次	糖尿病足	–
神经病变的相关检查	每年1次	周围神经病变	–

注:[a]有条件的医疗卫生机构可开展;[b]包括总胆红素、天冬氨酸转氨酶、丙氨酸转氨酶、γ-谷氨酰转移酶; - 无

（窦　攀　刘　洁　秦文芝　王艳琴　徐继红）

第四节　中医营养学在产后康复中的应用

中医学博大精深,几千年来炎黄子孙不断积累、总结出了系统的中医学理论,并把其方法手段运用在百姓疾病诊治、保健养生等诸多方面。实践证明,中医学是中华民族赖以繁衍生息、维系健康的一门重要学科,除西医内、外、妇、儿等学科外,中医营养学、针灸学等均独具特色,其理论方法指导着临床医护人员和普通百姓进行保健。"营养"一词,自古有之。"营",谋取、营造之意;"养",滋养、养护之意。中医学认为人体摄取食物,经过胃的受纳腐熟、脾的运化,将食物中的精微物质输送至全身,以滋养五脏六腑、四肢百骸及皮毛筋骨等组织器官,使生命得以生生不息。中医营养学应用整体观念、阴阳平衡、食药同源、脾胃为"后天之本"的理论指导临床辨证分析人体阴阳气血、脏腑功能的平衡,并重视脾胃调和、应用食药同源的方法减缓诸多病症及改善体质。中医营养学始终倡导以食养生、以食疗病;把握食物及药物的性、味、归经等不同则发挥不同作用。"虚则补之、实则泻之""寒者热之、热者寒之",食药在人体中发挥补虚扶正、祛除病邪、调和脏腑的作用,达到阴阳平衡。

人们对食药同源理论的认可、应用逐渐广泛,食药营养知识运用在养生保健、防治疾病、特别是在妇女产后营养康复中有独具特色的优势和地位。

一、产后女性的中医体质和病证病机特点

产后女性属于特殊时期的特殊人群,产程结束后身体功能逐渐趋向恢复,约需要 6～8 周时间。中医学认为母体气血可基本复元,这段产褥期不归入"疾病"阶段;配合药食营养的目的以滋养气血修复、预防疾病发生为主。但因妇女个体禀赋体质强弱不同、后天脏腑内在气血充实程度有差异,加上分娩过程和产后感受不同的外来邪气,故产后女性常发生多种疾病。不同体质、病邪性质不同,辨证施养、辨证施膳、辨证施治的治则、治法有所不同。产后妇女的体质以"多虚多瘀"为特点,临床常见病机和病证分有:

1. 新产体虚 产后 1 周内,产妇耗气伤血、血气骤虚,体表卫气不固;面色淡白、易怕冷、怕风、虚汗多、易感冒;同时因失血、多汗,人体阴津耗伤,易口渴燥热、大便干燥难排等,中医学归属于气虚、阴血亏虚表现。阴血同源,阴阳互根,气血亏虚日久可导致阳虚病证,产妇表现出精神萎靡、形寒肢冷、肢体虚肿、夜尿清长、关节冷痛等症状。

2. 产后多瘀 女性分娩后 2～4 周子宫缩复、恶露应逐渐外排至干净。期间由于正气虚弱,气行无力推动血运,血滞成瘀,经脉不畅;或剖宫产手术损伤血脉,瘀血滞留,影响气血通畅而发生"不通则痛"。产妇可发生不同程度的下腹部疼痛、恶露暗红淋漓、甚至恶臭发热等,属于气滞血瘀、邪毒蕴积之病证。

3. 外邪入侵 产妇正气不足,外来邪气易乘虚而入,如风邪、寒邪、热邪、湿邪等,侵袭人体皮肤、关节、肌肉、筋骨等,卫气营血等功能失调。妇女以血为本,寒、热、湿邪易与血结,导致气血紊乱;寒、热、湿邪又均可依附于风邪侵犯人体,病位不定,发生全身多种病证,如关节肌肉疼痛、屈伸不利等。

4. 情志不畅 七情(喜怒忧思悲恐惊)过度则伤及内脏。产后妇女若情志不畅,特别是郁闷不舒、忧思过度、急躁易怒、悲伤哭泣等均会影响脏腑功能,气机升降和运行失常,导致气机郁结、气郁化火等病证,如乳腺疾病、失眠抑郁等。

5. 痰湿内蕴 产妇若体型肥胖,久卧不动;或感受寒湿、饮食不节、过食油腻或患有慢性肺病、肾病等,可导致痰湿内生、阻遏气机、湿聚化热。"痰饮"致病,人体症状繁多。临床常见眩晕恶心、痰涎黏多、形体肥胖、乳汁不畅、关节不利、腹胀便溏、带下水肿等。湿邪日久化热,湿热蕴积甚至化毒可导致产妇发生一系列以炎症表现为主的疾病。

6. 脏腑失调 产后诸多病证的发生与肝、肾、脾三脏功能失常密切相关。肝藏血、主疏泄,肝开窍于目,肝血充足则指甲头发润泽。妇女产后失血使肝血虚少,严重者双目干涩、毛发干枯稀少、皮肤指甲失润、筋骨屈伸不利、乳汁不足、月经稀少等;肝之疏泄异常,则情绪郁闷或急躁、脾胃运化失职、乳房胀痛、乳汁分泌不畅、经血来潮无常。肾藏精、主生殖,产后肾精耗损,可导致健忘耳鸣、腰膝酸软、肢体浮肿、二便不畅等。脾主升清和运化、脾能统血,女性产后失血、感受寒湿或过度忧思多虑则耗伤脾气,产妇疲倦乏力、多汗怕冷、纳食不香、腹胀便溏、失眠心悸、恶露不尽等。

二、中医营养学在产后恢复中的应用原则和实施

中医营养学分预防、滋养、治疗作用。依前述内容,产后妇女宜根据自身病证的性质,把握药食营养总原则,即全面膳食、辨证施膳、谨和五味、饮食有节、配伍得当、把握禁

忌、注意卫生七方面，以良好完成产后体质恢复。针对产后哺乳这一特定时期，食药调养方案应在总原则前提下，以食物丰富易消化、性味甘温、调理气血、促进泌乳、慎口避忌为指导。

（一）全面膳食

中医经典著作《黄帝内经》指出："五谷为养、五果为助、五畜为益、五菜为充实，气味合而服之，以补精益气"，可称为最早的膳食指南。我国民众长期以谷物、豆类作为膳食主体，谷物性味平和、补益脾胃，利于消化，使气血生化有源，适合作为产后妇女的膳食。日常食物中性味较平和、甘温的种类如下：

1. 谷豆类　糯米、粳米、燕麦、高粱、甘薯、马铃薯、黄豆、黑豆、豌豆、刀豆等。

2. 肉禽类　鸡肉、乌鸡肉、羊肉、黄牛肉、鹌鹑肉、草鱼、鲢鱼、鳝鱼、鳙鱼、鲫鱼、青虾、蚶等。

3. 水果坚果类　大枣、龙眼肉、桃子、杏子、橘、樱桃、山楂、石榴、杨梅、龙眼肉、胡桃仁、黑芝麻等。

4. 蔬菜类　山药、马铃薯、秋葵、菠菜、甘蓝、油菜、韭菜、茴香、胡萝卜、南瓜等。

（二）辨证施膳

中医学理论精髓在于整体观念和辨证论治，中医营养学中体现为辨证施膳，具体可遵照八纲辨证的原则，以辨证为依据，针对性施膳。例如产妇感受风寒之邪出现表证，可服用生姜红糖水辛温解表促进汗出邪散；胃脘感受寒邪，出现里寒证的疼痛可服生姜羊肉汤温中散寒止痛；感受热邪、口渴烦热，可食用番茄汁、芦根水清热生津；产妇湿邪停聚出现水肿、小便减少，可用冬瓜、玉米须煮水服用利水消肿；体质虚弱者符合阳虚者可进食羊肉粥，阴虚者可进食甲鱼汤等。

产后体质恢复时，在把握全面膳食、种类丰富的食养食疗原则下，依据中医学"三因制宜"的理论，宜以因时食养、因人食养、因体食养为指导原则。

1. 因时养食　即四季养食，春季调养的产妇可注重进食有助于升发阳气的食药，如荠菜粳米粥、韭菜炒鸡蛋、芫荽饼、椿菜拌豆腐等；需避免大温大热之品。产妇在夏季适宜饮食清淡、多吃酸苦，如鸭肉冬瓜粥、茭白汤、白扁豆汤、苦瓜瘦肉粥、冬瓜薏米海带汤等。秋季膳食宜甘润养肺，多吃粥食类，如花生粥、冰糖炖燕窝、雪梨煨老鸭、海参木耳羹、银耳鸡蛋鸡丝粥等。冬季膳食宜进补养生、兼顾养阴，如羊肉山药粥、山药鸡蛋粳米粥、清炖水牛肉、核桃鱼肚煲等。

2. 因人食养　这一原则在产后妇女恢复期尤为体现特色，产后休养的女性属于"特殊人群"，为保证乳汁的充足，膳食营养在补益滋养基础上，重视调和气血，使气血补而不滞。如适宜进食猪肝粟米粥、鲜藕鸡蛋汤、莴笋汤、鲫鱼茭白羹、木瓜鲫鱼汤、猪蹄通草汤、当归羊肉汤、黄芪粥等。

3. 因体食养　产后妇女虽同处于分娩后、哺乳期，但因体质不同，针对性膳食方案则不同，利用体质和食养相配合的措施，可达到纠正体质偏颇、恢复机体阴阳平衡的目的。根据2009年由中华中医药学会公布的《中医体质分类与判定》标准，将人体分为平和质、气虚质、阳虚质、阴虚质、痰湿质、湿热质、血瘀质、气郁质、特禀质9个体质类型。针对不同体质类型的产妇，给予性味归经符合不同体质特点的药食以补虚扶正、泻实驱邪、调和脏腑，具体内容见食药同源章节。

三、食药同源在产后恢复中的具体应用

我国自古就有食药同源的说法和记载。膳食和药物在性能上有相通之处,两者均具有四气五味、升降浮沉、归经功效的属性。中医营养学一贯倡导以食养生、以食疗病,常见的药食种类示例图见图7-4-1。

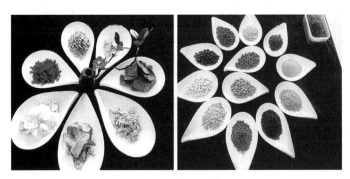

图7-4-1　常见的药食种类示例图

针对产妇不同体质及常见病证,列举常用的药食种类、功效和应用如下:

1. 平和质　常见于平时身体健康、无明确疾病的普通产妇。给予全面膳食、寒温适中、五味调和的食药,即日常营养均衡的饮食。

2. 气虚质　健脾益气治疗为主。常用食药的性味以甘温、甘平为主,如粳米、糯米、黄米、莜麦、红薯、大豆、菱角、马铃薯;黄牛肉、鸡肉、鸡蛋、鲢鱼、鲈鱼;香菇、豆腐、藕粉、芡实、茯苓、胡萝卜、扁豆、山药、莲子肉、大枣等。适合产后神疲倦怠、少气懒言,易出虚汗、食欲不振、腹部虚胀、大便溏稀,甚至肢体虚肿,产后脱肛者。此类体质禁忌肥腻、冷饮,忌食佛手、槟榔、柚子、芥菜等。

(1)产后妇女体表卫气不固、营血不足,易感受外界风寒之邪,发生风寒感冒,出现头痛、恶寒、咽痒、鼻塞、喷嚏、清鼻涕等,可选用具有疏风散寒的食药生姜、葱白、紫苏叶、大豆黄卷、芫荽水煎服用。

(2)产后气虚体弱、多汗便溏者:产后妇女虚汗不止、神疲倦怠,气短乏力、大便不成形者,可配合服用黄芪粥、大枣浮小麦粥、珠玉二宝粥、山药莲子芡实粥。

(3)产后气虚恶露异常:恶露过期不止,色淡,妇女倦怠乏力,面色㿠白,舌淡,脉缓弱。中医治法以补气摄血为主,可选补中益气汤、归脾汤为基础方。食药调养可选粳米、芡实、山药、大枣等煮粥食用,配合少量芹菜、莲藕、黄花菜等辅助凉血止血。

3. 阳虚质　温补阳气治疗为主。常用食药的性味以甘温、辛、咸为主,如羊肉、狗肉、猪肾、鹿肉、鹿角胶(霜)、虾肉、黑鱼;淡菜、板栗、龙眼肉、荔枝、胡桃肉、韭菜、刀豆、豇豆、洋葱、生姜;菟丝子、肉苁蓉、茴香等。适合产妇面色㿠白,畏寒肢冷、神疲蜷卧,四肢欠温,喜温热饮食、腰膝酸痛软弱、小便清长,产后遗尿、肢体虚肿,大便溏薄,或排便无力者。临床上产妇合并血压偏低、甲状腺功能低下、慢性肾炎等疾病常出现上述表现。此类体质忌食生冷、苦寒之物,如螃蟹、西瓜、绿豆、苦瓜等。

妇女产后阳气虚弱,日常可选择温拌淡菜、羊骨粥、海参蛋羹、肉苁蓉羊肉粥,菟丝粳米粥等补益阳气。尿频者配合山药、芡实、覆盆子;阳虚便秘者以肉苁蓉、鹿角胶、松子、黑芝

麻为主,可配合黄芪、无花果、苏子、麻子仁等加工药膳食用。阳虚体质便秘者可同时配合针刺大肠俞,天枢、支沟,上巨虚、足三里,耳穴选大肠、直肠、交感。腰膝冷痛酸软者,可配合菟丝子、肉苁蓉、熟地黄、杜仲、山药等。

4. 血虚质　养血补血治疗为主。常用食药味甘、酸,可温可寒,如猪肝、羊肝、猪血、乌鸡、鹌鹑蛋、甲鱼、海参、鳝鱼、平鱼;黑木耳、胡萝卜、大枣、阿胶、龙眼肉、桑葚、黄精、黑芝麻等。适合面色萎黄或苍白、口唇色淡,头发干枯稀少脱落,头晕心慌,肢体拘挛麻木,失眠心烦,经西医化验证实存在贫血的产妇。养血食药药性多黏腻,体型肥胖、多痰、胸闷、腹胀、大便溏稀者需谨慎辨证应用。

日常食药调养可选乌贼鹌鹑蛋汤、鸡血汤、鳝鱼丝羹、糯米阿胶粥、枸杞羊肾粥、龙眼肉粥。产后脱发严重,可酌情配伍黑芝麻、核桃仁、何首乌、桑葚子。

气血虚弱体质导致产后缺乳,产妇乳房柔软无胀感,乳汁清稀量少或全无,可应用补气养血通乳的药食调补气血生化之源,常用黄芪、党参、当归、熟地、通草等。

5. 阴虚质　滋阴润燥治疗为主。常用药食性味多甘寒,如银耳、百合、山药、枸杞子、石斛、雪梨、猕猴桃、蜂蜜、甲鱼、鸭肉、鸡蛋黄、燕窝、牡蛎、乌贼鱼等。适合体形消瘦、口燥咽干、鼻干目干、五心烦热、午后潮热、耳鸣盗汗者。适合长期失眠、神经衰弱、合并长期慢性病如结核病、糖尿病、肿瘤等患者。日常食药配方可选:乌鱼蛋汤、甲鱼汤、地仙煎、银耳枸杞羹。

阴血同源,阴血不足,心神失养,出现慢性失眠、心悸者配合柏子仁、百合、酸枣仁、大枣、莲子肉等。阴虚肠道津亏导致便秘者可配合菠菜粥、芝麻粥加松子等。糖尿病即中医学“消渴病”患者多属于阴虚体质,可配合进食燕窝羹、菠菜银耳汤、桑葚子、黄精炖瘦肉、葛根粉、玉米须等。

6. 痰湿质　祛湿化痰治疗为主。常用化痰燥湿功效的食药性味多辛、苦、温,如扁豆、薏苡仁、茯苓、蚕豆、红小豆、枇杷、海带、魔芋、丝瓜、冬瓜、竹笋、白萝卜、茼蒿、芹菜、白菜、柠檬、樱桃等。适用形体肥胖、皮肤多油、多汗痰多、身体沉重、嗜睡胸闷、口黏口甜者。此类体质多见于高血压、高脂血症、糖尿病、超重、代谢综合征者等。日常食药可进食焖海带、魔芋豆腐、赤小豆炖鲫鱼等。中药可选用二陈丸、血脂康等。痰湿体质的肥胖症产妇,在食药调养的同时,需加强体育锻炼,或配合针灸治疗则效果更佳。运动及针灸可起到疏通经络、化痰祛湿的作用。传统中医的运动方式如太极拳、八段锦、五禽戏等疏通经络、调和脏腑,运动方式缓急适宜,并能起到引经作用,更好地发挥食药的功效。针刺法常取穴有曲池、天枢、阴陵泉、丰隆、太冲;耳针法常取胃、内分泌、三焦、缘中等。

以上食药营养补益治疗需注意:虚证可补益,切勿盲目峻补;辨清气血阴阳虚弱的不同,辨证进补;明确存在表证或内有实邪者不宜补益。补益食药的煎煮时间可稍长;空腹服药为佳。具有补益功效的食药性味滋腻,影响脾胃消化功能,对症缓解脾胃运化失常者,可选神曲、麦芽、山楂、陈皮、豆蔻、砂仁、槟榔、枳椇子、梅花等,水煎服及加工入药膳均可。

7. 湿热质　祛湿清热治疗为主。常用祛湿清热食药的性味多苦寒,如绿豆、蚕豆、扁豆、茯苓、莲子、黄瓜、苋菜、芹菜、西瓜、海带等。适合口干口苦、面色晦垢多油,肢体困倦沉重,关节肿胀红热,易生痤疮,大便黏腻,带下黄稠,尿黄量少,舌苔黄腻者。日常食药可选丝瓜叶、苋菜粥、豌豆苗豆腐等。湿热体质的产妇发生湿疹,若皮疹色红瘙痒,甚至出现水泡渗血,可配合野菊花、蝉蜕、蒲公英、苦参等。合并泌尿系感染的产妇,多归属于中医“淋证”的范畴,食药调养需配合清热祛湿、利尿通淋之品,如薏苡仁、冬瓜、荷叶、绿豆、通草、芦根、淡竹叶等。合并盆腔炎者带下黄稠或腥臭异味,可选用止带方、四妙丸、龙胆泻肝汤等。外阴或皮疹瘙痒者,中药可选用蛇床子、川椒、苦参、百部、明矾水煎外洗。

8. 气郁质　行气解郁治疗为主。常用食药的性味多辛、温、苦,如陈皮、橙子、茴香菜、柑橘、刀豆、金橘、玫瑰花、桂花、茉莉花等。此类体质多体型偏瘦、神情抑郁,郁闷寡欢、呃逆腹胀、食欲不振等,建议少食肥甘粘腻之品,如肥肉、奶油、鳗鱼、油炸食物、蟹黄、鱼子等;少食收敛酸涩之品,如乌梅、石榴、酸枣、李子、青梅、杨梅等。产后抑郁患者可在辨证分析后,配合逍遥散、舒肝丸等治疗;配伍合欢花、玫瑰花、玳玳花、西红花代茶饮。

9. 血瘀质　活血化瘀治疗为主。常用食药性味多辛、苦温,如西红花、红花、茄子、山楂、黄酒、红糖、木耳、油菜、茴香等。适合产后女性肤色晦暗,面部色斑,皮肤粗糙色暗如鱼鳞,胸闷,肢体麻木或刺痛,局部出现色暗包块,唇舌色暗有瘀斑。血瘀质产后女性,适合进食三七鸡汤、艾叶茴香黄芪汤等。

瘀血内阻导致恶露异常:产后恶露涩滞不尽,色紫暗有块,小腹疼痛,舌紫暗或边有瘀斑,脉沉涩。治法以活血化瘀为主,中药以生化汤为基础方。辅助食药配方可选益母草猪骨汤、木耳炒山楂、煮山楂羹。

10. 阳盛质　清热泻火治疗为主。常用食药性味多甘寒、辛寒,如兔肉、黑鱼、蚌、蛏、田螺、绿豆;竹笋、金针菜、百合、芹菜、白菜、苦瓜、番茄、冬瓜、苦瓜、丝瓜、黄瓜、卷心菜、白萝卜、莲藕;金银花、蒲公英、马齿苋、穿心莲、金莲花、芦根、白茅根、荷叶、莲子心;鸭梨、西瓜、甘蔗、柚、荸荠、梨、枇杷等;多饮清凉饮品,如莲心茶、菊花茶、苦丁茶等;对于产后女性,适量服用,但需明辨体质,避免损伤阳气,防止寒凝血脉留瘀;哺乳期女性防止过食寒凉化肠之品,以免婴儿出现腹泻。

产后特别是哺乳期女性产褥期,因室内久卧时间长、膳食营养偏于温补,部分阳盛体质者出现阳盛实热表现,俗称“上火”,表现为眼红胀痛、口干口苦、口臭咽痛、牙龈肿痛、口舌生疮、口腔溃疡、面部痤疮红肿、鼻干鼻血、便秘、尿黄、心烦噩梦多,舌红苔黄厚等,可酌情选用具有清热泻火解毒功效的食药对症处理,如咽炎、热性感冒配伍金银花、桔梗、凤凰衣、西青果、金果榄、薄荷、蝉蜕。

乳腺炎属于肝经火旺、热毒内蕴者,初期乳房红肿疼痛,乳汁不畅,有时伴恶寒发热、胸闷头痛,舌红苔薄黄,脉弦。治法疏肝清热、解毒消肿为主,中药以瓜蒌牛蒡汤为基础方,日常可配合煎煮蒲公英、金银花、通草、王不留行。乳痈外治:乳房按摩,外敷如意金黄散,用鲜菊花叶、鲜蒲公英等捣汁调敷患处;仙人掌去刺捣烂外敷。

11. 特秉质　即过敏体质。益气固表、培本固元治疗。常用食药:山药、核桃仁、粳米、大枣、百合等。适合部分先天不足,遇到过敏原后出现鼻塞、喷嚏、皮肤风团等。此类体质避免进食“发物”,如鱼类、虾肉、螃蟹、蚕豆、花生、蛋奶等;少食“光敏性”食物,如芹菜、香菜、柠檬、油菜等。

12. 食药营养配伍注意事项　传统中医食药营养治疗讲究服用和配伍禁忌,即俗称的“忌口”。如气虚体质和病证忌食破气之品,阳虚寒盛体质忌食生冷、苦寒之物。阴虚血虚体质、阳盛体质和湿热体质应少食辛辣食物,如葱、姜、大蒜、韭菜、辣椒、花椒、烟酒。阳盛体质少食狗肉、鹿肉等。痰湿体质和湿热并虚忌食膏粱厚味,如烈酒、奶油、奶酪、肥肉、狗肉、鳗鱼、蟹黄、动物内脏、鱼子、巧克力等。阴虚体质忌食生冷之品,如冰冻饮料、冰激凌。瘀血体质忌食寒凉、收涩之品,如乌梅、苦瓜、石榴、柿子等。

(宣　磊　王荣毓　赵海霞)

参 考 文 献

[1] 中国营养学会. 中国居民膳食指南 2016. 北京：人民卫生出版社，2016.

[2] 中国营养学会. 中国居民膳食营养素参考摄入量（2013 版）. 北京：科学出版社，2014.

[3] 中国营养学会妇幼营养分会. 中国妇幼人群膳食指南 2016. 北京：人民卫生出版社，2018.

[4] World Health Organization. Good maternal nutrition：The best start in life，2016.

[5] 弗朗西斯. 营养学：概念与争论. 第 13 版. 王希成，译. 北京：清华大学出版社，2017.

[6] 劳拉. 美国儿科学会实用喂养指南. 第 2 版. 徐彬，译. 北京：科学技术出版社，2017.

[7] 邵祥龙，赵艾，薛勇，等. 不同分娩方式的健康哺乳母亲产后膳食情况分析. 中国妇幼保健，2014，29
（03）：346-351.

[8] 胡漫丽，秦蕊，林小芳，等. 2015—2016 年中国五城市哺乳期妇女膳食状况. 卫生研究，2019，48（02）：
220-225.

[9] 董彩霞，荫士安. 中国哺乳母亲营养状况 10 年回顾. 中华预防医学杂志，2016，50（12）：1108-1113.

[10] Stewart D E，Vigod S. Postpartum Depression. N Engl J Med，2016，375（22）：2177-2186.

[11] Netsi E，Pearson R M，Murray L，et al. Association of Persistent and Severe Postnatal Depression With
Child Outcomes. JAMA Psychiatry，2018，75（3）：247-253.

[12] 阿茹娜，安建钢，刘洪元. 产后体重滞留及其相关影响因素研究. 中国妇幼保健，2015，30（12）：1966-
1968.

[13] Management of diabetes in pregnancy. Diabetes Care，2015，38 Suppl：S77-79.

[14] Management of Diabetes in Pregnancy：Standards of Medical Care in Diabetes-2018. Diabetes Care，2018，
41（Suppl 1）：S137-S143.

[15] 中华医学会妇产科学分会产科学组，中华医学会围产医学分会妊娠合并糖尿病协作组. 妊娠合并糖尿
病诊治指南（2014）. 中华妇产科杂志，2014，49（8）：561-569.

[16] Harding K B，Peña-Rosas J P，Webster A C，et al. Iodine supplementation for women during the
preconception，pregnancy and postpartum period. Cochrane Database Syst Rev，2017，3（3）：CD011761.

[17] Beluska-Turkan K，Korczak R，Hartell B，et al. Nutritional Gaps and Supplementation in the First 1000
Days. Nutrients，2019，11（12）：2891.

[18] Lin Y H，Chen C M，Su H M，et al. Association between Postpartum Nutritional Status and Postpartum
Depression Symptoms. Nutrients，2019，11（6）：1204.

[19] Dalrymple K V，Flynn A C，Relph S A，et al. Lifestyle Interventions in Overweight and Obese Pregnant or
Postpartum Women for Postpartum Weight Management：A Systematic Review of the Literature. Nutrients，
2018，10（11）：1704.

[20] 苏日娜，朱微微，魏玉梅，等. 北京地区妊娠期糖尿病发病情况及妊娠结局的回顾性调查. 中华围产医
学杂志，2016，19（05）：330-335.

[21] Bellamy L，Casas J P，Hingorani A D，et al. Type 2 diabetes mellitus after gestational diabetes：a systematic
review and meta-analysis. Lancet，2009，373（9677）：1773-1779.

[22] Sullivan S D，Umans J G，Ratner R. Gestational diabetes：implications for cardiovascular health. Curr Diab
Rep，2012，12（1）：43-52.

[23] Lawlor D A，Lichtenstein P，Långström N. Association of maternal diabetes mellitus in pregnancy with

offspring adiposity into early adulthood: sibling study in a prospective cohort of 280,866 men from 248,293 families. Circulation, 2011, 123(3): 258-265.

[24] Xu T, Dainelli L, Yu K, et al. The short-term health and economic burden of gestational diabetes mellitus in China: a modelling study. BMJ Open, 2017, 7(12): e018893.

[25] Carolan O M C. Educational and intervention programmes for gestational diabetes mellitus (GDM) management: An integrative review. Collegian, 2016, 23(1): 103-114.

[26] Stanislawski M A, Dabelea D, Wagner B D, et al. Pre-pregnancy weight, gestational weight gain, and the gut microbiota of mothers and their infants. Microbiome, 2017, 5(1): 113.

[27] Crusell M K W, Hansen T H, Nielsen T, et al. Gestational diabetes is associated with change in the gut microbiota composition in third trimester of pregnancy and postpartum. Microbiome, 2018, 6(1): 89.

[28] Turnbaugh P J, Ley R E, Mahowald M A, et al. An obesity-associated gut microbiome with increased capacity for energy harvest. Nature, 2006, 444(7122): 1027-1031.

[29] 贺文娟, 钟燕. 肠道菌群及其代谢产物与肥胖的关系. 国际内分泌代谢杂志, 2018, 38(01): 40-43.

[30] Wu T R, Lin C S, Chang C J, et al. Gut commensal Parabacteroides goldsteinii plays a predominant role in the anti-obesity effects of polysaccharides isolated from Hirsutella sinensis. Gut, 2019, 68(2): 248-262.

第八章

产后运动康复

受妊娠和分娩影响,产妇的腹部肌肉松弛、臀部松弛下垂、骨盆肌肉神经受损、肌肉缺乏弹性、脂肪堆积,都会影响到产妇的健康和体态。如何能通过科学合理的运动恢复健康和优美的体型,是现代很多女性特别在意的方面。在产后恰当的时机,通过科学运动和适当肌群锻炼,促进产妇产后骨骼肌肉的康复成为现在产后康复的重要内容,也是医学的热点问题。产后运动有很多好处,除了帮助恢复肌肉的力量,还可以帮助产妇修身塑形,使产后全身各部位松弛的肌肉和结缔组织恢复弹性,减少产后过剩的脂肪,达到缩小腹围和臀围的目的。

在胎儿娩出、胎盘娩出后,除了乳腺以外,产妇的各个器官逐步恢复到接近正常未孕状态需要一段时间,大多数器官约在产后 6 周时会恢复到接近孕前状态。产后运动对促进产后康复起到非常重要的作用,但运动康复不当可能会造成或加重疼痛等异常,因此在产褥期,产妇应注意休息,适当运动,避免过多劳累。对不同产妇,具体的运动康复的开始时间和强度取决于分娩的时间以及分娩的方式,一般应在产后 42d 后开始康复训练(产后 42d 内产妇可量力而行进行一些适当的运动),产后 2～3 个月可以逐步恢复到中等程度的运动,3 个月以后可以逐步恢复到孕前的运动强度。需要注意在产后 42d 检查时,应由医生或专业康复服务人员评估判断具体产妇的情况,帮助制订产后运动的康复计划。运动康复需要循序渐进地增加运动量,才有利于身体健康。自然分娩的产妇可以在产后 42d 比较早的时间开始恢复康复运动,剖宫产的产妇相对就要迟一些。

本章中的所有运动指导均在现有证据支持下得出,涉及的产后运动包括功能康复类的运动、协调性运动,以及力量和塑形运动。本章中建议的产后运动指导不是强制性的,专业康复服务人员在指导产妇产后运动时,结合本章内容,须兼顾产妇的个人需要、喜好和价值观。可以根据产妇家庭情况,并与照料者或监护人协商,结合产妇个人的实际情况做出具体运动方案,特别注意产后康复运动要以安全作为第一重要准则。另外,有医学诊断明确的产妇合并症,如脊柱、关节损伤或其他相关疾病时,不适于用本章的内容作为指导。

第一节　产后运动概述及基础运动康复

一、产后运动概述

(一) 什么是产后运动

产后运动,也称为产后锻炼,是指女性分娩后、为有效帮助产妇快速恢复到孕前健康水平进行的锻炼身体的运动,产后运动通常是温和的和循序渐进的。根据每个女性的自身生理特点及喜好,分娩后可以进行许多不同类型的运动。

(二) 产后运动的重要性

分娩对于任何女性都具有挑战性,为了适应妊娠和分娩,身体的肌肉骨骼都有一定的

变化,有的女性变化更为明显,甚至必须要通过产后科学运动来恢复。产后运动的重要性有如下几点:

1. 增加脑内啡肽分泌,改善和增强其积极的情绪,帮助预防产后抑郁症。

2. 有助于合理膳食,减轻孕期增加的体重。

3. 缓解、甚至解除分娩后的身体疼痛。

4. 提高耐力和力量,减少疲劳,更有助于照顾新生儿。

5. 建立健康感,恢复自信。

6. 促进更好的睡眠。

7. 可以有效增强和恢复肌肉弹性和力量。

（三）产后运动系统的变化

1. 产后腹部肌肉韧带的变化　腹部肌肉特别是腹直肌的两侧、腹白线、腹横肌,到妊娠末期可能会被牵拉至弹性的极限,这大大减少了肌肉产生强烈收缩的能力,并因此降低收缩的效率。另外重心的改变,也会降低腹部肌肉的机械性优势。

2. 盆底肌肉筋膜、韧带的变化

（1）盆底肌肉有抗盆腔器官重力的作用。在妊娠中抵抗重力的变化,以及分娩中因胎儿娩出产生的强烈牵拉影响。受妊娠与分娩影响,有的产妇盆底肌甚至会降低2.5cm。

（2）由于激素对韧带的影响,导致盆腔韧带整体张力强度变弱。

3. 胸腰筋膜的变化　妊娠和分娩导致胸腰筋膜的被动拉长,减少其有效支持和稳定躯干的能力。因此产妇背部、骨盆和下肢承重关节容易受伤。

4. 关节的变化　妊娠期和产后许多关节处于松弛状态,这些关节稳定度的变化直到产后4周可能还存在。

5. 产后姿势和平衡的变化　妊娠期间,为了适应胎儿的逐渐长大,孕妇的体态会发生下面这些变化,而且大多数妇女并不会在分娩后自动纠正,产后这种姿势就会成为一种习惯。而且很多不正确的照护新生儿的姿势,也增加了错误姿势持续存在和加重的风险。

（1）重心改变:随着妊娠期胎儿的长大,以及妊娠期和产褥期乳房的增大,需要姿势代偿来维持身体平衡与稳定度,因此产妇重心可能向上和向前移位。

（2）头颈前移:以代偿重心转移。

（3）肩部前突和过度内旋:乳房增大增加肩部前突和过度内旋的风险。

（4）骨盆前移:增加腰椎过度前凸和膝关节反屈的风险。

（四）产后运动时间

1. 只要得到分娩医院的医生或助产士的同意,产妇在分娩医院就可以逐渐恢复一定运动量的锻炼。但康复服务提供者应该告知产妇等到产后6周检查,并得到综合评估后,才能恢复有氧运动。

2. 一般来说,如果在整个孕期没有被诊断为需要限制运动的并发症或合并症,可以在分娩后的几天内安全地进行轻度活动,如步行、伸展运动。如果是阴道分娩,且没有任何疼痛,还可以适度提早锻炼和适度提高运动量。注意对在怀孕期间没有进行任何科学运动的产妇,需要在开始运动前咨询医生、助产士或产后康复运动指导人员。

（五）产后运动的类型

产后康复运动的类型较多,不同类型的运动效果不一,产妇可以结合自己的需要和实际情况选择,循序渐进,并在康复指导人员帮助下坚持,才能取得更好的效果。

1. 快步走　快步走是最有效的运动方式之一，最适合没有运动经验的产妇，掌握的原则依据有氧运动，建议步行时间从 15～30min 开始，每周增加 10～15min。

2. 游泳　游泳是一项很好的运动，但不建议有严重颈部疾病或肩部以及腰部疾病的产妇选择，以免带来不必要的损伤加重。

3. 产后瑜伽　瑜伽是增加身体柔韧性、恢复呼吸、增加自信的运动，但开始运动时产妇不能进行高难度的体式，而是享受瑜伽慢节奏下对身体感知的恢复。

4. 普拉提　普拉提是可以很好地为产后女性提供塑性运动和身体平衡的训练方法，但在产后早期产妇先不要进行太长时间以及高难度的普拉提体式，而应享受普拉提给自己带来的训练感。

5. 有氧训练　产后早期应从低强度有氧训练开始，循序渐进地增加训练强度。产妇可以通过以下方法简单评估自己进行的有氧训练的强度。

（1）低强度有氧运动：在运动中可以说话，也可以唱歌。

（2）中强度有氧运动：运动中只能说话，不能唱歌。

（3）高强度有氧运动：运动中既不能说话，也不能唱歌。

6. 轻量训练　在产后早期进入训练时，不可以直接上大重量的力量训练，身体需要恢复期，整个孕期和产后的身体形态变化，重心发生前移等情况需要一个适应性恢复。过度的训练和大重量训练容易让身体出现代偿，反而造成体态和身体功能的恢复可能需要更长的时间。

二、产后运动介入的原则

产后运动的最主要目的就是降低损伤，帮助产妇提高对婴儿的照护能力，增强自我的健康认同感，以及促进身体的快速恢复。但要注意避免运动过度的疲劳和脱水等不利于产后恢复的情况发生。

（一）产后运动介入的基本原则

妊娠期间的许多生理恢复会持续到产后 4～6 周，但并不意味产后在 6 周内不能进行运动。安全、科学的运动锻炼，有助于提高产妇的生活质量，母婴因此可能获得终生的健康益处。

1. 产后早期产妇仍然会受孕期女性的激素水平增高的影响，韧带变得松弛，故可能对运动范围和强度产生一定影响，增加受伤的风险，因此要注意产后运动需要渐进负载，每次康复运动都需要找到最佳的身体控制感觉，慢慢增加运动频率，运动持续时间和运动强度。

2. 产妇的骨骼肌肉系统受生物力学、心理学因素、激素水平变化以及运动习惯、体力劳动影响，可能会出现各种不适，甚至疼痛。因此产妇应该进行阶梯式循序渐进的运动，而且每次运动都要包含预热期和冷却期。

3. 任何产后锻炼方案都应重视核心稳定性训练。核心稳定性训练需要严格控制身体姿势，增加产妇本体感觉，同时可以募集更多的核心肌群参加到训练中，改善神经肌肉控制能力。

4. 产后柔韧性训练也很重要。一些拉伸和关节活动度的练习可以帮助恢复神经肌肉和关节的生理活动度，并且能够提高产妇生活质量，促进其身心健康和家庭和睦。但要注意柔韧性训练应避免运动拉伤。

5. 必要时在康复师指导下逐渐增加抗阻力训练和有氧训练，能够增加躯干的稳定性。结合有氧训练和阻力训练的"混合"运动较单独的有氧运动可以更有效地预防或减轻产后疼痛。

6. 在进行运动康复中要配合产后营养指导和心理康复。通过对产妇进行健康教育,心理团队配合运动、泌尿和营养等相关学科,完善产妇个体化的健康管理模式,使得产妇及家人获得充分的相关知识,减少其焦虑和抑郁等。

（二）产后的基础运动康复

1. 轻柔拉伸、强化姿势性肌肉力量,培养本体觉察训练

（1）拉伸的基本原则即以肌肉刚刚出现紧绷感为宜,不可过度拉伸,以免造成不必要的损伤,拉伸的时间以每个肌肉群 10～30s 为宜。

（2）对于产后的拉伸可以颈部前方、肩部前方、胸部前方、大腿后方、小腿后方的肌肉群为主,并且以肌纤维走向作为重要的拉伸方向。

（3）拉伸结束之后必须要进行适当的肌肉训练,以激活肌肉的感知能力,这对于恢复产后体能和姿势的纠正至关重要。

2. 产后正确的姿势及按照身体力学转换姿势　对于任何功能性训练,要求从最基础的坐姿、站姿、到行走的方式进行。如果姿势不正确则需要校正。功能性训练过程也是不断评估和改变的过程。

（1）坐姿训练:要保证座椅的高度可以具有轻松站起的高度,根据个体的能力调整座椅的高度。由坐到站是人类最常见的功能运动之一,对于产妇接下来哺育新生儿的一切行为模式都产生巨大的影响。

（2）站姿训练:前提要学会正确的坐姿训练,同时站姿保证一个基本的要素,即耳、肩、髋、膝、踝在身体的外侧呈现一条笔直的线或接近一条笔直的线,刚开始训练时并非每个个体都可以掌握要领。

（3）卧姿的训练:卧姿分为仰卧、俯卧、侧卧,由于产后加之哺育婴儿的行为,导致很多产妇不能以良好的睡姿进行充足的休息,建议可以采取以下的舒适睡姿:侧卧时在双膝之间夹一个枕头、仰卧位时可以在双膝之下垫 1～2 个枕头,如果是俯卧位睡姿建议在下腹垫一个 10cm 高的枕头。这些正确的睡姿借助于垫枕头的方式,可以充分地缓解腰部的压力。产妇可以根据自己的情况选择一个舒服的睡姿。

（4）正确转换姿势:在日常生活中产妇需要不停地变换姿势,尤其在哺育婴儿的过程中,因此要更加注重转换姿势的训练。建议在训练之前要进行每天常规的转身训练,在转身训练时一定要记住通过自己的双足带动身体转动,因为产后 3 个月的产妇,腰部力量的薄弱是普遍的问题,如果下肢固定进行的重复性转身,很容易引发腰痛,甚至会让原有的腰痛变得更加厉害。同时建议在每个哺育新生儿的动作开始之前,可以先进行模拟训练或想好需要做的每个动作,再进行运动,以减少反复转换姿势带来的过多压力。

（5）正确的育儿姿势:首先要遵照转换姿势正确训练的方式进行前期的训练,在育儿姿势中,常见抱、推车等行为模式。抱婴儿的正确姿势,最重要的是要避免小腹突出,即骨盆前移出现的弓字形的抱法,在此姿势下很容易出现产妇腰椎的压力进一步增大,同时小腹会变得越来越无力,对于盆底肌的恢复是一个危险因素。在哺乳时要每隔固定的时间交换手臂,以免造成肩部的劳损。坐位进行哺乳时,背部最好有一个支撑物。

（6）建议每一位产后运动康复者都有一个全身镜,以便随时可以观察自己的动作姿势和体态的变化,及时帮助自己纠正错误的姿势。

3. 适当进行肌肉抗阻训练

（1）抗阻训练是一项非常好的训练方式,可以通过自身重量进行抗阻,同时也可以利用

低磅数的弹力带或低重量的哑铃(1kg)抗阻。

（2）刚开始时建议选择低强度的抗阻训练，可以根据身体的大肌肉群进行有效的练习，比如从肩部、腹部、髋部、腿部分别进行，产后 3 个月以内原则上不建议全身性训练，因为容易导致更多的代偿发生，导致身体的疼痛。每次锻炼时间以肌肉出现酸的感觉为宜，同时要注意抗阻训练后要进行有效的水分补充。

4. **强化姿势本体感觉**　正确的姿势对于骨骼排列非常重要，生物力线的对齐可以减少70% 非病理因素的疼痛，并能强化本体感觉，帮助自己在没有参照的条件下进行姿势的自我矫正。这种方法强调平时的坚持训练，训练周期可以每天 15min，连续 30d 基本可以建立产妇自我姿势的本体感觉强化。

5. **特异化训练**　所谓特异化训练的方式，即结合自身需要在特定的场景进行训练。在产妇进行产后康复的过程中，必要时可以根据自身出现的问题场景进行训练，比如翻身、上厕所等场景，进行有针对性的训练方式，使产妇的康复运动尽早融入生活。

6. **盆底肌训练（PFMT）**　妇科医生阿诺德·凯格尔博士第一次描述了支撑子宫、膀胱、直肠、小肠的骨盆底的肌肉，也被称为“凯格尔（Kegel）肌肉”，并开发了非手术治疗的盆底肌练习，也称之为凯格尔（Kegel）运动。进行 Kegel 运动可以帮助产妇有意识地对以耻骨尾骨肌肉群为主的盆底肌进行自主性收缩锻炼，可以加强薄弱的盆底肌肉力量，增强盆底支持力，改善并预防轻、中度盆底功能障碍性疾病及其相关症状的进一步发展。

（1）Kegel 运动原则

1）一般最初的训练都是要遵照凯格尔的训练方式，规律地进行 Kegel 运动，效果将在几个月后出现。根据美国国立卫生研究院（NIH）的报道，大多数产妇感觉到有效果是在规律Kegel 运动 4～6 周以后。

2）如果产妇自己不能进行正确的盆底控制训练，可以在专业的服务机构进行盆底的生物反馈治疗。

（2）进行 Kegel 运动的注意事项

1）开始运动前建议产妇接受评估，如果产妇有任何产后疾病或异常，应该先解决这些疾病或异常问题。

2）定位盆底肌肉：在日常生活中最简单的是通过阻止流动中的尿液（在小便时突然憋住），所能感受到紧缩的肌肉就是盆底肌肉，随后让肌肉松弛去恢复尿流即可。如果产妇自己找到盆底肌有困难，必要时应在医生指导下找到盆底肌肉。

3）选择舒适的位置，可采取坐位或卧位练习，如平躺着练习时应该展平背部，双臂放在身体的两侧，双膝微曲并拢，头部也要放平，避免拉伤脖子。

4）练习中尽量做到关注骨盆底肌肉，放松其他肌肉。可采取将一只手放在腹部以确保腹部肌肉完全放松。尽量不要挤压臀部或大腿，收紧腹部，或者向下推会阴。

5）在进行 Kegel 运动的练习时，要确保呼吸顺畅，不能屏气，顺畅的呼吸会帮助产妇放松并使骨盆底肌肉得到最大的（充分的）锻炼。注意呼吸节奏，保证呼吸的节奏是缓慢而非快速。

6）盆底肌“上楼梯和下楼梯”训练，即充分利用本体感觉逐渐收缩或放松盆底肌，而不是一次性收缩和放松盆底肌，这种训练也称为盆底肌控制训练。

7）不要将中断小便的动作（小便时突然憋住）作为日常生活中的常规 Kegel 运动。在小便的过程中进行 Kegel 运动反而会使盆底肌肉变弱，并干扰排尿功能。

8）如果产妇在完成了一组练习后，感觉背部或者肚子有疼痛，那么说明练习不正确。如果做 Kegel 运动不正确，反而可能加重大小便失禁的问题，所以产妇应该寻求帮助，专业的产后康复人员或运动康复师可以帮助产妇识别和区分正确肌肉的位置进行锻炼。

（3）Kegel 运动要领：Kegel 运动应该循序渐进。开始练习一定不要让肌肉收缩太久而损伤肌肉，可以从收缩 3s 开始，逐步增加到 5s 或 10s，然后放松这些肌肉 10s 为 1 次。理想情况下，在重复练习之前应该让盆底肌肉休息 10s，让盆底肌有时间足够放松，避免拉伤。重复练习 10 次即为一组，开始练习时一次一组的练习就足够了，逐步增加到每天做 3～4 组。在康复训练中注意个体化的调整方案。

1）在日常的 Kegel 运动中，可以采用类似分娩前做妇科检查姿势。

2）收缩骨盆底肌肉，想象平常小便中途忽然憋住的动作，保持收缩 3～5s，逐渐延长至 5～10s，放松 5～10s，如此重复盆底肌的收缩与放松，每天 2～3 次，每次 10～15min。

3）也可以每次收紧 3～10s 后放松，松弛休息 2～6s，甚至可松弛休息 10s 为 1 次，连续做 10～15min 为 1 组，每日进行 2～3 组；或每天做 150～200 次。

4）收缩骨盆底肌肉达到 10s 就能达到最佳的盆底肌肉训练。一旦能达到收缩骨盆底肌肉 10s，就坚持下去 10s 收缩 10s 休息的练习，连续做 10～15min 为 1 组，每日进行 2～3 组。一般 6～8 周为 1 个疗程，少数产妇也可以更长。

（4）让 Kegel 运动成为日常生活的一部分。虽然对于初学者，躺着集中注意力更容易定位盆底肌肉，但是一旦掌握了正确的定位和锻炼盆底肌肉的窍门，就可以随时随地做 Kegel 运动，如在洗碗、排队、坐在办公桌前或者倚在沙发上放松时都可以练习。让 Kegel 运动融入到日常生活工作中，以达到更好的盆底肌锻炼效果。

（5）凯格尔肌肉牵拉运动：这是 Kegel 运动的另一个变体。在进行凯格尔肌肉牵拉运动前先想象盆底肌是一个真空，然后收缩臀部，并且（平卧屈双膝）双腿向上抬升向内牵拉，保持这个姿势 5s 然后放松，这样做 10 次。

（三）剖宫产后女性的运动介入原则

1. 剖宫产产妇可适当地进行深呼吸训练，注意要缓慢地鼻吸和鼻呼，不要让腹部伤口感到疼痛。

2. 剖宫产后的运动原则上应在切口医学检查确定完全愈合的前提下进行。一定要谨遵医嘱，如果在运动中遇到切口出现红肿热痛应立即咨询医生或到医院及时解决。

（1）不能进行腹部的拉伸训练。

（2）不能用收腹带紧紧地勒住切口。

（3）不能进行快走、快跑等运动。

（4）不能进行负重的居家活动或训练，如坐位或站位抱婴儿。

3. 剖宫产后的腹部按摩　有助于进行腹肌的恢复，并增加腹部感知，以掌心或指腹沿着腹肌方向进行轻柔的按摩，按摩时可用医生建议的按摩膏，在腹部伤口愈合前避免碰到伤口。因为腹肌延伸到下背部，所以按摩时腹肌的按摩并非只是腹部，还要加强下背部的按摩，所以剖宫产的产妇尽可能地得到家人帮助。具体的操作流程如下：

（1）腹外斜肌按摩方向是外上到内下。

（2）腹内斜肌按摩方向是内上到外下。

（3）腹横肌按摩方向是水平由外到内。

（4）腹直肌按摩方向是由下至上。

4. 腹部瘢痕的按摩　通过按摩,可以改善瘢痕外观和弹性;减少腹部的紧张;改善耻骨痛和腰椎痛;促进肠功能。具体的按摩步骤如下:

(1)先从瘢痕的两端开始慢慢进行轻柔牵拉。

(2)垂直于瘢痕进行轻柔的牵拉。

(3)瘢痕周边的肌筋膜组织也要进行牵拉,如肚脐下和耻骨上的区域。

5. 做温和的腹肌训练　切口愈合之后先进行温和腹肌训练,训练方式谨遵以下原则:

(1)培养自己日常生活中保持腹部收紧自我意识行为。

(2)深呼吸的训练要坚持进行。

(3)低强度有氧运动。

(4)适度的腹肌训练。

(5)逐步进行盆底训练:技巧参见凯格尔运动。

三、产后基本运动计划

最佳的产后运动计划就是选择一个既适合自己又是自己感兴趣的运动类型,对于产妇而言就是最好的运动计划。

1. 温和型运动

(1)温和型热身运动:温和型的热身运动是指没有运动习惯或运动经验的人,在开始锻炼之前一定要进行全身大肌肉群的热身活动,不但可以降低运动中损伤的风险,同时可以增加肌肉的弹性和本体感知。在10min内完成颈部肌群、肩部肌群、腹部肌群、下肢肌群的活动。

(2)温和型选择性拉伸:可以更好帮助建立良好的姿势,在进行任何运动之前,都建议规划当天的运动计划,依据计划进行有针对性的拉伸,即选择性的拉伸,例如进行下肢肌肉的拉伸,建议2min内完成。保证在训练中适宜强度,否则容易出现运动后的不适。

2. 身体放松技巧和呼吸训练　放松技巧首先从专注呼吸训练开始,可以根据自然的鼻吸鼻呼开始,然后试着在不同的体位下进行有效的呼吸。也可以寻找专业机构进行“正念训练”和“冥想训练”。良好的身体放松技巧可以让产妇缓解平时照顾婴儿的焦虑,建立和谐的亲情关系,同时提升接下来工作的热情。在呼吸训练中,应严格遵照以下步骤:

(1)可以采取仰卧位、坐位、站位。

(2)一只手放在胸前,一只手放在腹部。

(3)鼻吸时胸廓保持平稳,腹部开始慢慢隆起。

(4)鼻呼时腹部慢慢放松回缩。

(5)鼻吸和鼻呼都要缓慢平稳,锻炼的标准是以单次鼻吸、单次鼻呼都应该大于10s。

3. 增加盆底肌和内收肌的功能恢复

(1)坚持盆底肌的训练:按照 Kegel 运动标准进行为期 30d 的训练,在初期训练的过程中最容易出现错误,即训练时腹部、腰部、臀部、腿部也出现了紧张或用力的情况,特别要注意,在 Kegel 运动中不能启动这些部位。

(2)大腿内收肌的训练:是在盆底肌康复之后进行的训练,大腿内收肌对于骨盆支撑、骨盆形态的稳定,尤其是对骨盆闭合的生物力都是核心肌群。

4. 有氧运动　有氧运动是公认的健康运动之一,可根据个体情况进行时间长短、强度、频次和不同类型的有氧运动。

(1)有氧运动的原则:要把握好时间、强度、频次和类型这 4 点,在强度和时间上要得到平衡,切不可过度训练,也不可以进行没有效度的训练,最好采用渐进的负载有氧运动。根据自己身体的能力进行每周不少于150min的有氧训练。

（2）有氧运动的评判原则:一般按照美国ACSM提供的粗略评判原则,即220-年龄=最大的运动心率(次/min),比如女性、年龄30岁,即220-30=190,即该女性最大的运动心率是190次/min。当刚开始进行有氧训练时一定要从最大运动心率的40%～50%开始,即190次/min×40%=76次/min,建议佩戴心率监测手环,渐进负载,每天不少于30min的训练,也可将30min分解成10min一次。

5. 力量训练　针对上肢、下肢的肌肉力量训练和个体化的腹肌力量训练。产后最薄弱的力量往往是在四肢和腹部,部分产妇有这些部位无力的表现。上肢和腹部力量的逐步恢复,应该放在产后训练的开始计划中。从关节活动度和阻抗低强度开始设计运动动作。腹肌训练中,对于腹肌分部训练理解的偏差在于没有进行细致的分部,故容易进入的误区是全腹的训练。简单的腹肌分部法即以肚脐为界分为上腹和下腹,而下腹的力量是最薄弱的,也是很多产妇应该多练习的部位。一般性的练习指引可以从双手放在小腹开始,通过呼气的方式慢慢地进行向上提拉下腹部。

6. 剖宫产妇女的产后康复运动计划

（1）温和的深呼吸训练,预防肺部并发症,建议每天进行5次,每次15min的训练。

（2）增加髋、膝、踝活动,加快下肢主动行走,预防静脉血栓。

（3）缓慢进行腹肌训练,保护切口,增加舒适性。执行个体化运动。

（4）进行必要的姿势训练,尤其是肩带肌肉的控制能力。

（5）深化腹式呼吸技巧。

（6）告知在产后6～8周后方可恢复低强度的有氧运动。

7. 注意婴儿照护的身体力学　照护婴儿的过程中,首先要学会正确坐姿、站姿和卧姿,建议如下:

（1）准备适合产妇身高的桌子用于更换婴儿尿不湿,避免过度弯腰导致腰椎压力过大引发的疼痛。

（2）站立位抱婴儿时保证身体在中位线,婴儿在身体的侧面偏前的位置,更适合身体力学。如果采取婴儿在正前方的抱姿,请将婴儿背对大人,双手对于婴儿下肢有明确的支撑点。

（3）坐位哺乳时,需要在沙发或椅子上有一个坚实的靠背以缓解背部的压力。

（4）推婴儿车时,保持头颈部和腰部笔直。

8. 腹直肌分离检测、监测和运动康复　腹直肌分离是一个比较常见的产后问题,可能导致腹压不足,甚至导致产妇出现一些消化系统的问题,比如便秘、胀气等。正常腹直肌之间的距离最宽处,即肚脐周围是2cm。腹部肌肉越薄弱,腹直肌分离程度越深,小腹恢复平坦就越难。腹直肌分离的产妇腹肌变弱,对腰背部承托力就会减小,其力学改变会增加腰背疼痛,也不利于盆底恢复。

（1）腹直肌分离的检测步骤:①仰卧位、屈髋屈膝;②将一只手的示指和无名指放在肚脐的稍下方;③慢慢地抬头、抬颈(最高的高度是肩胛骨离开床面);④感受两侧腹直肌是否有夹紧示指和无名指;⑤如果没有夹紧,请增加一个手指,重复上述步骤;⑥如果示指和无名指被挤出一个,可视为正常。

（2）腹直肌分离的康复方法:腹直肌分离的运动康复主要是加强腹横肌的力量,让腹白线逐步变窄。注意没有病理的腹直肌分离才能进行康复训练。正确的步骤是先建立深呼吸的能力、循序渐进地进行盆底肌和腹肌的训练，这样才能更好地激活深层的腹横肌。而产后过早采用仰卧起坐、过度卷腹训练及不正确的腹肌训练等可能导致腹直肌分离进一步加重。

9. 其他辅助康复技术 肌内效贴的使用可以促进局部血液循环；必要时可以选择托腹带和弹力袜等康复辅具，可以帮助预防产后静脉血栓形成。

（李　哲　邹　燕　谭苏洋）

第二节　产后身体功能的评估

一、身体功能评估概述

产后的身体评估可以为合理设计产后运动计划提供依据，在评估后可能出现两种情况，即①原因明确，并且有明确的处理方法；②原因模棱两可，处理方法不明确。对于后者需要重新评估，必要时多次评估。针对不同的评估结果开展产后康复训练才有效果，因此在产后康复运动指导前的评估很重要。

（一）评估的内涵

1. 评估的目的 评估不仅仅是为了检查出产妇的可能异常，也是提出有效的解决方案的基础，是产后运动康复师职业能力和素养的体现。专业的评估会让产妇更满意，坚持运动康复的依从性也更好。完善的评估是一种闭环的模式，评估 - 纠正 - 再评估。在纠正产妇身体功能障碍时要有针对性，评估的过程就是制订或调整方案具象化的过程。产后康复评估的主要目标包括：

（1）肌肉骨骼系统的评估需要对服务对象进行适当的全身检查。

（2）正确的评估应基于肌动学的知识的了解、翔实的病史资料，详尽的观察以及仔细的检查。

2. 评估包括视觉评估、触觉评估和动作评估

（1）视觉评估：面见产妇、拍照，或用其他的图像形式了解产妇情况。

（2）触觉评估：通过触摸，了解产妇局部肌肉的紧张程度，皮肤的紧致度或者肤温的变化等。而在触觉评估中，又包括机械性触觉和表达性触觉。

1）机械性触觉：是指触摸客观存在的体征。如检查服务对象是否有颈椎或腰椎错位，机械性的触觉，是触诊中重要的一环。

2）表达性触觉：通过握手或轻拍肩膀等以示安慰就是表达性的触觉。表达性的触觉更多的是一种安慰和礼节。与机械性触觉配合使用能更好地完成触觉评估。

（3）动作评估：在医学检查之后，进行动作评估，即功能性主动评估，对于判断产妇的关节等基本功能状态有很大的帮助。

3. 问题导向式评估——SOAP原则 在整个评估过程当中，沟通是最重要的技巧，沟通是种情感的交互，很多时候其战略意义甚至要在技术之上。SOAP其实是四个英文单词的缩写，S=subjective（主观）；O=objective（客观）；A=assessment（评估）；P=plan（治疗计划）。

4. 评估是建立服务对象档案的必要流程，为以后持续性产后运动康复服务打下基础。

5. 评估中的注意事项

（1）评估是身体功能问题筛查，而不是最终的结果。

（2）单次评估不一定全面，会受到空间、时间、个体、情感、经验等因素影响。

（3）单一的评估结果，不能作为唯一依据来制定康订复计划，应多方面综合判断。不允许通过单一的评估结果，武断地对产妇下结论。事实上，至少需要两个相同或相近的评估结果才能够证实产妇可能存在体态或功能上的某个问题。

（4）评估中不能夹带个人的主观意愿，不要出现"我认为""我觉得""我估计"等词汇，以避免主观感受对评估准确度的影响。

（5）在评估中服务人员应该用词得当，降低产妇认知偏差风险。

（6）评估人员一定要经过严格的训练，考核合格后才能提供产后康复运动前的评估服务。

（二）肌肉骨骼系统评估流程

1. 病史的采集

（1）年龄：年龄与疼痛等具有相关性。随着年龄的增长，产妇出现疼痛的概率也越大。

（2）职业：对产妇也一样，不同的职业可能有不同的职业病，不同的职业病叠加妊娠和分娩影响，可能对应着不同的损伤特点。

（3）主诉：通过询问产妇的需求，了解其需要解决的问题，但不对其目的做出任何评价。产后运动康复服务人员要熟悉解剖结构，如骨性结构、肌肉走向、结缔组织连接方式等。

2. 姿势的评估　让产妇采取自然的放松的状态，完成四个平面的评估，即前面、后面、右侧面和左侧面，分别对应前面观、后面观和侧面观，而这些总和也称为全面观。在侧面观察臀线的水平位、膝关节的褶皱以及前倾角等。前倾角主要看的是髂前上棘和髂后上棘的夹角。在侧面常观察的问题是骨盆的前倾或后倾问题，不过一般以骨盆前倾常见。一般正常人的前倾角在 7°～15°，大部分人的骨盆都会有前倾角，即会有骨盆前倾，但正常情况下前倾角不超过 15°。

3. 体态评估　体态评估分动态评估和静态评估。当一个人站到原地不动的评估称之为静态评估。一个人有动作时进行的评估称之为动态评估。

4. 评估时衣着　建议穿紧身的，或者比较能充分显露身体曲线的衣服，以增加评估的准确率。注意不要穿黑色、白色衣服，以及条纹衣服，这些都容易让评估者的视觉产生一定的误差。

5. 保护产妇隐私和权力　要注意在评估时要保护好产妇的隐私，并维护产妇的个人权利。

二、头颈部问题的评估

正确的头颈姿势除了有利于健康，也能表达自尊与自我认知的能力。产后由于各种原因导致很多产妇出现姿势的异常。其中最重要的就是头部、颈部和肩部的姿势异常。头颈位决定体位的重要观点，强调了头颈的正确体位的重要性。颈部疼痛是产后常见的主诉之一。颈部疼痛的原因多种多样，包括不当运动、外伤、姿势不当的累积、应力异常导致的软组织损伤，以及情绪和心理的紧张等，研究显示 87% 的损伤性颈痛原因是软组织的因素。

（一）当头颈姿势出现异常时，可能会导致以下后果

1. 头部作为非常敏感的器官会出现迟钝的现象。

2. 对于头部精确的调节也会产生一定的障碍。

3. 容易引发颈部肌肉疲劳。

4. 增加了颈椎椎间盘的压力。

5. 控制手臂的神经受压和血管受阻。

6. 肺活量降低。

7. 下颌关节过度的紧张。

8. 导致早衰。

（二）评估

1. 询问病史

（1）头颈痛是否夜间加重：颈部如果在夜间局限性加重或者出现持续性阵痛加重提示应立即求诊。因为颈椎是乳腺癌、肺癌、前列腺癌转移的好发部位，这种症状可能提示颈部肿瘤。

（2）晨起时疼痛与强直是好转还是加重：

1）如果在早晨或夜间加重提示有炎症，治疗周期会相对较长。

2）如果出现慢性晨僵提示颈椎退行性病变，对这些产妇需要进行姿势矫正与锻炼指导。

3）头颈疼痛如果出现晨起好转，白天加重，通常提示疲劳。

（3）是否有手臂和手的疼痛、麻木和麻刺感：如果出现上述症状预示颈椎神经卡压。

（4）是否有头痛、视觉模糊或者眩晕：

1）如果是单纯性的头痛，可以通过姿势矫正和手法按摩进行缓解。

2）如果伴有搏动性的头痛，同时伴随视觉模糊与恶心等症状，请立即就医。

2. 视觉评估　产妇站立从前面、后面、侧面分别进行仔细观察，当姿势不正确时颈部就会出现肌肉力量的失衡。

（1）前面观察：①头部和颈部是否有旋转和倾斜；②是否有疼痛；③五官是否不对称；④肤色是否健康；⑤胸锁乳突肌、斜角肌和斜方肌上部肌纤维是否存在异常。

（2）后面观察：①耳垂是否等高；②头部和颈部是否有旋转和倾斜。

（3）侧面观察：①头部和颈部是否出现前移；②颈椎曲度是否正常；③是否有驼背。

3. 动态评估　动态评估最重要的目的是掌握产妇颈部活动的能力和疼痛的范围，从而为下一步的功能康复训练制订详细的方案。

（1）颈部旋转主动能力评估

1）产妇位置：站位或坐位。

2）评估者位置：站位或坐位，在产妇的正对面。

3）评估要点：告知产妇做颈部旋转运动，必要时给产妇做示范。

4）评估结果：正常颈椎旋转范围60°～70°。如果出现以下症状：①单纯的旋转受限，提示肌张力过高；②在旋转当中伴有疼痛，提示软组织受刺激或者是炎症；③如果是局限性的剧烈疼痛，提示关节突关节受到刺激。

4. 颈部后伸主动能力评估

（1）产妇位置：站位或坐位。

（2）评估者位置：站位或坐位，在产妇的正对面。

（3）评估要点：告知产妇做颈部后伸运动，在保证舒适的情况下让眼睛看向天花板，并向产妇做示范。

（4）评估结果：正常颈椎后伸范围55°～60°。

1）如果出现局部剧痛，提示关节突关节的炎症。

2）如果出现枕骨下区疼痛，提示枕下肌群紧张。

3）如果出现颈部前方疼痛，提示颈前肌群紧张。

4）如果出现手臂和手的疼痛，提示颈椎相应节段的神经受到压迫。

5. **颈部前屈主动能力评估**

（1）产妇位置：站位或坐位。

（2）评估者位置：站位或坐位，在产妇的正对面。

（3）评估要点：告知产妇做颈部屈曲运动，在保证舒适的情况下让眼睛看向地面，并向产妇做示范。

（4）评估结果：正常颈椎前屈范围35°～40°，即下颌距胸骨距离约2指幅，如果出现以下症状提示：

1）如果出现疼痛缓解，提示颈后肌群紧张和颈椎关节有问题。

2）如果出现肩部疼痛，提示颈部肌肉紧张。

6. **颈部侧屈主动能力测试**

（1）产妇位置：站位或坐位。

（2）评估者位置：站位或坐位，在产妇的正对面。

（3）评估要点：告知产妇做颈部侧屈运动，并向产妇做示范。

（4）评估结果：正常颈椎侧屈范围30°～45°，如果出现以下症状提示：

1）如果出现对侧疼痛，提示可能肌肉损伤或肌张力增高。

2）如果出现同侧疼痛，提示关节突关节有炎症。

3）如果出现肩胛区域疼痛，提示关节突关节有炎症。

三、产后肩部问题的评估

（一）肩部问题的概述

肩部在产妇哺乳和婴儿护理时用得较多，如果不能科学地运用肩部力量可能会导致肩部不适，甚至疼痛，进而影响到其动作，因此肩部在产后受重视的程度也很高。产后肩部和肩胛带的疼痛主要是由于照顾婴儿时肩部姿势不当引发，也可能是产妇在怀孕前既有肩部疾病或姿势不良累积所致，产后进一步加重。肩部的疼痛有时候也可能是因为颈椎或胸椎的异常所牵连，或内脏疾病所引发的放射痛，如胆囊炎和心脏疾病，在进行运动康复前应该排除这些内脏疾病。当肩部姿势异常时，可能会导致以下情况：

1. 肩关节活动度减少。

2. 肩关节过度内旋导致呼吸表浅，甚至出现胸廓出口综合征。

3. 胸椎后凸，导致肩部和上背部肌张力增加并伴有疼痛。

4. 肩肱节律异常。

5. 肩袖的症状。

（二）肩部异常的评估

1. **询问病史**

（1）疼痛的部位和性质

1）如夜间加重，不能排除肩袖损伤。

2）斜方肌上部疼痛和肩胛提肌区域疼痛，考虑精神紧张。

3）持续的头和手指的疼痛，考虑颈椎神经卡压。

（2）肩关节的活动度是否良好

1）外展受限考虑肩袖肌群损伤；外展和外旋都受限，考虑肩关节囊炎。

2）肩部所有活动全部受限，考虑肩部出现急性炎症。

2. 视觉评估　产妇站立从前面、后面、侧面分别进行仔细观察,当姿势不正确时颈部就会出现肌肉力量的失衡。

(1)前面观察:①两侧肩部是否等高;②两侧肩部肌肉体积是否一致;③观察两侧三角肌的轮廓是否一样;④观察肩关节是否发生内旋。

(2)后面观察:①两侧肩部是否等高;②两侧肩部肌肉体积是否一致;③肩胛骨是否有过度内收或外展的情况;④肩胛骨下角是否更高;⑤肩胛骨是否发生旋转;⑥是否存在翼状肩胛。

(3)侧面观察:①肩部最高点是否和外耳门在一条直线;②手臂是否有向内旋转。

3. 动态评估　动态评估最重要的目的就是掌握产妇肩部活动的能力和疼痛的范围,从而为下一步的功能康复训练制订详细的方案。

(1)肩部外展主动能力评估

1)产妇位置:站位或坐位。

2)评估者位置:站位或坐位,在产妇的后面。

3)评估要点:告知产妇做肩部外展运动,并向产妇做示范,让产妇外旋手臂,掌心向上。向产妇的耳朵靠近。

4)评估结果:如果肩部在开始阶段就出现向上抬起,提示斜方肌上部肩胛提肌的紧张或短缩,以及斜方肌下部、前锯肌和冈上肌的肌力减弱。①如果外展受限,提示肩袖肌群有损伤;②如果活动度不超过90°,提示肩周炎或肩袖肌腱撕裂。

(2)肩部水平内收主动能力评估

1)产妇位置:站位或坐位。

2)评估者位置:站位或坐位,在产妇的正对面。

3)评估要点:①告知产妇做肩部外展运动,并向产妇做示范;②让产妇上举双臂90°,双臂在胸前交叉,尽可能摸到对侧肩部。

4)评估结果:①如果肩部上方有疼痛,提示肩锁关节有问题;②如果肩部后侧疼痛,提示肩关节囊后下部炎症;③如果肩部前方疼痛,提示前侧关节唇、肩胛下肌腱或肩胛下肌腱下囊有问题。

(3)肩部外旋主动能力评估

1)产妇位置:站位或坐位。

2)评估者位置:站位或坐位,在产妇的正对面。

3)评估要点:①告知产妇做肩部外旋运动,并向产妇做示范;②双手交叉放于颈部或头部后方,嘱咐产妇尽可能展开手肘,保持手肘与地面平行;③大臂贴于躯干的两侧,屈肘90°,嘱咐产妇在大臂不动的情况下,将前臂摆向身体两侧。

4)评估结果:①如果第一个动作不能完成,提示产妇日常生活穿衣和脱衣存在问题并预示肩关节囊、肩袖肌群或胸大肌存在问题;②如果第2个动作不能完成,提示产妇可能有肩周炎的症状。

(4)肩部内旋主动能力评估

1)产妇位置:站位或坐位。

2)评估者位置:站位或坐位,在产妇的正对面。

3)评估要点:①告知产妇做肩部外旋运动,并向产妇做示范;②嘱咐产妇让手臂放在背部,尽可能地触摸对侧肩胛骨;③嘱咐产妇通过颈部前方,尽可能地触摸对侧肩胛骨。

4）评估结果：①如果产妇不能完成动作 1,提示产妇的肩胛下肌可能有问题；②如果产妇不能完成手臂在背部触摸对侧肩胛骨的动作,提示产妇的胸大肌、三角肌或肩关节囊有问题。

（5）肩部内旋伴屈曲主动能力评估

1）产妇位置：站位或坐位。

2）评估者位置：站位或坐位,在产妇的正对面。

3）评估要点：①告知产妇做肩部外旋运动,并向产妇做示范；②双臂自然垂于身体两侧；③让产妇进行大拇指指向后方的肩部运动（从内侧开始转向）。

4）评估结果：如果出现肩部疼痛,提示冈上肌、肩关节周围韧带有炎症或瘢痕。

四、胸椎问题的评估

（一）胸椎问题概述

对于胸椎的研究是近 10 年的热点,因为与颈椎和腰椎相比,虽然出现问题的概率更小,但由于生活习惯的急剧改变,职业习惯的因素,导致胸椎问题越来越常见,尤其当产后女性出现胸部不良姿势时,会引发下列症状：

1. 头颈前移,伴有头晕、头痛。

2. 非病理性质的胸闷气短。

3. 肩关节过度内旋的肩部疼痛。

4. 伴随腰椎曲度变大。

5. 骨盆的不稳定性增加。

6. 胸椎间盘的早期蜕变。

7. 上胸椎的背部伸肌张力增加。

8. 颞下颌关节张力增加。

（二）胸椎问题的评估

1. 询问病史

（1）胸椎的不舒适感的时长：胸椎的僵紧感是产妇最常见的问题,如果不舒适的时间越长,提示长期姿势不良或退行性病变。

（2）晨起的不舒适感

1）如果晨起好转,提示胸椎周围肌肉紧张。

2）如果晨起或夜间加重,提示胸椎可能有退行性关节炎。

（3）疼痛的性质

1）如果呼吸时胸椎区域疼痛,提示肋椎关节僵紧。

2）如果是胸椎区域疼痛,则不能排除骨折。

2. 视觉评估　产妇站立从前面、后面、侧面分别进行仔细观察,当姿势不正确时胸椎就会出现肌肉力量的失衡。

（1）前面观察：胸腔位置相对于颈部和骨盆区域是否存在偏移。

（2）后面观察：①是否有明显的脊柱侧弯,诊断为脊柱侧弯的标准是 X 线片；②胸腔位置相对于颈部和骨盆区域是否存在偏移；③侧面观察是否有胸椎过度后凸（驼背）。

3. 动态评估　动态评估最重要的目的就是掌握产妇胸椎活动的能力和疼痛的范围,从而为下一步的功能康复训练制订详细的方案。

（1）胸椎旋转主动能力评估

1）产妇位置：坐位或站位，建议站位测试。

2）评估者位置：站位。

3）评估要点：①告知产妇做胸椎旋转测试，并向产妇做示范；②双臂交叉环抱，每个手尽可能地放在对侧的肩部。分别向左侧和右侧旋转。

4）评估结果：①两侧旋转能力不同，提示旋转角度小的一侧胸椎关节活动度不足或腹肌力量不足；②旋转时发生胸椎区域疼痛，提示胸椎小关节或胸椎间盘有问题。

（2）胸椎前屈主动能力测试

1）产妇位置：站位。

2）评估者位置：站位当产妇前屈观察时，请评估者视线与产妇胸椎处于同一个平面。

3）评估要点：①告知产妇做胸椎前屈测试，并向产妇做示范；②身体前屈，双足并拢或双足打开30cm，双手合十；③自然弓背。双手放松，指尖指向双足中间。

4）评估结果：①如果一侧肋骨高出另外一侧，提示椎体、关节结构或二者同时存在功能障碍或畸形，医学确诊是否有脊柱侧弯；②如果是脊柱侧弯多是结构性脊柱侧弯；③如果站立位时产妇有明显的胸椎段侧凸，但前屈时并无出现肋骨一高一低，而是平行的状态，提示产妇是姿势不良引发的功能性侧凸。

五、腰部问题的评估

（一）腰部问题的概述

腰部对妊娠和分娩非常重要，产后腰部不能及时康复可能会给产妇带来很多影响，其中产后腰痛是产后常见的主诉。据估计，至少90%的腰痛是由脊柱的力学障碍导致。产后腰痛更多是功能性疾患，而非病理性疾病引发，当腰椎姿势不良时，常常可以引发以下症状：①腰部酸痛；②腰椎小关节紊乱；③腰椎曲度变大或变小；④腰椎侧凸；⑤腰椎间盘突出；⑥腰椎滑脱。

（二）评估

1. 询问病史

（1）产前是否有腰痛：产前腰痛的产妇，产后腰痛的概率也会增大。

（2）晚间是否加重或者减轻：

1）如果产妇的腰痛是翻身时发生的或晨起减轻，通常是良性的，一般是腰椎周边肌肉、韧带或关节的损伤导致。

2）如果腰痛是持续性存在，即使在休息时也出现，则提示炎症，比如椎间盘突出等问题，应该及时就医。

（3）疼痛的性质如何

1）如果疼痛放射到腿部，提示腰神经根疾患。

2）如果是弥漫性的腰痛可能是肌肉、韧带或关节的功能障碍或损伤。

2. 视觉评估　产妇站立，从其前面、后面、侧面分别进行仔细观察。当产妇姿势不正确时，其腰椎周围就会出现肌肉力量的失衡。

（1）前面观察：①肚脐是否在中线上；②髂前上棘是否等高。

（2）后面观察：①髂后上棘是否等高；②腰椎是否侧凸。

（3）侧面观察：①小腹是否有突出；②骨盆是否有前移；③腰部呈现过度前凸还是过度平直。

3. 动态评估　动态评估最重要的目的就是掌握产妇腰椎活动的能力和疼痛的范围，从而为下一步的功能康复训练制订详细的方案。

（1）腰椎主动前屈能力评估

1）产妇位置：站位。

2）评估者位置：站位。

3）评估要点：①告知产妇做腰椎前屈测试，并向产妇做示范。②两足分开与肩同宽。保持膝关节伸直，尽可能舒适地进行向前弯曲。③屈曲角度至少90°。

4）评估结果：①侧面观察脊柱，腰椎应该平滑；②如果腰椎前凸，提示竖脊肌或关节运动范围减少；③如果出现下腰部弥漫性疼痛，提示腰椎周边肌肉、韧带或关节问题；④如果出现下腰部剧烈疼痛，提示腰椎关节出现问题；⑤如果前屈能力明显受限，提示炎症或更严重损害。

（2）腰椎主动伸直能力评估

1）产妇位置：站位。

2）评估者位置：站位。

3）评估要点：①告知产妇做腰椎伸直测试，并向其做示范；②产妇保持舒服的站姿，双手放在下腰部支撑自己，躯干尽可能地后伸，保持膝关节伸直。

4）评估结果：当出现局部剧痛时，提示关节突关节炎症。

（3）腰椎主动侧屈能力评估

1）产妇位置：站位。

2）评估者位置：坐位于产妇身后。

3）评估要点：①告知产妇做腰椎侧屈测试，并向产妇做示范；②双足分开，与肩同宽。手臂自然垂放于身体两侧；③评估者将双手放置于产妇骨盆后方，以稳定骨盆；④产妇侧屈时以手作为标志，沿着腿部外侧面进行下滑。

4）评估结果：①正常人进行腰椎侧屈时手可以触及膝关节外侧；②侧屈时如果不是平滑的曲线，提示腰椎小关节活动度降低；③侧屈时出现疼痛，提示腰椎小关节有炎症；④侧屈时如果是对侧疼痛或紧绷感强烈，提示腰方肌可能出现问题。

六、骨盆和髋关节问题评估

（一）骨盆和髋关节问题的概述

骨盆是产后功能变化比较大的结构之一，这与骨盆的位置和功能直接相关，再加上骨盆在女性孕期和产后受性激素水平及胎儿的影响，骨盆可能会出现功能异常，骨盆功能异常引发的疼痛为骨盆疼痛。产后身体的姿势对于骨盆疼痛也有较大的影响，特定的姿势可以改变骶髂关节的活动性并影响其稳定韧带的张力，导致骨盆解剖学或姿势异常，但解剖学和姿势异常并不是疼痛原因的可靠预测指标。对骨盆周边有疼痛感的产妇，建议其先去医院明确诊断，排除器质性病变后再接受康复训练。

（二）评估产后骨盆疼痛

1. 询问病史

（1）疼痛的部位

1）骶髂关节疼痛，建议就医排查是否有骶髂关节炎等疾病。

2）耻骨联合区疼痛，建议就医排查是否有耻骨联合增宽、耻骨联合分离或耻骨联合炎。

3)臀部区域弥漫性疼痛,考虑软组织问题的可能性大,如梨状肌、臀中肌、臀大肌等问题。

4)腹股沟区疼痛,建议就医排查髋关节或内脏等问题。

5)髋关节疼痛,建议就医排查髋关节本身的问题。

(2)行动能力评估:骨盆出现非病理性功能障碍时,产妇经常会出现除疼痛之外行动能力的改变,如不能长时间卧床、骨盆周围有疼痛、步态的改变。

2. 视觉评估 产妇站立,从前面、后面、侧面分别进行仔细观察,当姿势不正确时胸椎就会出现肌肉力量的失衡。

(1)前面观察:①骨盆双侧髂前上棘是否等高;②两侧髌骨是否朝向正前方;③骨盆是否侧移。

(2)后面观察:①骨盆双侧髂后上棘是否等高;②臀线是否等高;③骨盆是否侧移。

(3)侧面观察:①骨盆是否前移;②骨盆是否过度前倾。

3. 动态评估 动态评估最重要的目的就是掌握产妇骨盆活动的能力和疼痛的范围,从而为下一步的功能康复训练制订详细的方案。但单独骨盆关节的功能性评估是很难的,因为这些关节并不独立作用。在功能上,它们依病变的形态来归类于腰椎或髋关节的一部分。

(1)被动单脚直腿抬高测试

1)产妇位置:仰卧位。

2)评估者位置:站立位,将产妇单腿抬起。

3)评估要点:髋关节屈曲并保持膝关节伸直。头颈部抬起或踝关节背屈。

4)结果:①如果疼痛发生在髋关节屈曲 70°以后,则表示是髋关节疼痛;②在活动度过大的人身上,髋关节疼痛可能发生于屈曲 120°以后;③如果疼痛发生于髋屈曲 70°之前,通常是骶髂关节问题。评估者注意要将产妇感觉异常一侧和健康一侧做对比。

(2)主动单脚直腿抬高测试

1)产妇位置:仰卧位。

2)评估者位置:站立位。

3)评估要点:①让产妇交替抬高双腿,并询问产妇双腿是否有力量上的差异;②评估者把双手放在髂前上棘两侧向中间挤压骨盆,并嘱咐产妇做同样的双腿交替抬高。

4)结果:如果评估者挤压之后更容易做出动作,则表明骶髂关节问题测试为阳性。

(3)Trendelenburg 试验

1)产妇位置:面对墙背对产后运动康复指导者。

2)评估者位置:站在产妇的背后。

3)评估要点:睁眼单腿站立;闭眼单腿站立。

4)结果:无论睁眼还是闭眼,如果站立侧骨盆抬高,则本试验为阳性,提示站立侧臀中肌力量弱。如果睁眼没有问题,重复上述步骤进行闭眼单腿站立。

(4)髋关节主动屈曲能力评估

1)产妇位置:站立位。

2)评估者位置:站立位。

3)评估要点:①原地踏步,尽量使大腿靠近胸部;②嘱咐产妇不能躯体向后仰。

4)结果:①正常的髋屈角度可以达到 110°~120°;②如果范围受限,提示可能有肌腱炎。

(5)髋关节主动后伸能力评估

1)产妇位置:俯卧位。

2）评估者位置：站立位。

3）评估要点：①屈膝关节。保持骨盆不动，评估者可将手放于产妇骶骨处；②慢慢抬起大腿，不能出现髋关节外展。

4）结果：①正常角度 10°～15°。如果活动受限，提示髋关节退行性病变；②如果出现大腿前侧麻木疼痛，提示髂腰肌内的股神经被卡压，或者是腰 1、2、3、4 神经根受卡压。

（6）髋关节主动外展能力评估

1）产妇位置：面对产后运动康复指导者站立位。

2）评估者位置：面对产妇站立位。

3）评估要点：一侧下肢外展置比较舒服的位置。保持躯干的中立位。足尖向前不能外旋。

4）结果：①正常外展角度 30°～50°。躯干向对侧倾斜，提示髋关节功能异常。②外展受限但无疼痛，提示臀中肌力量弱或退变性关节疾病。③腹股沟区出现疼痛，提示退变性关节疾病。④大转子部位疼痛，提示转子滑囊炎。臀部疼痛，提示臀中肌肌腱炎。

（7）髋关节主动外旋能力评估

1）产妇位置：俯卧位。

2）评估者位置：站立位。

3）评估要点：①保持骨盆不动，单侧膝关节屈曲 90°；②评估者将手放于产妇骶骨处，让产妇将小腿向对侧腿移动。

4）结果：①正常范围是 40°～60°；②活动受限并没有疼痛，提示外旋肌群力弱；③活动受限并伴有髋关节疼痛，提示髋关节退行性病变；④活动范围超过 60°，提示髋关节后倾。

（8）髋关节主动内旋能力评估

1）产妇位置：俯卧位。

2）评估者位置：站立位。

3）评估要点：①保持骨盆不动。单侧膝关节屈曲 90°。②评估者将手放于产妇骶骨处，让产妇将小腿向外侧移动。

4）结果：①正常范围是 30°～40°；②活动范围超过 40°，提示髋关节前倾；③活动范围受限，提示髋关节退变。

七、膝关节问题的评估

（一）膝关节问题的概述

产后膝关节的功能运动非常重要，因为膝关节损伤是人体中最常见的关节损伤，50% 是和运动有关。如果产后没有采取正确照顾婴儿的姿势，或进行不正确的产后运动，都有可能造成产后女性膝关节的损伤。

（二）膝关节损伤的评估

1. 询问病史

（1）是否受过伤：对于任何疼痛，评估者都要确定是急性损伤还是慢性损伤。

1）如果是急性损伤，要在减轻肌肉痉挛并刺激正常的肌肉的情况下，增加关节活动范围来评估关节状况。

2）如果是慢性损伤，要进行详细的评估以检测肌肉功能。

（2）了解膝关节疼痛的时机

1）如果产妇休息时都疼痛，提示膝关节有炎症，建议及时就医。

2）如果产妇行动时疼痛,休息时缓解,提示有膝关节炎症,或膝关节不稳定。

2. 视觉评估　请产妇站立,从前面、后面、侧面分别进行仔细观察。

（1）前面观察:①是否有膝外翻或膝内翻;②髌骨是否朝向正前方。

（2）后面观察:①是否有膝外翻或膝内翻;②两侧膝盖的褶皱是否接近一致。

（3）侧面观察:膝关节是否存在反屈。

3. 动态评估　由于膝关节的运动形式主要是屈和伸,因此在做动态评估时以屈和伸为主导方向。

（1）膝关节主动伸直能力评估

1）产妇体位:坐位。

2）评估者体位:站立位。

3）评估要点:①要求产妇双膝置于床的边缘。从屈膝 90°慢慢地伸直膝关节;②评估者应将手放在髌骨上,感知髌骨的移动。

4）结果:①正常情况下髌骨的移动方向向上。完全伸直时轻度向外侧牵拉。②膝关节伸直时髌骨外侧牵拉过早的出现,提示髌骨的运动轨迹存在问题。③在伸直膝关节时出现疼痛,提示着髌骨关节有问题。④在伸直膝关节的过程当中,出现髌骨跳跃或者是左右移动,提示髌骨深方的软组织存在损伤。⑤如果膝关节不能完全伸直,提示半月板可能有损伤。

（2）膝关节主动屈曲能力评估

1）产妇体位:仰卧位。

2）评估者体位:站立位。

3）评估要点:①要求产妇屈髋屈膝。②让产妇尽可能地将大腿靠近胸部,足跟贴近臀部。③观察产妇膝关节的活动范围等。

4）结果:①膝关节的正常活动范围 140°;②如果是急性损伤,屈膝能力丧失,活动范围受限,提示可能由于膝关节囊的纤维化或软骨退化所致的关节间隙消失引起的。

（李　哲　邹　燕　陈丽君　范　瑾）

第三节　产后常见问题的康复运动

一、缓解产妇颈部紧张的运动

（一）下颌缩拢

1. 目的　提高头、颈部排列能力,缓解颈部紧张。

2. 产妇位置　仰卧位或站位。

3. 产后运动康复指导者位置　跪位或站位。

4. 运动要点　①屈髋屈膝,呼气,轻轻点头,下颌下压,伸展颈部后侧,全程头部不离开垫面;②吸气,轻轻抬头,轻轻地挤压颈部,头部不离开垫面;③整个动作幅度非常小,需要缓慢而有控制地完成;④在整个运动过程中保持颈部的伸展,避免向任何一侧弯曲。

（二）鼻尖划圈运动

1. 目的　颈部放松,缓解颈部紧张

2. 产妇位置　仰卧位。

3. 产后运动康复指导者位置　跪位或站位。

4. 运动要点　①告知产妇仰卧位屈髋屈膝并保持自然呼吸,颈部保持延伸、放松;②想象从最小的螺旋运动开始转动头部,每个圈都比前一个稍微大一点;③当转动十个圈之后,转变方向反方向转动缩小圈围;④闭上眼睛感受头部运动。

（三）坐位直臂沉肩训练

1. 目的　缓解颈部和上背部的紧张,展开胸部,改善肩带组织。

2. 产妇位置　坐位。

3. 产后运动康复指导者位置　站位。

4. 运动要点　①告知产妇坐立位,手臂在体侧延伸,掌心向内;②吸气时掌心向后,手臂伸直,双肩一起向着耳朵耸起;③呼气时沉肩、缓慢地将手掌向后推,保持脊柱和颈部向上伸展;④运动过程中保持中轴线,特别注意手臂向后时姿势的变形。

二、肩部功能性纠正运动

（一）肩部姿势的纠正

1. 目的　纠正肩部姿势。

2. 产妇位置　坐位或站位。

3. 产后运动康复指导者位置　坐位或站位。

4. 运动要点　①告知产妇弯曲肘部,使大臂和肘部贴近身体(不是贴紧身体);②保持手指自然张开,方向指向天花板;肩关节外展45°的条件下,进行肩关节屈曲运动和后伸运动,手指始终指向天花板;③过程中不允许出现大臂的外旋和内旋,手肘不允许出现向外或向内的摆动;避免用力夹挤躯干。

（二）正确的肩部后伸运动

1. 目的　缓解颈部和上背部的紧张,打开胸部,改善肩带组织。

2. 产妇位置　坐位。

3. 产后运动康复指导者位置　坐位。

4. 运动要点　告知产妇纠正驼背,自然坐直。进行手后伸运动。

（三）坐位内收肩胛骨

1. 目的　打开胸部、改善肩带组织。

2. 产妇位置　选用无靠背座椅,脸朝椅背跨坐。

3. 产后运动康复指导者位置　站位。

4. 运动要点　①告知产妇身体以髋关节为轴向前移动,掌心向后;②吸气时手臂在身体侧面,手掌心向后打开;③呼气时肩胛骨内收,手臂相互靠拢,保持伸直;④吸气时回到初始位置;⑤不要耸肩,手腕与手臂成一条直线。

（四）上臂外旋运动

1. 目的　放松胸部与肩前部肌肉。

2. 产妇位置　坐位。

3. 产后运动康复指导者位置　坐位或站位。

4. 运动要点　①告知产妇肘关节至躯干一拳距离,大小臂成90°,两手掌心相对;②吸气时手臂从肩关节向外打开,手掌心朝向天花板方向;③呼气时手臂回到初始位置,手掌心再次相对。

三、胸椎问题的纠正运动

（一）解决因腹压突然增加引发的疼痛

1. 目的　减少产后女性咳嗽或打喷嚏等增加腹压所引发的胸部疼痛。
2. 产妇位置　坐位。
3. 产后运动康复指导者位置　坐位。
4. 运动要点　①让产妇抱住抱枕或枕头以作支撑；②嘱咐产妇进行咳嗽或深呼吸时，让支撑物贴向胸口以缓解疼痛。

（二）改善胸椎屈伸灵活度功能训练

1. 目的　改善胸椎屈伸灵活度。
2. 产妇位置　坐位或站位。
3. 产后运动康复指导者位置　站位。
4. 运动要点　①要求产妇伸直双臂与地面平行；②产妇双手十指交扣；③要求产妇保持腰部和骨盆稳定；④通过双臂向前牵引，放松屈曲的胸椎（驼背状）；⑤保持双臂牵引过程中始终与地面保持平行；⑥达到胸椎屈曲牵伸感出现之后，保持30s；⑦重复10次。

（三）胸廓下沉运动

1. 目的　提升控制脊柱与胸廓的能力。
2. 产妇位置　仰卧位或站位。
3. 产后运动康复指导者位置　跪立位或站位。
4. 运动要点　①告知产妇仰卧位屈髋屈膝，双手垂直指向天花板的方向；②产妇双臂垂直于天花板的方向，手臂完全伸直；③要求产妇呼气时双臂举过头，下沉肋骨，感受全脊柱的拉伸与稳定；④要求产妇吸气时手臂回初始位置感受胸廓的扩张。

（四）四足跪撑运动

1. 目的　提升控制脊柱与胸廓的能力。
2. 产妇位置　跪立位。
3. 产后运动康复指导者位置　跪立位。
4. 运动要点　①告知产妇跪立位面朝地板，四足着地，手臂支撑身体；②吸气时低头拱背，感受脊柱一阶一阶地卷动；③呼气时卷动骨盆保持中立位，骶骨、胸椎的最高点、枕骨成一直线；④避免塌腰，保持脊柱伸展。

四、腰部问题的功能性矫正运动

（一）纠正骨盆的前倾训练

1. 辅助工具　一把没有扶手的办公椅。
2. 目的　缓解腰痛、运动不协调。
3. 产妇位置　一只脚放在椅子上，另一条腿支撑在地面。
4. 产后运动康复指导者位置　站在产妇后方。
5. 矫正运动要点　①用手轻轻引导产妇骨盆向后倾斜；②收紧腹部限制腰椎活动；③保持躯干挺拔，躯体和骨盆向前做运动；④感觉到腹股沟区有紧绷感后保持30s。

（二）寻找骨盆中立位训练

1. 目的　放松下背部，帮助脊柱排列。

2. 产妇位置　　仰卧位。

3. 产后运动康复指导者位置　　跪立位。

4. 康复要点　　①引导产妇屈髋屈膝,配合呼吸;②吸气时引导产妇骨盆前倾,耻骨联合朝向天花板方向和足步方向移动,下背部微微向天花板方向拱起;③呼气时引导产妇骨盆后倾,耻骨联合朝向天花板方向和头部方向移动,下背部放松地向垫面贴近。

（三）仰卧放松训练

1. 目的　　放松下背部,帮助脊柱排列。

2. 产妇位置　　仰卧位。

3. 产后运动康复指导者位置　　跪立位。

4. 康复要点　　①指导产妇仰卧位屈髋屈膝,颈部与腰部下方垫折叠毛巾卷,保持自然生理曲度,保持放松而悠长的呼吸;②双臂放松在垫子上,双手放在下腹部,或者在体侧伸直手臂,掌心向下;③让产妇非常放松地感受整个脊柱的延伸。

（四）靠墙半蹲位下的脊柱放松训练

1. 目的　　改善脊柱周边僵紧感。

2. 产妇位置　　躯干贴紧墙壁,腰椎同时贴紧,屈髋屈膝,双脚离墙1~2脚长的位置。

3. 产后运动康复指导者位置　　站在产妇身旁。

4. 康复要点　　①产妇靠墙,双膝打开;②产妇感受腰椎周边肌肉放松,如果腰椎没有贴紧墙壁请让产妇沿着墙壁继续向下移动;③让产妇做腹式呼吸,减轻脊柱的压力。

五、骨盆和髋关节问题功能性纠正运动

（一）四足支撑移动

1. 目的　　缓解腰痛,运动协调障碍。

2. 产妇位置　　要求产妇以舒适的姿势四肢着地(可能需要在膝盖以下放置枕头)。

3. 产后运动康复指导者位置　　站在产妇旁边,当产妇向后摇摆时也要站在产妇后面。

4. 运动要点　　①首先观察产妇首选的四足姿势,将脊柱朝中立位纠正,并在新的静止姿势中重新评估症状是否存在;②90°髋屈曲,让产妇脊柱中立向后移动,保持骨盆向后向下。

（二）强化臀大肌的训练

1. 目的　　髋关节疼痛与运动协调障碍;髋关节疼痛伴行动不便。

2. 产妇位置　　一只脚站立。

3. 产后运动康复指导者位置　　站在产妇旁边。

4. 运动要点　　①一只脚放在踏板上;②产妇躯体向前轻微倾斜;③鼓励产妇踏板上的足部用力蹬起(保持足跟不离开踏板);④强化产妇臀部本体感觉意识(即产妇自我感知臀大肌收缩)。

（三）臀大肌胸廓下沉训练

1. 目的　　髋关节疼痛与运动协调障碍;髋关节疼痛伴行动不便。

2. 产妇位置　　仰卧位。

3. 产后运动康复指导者位置　　跪立。

4. 康复要点　　①一只脚放在踏板上,产妇躯体向前轻微倾斜;②鼓励产妇踏板上的足部用力蹬起(保持足跟不离开踏板);③双手上举过头顶,呼气时感受胸廓下沉,保持全脊柱

段的延展;④强化产妇臀部本体感觉意识,即臀大肌收缩感。

(四)髋关节摆动训练

1. 目的 提升骨盆稳定性。

2. 产妇位置 仰卧位。

3. 产后运动康复指导者位置 跪立。

4. 运动要点 ①产妇仰卧位,屈髋屈膝,身体放松平躺在垫面上;②吸气时准备,呼气时膝关节同时移动向一侧倾斜,控制腿的运动,缓慢地向下运动;③吸气时回到原位,引导产妇将注意力更多地关注在骨盆。

六、产后膝关节问题的功能纠正运动

(一)股四头肌功能训练

1. 目的 膝关节疼痛与协调缺陷;膝关节疼痛伴行动不便。

2. 产妇位置 站立时双脚分开与臀部同宽。

3. 产后运动康复指导者位置 站在前面查看对齐,然后跪在一边进行侧面观察。

4. 康复要点 指导产妇下蹲动作,保持髌骨与脚趾在一个垂直面即可,然后起身,注意足跟不要离开地面。

(二)步态训练

1. 目的 膝关节疼痛与运动协调障碍;膝关节疼痛伴行动不便。

2. 产妇位置 步行。

3. 产后运动康复指导者位置 从正面,背面和侧面观察产妇的步态。

4. 康复要点 ①指导产妇在空旷的地方来回走动,观察步态;②务必从正面、背面和侧面进行观察。③初次接触时膝盖轻微屈曲,中间姿势时逐渐屈伸。

(三)蚌式开合训练

1. 目的 强化臀部肌肉,稳定骨盆,降低膝关节压力。

2. 产妇位置 侧卧位。

3. 产后运动康复指导者位置 跪立位。

4. 康复要点 ①指导产妇侧卧位,骨盆和脊柱中立位,伸直下方的手臂,与脊柱成一直线;②上方的手支撑在垫子上用于稳定,产妇的颈部腰部下方垫折叠毛巾;③双膝弯曲,脚跟与尾骨平行;④呼气时打开上面的膝盖,全程保持双脚并拢;⑤吸气时有控制地将腿收回到起始位置。

(四)侧卧腿划圈运动

1. 目的 强化臀部肌肉,稳定骨盆,降低膝关节压力。

2. 产妇位置 侧卧位。

3. 产后运动康复指导者位置 跪立位。

4. 康复要点 ①指导产妇侧卧位,骨盆和脊柱中立位,伸直下方的手臂,与脊柱成一直线;②上方的手支撑在垫子上用于稳定,产妇的颈部腰部下方垫折叠毛巾;③下方腿屈髋屈膝,大小腿呈90°负责稳定身体;④引导产妇抬起上方腿,按照自己的呼吸节奏顺/逆时针旋转划圈;⑤注意整个过程保持骨盆稳定,动作必须来自髋关节;⑥圈小而均匀,向前运动多少,向后运动相同距离。

七、产后坐姿的纠正

（一）坐姿矫正目的

坐姿矫正能让产妇在坐位时保持最佳姿势，并获得最小的组织压力。

（二）坐姿矫正步骤

1. 观察产妇的自然坐姿，了解异常坐姿的情况。

2. 在纠正运动时，产妇采取坐位。康复产后运动康复指导者坐在产妇一边。

3. 为了纠正产妇骨盆可能出现过度后倾姿势，可以在坐骨结节的正下方放置一条毛巾卷。

4. 通过枕头或抱枕放在手臂之下，腿部之上以减轻颈椎和肩膀的压力。

5. 下颌与颈部呈 90°的夹角。

6. 产后运动康复指导者一只手放在产妇胸椎后凸的最凸点，并施加轻微的前后力，另一只手放在产妇胸前壁的锁骨区域，以指导正确直立的姿势。

7. 鼓励产妇尽可能保持正确坐姿。

（李 哲 邹 燕 范 瑾）

第四节　产后常见疼痛的运动康复

一、颈部疼痛的康复

（一）静态拉伸练习

包括颈部重要肌群的静态拉伸，主要为四大肌肉：翼外肌、咬肌、肩胛提肌及胸锁乳突肌。拉伸的运动量及强度以每组保持 10～30s，每次 1～4 组为宜。部分肌肉拉伸及动作要领解析如下。

1. 翼外肌静态拉伸的动作要领　手指轻触于耳屏前方的凹陷（凹陷深浅会随嘴巴开合改变），闭嘴用手指按压。

2. 咬肌静态拉伸的动作要领　手放于脸颊，咬紧牙齿时手下感觉肌肉鼓起处，用手指按压。

3. 肩胛提肌静态拉伸的动作要领

（1）坐在椅子上，双脚分开一定距离，右手置于身后拉住椅子边缘。

（2）身体向左侧倾斜，感受到右肩或上臂有轻微拉扯感。

（3）头部向左扭转 45°，左手置于后脑勺，颈部放松，朝着膝盖的角度轻轻向前按压头部，有适度牵拉感即可。

4. 胸锁乳突肌静态拉伸的动作要领

（1）坐/站姿，用手指按住左侧锁骨前 1/3 处，固定肌肉位置。

（2）缓缓向后、右方转动头部，有适度牵拉感即可。

（二）强化训练

包括颈部稳定性建立训练，即颈部等长收缩、屈伸训练等，拉伸的运动量及强度以每组 8～15 次，每次 2～5 组为宜。

1. 颈部等长收缩训练的动作要领

（1）坐／站姿，保持脊柱中立位，将弹力带置于头后固定，于头前握住弹力带。

（2）两手向前拉伸弹力带，保持头部中立位对抗拉伸。

（3）延伸训练：让颈部水平向后发力挤压毛巾卷。

2. 颈部屈伸练习的动作要领

（1）训练者坐／站姿，用弹力带固定在额头，让同伴向后拉弹力带并保持固定。

（2）全程脊柱、头部保持中立位，躯干向前倾对抗弹力带阻力，回到原位。

（3）弹力带也可固定在后脑勺，同伴拉向前方，身体做向后倾的动作，锻炼不同部位的颈部肌肉。

3. 枕骨压毛巾的动作要领

（1）背靠墙站立，将毛巾卷放在枕骨与墙之间，核心收紧、肩带下沉，脊柱、头部中立位。

（2）保持头部位置，水平向后发力挤压毛巾卷。

4. 头顶健身球的动作要领

（1）站姿面对墙，将健身球放在墙上并用前额顶住，让球保持稳定。

（2）全程收紧核心，保持脊柱中立位，双手可侧平举打开，保持平衡。

（3）运动量与强度：每组 20～60s，每次 2～5 组。

二、肩部疼痛康复方法

（一）拉伸练习

包括肩周及胸部重要肌群的静态拉伸，即胸大肌、肩肌提肌等。拉伸的运动量及强度以每组时间保持 15～30s，每次 1～4 组为宜。肌肉拉伸及动作要领解析如下：

1. 胸大肌静态拉伸的动作要领

（1）大臂外展 90°、屈肘 90° 并将前臂放到墙面边缘处。

（2）保持挺胸收腹、下颚微收。

（3）同侧脚向前跨一大步，感受胸大肌被拉伸；换到相反方向重复上述动作。

2. 胸小肌静态拉伸的动作要领

（1）坐／站姿，双手在背后十指相扣，完全伸直手肘。

（2）慢慢抬起手臂，保持手肘伸直，保持头部直立，颈部放松，感受拉伸。

3. 肩胛提肌静态拉伸的动作要领

（1）坐在椅子上，双脚分开一定距离，右手置于身后拉住椅子边缘。

（2）身体向左侧倾斜，感受到右肩或上臂有轻微拉扯感。

（3）头部向左扭转 45°，左手置于后脑勺，颈部放松，朝着膝盖的角度轻轻向前按压头部，感受肩胛提肌被拉伸；换到相反方向重复上述动作。

4. 上斜方肌静态拉伸的动作要领

（1）坐姿／站姿，左手屈肘置于下背部固定肩胛。

（2）右手置于头左上方，颈部放松，向右侧轻轻按压头部，感受左侧颈部有紧绷感；换到相反方向重复上述动作。

5. 胸锁乳突肌静态拉伸的动作要领

（1）坐／站姿，用手指按住左侧锁骨前 1/3 处，固定肌肉位置。

（2）缓缓向后侧和右侧转动头部，直到肌肉有紧绷感。

（3）换到相反方向重复上述动作。

6. 枕骨下肌静态拉伸的动作要领

（1）十指相扣,置于颅底部位。

（2）用拇指压住颅底正下方的肌肉,慢慢低头,感受肌肉拉伸。

7. 胸大肌静态拉伸的动作要领

（1）弹力带固定在胸高的位置,双手前平举握住弹力带。

（2）全程保持肘关节伸直,做肩胛骨后缩下压的动作。

（二）强化训练

包括肩部稳定性建立训练,即配合弹力带做肩部功能性外展、内旋、后伸、肩胛骨等。运动量与强度以每组每边时间保持15～30s,每次1～4组为宜。

1. 弹力带肩90/90训练的动作要领

（1）坐姿/站姿,肩关节位于外展90°屈肘90°位置,将弹力带固定在身体前方稍高于肩部。

（2）拉住弹力带,保持肩胛骨后缩下压,同时做肩外旋和肩胛骨内收。

（3）换到相反方向重复上述动作。

2. 弹力带肩外旋的动作要领

（1）弹力带固定在与肘同高的位置,力线与身体平行、与肩外旋方向相反。

（2）全程保持肘关节贴住身体,做肩外旋动作。

（3）换到相反方向重复上述动作。

3. 弹力带肩内旋的动作要领

（1）弹力带固定在与肘同高的位置,力线与身体平行、与肩内旋方向相反。

（2）全程保持肘关节贴住身体,做肩内旋动作。

（3）换到相反方向重复上述动作。

4. 平板支撑推起的动作要领

（1）平板支撑开始姿势准备,双手置于双肩正下方,收紧腹部、臀部、大腿前侧,脊柱中立位。

（2）全程保持肘伸直,尽量推起身体至离地更远的位置,再还原;如此重复。

5. 垂直上推的动作要领

（1）坐在椅子上双手掌根置于椅子前缘。

（2）双掌撑椅,臀部离开椅子。

（3）吸气,下放身体至肩部耸起;呼气,手掌用力推起身体至开始位置。

6. 健身球Y/T/L/W的动作要领

（1）将健身球置于腹部位置,俯卧在球上并保持身体稳定。

（2）将两臂打开做字母形状:Y/T/L/W,并保持握拳,大拇指打开指向天花板。

三、腰部疼痛的康复方法

（一）拉伸练习

包括髋关节周围、脊柱及下肢静态肌群的拉伸,即屈髋肌群、竖脊肌等。拉伸的运动量及强度以每组时间保持15～30s,每次6～8组为宜。肌肉拉伸及动作要领解析如下。

1. 屈髋肌群静态拉伸的动作要领

（1）以单腿跪立姿势开始,着地的膝关节放垫子上,双手置于前腿膝关节上。

（2）躯干稍微向前倾,核心收紧,并收缩膝关节着地腿的臀大肌,挺髋前移,感受拉伸。

2. 竖脊肌静态拉伸的动作要领

（1）坐在地面上，膝盖弯曲30°～50°，膝盖朝外、双腿完全放松。

（2）从腰部向前倾斜，手臂向前伸展。

3. 背阔肌静态拉伸的动作要领

（1）坐/站姿，右手臂伸直置于耳侧，身体向左侧屈并感受到右侧被拉伸。

（2）身体向左后方微旋转，并用左手拉住右手向下用力，感受背阔肌被拉伸。

（3）换到相反方向重复上述动作。

4. 臀肌静态拉伸的动作要领

（1）前后跨栏腿（均屈膝90°）坐在地上，保持下背部中立位，让身体向前按压，感受臀部被拉伸。

（2）换到相反方向重复上述动作。

5. 小腿三头肌静态拉伸的动作要领

（1）面向墙壁站立，双脚与肩同宽，脚尖离墙壁约0.6m。

（2）上体前倾、双手放在墙上。

（3）右脚向后跨约0.6m，左腿弯曲。

（4）右膝伸直，并将脚跟贴地，感受小腿后侧拉伸。

（5）换到相反方向重复上述动作。

6. 大腿前侧静态拉伸的动作要领

（1）呈单腿站姿，右手扶墙，左手抓住左脚脚踝。

（2）左手尽可能将左脚脚踝拉向臀部，直至大腿前侧有牵拉感。

（3）换到相反方向重复上述动作。

7. 足弓滚压的动作要领

（1）脱掉鞋子站立，并将一只脚踩在网球上，沿着脚底足弓的弧度来回滚动。

（2）在每一个扳机点上保持30～90s。

（3）然后换一只脚按摩，滚动50次。

（二）强化训练

建议运动量与强度以6～8次，每次2～5组为宜。

1. 猫式伸展的动作要领

（1）双手撑在双肩正下方，双臂和双腿垂直于地面。

（2）吐气，腹部收紧、用力拱背含胸。

（3）吸气，挺胸塌腰抬头。

2. 脊柱旋转的动作要领

（1）跪坐在脚跟上，一只手放在身体前方中线上，另一手置于耳侧。

（2）呼气，胸椎带动手臂旋转穿过身体下方尽量远的位置。

（3）吸气还原。

3. 异侧手脚伸展的动作要领

（1）双手撑在双肩正下方，双膝、脚尖着地；双臂和双腿垂直于地面，保持核心稳定，脊柱中立位。

（2）同时做右手向前、左脚向后伸展，水平延伸到极致后收回身体下方，右肘碰触左膝，连续做下一个。

（3）重复一定次数后，换到相反方向重复上述动作。

4. 臀桥的动作要领

（1）屈膝仰卧，双脚跟距离臀部一脚掌距离，勾脚尖，身体放松。

（2）收缩臀部发力带动髋向上，直至肩、髋、膝一条线的位置，停顿1～2s。

（3）慢慢下放至离地1～2cm，重复一定次数。

5. Mini-band髋外旋内旋的动作要领

（1）将弹力带套在双膝关节上方，双脚与髋同宽。

（2）臀部后坐，屈髋屈膝呈半蹲位，双脚尖向前、脚内侧平行。

（3）双手放体前或叉腰。

（4）单/双腿做髋外旋、内旋的动作，全程保持脚掌不要离开地面，核心收紧，身体稳定，脊柱始终在中立位。

6. 侧卧抬腿的动作要领

（1）侧卧于垫子上，头枕手臂，躯干保持一直线，双腿伸直、双脚脚尖勾起。

（2）抬起左腿，臀部肌肉收紧。

（3）回到起始姿势，换至对侧进行练习。

7. 侧桥挺髋的动作要领

（1）身体侧卧呈一条直线，肘关节置于肩部下方，两脚分开，上方的脚放在身体前侧。

（2）挺髋，髋部上抬离开地面。

（3）保持躯干离开地面，腹部收紧，头部与脊柱保持在一条直线上，完成规定的时间，换边重复。

8. 伸手式平板支撑的动作要领

（1）双肘和前臂、双脚尖支撑身体。

（2）前臂下压地面，收紧臀肌、股四头肌和深层腹肌。

（3）将标志物放在距离支撑手指尖30cm处。

（4）保持核心稳定，身体不要晃动，伸出右手摸到标志物，然后返回。

（5）完成规定的次数，换边重复。

9. 俯身背起的动作要领

（1）俯卧，双臂前伸。

（2）双腿伸直，上抬双手、双脚，尽可能高地离开地面。

（3）背部发力上体抬起，慢慢放回地面。

10. 死虫式的动作要领

（1）仰卧屈髋屈膝90°，手臂前平举并垂直于地面。

（2）保持核心稳定，同时左手和右腿下放至接近平行地面。还原后做另一侧。

（李　哲　陈丽君　谭苏洋）

第五节　产后塑形训练

妊娠和分娩给部分产妇带来的脂肪堆积，以及对骨骼和盆底组织的影响，加上哺乳要求，使得部分产妇的形体与孕前发生很大变化，使她们产生自卑感，影响产后女性的心理健康,因此产后塑形显得尤为重要。产后尽快恢复到接近孕前水平是很多女性的需求,除了营养指导和盆底康复之外,产后科学的运动塑形也能帮助产妇减脂,增强肌肉力量,紧致肌肉皮肤,达到加快促进产妇恢复女性曲线美的形体康复作用。

一、肩部塑形

肩部塑形以力量训练为主,常用的训练方法如下。

1. 俯身飞鸟的动作要领

(1)膝关节弯曲,双脚与肩同宽站立;弯腰到躯干与地面接近平行的位置,并且保持脊柱中立位。

(2)手心相对握住弹力带或哑铃置于肩膀下方,两臂接近、肘部微屈。

(3)维持颈部及脊柱中立位,同时以控制稳定的速度,将两侧手臂同时举起到肩膀的高度。

(4)动作定点将两侧肩胛骨向内收夹。

(5)再以同样的路径将弹力带或哑铃缓慢地放下到起始位置。

2. 侧平举的动作要领

(1)膝关节微屈,双脚与肩同宽站立,动作全程保持背部平直。

(2)握住弹力带或哑铃,置于大腿前侧,手肘微屈。

(3)控制手臂以稳定速度向两侧慢慢举起,直到与地面水平或肩部同高的位置,然后慢慢返回到起始位置。

3. 前平举的动作要领

(1)膝关节微屈,双脚与肩同宽站立,动作全程保持背部平直。

(2)掌心对着大腿或向内握住哑铃或弹力带于身体前侧。

(3)控制手臂以稳定速度向前慢慢举起,至略低于或与肩膀同高的位置,然后慢慢返回到起始位置。

4. 哑铃上提的动作要领

(1)双脚与肩同宽站立,保持身体直立膝关节微屈,两手位于身体前方,手肘向外侧、掌心朝向身体。

(2)手肘弯曲将手抬到与肩同高的位置并耸肩。

(3)动作全程手肘朝外并让哑铃/弹力带贴身移动。

(4)当双手上升进入顶点位置时,完成一个耸肩的动作,短暂停留后再开始下降回到起始位置。

5. 肩上推的动作要领

(1)坐/站姿,握住弹力带/哑铃架在体前、肩膀的高度准备。

(2)控制手臂以稳定速度将弹力带/哑铃举过头顶,直到双臂伸直。然后,慢慢放低直至回到初始位置。

二、腰腹部塑形

以下训练允许产妇在腹直肌分离修复已到1.5cm内才能安全进行。运动量及强度以每组8~15次,每次2~5组为宜。

1. 卷腹的动作要领

（1）仰卧，屈髋屈膝90°，双手交叠置于胸前或置于耳侧。

（2）呼气腹部发力卷起上体，至肩胛骨离地，手臂靠近大腿。

吸气下方身体至肩胛骨着地，如此重复；全程保持颈部稳定。

2. 仰卧抬腿的动作要领

（1）仰卧，双臂放松置于体侧，掌心向上。

（2）腹部收缩带动双腿上抬至垂直于地面。

（3）慢慢下放，至离地2～3cm，如此重复。全程注意下背部不要离地。

3. 空中踩单车的动作要领

（1）仰卧，屈髋屈膝，双手置于耳侧。

（2）收缩腹部转体、抬高对侧膝盖，右肘触碰左膝，同时右膝伸直，接着换边触碰和伸直另一侧腿，全程保持核心的稳定不要晃动躯干，直至完成。

4. 船式到半船式的动作要领

（1）仰卧双手置于身体两侧，全程保持脊柱中立位，让双腿、上体抬离地面，呈大V字形。

（2）腹部收缩，让上身、下身靠近，双手碰脚跟，呈小V字形，直至完成规定的次数。

5. 登山者训练的动作要领

（1）平板支撑准备，双手撑在双肩正下方，收紧身体。

（2）提左膝靠近胸部，然后换右腿，两腿交替完成。

（3）全程保持核心稳定，脊柱中立位。

6. 平板支撑抬高对侧手脚的动作要领

（1）平板支撑准备，双肘支撑在双肩正下方，收紧身体。

（2）保持核心稳定，同时抬高对侧手脚，连续换边进行。

三、全身塑形

1. 熊爬动作训练要领

（1）双臂和大腿垂直于地面，核心肌群收紧，脊柱处于中立位。

（2）双膝离地一拳距离，右手左脚同时向前爬行一小步，移动距离小且贴地爬行，然后换到对侧手脚向前爬行，如此循环向前移动。

（3）全程保持核心稳定，保持背部的"桌面"不会晃动。

（4）运动量与强度：每组15～20米，每次1～5组。

2. 毛毛虫动作训练要领

（1）两脚与肩同宽站立，先屈髋后弯腰，双手撑地，双腿伸直。

（2）双手向前方爬行，同时保持双腿伸直状态，始终感觉大腿后侧肌肉有牵拉感，双手爬至俯卧撑位置。

（3）保持双腿伸直，双脚走向双手，当感到牵拉时，双手向前走，完成规定的次数。注意保持膝盖伸直，腹部收紧，肩与躯干在发力。

（4）运动量与强度：每组15～20m，每次1～5组。

3. 最大伸展训练要领

（1）站姿，双脚略比肩窄，核心收紧、脊柱中立位，双臂自然下垂在身体两侧；右脚向后跨一大步并伸直,下压右侧髋部、收紧臀部。

（2）俯身,右手支撑地面,左肘抵在左脚内侧,保持牵拉姿势1～2s。

（3）左手从左腿内侧向上打开,眼睛看手指尖方向,两臂呈一条直线,保持牵拉姿势1～2s。

（4）回到弓步姿势放松,右腿蹬起回到开始站立姿态。换对侧腿,重复相同的动作,至完成规定次数。

（5）过程中始终保持后腿膝关节伸直,并注意收紧臀大肌。

（6）运动量与强度:每组6～8次,每次1～5组。

4. 平板支撑摸肩训练要领

（1）双手撑在双肩正下方,呈平板支撑状。

（2）保持核心稳定,身体不要晃动,用右手摸左肩,然后还原。

（3）再用左手摸右肩,如此循环。

（4）动作速度越慢越难。

（5）运动量与强度:每组6～12次,每次1～5组。

5. 臀桥抬腿训练要领

（1）仰卧于地板,双臂置于身体两侧,屈膝,脚跟着地、距臀部一脚掌距离。

（2）向上挺髋,肩、髋、膝、踝保持在一条直线上。

（3）保持臀桥姿势,屈左髋,向胸部贴近,并保持臀部的高度不要下降,然后回到臀桥姿势,换至右腿重复相同动作。

（4）运动量与强度:每组6～12次,每次2～5组。

6. 半蹲划船训练要领

（1）半蹲,核心收紧、挺胸收腹、下颚微收。

（2）双手前平举握住弹力带准备。

（3）做划船动作,将弹力带拉向胸部或上腹部。

（4）双肘贴紧身体,尽可能向后拉弹力带,再慢慢放回原位。

（5）全程不要耸肩。

（6）运动量与强度:每组6～12次,每次2～5组。

7. 深蹲+推起动作要领

（1）双脚与肩同宽或略宽准备,核心收紧、挺胸收腹、下颚微收。

（2）双手握住弹力带两端,脚踩弹力带中部。

（3）做深蹲至大腿平行于地面,站起同时双手向头上方推起,直至站立、双臂伸直举过头顶。

（4）运动量与强度:每组6～12次,每次2～5组。

8. 半跪姿高位下拉动作要领

（1）弹力带固定在左上方,单膝跪地,内侧脚脚掌着地、外侧脚膝关节和脚尖着地,且脚与膝在一条直线上。

（2）双手握住弹力带,外侧手握在绳子的尾端,另一手在其上方50cm处。

（3）躯干保持稳定,外侧手从胸部向下、后方拉动,内侧手在胸部向前推动绳索,然后恢复到起始姿势;换边训练另一侧。

（4）运动量与强度:每组6～12次,每次2～5组。

9. 单腿罗马尼亚硬拉 + 弹力带划船训练要领

（1）左脚单腿站立面对弹力带固定点，右手握住弹力带。

（2）全程收紧核心、保持骨盆中立位。

（3）保持耳朵和踝关节在一条直线上，向后抬起右腿，身体前倾。

（4）当觉得左腿后侧有牵拉感时，收缩左腿后侧回到起始姿势提膝并同时做右手的划船动作。完成规定次数，换边训练另一侧。

（5）运动量与强度：每组 6～12 次，每次 2～5 组。

（李　哲　陈丽君　谭苏洋　邹　燕）

参 考 文 献

[1] 王雄，沈兆喆. 身体功能训练动作手册. 北京：人民体育出版社，2017.

[2] 王卫星，韩春远. 实用体能训练指南. 广州：汕头大学出版社，2017.

[3] 刘智东. 健身教练. 北京：高等教育出版社，2009.

[4] 阿诺德·G，纳尔逊. 拉伸解剖指南. 刘润芝，译. 北京：北京体育大学出版社，2014.

[5] 王峰，曾雁. 排球运动员核心力量的训练原理探析. 才智，2009（07）：213-214.

[6] 李山. 论专项力量的“深层结构”. 吉林体育学院学报，2007（04）：88-89，109.

[7] 高峰. 青少年跳水运动员核心力量、稳定性评价与训练的研究. 南京体育学院学报（自然科学版），2013，12（02）：58-61.

[8] 田麦久. 运动训练学. 北京：人民体育出版社，2000.

[9] 陈小平. 力量训练的发展动向与趋势. 体育科学，2004（09）：36-40.

[10] 李世昌. 运动解剖学. 北京：高等教育出版社，2018.

[11] Mark Verstegen, Pete Williams. Core Performance Endurance. 北京：北京体育大学出版社，2008.

[12] Carolyn Kisner, Lynn Allen Colby. 运动治疗学：理论基础与操作指南. 新北：合记图书出版社，2009.

[13] Baechle. Essentials of strength training and conditioning. National Strength and Conditioning Association，2008.

[14] Clark MA, Lucett SC. NASM essentials of corrective exercise training. Lippincott Williams & Wilkins，2011.

[15] Physical Activity and Exercise During Pregnancy and the Postpartum Period: ACOG Committee Opinion, Number 804. Obstetrics and gynecology, 2020, 135（4）: e178-e188.

[16] Fleck SJ, Kraemer WJ. Designing Resistance Training Programs. 3rd ed. Champaign, IL: Human Kinetics, 2011.

[17] Kyllikki Widberg. Self-and manual mobilization improves spine mobility in men with ankylosing spondylitis - a randomized study. Clinical Rehabilitation, 2009, 23（7）: 599-608.

[18] Fahey JO, Shenassa ED. Understanding and Meeting the Needs of Women in the Postpartum Period: The Perinatal Maternal Health Promotion Model. Journal of Midwifery & Women's Health, 2013, 58（6）: 613-621.

[19] Thabet Ali A, Alshehri Mansour A. Efficacy of deep core stability exercise program in postpartum women with diastasis recti abdominis: a randomised controlled trial. Journal of musculoskeletal & neuronal interactions, 2019, 19（1）: 62-68.

[20] Brusco CM. The effects of flexibility training on exercise-induced muscle damage in young men with limited hamstrings flexibility. Scandinavian Journal of Medicine & Science in Sports, 2018, 28(6): 1671-1680.

[21] Haakstad Lene AH, Bø Kari. Effect of a regular exercise programme on pelvic girdle and low back pain in previously inactive pregnant women: A randomized controlled trial. Journal of rehabilitation medicine, 2015, 47(3): 229-234.

第九章　产后康复合理用药

随着我国康复事业的发展，产后疾病康复中的用药越来越被关注，对产妇应该选择安全、有效、经济且不影响哺乳或对哺乳影响较小的药物。本章介绍了产妇合理用药的内涵和标准，哺乳期用药的原则，以及产后疾病药物治疗的作用与意义。并针对产后出血、产后贫血、产后缺钙及骨质疏松、产后疼痛、产后抑郁障碍、产后感染性疾病、产后合并慢性病以及常见产后异常等重点疾病进行了用药原则和用药安全的阐述。首次诠释了康复药学与临床药学在产后疾病康复治疗的联系与区别，并着重强调了药物治疗是需要多学科专业合作，以及基于产后疾病预防、诊断和功能评估、治疗、康复训练等贯穿于与药物相关的整个康复治疗的全过程，特别强调产后疾病或异常的药物治疗的地位及治疗原则、主要治疗药物的简述、药学监护重点，以及兼顾产妇和婴儿安全，为维护产妇的健康、消除其身体不适、减少或弥补身体功能障碍等提供药学支持和综合的药学监护。

第一节　产后合理用药概述

一、产后合理用药的必要性和重要性

促进合理用药是医疗机构保证医疗质量、提升临床药物治疗水平和保障医疗安全的重要工作。

（一）合理用药的内涵

临床合理用药是根据疾病种类、患者状况和药理学理论选择最佳的药物及其制剂，制订或调整给药方案，包括安全、有效、经济、适当四个方面，也符合循证医学卫生技术评估的要求。

用药安全是首位。安全的意义在于使患者承受最小的治疗风险，获得最大的治疗效果，也直接体现了对患者切身利益的保护。其次是有效，具体表现在以下方面，如根除病源治愈疾病、延缓疾病进程、缓解临床症状、预防疾病发生、避免某种不良反应的发生、调节人体生理功能等。临床常见的判断指标有治愈率、显效率、好转率、无效率等。第三是经济，经济性含义应当是以尽可能低的医疗费用达到尽可能大的治疗效益，获得单位用药效果所投入的成本（成本／效果）应尽可能低，降低社保和患者的经济支出，获得最满意的治疗效果。第四是适当，合理用药最基本的要求是将适当的药品，以适合的剂量，在合适的时间内、经适当的用药途径、给相应的患者使用，以达到预期的治疗目的。根据国家制定的医药政策，优先使用基本药物是实现合理用药的重要措施。

世界卫生组织（WHO）1985年在内罗毕召开的合理用药专家会议上把合理用药定义为：合理用药要求患者接受的药物适合他们的临床需要、药物的剂量符合他们的个体需要、药物的疗程足够、药价对患者及其社区最为低廉。

（二）西药在产后合理用药的标准

产后合理用药的标准主要包括：处方的药物应为适宜的药物；在适宜的时间，以公众能支付的价格保证药物供应；正确地调剂处方；以准确的剂量、正确的用法和疗程服用药物；确保药物质量安全有效。

（三）中药在产后的合理使用

中药在妊娠期和哺乳期应用的有效性研究较少。由于中药成分复杂，炮制方法各异，在某种程度上限制了中药在产后的使用。但有些目前产科常用的中药，如用于产后出血治疗的益母草，经研究发现益母草制剂联合缩宫素，因益母草总生物碱可促进子宫收缩和新生血管生成，可预防产后出血的发生；如五加生化胶囊因其能显著减少产后恶露持续时间、减少产后出血量、减少产后并发症因而具有促进产后恢复的功效；如生化汤在临床常用于治疗产后子宫复旧不良、产后宫缩疼痛、胎盘残留等属产后血虚寒凝，瘀血内阻者。

可见，在有效性方面，中药对于产后康复治疗具有很重要的补充作用。在安全性评价方面，由于目前中药缺乏相关临床试验资料，安全性研究尚不系统、深入，其安全性数据尚不全面，如出现药物不良反应要及时停药，对药品及其成分过敏者要禁用。对于经济性研究，药品价格较为经济，多数患者可负担，经济性良好；用药适宜性方面，中药颗粒剂在临床的广泛使用，也为患者提供了更多的便利。

二、哺乳期用药的原则

目前很多哺乳期女性由于对产后疾病或异常药物治疗的认识不足，或者为了哺乳安全而拒绝用药，或者因为用药而停止哺乳。如何在产后哺乳期针对共患疾病既可进行药物治疗，促进康复，又可以坚持母乳喂养，是哺乳期用药的重要原则。临床使用原则应包括：选择疗效好、半衰期短的药物；用药尽可能应用最小的有效剂量，不要随意加大剂量；可在哺乳后立即用药，适当延迟下次哺乳时间，有利于婴儿吸吮乳汁时避开血药浓度的高峰期；避免应用禁用药物，如必须应用，应停止哺乳；应在临床医师指导下用药，并密切观察婴儿的反应，相关治疗方案需兼顾母亲和婴儿。如果产妇必须用药，但该药对婴儿的安全性又未能证实，应暂停哺乳或改用人工喂养。

在评估母乳喂养期间药物的风险和获益时，必须考虑与药物有关的因素，考虑药物在不同国家和不同系统中的分级差异，也要考虑对母乳喂养婴儿的危险程度。妊娠期用药的安全性到产后用药安全性有延续性，美国食品药品监督管理局（Food and Drug Administration，FDA）、澳大利亚药品评估委员会（Australian Drug Evaluation Committee，ADEC）和瑞典食品药品管理局（Swedish Catalogue of Approved Drugs，FASS）3个妊娠期用药危险性分级，描述性地分析3个分级在定义、药物各级分布、共有药物分级情况以及3个目录差别较大的药物等方面的异同。Hale主编的《药物与母乳喂养》（*Medications and Mothers' Milk*）（18版）共收录了1 300余条药物、诊断试剂、疫苗、疾病等信息；除了文献资料综述，书中还提供了药物的详细药代动力学参数，如药物半衰期、蛋白结合率、M/P值、RID等，该书根据对母乳喂养婴儿的危险程度将书中所收录的药物划分为L1～L5共5个级别，即哺乳风险等级，详见表9-1-1和表9-1-2。

表 9-1-1　决定药物进入母乳传播的因素

药代动力学参数	参考
浓度梯度：大多数药物进入母乳都是通过浓度梯度之后的被动扩散而发生的，也就是说，高血清水平往往会在乳汁中产生高水平的药物	Hotham e Hotham 2015、ordeng et al 2012、Berlin e Briggs 2005
分子量：低分子量药物很容易通过乳腺上皮细胞壁上的小孔穿过牛奶。高分子量（大于 800Da）的药物，例如胰岛素、肝素和干扰素，几乎不会进入母乳	Nice e Luo 2012、Hotham e Hotham 2015
分布量：用于量化药物在体内分布的参数。具有较高分布量的药物（例如舍曲林）可以进入身体的不同部位，导致较低的母体血浆浓度，因此导致牛奶中的浓度较低。因此，分布体积在 1～20L/kg 之间的药物与母乳喂养兼容	Nice e Luo 2012、Hotham e Hotham 2015
电离度：药物的酸/碱特性至关重要。母乳比血浆（pH 7.4）更酸性（pH 7.1）。药物是弱碱，如普萘洛尔（β- 阻断剂），以离子化形式留在母乳，有利于它的更大的浓度	Berlin e Briggs 2005、Nice e Luo 2012
与蛋白质的结合：母体血浆中与蛋白质的结合程度越高，药物转移到牛奶中的量就越少，从而减少了婴儿对药物的接触。与母乳蛋白结合率超过 80% 的药物被认为是母乳喂养期间的理想选择。布洛芬是一种具有高蛋白结合能力（99%）的药物	Davanzo et al 2013、Nice e Luo 2012、Rainsford 2009
口服生物利用度：这是主要的药代动力学参数之一。它描述了达到全身循环的口服药物剂量的一部分。口服生物利用度低的药物与母乳喂养兼容，并且由于婴儿通过肠道的全身循环吸收低，因此发生不良反应的风险可能更低	Davanzo et al 2013、Bertino et al 2012
半衰期：半衰期较短的药物可减少婴儿对母乳中药物的接触。如果半衰期超过 12h 甚至长达 24h，则药物倾向于在母亲的血浆中保留更长的时间，因此可能会在母亲的乳汁中积聚。仅在 5 个半衰期之后，几乎所有药物（97%）都会被排泄	Nice e Luo 2012、Davanzo et al 2013
脂溶性：脂溶性药物倾向于以较高的浓度渗透牛奶，尤其是那些在中枢神经系统中活跃的药物	Hale 2016、Burkey e Holmes 2013

表 9-1-2　哺乳风险等级划分

分级	说明	详细解释
L1	适用	大量哺乳期母亲服药后没有观察到婴儿的不良反应增加。在哺乳期母亲的对照研究中没有证实对婴儿有危险，对母乳喂养婴儿的可能危害很少或者婴儿口服该药后不能吸收利用
L2	可能适用	有限数量的哺乳期母亲用药研究证据显示药物对婴儿的不良反应没有增加，和/或哺乳期母亲使用药物后能证实危险性的证据很少
L3	可能适用	没有在哺乳期母亲中进行对照研究，母乳喂养婴儿出现不良反应的可能性存在；或者对照研究显示仅有轻微的不良反应发生。建议该类药物在评估对婴儿的利大于弊后方可使用
L4	有潜在危险	有对母乳喂养婴儿或者对乳汁分泌的危害性的明确证据，但哺乳期母亲用药后的益处大于对婴儿的危害
L5	危险	对哺乳期母亲的研究已证实对婴儿有明确的风险，或者药物对婴儿产生明显损害的风险高。使用该类药物对婴儿的风险明显大于继续哺乳的益处，该类药物禁用于哺乳期母亲

有的专家认为产后用药安全性方面也要参照妊娠期合理用药的相关信息,表 9-1-3 是 FDA、ADEC 及 FASS 的妊娠期用药危险性分级。

表 9-1-3 FDA、ADEC 及 FASS 3 家妊娠期用药危险性分级目录对妊娠用药危险性分级定义

分级	FDA 分级目录	ADEC 分级目录	FASS 分级目录
A	人类对照组研究显示,在妊娠前 3 个月及之后使用对胎儿危害小	在妊娠期及生育年龄妇女大量使用没有观察到对胎儿有危害	在妊娠期及生育年龄妇女大量使用,没有观察到对胎儿有危害,包含被妊娠期及生育年龄妇女使用多年的药物或在妊娠期妇女中有足够的研究
B	动物生殖研究未发现药物对胎仔有害,但缺乏人类妊娠期的对照研究,或动物研究发现对胎仔有害(危害程度小),而在人类妊娠研究中未得到证实	在部分妊娠期及生育年龄妇女使用,没有观察到对胎儿有重大危害。因这类药物在人类的研究经验有局限性,根据动物研究,分为以下 3 种情况:B1:动物研究显示对胎儿没有危害;B2:动物研究不足或缺乏,现有证据不能证明对胎儿有危害;B3:动物研究显示对胎儿有危害	在部分妊娠期及生育年龄妇女使用,没有观察到对胎儿有重大危害。因这类药物在人类的研究经验有局限性,根据动物研究,分为以下 3 种情况:B1:动物研究显示对胎儿没有危害;B2:动物研究不足或缺乏,现有证据不能证明对胎儿有危害;B3:动物研究显示对胎儿有危害
C	动物研究中已观察到对胎仔有危害(致畸或胚胎死亡),但在人类妊娠期缺乏临床对照观察研究;或尚无动物及人类妊娠期使用药物的研究结果。此类药物仅在权衡益处大于对胎儿的危害时方可使用	动物研究显示对胎儿有一定的危害,但并不致畸,并且这种危害是可逆的,应权衡利弊使用	动物研究显示对胎儿有一定的危害,但并不致畸
D	有肯定的证据显示对人类胎儿有危险性,但在某些情况下,例如抢救生命或必须治疗但又无其他可代替的药物,此类药物对于妊娠妇女的益处大于对胎儿的危害时才可使用	增加胎儿畸形或者会对胎儿造成不可逆的伤害,可通过药理学解释这种危害,使用前应详细咨询	增加胎儿畸形或对妊娠妇女造成伤害
X	动物实验和人类研究均已证实导致胎儿异常,妊娠期使用危害超过治疗获益,禁用于妊娠及准备怀孕的妇女	对胎儿造成永久性伤害,禁用于妊娠以及准备怀孕的女性	

三、产后药物治疗的作用与意义

产后康复手段是多方面、多角度的,药物治疗对于很多患者至关重要,既要能改变疾病本身带来的损害,也可以通过调节心理让患者恢复自信,从而尽量摆脱疾病影响,提高生活质量甚至重返社会。药物治疗和康复促进是一门多学科和个体化相结合的综合干预措施,需临床、药学、营养、护理等多学科专业合作,针对不同的产后疾病,拟定合理治疗方案,辅以支持治疗及产褥期保健等措施,并贯穿于整个康复治疗全过程。

(席家宁 杜广清)

第二节 流产及产后并发症的合理用药

一、流产的合理用药

流产指妊娠不足 28 周、胎儿体重不足 1 000g 而终止者,流产分为自然流产和人工流产。其频率约占妊娠总数的 15%~20%,且随年龄的增长而增加。流产按发生时间分为早期流产和晚期流产。发生在妊娠 12 周前者,称为早期流产,需要注意的是,妊娠 8~12 周时胎盘发育茂盛,与底蜕膜联系较牢固,流产的妊娠物往往不易完整排出。而发生在妊娠 12 周或之后者,称为晚期流产。流产的病因包括胚胎因素、母体因素、父亲因素和环境因素。

（一）流产的药物治疗原则

流产后会有一系列并发症的出现,如产后出血、产后疼痛及产后抑郁等,对于流产及其并发症应严格按照用药安全等级使用药品。

1. 自然流产后药物治疗原则 根据自然流产不同阶段和人工流产不同,采取相应的康复措施与药物治疗。流产后,盆底肌肉感觉及运动功能有所减退,在控制感染后,配合盆底电刺激、磁刺激等治疗,可促进子宫及阴道肌肉的有效恢复。根据不同的流产,针对症状和功能给予相应的康复药物治疗。

（1）完全流产:流产症状消失,超声证实宫腔内无妊娠残留物,若无感染征象,无需特殊处理。

（2）稽留流产:早期妊娠稽留流产的药物治疗根据《早期妊娠稽留流产治疗专家共识》推荐了两种方案,单用前列腺素类似物和口服米非司酮 200mg,24~48h 后开始使用前列腺素类似物。晚期稽留流产,可使用米非司酮加米索前列醇,或静脉滴注缩宫素。

（3）流产合并感染:治疗原则为控制感染的同时尽快清除宫内残留物。

2. 人工流产处理原则 人工流产包括人工流产手术和米非司酮配伍米索前列醇的药物流产两种不同流产方式,两种不同流产方式的选择要遵循循证医学原则,即考虑到流产的有效性、安全性、可接受性及卫生经济学。

在流产后抗菌药的使用也要个性化选择。人工流产抗菌药物用药推荐:WHO《安全流产临床实践手册》、美国计划生育学会、美国国家流产联盟（NAF）及加拿大妇产科学会均推荐人工流产手术前预防性使用抗菌药物以减少术后生殖道感染,国内制定了《人工流产手术预防性抗菌药物应用的中国专家共识》。

3. 药物流产治疗原则 药物流产后需关注妊娠组织是否完全排出、患者的出血情况、是否有感染征象,综合考虑是否需要用抗菌药物。

4. 药物治疗的作用与意义 流产后应用促进子宫收缩药,用于因宫缩无力或缩复不良而引起的子宫出血。止血药的应用是因流产导致的出血较多的对症治疗,抗菌药物起到预防和治疗感染,避免因感染因素导致子宫复旧不良。

(二)药物在流产中的应用

1. 药物分类 除了米非司酮和米索前列醇作为流产药物外,要注意流产过程和流产后临床上常使用的镇静、止血和抗感染等药物。

(1)镇静剂:可用于先兆流产。代表药物:哌替啶等。

(2)促进子宫收缩药:流产后子宫收缩乏力时会导致持续出血,促宫缩剂刺激子宫平滑肌的收缩,促进子宫张力。代表药物:缩宫素、米非司酮、米索前列醇等。

(3)抗菌药物:在流产中起到预防和治疗感染的作用。代表药物:头孢菌素、头霉素、大环内酯类等。

(4)止血药:主要应用于流产后子宫出血。代表药物:维生素 K_1、氨甲环酸、凝血酶原复合物。

(5)中成药:益气养血,活血祛瘀。适用于人工流产术后、气虚血瘀所致阴道流血,血色紫暗或有血块,小腹疼痛按之不减。代表药物:五加生化胶囊、新生化胶囊。

2. 药物的妊娠分级和哺乳分级

(1)哌替啶:对妊娠末期子宫,不对抗催产素兴奋子宫的作用。妊娠分级:FDA:C 级;Micromedex 数据库中:不能排除对婴儿的风险。哺乳分级 L4;本品能通过胎盘屏障及分泌入乳汁,因此产妇分娩镇痛时以及哺乳期间使用时剂量酌减。

(2)缩宫素:主要用于引产、催产、产后及流产后因宫缩无力或缩复不良而引起的子宫出血。妊娠分级:FDA,X 级;AUS,A 级,用于催产时必须明确指征并在密切监测下进行,以免产妇和胎儿发生危险。哺乳分级 L2:WHO,可母乳喂养;Micromedex 数据库,可能存在乳汁效用。

(3)氨甲环酸:用于急性或慢性、局限性或全身性纤维蛋白溶解亢进所致的各种流产后出血。妊娠分级:FDA,B 级。哺乳分级 L3:Micromedex 数据库,婴儿风险无法排除,本品可随乳汁分泌,其量约为母体血药浓度的 1%。

(4)头孢呋辛:适用于敏感菌所致的中重度感染,可用于预防早期人工流产或者中孕期引产术后感染;也可用于治疗女性生殖器部位感染。妊娠分级:FDA,B 级,妊娠初期应谨慎使用。哺乳分级 L2:美国儿科学会(AAP),患者用药时可同时进行母乳喂养;Micromedex 数据库,对婴儿影响极低。头孢呋辛可通过乳汁分泌,应小心。

(5)五加生化胶囊:益气养血,活血祛瘀。适用于人工流产术后的气虚血瘀所致阴道流血,血色紫暗或有血块,小腹疼痛按之不减,腰背酸痛,自汗,心悸气短,舌淡、兼见瘀点,脉沉弱等。在孕妇及哺乳期妇女用药暂无相关数据。

(三)康复药学监护重点

1. 哌替啶 由于产妇紧张的情绪导致中枢神经系统功能失调,子宫肌纤维的极性、节律性受到影响,不协调性子宫收缩乏力,肌注哌替啶使宫缩停止,哌替啶的镇痛和镇静使产妇紧张的情绪得到改善,子宫肌纤维的传导得到改善,恢复其对称性、极性、节律性,从而使宫缩规律。使用哌替啶应严密监测宫缩。

2. 缩宫素 对缩宫素过敏者禁用。因缩宫素与前列腺素类药物联合使用,会导致两种药物作用增强，因此使用过前列腺素类药者，6h 内禁用缩宫素。使用缩宫素促进子宫收缩，可以改善因产后子宫缩复功能下降所导致的子宫复旧不良。应用缩宫素需检查及监测子宫收缩的频率、持续时间和强度。

3. 止血药　主要应用于流产后子宫出血，根据出血的量选择止血药，可给予维生素 K_1或氨甲环酸，应用维生素 K_1，重症患者静注时，给药速度不应超过 1mg/min，维生素 K_1 存在严重过敏反应，应严格掌握适应证和剂量用药。止血药联合促进子宫收缩药可改善子宫肌收缩力和缩复功能，达到止血的作用。

4. 抗生素　流产后可选择单一抗菌药物作为预防用药，但应避免不必要的联合用药，建议选择二代头孢菌素、甲硝唑等，抗菌药物的有效覆盖时间应包括整个手术过程和手术结束后 4h，总的预防用药时间为 24h，必要时延长至 48h。流产后感染的及时治疗可以避免因感染因素导致子宫复旧不良。

二、产后出血的合理用药

（一）产后出血的治疗原则

产后出血指胎儿娩出后 24h 内，阴道分娩者出血量 ≥ 500ml，剖宫产者 1 000ml。产后出血是我国孕产妇死亡的首要原因。国内外文献报道产后出血的发病率为 5%～10%，但由于临床上估计产后出血量往往比实际出血量低，因此产后出血的实际发病率更高。病因包括子宫收缩乏力、胎盘因素、软产道裂伤及凝血功能障碍等。临床处理原则为，针对出血原因，迅速止血；补充血容量，纠正失血性休克；防止感染。出现产后出血的贫血状态应当及时给予铁剂治疗。经过缩宫素、持续性子宫按摩或按压等保守措施仍无法止血，需要外科手术、介入治疗甚至切除子宫。

（二）药物在产后出血中的应用简述

绝大多数产后出血所导致的孕产妇死亡是可以避免或创造条件可以避免的，其关键在于早期诊断和正确处理。子宫收缩乏力是最常见的产后出血原因。产后出血针对不同病因，需对症治疗。药物治疗主要包括合理使用促宫缩药物、止血药物、使用纤维蛋白原和凝血酶原复合物等，贫血状态给予铁剂治疗。子宫收缩乏力：加强宫缩，使用促宫缩药物。缩宫素为一线药物；止血药物治疗：胎儿娩出 3h 内给予 1g 氨甲环酸进行治疗；凝血功能障碍：血浆、冷沉淀、血小板、凝血酶原复合物、纤维蛋白原；贫血状态给予铁剂治疗。

1. 药物分类

（1）促宫缩药物包括缩宫素（一线方案）、卡贝缩宫素、麦角新碱、卡前列素氨丁三醇、米索前列醇、卡前列甲酯等，首选肌内注射。

（2）止血药物：氨甲环酸等。

（3）凝血酶原复合物、纤维蛋白原。

2. 重点药物介绍

（1）缩宫素：其作用机制为刺激子宫平滑肌收缩，模拟正常分娩的子宫收缩作用，导致子宫颈扩张，子宫对缩宫素的反应在妊娠过程中逐渐增强，足月时达高峰。妊娠分级：FDA，X 级，用于催产时必须明确指征并在密切监测下进行，以免产妇和胎儿发生危险。

（2）卡贝缩宫素：作用机制为长效缩宫素九肽类似物。同催产素一样，本药与子宫平滑肌的催产素受体结合，引起子宫的节律性收缩，在原有的收缩基础上，增加其频率和子宫张力。

（3）麦角新碱：作用机制为直接作用于子宫平滑肌，作用强而持久。大剂量使子宫肌强直收缩，能使胎盘种植处子宫肌内血管受压迫而止血。妊娠分级：FDA，X级，妊娠晚期子宫对缩宫药的敏感性增强。胎儿娩出前使用本药可能发生子宫强直收缩，故胎儿及胎盘未娩出前的产妇禁用本药。哺乳分级：L3，本药可随乳汁排泄，且可能抑制泌乳，婴儿摄入后可出现麦角样毒性反应，虽临床尚未发现严重不良反应，但哺乳期妇女用药时应权衡利弊。

（4）卡前列素氨丁三醇：作用机制为刺激妊娠子宫肌层收缩，类似足月妊娠末的分娩收缩。妊娠分级：FDA：C级，是否通过胎盘屏障尚不明确。动物试验未观察到对生育力有影响或致畸性，但观察到胚胎毒性（如流产、早产、死亡），且任何引起子宫张力增强的剂量均可危害胚胎或胎仔。哺乳期分级：L3，本药是否随乳汁排泄尚不明确。

（5）米索前列醇：作用机制为具有宫颈软化、增强子宫张力及宫内压作用。妊娠分级：FDA：X级，本药可导致出生缺陷（Mobius综合征、末端肢体横向缺陷、关节挛缩）、流产、早产。哺乳分级：L2，本药的代谢物米索前列酸，可经乳汁分泌，可引起婴儿出现不良反应，如腹泻。

（6）卡前列甲酯：作用机制为对子宫平滑肌有直接收缩作用。妊娠分级：FDA，C级，是否通过胎盘屏障尚不明确。动物试验未观察到对生育力有影响或致畸性，但观察到胚胎毒性（如流产、早产、死亡），且任何引起子宫张力增强的剂量均可危害胚胎或胎仔。哺乳期分级：L3，本药是否随乳汁排泄尚不明确。

（7）氨甲环酸：抑制纤溶酶的作用，具有止血、抗变态反应、消炎效果。妊娠分级：FDA，B级。哺乳期分级：L3，本品可随乳汁分泌，乳汁中的药物浓度约为母体血药浓度的1%。有研究表明，哺乳期妇女使用本药对婴儿无长期不良影响。

（8）人纤维蛋白原：作用机制为在凝血过程中，纤维蛋白原经凝血酶酶解变成纤维蛋白，在纤维蛋白稳定因子作用下，形成坚实纤维蛋白，发挥有效的止血作用。

（9）人凝血酶原复合物：升高血液中凝血因子Ⅱ、Ⅶ、Ⅸ、Ⅹ的浓度。妊娠分级：FDA，C级。哺乳分级：在哺乳期妇女用药尚不明确，应慎重。如有必要应用时，应在医师指导和严密观察下使用。

（三）康复药学监护重点

产后出血主要是由于子宫未能充分收缩，选择何种促宫缩药物需要酌情决定。合理使用促进子宫收缩和减慢出血的药物，是产后出血药物治疗的重点和难点。

三、产后疼痛的合理用药

（一）产后疼痛疾病的药物治疗原则

疼痛和疲劳是女性在产后早期最常反映的问题，疼痛会影响产妇照顾自己和婴儿的能力。疼痛未经治疗甚至可导致需使用阿片类药物、出现产后抑郁症和发展为持续性疼痛等。因为目前许多女性在产后即开始母乳喂养，因而考虑药物对母婴双方的影响十分重要。非药物和药物治疗是产后疼痛管理的重要组成部分，药物治疗可利用WHO三阶梯镇痛原则进行管理，即第一阶梯为非阿片类镇痛药（如对乙酰氨基酚、非甾体抗炎药等）；第二阶梯为增加温和的阿片类药物（如口服吗啡等），第三阶梯可结合使用更强效的阿片类药物（如肠道外吗啡、氢吗啡酮等）。产后疼痛的药物治疗原则包括：

1. 产后疼痛应根据产后疼痛的原因、特点、性质、部位及患者的特点合理选择药物，以达到镇痛疗效高、不良反应小、患者易于接受的目的。

2. 对于自然分娩后疼痛,如乳房胀痛、宫缩痛、会阴痛等,通常非药物措施(如乳房胀痛可冷敷和增加母乳喂养频率;宫缩痛可使用腹部热敷等)足以满足产妇需求,必要时可用非甾体抗炎药(nonsteroidal anti-inflammatory drugs,NSAIDs)或对乙酰氨基酚治疗;剖宫产后疼痛建议采用渐进性多模式镇痛。

3. 当标准剂量的非甾体抗炎药镇痛效果不足时,可采用多种药物联合镇痛,如非甾体抗炎药、对乙酰氨基酚以及根据情况使用弱阿片类药物。

4. 按照多模式镇痛方案,对于标准剂量的非甾体抗炎药与弱阿片类药物联合使用仍不能有效控制疼痛的妇女才考虑使用更强效的阿片类镇痛药。

5. 阿片类药物不是必需,且应尽量避免使用。具有广泛阴道或尿道周围撕裂伤、基础慢性疼痛综合征或产科相关肛门括约肌损伤的患者,经充分一线治疗仍无法控制疼痛的患者,可能需使用包括阿片类止痛药在内的止痛方案才可缓解疼痛。

6. 尽量选用对乳儿安全无不良影响的药物,充分考虑药物分布到乳汁的量及婴儿摄取母乳的量;尽量选择哺乳期药物分级 L1 和 L2 的药物。

(二)药物在产后疼痛疾病中的应用简述

1. 药物分类

(1)非甾体抗炎药:该类药物通过抑制环氧合酶活性,减少前列腺素合成而具有抗炎、止痛、退热、消肿作用。除有特定禁忌证的女性,NSAIDs 是减轻产后疼痛的首选药物,如布洛芬、双氯芬酸等。如果母乳喂养的婴儿有导管依赖性心脏病,所有 NSAIDs 类药物均不可用。

(2)对乙酰氨基酚:通过抑制前列腺素合成而镇痛,用于使用布洛芬不能缓解疼痛的产妇。

(3)阿片类镇痛药:通过与阿片受体直接作用产生镇痛效果,可选择布托啡诺和氢吗啡酮,但大剂量使用时应谨慎。通常产后疼痛很少需要使用阿片类镇痛药,只有当产妇使用局部治疗和口服药物未充分缓解疼痛时才使用。如果需要使用阿片类药物,建议使用非缓释药物不得超过 7 日。也应告知患者阿片类药物成瘾的潜在风险,但该风险可通过缩短应用时间来降低。需要任意阿片类药物治疗的患者一旦疼痛程度允许,应立即改用非阿片类药物。若患者疼痛剧烈,应进一步评估排除感染或疼痛加剧的其他原因。哺乳期女性应避免使用可待因、氢可酮和曲马多。

2. 药物的妊娠分级和哺乳分级

(1)布洛芬:用于发热和缓解急性轻、中度疼痛,如头痛、神经痛、术后疼痛等。该药可通过抑制前列腺素的合成从而发挥解热、镇痛、消炎作用。妊娠分级:FDA,C 级(妊娠 30 周前)/D 级(妊娠 30 周后);哺乳期分级:L1 级。

(2)对乙酰氨基酚:用于发热和缓解轻中度疼痛,如头痛、神经痛、术后疼痛等。对乙酰氨基酚可通过抑制前列腺素的合成和释放,提高痛阈而起到镇痛作用。妊娠分级:FDA,B 级(口服)/C 级(静脉);哺乳期分级:L1 级。

(3)布托啡诺:用于治疗多种癌性疼痛、手术后疼痛。该药为激动 - 拮抗混合型阿片受体激动药,对 μ 型阿片受体亲和力较低,能激动 κ 型阿片受体从而起到镇痛作用。妊娠分级:FDA 的 C 级;哺乳期分级:L2 级。

(4)氢吗啡酮:用于需使用阿片类镇痛药的疼痛。该药为阿片受体完全激动药,对 μ 型阿片受体具有相对选择性,高剂量时可与其他阿片受体结合,但镇痛的确切机制尚不明确。妊娠分级:FDA,C 级;哺乳期分级:L3 级。

（三）康复药学监护重点

规范化使用镇痛药物在一定程度上可有效缓解产后疼痛,但考虑到疼痛的多因素影响、不同药物的作用特点以及对婴儿潜在的用药安全风险,在镇痛治疗过程中需要对产妇及婴儿进行密切的用药监护。

1. NSAIDs 药物　要监测与胃肠道并发症有关的不良反应,如消化不良、胃溃疡和胃肠道出血等;另外该药可能与血压升高有关,应注意予以监测。

2. 对乙酰氨基酚　需监测是否有胃肠道出血等症状;应注意过量使用本药可能引起严重肝损伤;应尽量避免合用含本药或其他解热镇痛药的药物,以免药物过量或导致毒性协同作用。

3. 阿片类药物　应监测血压、心率、呼吸情况、肝功能、胃肠功能、视力等,且该类药物引起的便秘可能加重会阴疼痛。产后使用阿片类镇痛药可影响婴儿的觉醒度和吸吮活力。当医生针对产后疼痛开具阿片类药物时,应告知家属药物的利弊,包括新生儿发生药物毒副作用的征象,如肌张力减低(手感柔软),喂养不良,没有醒来等候喂养等。

四、产后抑郁的合理用药

（一）产后抑郁障碍的药物治疗原则

1. 产后抑郁障碍(postpartum depression,PPD)　是分娩后的常见精神障碍,通常指女性产后发作起病的抑郁症。药物康复治疗是 PPD 的主要治疗方法,强调早期、综合、个体化、全病程治疗,治疗原则如下:

(1)药物治疗与心理治疗并重,二者联合治疗的疗效优于单一治疗。症状较轻者首选单一心理治疗,并反复对产妇进行评估与监测;程度较重、伴有严重影响躯体疾病康复治疗者应尽早进行药物治疗或药物联合心理治疗及物理治疗,必要时请精神科医师会诊。

(2)PPD 为复发率高疾病,为改善预后,目前主张全病程治疗,即急性期(8～12 周)治疗控制症状,巩固期(4～9 个月)治疗预防复发,维持期(一般至少 2～3 年,复发 3 次以上者长期维持)治疗预防复发。

(3)通常药物治疗尽量选择单一用药,根据患者耐受情况和病情需要,从低剂量开始根据临床疗效和治疗反应,缓慢增加至最小有效剂量。停药的过程宜缓慢进行,不可突然停药,应密切观察停药反应。

(4)如药物单药治疗已达最大可耐受剂量 1 个月以上仍无明显疗效应考虑换药,可选同类药,但如已使用过两种同类药无效者建议换不同类药。单药治疗无效可考虑联合 2 种抗抑郁药治疗,推荐选择不同作用机制和避免相同不良反应、复杂相互作用的药物。

(5)选药要兼顾考虑产后患者的代谢变化和母乳喂养对婴儿的影响。所有的抗抑郁药可分泌至母乳,由于缺乏抗抑郁药和母乳喂养方面的信息,若 PPD 患者坚持母乳喂养,在做出药物治疗决定时,必须充分考虑 PPD 未经治疗的风险、药物对母乳喂养婴儿的风险以及治疗的益处。

2. 药物康复治疗的作用与意义　必要时药物治疗是不可或缺的治疗手段。药物康复治疗在降低躯体疾病影响,促进产妇产后功能康复,恢复社会功能,提高生活质量,获得临床治愈等方面有着重大意义。

（二）药物在产后抑郁障碍中的应用简述

PPD 病因尚不清楚,大量研究表明是生物学因素和社会心理学因素等多方面因素作用的结果。PPD 的治疗包括非药物治疗和药物治疗。其中非药物治疗包括心理治疗和物理治疗。每周 10～20 次的个体心理治疗被认为是轻至中度 PPD 患者的一线治疗，而中至重度 PPD 患者则需要药物联合心理治疗或单独药物治疗至少 6 个月。目前疗效肯定、循证证据较多的心理治疗方法包括人际心理治疗、认知行为治疗和行为心理治疗。药物治疗前应充分评估患者，从临床诊断、临床症状特征、药物副作用、药物经济负担、既往用药史、是否坚持哺乳等治疗进行个体化风险 - 效益评估。

1. 药物分类　PPD 患者治疗药物包括抗抑郁药、抗焦虑药、抗精神病药、情感稳定剂、镇静催眠药物和雌激素等。抗抑郁药物是治疗 PPD 最常用的药物，主要包括：选择性 5- 羟色胺再摄取抑制剂（SSRIs）、三环类抗抑郁药（TCAs）、选择性 5- 羟色胺（5-HT）及去甲肾上腺素再摄取抑制剂（SNRIs）。

2. 药物的妊娠分级和哺乳分级　抗抑郁药物种类繁多，大量的循证证据支持 SSRIs 作为一线治疗药物，SSRIs 对 PPD 的疗效与 TCAs 相当，不同 SSRIs 药物间疗效无明显差异。SNRIs 较传统抗抑郁药安全耐受，也常作为治疗首选。TCAs 为传统抗抑郁药，疗效确切，但作用位点多，易产生多种不良反应。

（1）氟西汀：主要用于抑郁症、强迫症、神经性贪食症。为 SSRIs，可选择性地抑制 5-HT 转运体，阻断突触前膜对 5-HT 的再摄取，增加突触间隙 5-HT 浓度，从而增强中枢 5-HT 能神经功能，发挥抗抑郁作用。妊娠分级：FDA，C 级。哺乳分级：L2。E-lactancia 数据库哺乳喂养风险等级：低风险。氟西汀及其代谢产物去甲氟西汀可分泌至母乳，比起其他 SSRIs 在母乳中的排泄量更高，超过母体水平的 10%，已经报道了几例乳儿绞痛、易怒、失眠、厌食和体重缓慢增加的病例，FDA 不建议在服用氟西汀时哺乳。

（2）帕罗西汀：主要用于抑郁症、强迫症、惊恐障碍、社交恐怖症 / 社交焦虑症。为 SSRIs，对去甲肾上腺素及多巴胺的再摄取抑制作用很弱。妊娠分级：FDA，D 级。哺乳分级：L2。E-lactancia 数据库哺乳喂养风险等级：极低风险。在已发表的研究中，母乳喂养的婴儿中血清浓度无法检出或很低，没有观察到对婴儿健康短期或长期发育的危害作用。

（3）舍曲林：主要用于抑郁症、强迫症、惊恐发作、创伤后应激障碍、经前期紧张症、社交焦虑障碍。为 SSRIs，还抑制缝际区 5-HT 能神经放电，动物实验未发现有兴奋、镇静、抗胆碱作用和心脏毒性。妊娠分级：FDA，C 级。哺乳分级：L2。E-lactancia 数据库哺乳喂养风险等级：极低风险。母乳喂养婴儿的血清水平通常检测不到或非常低。如果母亲没有抗抑郁治疗的病史，有证据表明舍曲林母乳和婴儿血清水平较低且副作用少，是一个合适的首选，建议起始剂量 25mg，持续 5～7d，以避免副作用，然后可增加到 50mg/d。

（4）氟伏沙明：主要用于抑郁症、强迫症。为 SSRIs，对去甲肾上腺素及多巴胺影响很弱，既无兴奋、镇静作用，又无抗胆碱、抗组胺作用，亦不影响单胺氧化酶活性。妊娠分级：FDA 的 C 级。哺乳分级：L2。E-lactancia 数据库哺乳喂养风险等级：极低风险。氟伏沙明可少量排入乳汁，但排入量不显著。因为缺乏对哺乳期婴儿影响的相关研究资料，所以建议优先选用已知在新生儿期或早产期更安全的替代药物。

（5）西酞普兰：主要用于各种抑郁症。为 SSRIs，作用和机制类似于氟西汀，但作用更强，对 α 受体、M 受体及 H$_1$ 受体无拮抗作用。妊娠分级：FDA，C 级。哺乳分级：L2。E-lactancia 数据库哺乳喂养风险等级：极低风险。西酞普兰会分泌到母乳中，据估计，哺乳婴儿将接收到与体重相关的母亲每日剂量（mg/kg）的大约 5%，在婴儿中没有观察到或仅观察到了轻度事件。然而，对于婴幼儿风险的评估，现有信息不足，建议谨慎使用。

（6）艾司西酞普兰：主要用于抑郁症、伴或不伴广场恐怖的惊恐障碍、广泛性焦虑。为西酞普兰的右旋光学异构体，高选择性 SSRIs，药理作用类似西酞普兰。对去甲肾上腺素、多巴胺的再摄取影响较小，对 α 受体、β 受体、M 受体和 H 受体几乎无亲和力。妊娠分级：FDA，C 级。哺乳分级：L2。E-lactancia 数据库哺乳喂养风险等级：极低风险。艾司西酞普兰可在乳汁中分泌，母乳喂养婴儿的血清水平通常检测不到或非常低，有宫内暴露后的过敏性和新生儿坏死性小肠结肠炎的病例报道。

（7）文拉法辛：主要用于抑郁症，广泛性焦虑。为 SNRIs，通过抑制 5-HT 及去甲肾上腺素的再摄取，增强中枢 5-HT 能及去甲肾上腺素能神经功能而发挥抗抑郁作用。文拉法辛的疗效与 TCA 和 SSRIs 相当，临床治愈率高于 SSRIs，耐受性较 SSRIs 差。妊娠分级：FDA，C 级。哺乳分级：L2。E-lactancia 数据库哺乳喂养风险等级：极低风险。文拉法辛分泌到母乳中的量可能具有临床意义，曾有母乳喂养婴儿易哭、易激惹和睡眠节律异常的报告，停止母乳喂养后也报告与文拉法辛停药后相一致的症状。

（8）阿米替林：主要用于各种抑郁症、儿童遗尿症、焦虑症和神经性疼痛。为 TCAs 的代表药物，主要通过抑制突触前膜对 5-HT 及去甲肾上腺素的再摄取，增强中枢 5-HT 能神经及去甲肾上腺素能神经的功能，同时可阻断组胺 H_1 受体和 M 胆碱受体，具有抗焦虑、镇静及抗胆碱作用。大量研究表明阿米替林的疗效在同类 TCAs 中较好，但耐受性不如 SSRIs。妊娠分级：FDA，C 级。哺乳分级：L2。E-lactancia 数据库哺乳喂养风险等级：极低风险。阿米替林可少量排入乳汁，但排泄量不显著，母乳喂养婴儿的血清水平无法检测或很低，即使母亲的剂量高达 150～175mg/d，也没有观察到对婴儿的副作用。

（三）康复药学监护重点

1. 充分评估药物的有效性，密切监控产妇临床恶化、自杀及异常行为的发生。

2. 通过药物计数、患者服药日记卡和血药浓度监测评估患者的用药依从性。

3. 用药前后及用药期间，注意监测不良反应，定期检查或监测血细胞计数、肝肾功能、心电图、血压和体重等。

4. 不能突然停药，停药和减药的过程注意有无发生撤药综合征。

5. 治疗期间避免饮酒，慎用于驾驶车辆、高空作业等具有潜在危险性工作的患者。

6. 与蛋白结合率高、细胞色素 P450 酶诱导剂或抑制剂合用，注意药物相互作用。

7. 换药过程注意 SSRIs 和单胺氧化酶抑制药的间隔时间，以防引起 5- 羟色胺综合征。

8. 对于坚持母乳喂养的 PPD 患者，药物加量的速度要慢，同时密切观察婴儿的反应和发育情况。

（宁　颖　冯　欣　闫美兴　杨嘉永　邹　燕）

第三节　产后营养性疾病的合理用药

产后因身体状况发生变化，很多产妇会出现贫血和骨质疏松等营养性疾病。分娩过程中流血过多，未能及时止血，导致产后缺铁性贫血，再加上产后哺乳，催乳素水平升高，雌激素则水平较低，引起骨量丢失。产妇在饮食上应该多注意食用动物内脏、菠菜等含铁丰富和高蛋白的食物，若食物营养元素摄入不足或丢失过多引起贫血或骨质疏松，应加用药物促进康复。在药物选择时，应该全面衡量用药的风险，根据妊娠哺乳期用药原则严格选用合理的药物。

一、产后贫血的合理用药

（一）产后贫血的药物治疗原则

产后出血指胎儿娩出后 24h 内，阴道分娩者出血量 ≥ 500ml，剖宫产者 ≥ 1 000ml。在发展中国家患病率达 50%～80%。贫血及无贫血的铁缺乏在产后很常见，已成为育龄妇女的重大健康问题。应查找原因并尽可能予以纠正。为了能够提供早期适宜的治疗，宜做常规筛查。

1. 产后贫血的治疗原则

（1）治疗原则

1）轻中度贫血者以口服铁剂为主，产妇口服铁剂治疗至产后 3 个月，用药 2～4 周后复查 Hb，以评价疗效，并改善饮食结构，进食富含铁的食物。

2）重度贫血者口服铁剂或注射铁剂治疗，口服铁剂治疗无效或者无法耐受口服铁剂，改为注射铁剂。注射铁剂不宜与口服铁剂并用。还可以少量多次输注浓缩红细胞。

3）极重度贫血者首选输注浓缩红细胞。待 Hb 达到 70g/L，可改为口服铁剂或注射铁剂治疗。

4）产后出血或在产前未纠正贫血者，在产后 48h 复查。

5）Hb < 110g/L 的无症状产妇，应继续口服铁剂持续 3 个月，治疗结束时复查 Hb 和血清铁蛋白。

（2）子宫收缩乏力：加强宫缩，使用促宫缩药物。

（3）止血药物治疗：胎儿娩出 3h 内给予 1g 氨甲环酸。

（4）凝血功能障碍：可给予血浆、血小板、凝血酶原复合物、纤维蛋白原等。

2. 药物治疗的作用与意义　产后贫血对母婴造成近期及远期的影响。明确产后贫血的诊断，针对不同病因，进行有效的药物治疗。

（二）药物治疗在产后贫血中的作用及用药原则

1. 药物分类

（1）铁剂：用于缺铁性贫血的预防和治疗。代表药物：琥珀酸亚铁、多糖铁复合物、蛋白琥珀酸铁口服溶液、蔗糖铁注射液、右旋糖酐铁注射液等。

（2）促宫缩药物：刺激子宫平滑肌的收缩。代表药物：缩宫素（一线方案）、卡贝缩宫素、麦角新碱、米索前列醇等。

（3）止血药：主要应用于产后子宫出血。代表药物：氨甲环酸、凝血酶原复合物、纤维蛋白原等。

2. 药物的妊娠分级和哺乳分级　常用补铁治疗药物包括口服铁剂和注射铁剂。

（1）口服铁剂：用于缺铁性贫血的预防和治疗。口服可补充铁元素，纠正缺铁性贫血。口服铁剂为妊娠期哺乳期缺铁性贫血患者推荐使用的药物。

（2）注射铁剂：用于口服铁剂效果不好而需要静脉铁剂治疗的患者，如：口服铁剂不能耐受的患者，口服铁剂吸收不好的患者。代表药：蔗糖铁注射液、右旋糖酐铁注射液。

1）蔗糖铁注射液

妊娠分级：FDA，B 级。哺乳分级：L2。

2）右旋糖酐铁注射液

妊娠分级：FDA，C 级，妊娠早期使用安全性资料有限，妊娠中、晚期使用安全。哺乳分级：L2。

（三）康复药学监护重点

1. 为了避免食物影响铁的吸收，建议饭前 1h 口服铁剂，与维生素 C 同服，以增加吸收率。口服铁剂避免与其他药物同时服用，最好间隔 1h 以上。咖啡、茶、牛奶、豆制品等饮料影响铁的吸收，避免同服。口服铁剂的不良反应约有 1/3 与剂量相关，常见恶心与上腹部不适等胃肠道反应。对于胃肠道刺激较大的铁剂，餐后服用可以减轻不适。矿物质铁剂长期服用也可能出现便秘，可适当减少服用量或停药。服用铁剂期间会出现黑便，停药可以恢复正常。

2. 注射铁剂的主要不良反应为注射部位疼痛，还可有头痛和头晕等症状，偶有致命性过敏反应。在决定使用注射铁剂前，应检测血清铁蛋白水平，确定铁缺乏的情况。

3. 产后贫血患者应给予饮食指导，以最大限度地提高铁摄入和吸收。富含血红素铁的食物为动物性食物，如瘦肉、肝脏、血制品等，富含非血红素铁的食物为植物性食物，如黑木耳、红枣等。动物性食物较植物性食物中的铁更容易被机体吸收。孕期每天增加 20～50g 红肉，每周摄入 1～2 次动物血和肝脏，每次 20～50g。产后可根据具体情况进行调整富含维生素 C 的食物可以促进铁吸收，如新鲜绿叶蔬菜、水果等。

二、产后缺钙及骨质疏松的合理用药

产后缺钙及骨质疏松主要是因为产妇钙流失增加，或补充相对不足所造成的。

（一）产后缺钙及骨质疏松的治疗原则

妇女妊娠及哺乳期所发生的骨质疏松为特发性骨质疏松，一般指妊娠晚期至产后 18 个月内。产后血钙浓度为非妊娠期的 87%～90%，这是因为产后妇女雌激素水平降低，产后妇女下丘脑 - 垂体 - 卵巢轴的抑制状态及大量钙从母体转移出来使得骨量发生变化，由于垂体分泌大量催乳素使卵巢处于抑制状态，雌激素水平降低，雌激素降低诱导骨吸收增加，骨转换增加和骨量丢失加快；同时哺乳期催乳素水平升高，雌激素水平较低，进而也引起骨量丢失；另外，遗传因素也可能是骨量降低的原因，引起先天性或获得性骨量减少、骨小梁改变，大多数患者血钙降低。表现为急性腰背或髋股部疼痛，可伴功能障碍。产后缺钙及骨质疏松的康复治疗应强调综合治疗、早期治疗、个体化治疗，治疗方案和疗程应根据疗效、费用和不良反应等因素确定。目前的治疗方式主要包括非药物治疗和药物治疗两部分。

1. 非药物治疗包括物理疗法和饮食疗法，物理疗法主要是有氧运动、力量运动、肌腱牵张；日光浴、超短波、电磁疗法等可以增加维生素 D 合成及减轻骨痛症状；饮食疗法主要包括高钙饮食、高维生素 D 饮食、高维生素 K 及高蛋白质饮食，主要是牛奶、鱼类、肉类、鸡蛋、大豆等食物。避免吸烟、酗酒，少喝浓咖啡、浓茶和碳酸饮料，长期久坐活动量减少，慎用影响骨代谢的药物。

2. 药物的作用与意义　药物治疗在产后缺钙及骨质疏松的治疗中占据着重要的位置，是在药物治疗基础上、以强调功能恢复为目的的全面、专业的治疗。产后缺钙及骨质疏松临床上常用的治疗手段有"基础治疗"和"强力治疗"两种方案。基础治疗是"钙 + 维生素 D"治疗，此类治疗方案较安全，很少有副作用的发生，但对于提高骨密度的效果不如强力治疗方案。"强力治疗"包括双膦酸盐类药、降钙素类、雌激素类等，此类药物能够有效提高骨密度，较好改善骨质疏松症状，同时能够降低骨折率。但是对于产妇来说，考虑到哺乳的原因，会有一定程度的影响。补充钙片及维生素 D 类等药物是产后缺钙及骨质疏松的首选治疗。

药物治疗并不是万能的,对患者功能的评价非常重要,其在很大程度上需要依据康复功能检测指标结果判断患者的治疗方案,是在药物治疗的基础上增加相应的功能康复手段,强调功能恢复的全面和专业的治疗方式,对于产后妇女至关重要,虽不能改变疾病本身带来的伤害,却可以通过锻炼身体增强肢体功能,让产妇重新恢复自信,从而摆脱疾病影响,提高生活质量。

(二)药物在缺钙及骨质疏松中的应用

产后缺钙及骨质疏松确诊后,应均衡饮食、停用相关药物,抗骨质疏松的治疗药物作用机制或以抑制骨吸收为主,或以促进骨形成为主,也存在一些多重作用机制的药物。在保证钙剂和维生素 D 摄入的前提下,若临床症状无好转,建议加用抑制骨吸收的药物,主要包括双膦酸类、雌激素类及降钙素类等。雌激素因存在引发癌症风险、静脉血栓栓塞危险等,临床使用上会受到限制。

1. 药物分类

(1)钙制剂:包括醋酸钙类钙制剂。钙剂主要是通过补钙,促进骨形成,维持着机体正常骨钙化和钙平衡的作用。醋酸钙对于妊娠和哺乳期妇女均可使用。

(2)双膦酸类:依替膦酸二钠、阿仑膦酸钠及唑来膦酸二钠等。双膦酸盐与骨的羟磷灰石结合后,羟磷灰石被溶解成"无定型"磷酸钙和"无定型"磷酸钙转变成羟磷灰石的双向过程均被抑制。其抗骨吸收的机制可能与以下三点有关:

1)直接改变破骨细胞的形态学,从而抑制其功能。

2)与骨基质理化结合,直接干扰骨吸收。

3)直接抑制成骨细胞介导的细胞因子如 IL-6、TNF 的产生。实验证明,双膦酸盐能吸附在矿物质的结合位点上,从而干扰破骨细胞附着,导致破骨细胞超微结构发生变化,特别是阿仑膦酸钠能选择性地结合于破骨细胞骨内膜附着面下的活性位点上,使破骨细胞不能发挥作用。

(3)降钙素类:降钙素类药物主要作用机制为抑制破骨细胞数量及活性,抑制骨吸收;提高肾 1α- 羟化酶活性,促进 25 羟基维生素的合成;其止痛作用可能与抑制疼痛递质的释放,增加内啡肽释放有关。

(4)甲状旁腺素:甲状旁腺素类似物(如特立帕肽)是目前促骨形成的代表性药物,其代表药为重组人甲状旁腺素氨基端 1-34 活性片段,被认为是产后骨质疏松患者安全且有效的药物。该类药物主要是促进骨的合成,但大剂量将有利于骨的分解代谢。

(5)维生素类:本类药物主要包括维生素 K_2、维生素 D_3、阿法骨化醇、骨化三醇。维生素 K_2 主要作用机制是抑制骨吸收、改善钙平衡,促进骨钙分泌,加速骨形成。维生素 D_3、阿法骨化醇、骨化三醇经羟化后形成最终活性物质,直接参与骨矿物质代谢活性维生素 D_3 的作用是促进肠道钙离子吸收,调节 PTH 分泌和骨分化的作用。

2. 重点促进产后骨质疏松康复的药物

(1)醋酸钙:钙是维持人体神经、肌肉、骨骼系统、细胞膜和毛细血管通透性正常功能所必需。醋酸钙用于预防和治疗钙缺乏症,如骨质疏松、妊娠和哺乳期妇女、绝经期妇女、老年人钙的补充。醋酸钙因吸收率较高,服用后不消耗胃酸,对胃刺激性小,不易便秘,适用于产妇钙缺乏症的治疗。

(2)维生素 D 类似物:维生素 D 制剂与骨化三醇等,可参与钙和磷的代谢,促进其吸收,并对骨质形成有重要作用。妊娠分级:FDA,C 级。哺乳分级 L3。

（3）阿仑膦酸钠：适用于治疗骨质疏松症，以增加骨量，用来预防髋部和脊柱骨折（椎骨压缩性骨折）。阿仑膦酸钠能降低骨转换（即骨重建部位的数量），而且，在这些重建部位，骨形成超过骨吸收，从而使骨量逐渐增加。妊娠分级：FDA，C 级，AUS 的 B3。在孕妇中做过研究，孕妇不宜使用。哺乳分级：L3。Micromedex 数据库：无法排除婴儿用药风险；未在哺乳期妇女中做过研究，不应用于这类患者。

（三）康复药学监护重点

1. 骨量丢失与骨质疏松严重后果是骨折，有效预防是关键。预防措施包括适当锻炼、饮食调节、避免高危行为等。产后妇女应补足钙量，避免危险因素，一旦发生腰背或髋部疼痛，可行骨量测定和影像学检查，及早诊断，积极治疗。促进骨矿化与抑制骨吸收药物可用于妊娠哺乳期骨质疏松的防治。

2. 钙吸收在晚上较高，可选择每日一次的钙制剂，同时避免进食酸性食物。

3. 补钙应适度，避免因补充过多钙导致高钙血症，影响新生儿骨骼发育等。

4. 双膦酸盐可抑制破骨细胞活性，降低骨转换，增加骨密度，是骨质疏松症一线治疗药物。大量临床试验显示，双膦酸盐对妊娠和产后妇女有显著的治疗效果，能预防椎骨、非椎骨和股骨颈骨折。

5. 雌激素替代治疗能有效预防和阻止骨量的丢失，哺乳期可否选用，有待研究。

6. 产后妇女的用药具有双重性，且因其有胎盘屏障的属性，临床应根据产妇用药的规律制订用药方案。

（杜广清　李聪颖　宁　颖　邹　燕）

第四节　产后合并症的合理用药

在产后康复过程中，产妇可能合并感染性疾病或其他慢性疾病。因此，应密切观察伤口愈合情况，以防出现产褥感染、生殖道感染、乳腺炎等感染，若出现伤口红肿、开裂、流脓等症状，应积极给予相应抗感染处理。产后合并有糖尿病及高血压疾病也较常见，多为妊娠期血糖异常者及血压升高者在产后的延续，产妇在合理生活方式干预前提下，若不能保证正常血糖及血压水平，则应加用药物进行治疗。

一、产后合并感染性疾病的合理用药

（一）产后感染性疾病的药物治疗原则

1. 产后合并感染性疾病治疗的用药选择需考虑药物是否会影响哺乳的婴儿，尽量选用已明确对婴儿安全无不良影响的药物；充分考虑药物分布到乳汁的量及婴儿摄取母乳的量。应根据药物对哺乳婴儿潜在的影响决定是否暂停哺乳；若暂停哺乳，应指导产妇如何保持乳汁分泌；若未暂停哺乳，用药时间可选择在哺乳刚结束，尽量使下次哺乳时间间隔大于 4h；如用药剂量大或疗程长，可能对婴儿有影响时，最好对婴儿进行治疗药物监测。

2. 产后合并感染性疾病接受抗感染治疗，乳汁中分泌较高的抗菌药物有喹诺酮类、四环素类、大环内酯类、氯霉素、磺胺甲噁唑、甲硝唑等，乳汁中分泌较低的有青霉素类、头孢

菌素类等 β 内酰胺类和氨基糖苷类等。

3. 无论乳汁中药物浓度如何，均存在对婴儿潜在的影响，并可能出现不良反应，如氨基糖苷类可致婴儿听力减退、磺胺甲噁唑可致核黄疸和溶血性贫血、青霉素可致过敏反应等。避免选用氨基糖苷类、喹诺酮类、四环素类、氯霉素、磺胺药等。

4. 产后合并感染性疾病治疗方案的制订除考虑病原菌、感染部位、感染严重程度及抗菌药物药效学和药动学证据外，还需着重考虑产后患者的生理、病理特点，及可能对哺乳婴儿的影响。抗感染治疗应在循证医学的基础上做到足量足疗程使用。

（二）药物在产后感染性疾病的应用简述

产后合并感染性疾病为产后所有感染性疾病的总称，一般包括产褥感染等。除了生殖道感染，也包括生殖道以外的感染，如急性乳腺炎、上呼吸道感染、泌尿系统感染等。约有 11% 的孕产妇死亡由感染引起的，其中脓毒症占大多数。抗感染治疗应选择可覆盖常见病原菌的抗革兰氏阳性球菌的抗菌药物，如耐青霉素酶的半合成青霉素、头孢菌素、大环内酯类或克林霉素类药物等。感染性疾病治疗方案的制订除考虑病原菌、感染部位、感染严重程度及抗菌药物药效学和药动学证据外，还需着重考虑产后患者的生理、病理特点，及可能对所哺乳婴儿的影响。抗感染治疗应在循证医学证据的基础上根据病情评估选择抗菌药物，并要做到足量足疗程使用。治疗方案中所有药物的选择应在医生指导下规范治疗，均需考虑是否会影响哺乳的婴儿，尽量选用已明确对婴儿安全无不良影响的药物；充分考虑药物分布到乳汁的量及婴儿摄取母乳的量等因素；美国 Hale 博士提出的哺乳期药物危险分级系统哺乳期用药危险性等级分为 L1～L5，其中 L1、L2、L3 级的药物都是比较安全的，应尽量选择 L1 和 L2 的药物。服药时间最好选择在哺乳后，婴儿进入长时间睡眠之前立即服药。服药后多饮水，可促进药物尽快代谢出体外。服药治疗疗程不能病情好转自行停药，或者过度焦虑药物对婴儿有影响而减少药物剂量。药物治疗期间可根据药物对哺乳婴儿潜在的影响决定是否暂停哺乳。若暂停哺乳，应指导产妇如何保持乳汁分泌。若未暂停哺乳，用药时间可选择在哺乳刚结束，尽量使下次哺乳时间间隔大于 4h。哺乳后挤出少量乳汁涂在乳头和乳晕上，也可涂抗生素或 10% 复方苯甲酸酊。

1. 可用于产后及哺乳期抗感染的药物分类

（1）头孢菌素类：一代头孢如头孢唑林，二代头孢如头孢呋辛，三代头孢如头孢噻肟，四代头孢如头孢吡肟。

（2）头霉素类，如头孢西丁。

（3）硝基咪唑类，如甲硝唑。

（4）β- 内酰胺加酶抑制剂，如哌拉西林他唑巴坦。

（5）碳青霉烯类，如美罗培南。

（6）林可霉素类，如克林霉素。

（7）其他抗菌药物。

（8）维生素、水、电解质等。

2. 药物的妊娠分级和哺乳分级

（1）低耐药风险的轻中度感染：单用头孢西丁或头孢噻肟 + 甲硝唑。

头孢噻肟：适用于敏感细菌引起的腹膜感染、盆腔感染、败血症、生殖道感染等。妊娠分级：FDA，B 级。哺乳分级：L2。Micromedex 数据库中：婴儿的风险低。本品乳汁 / 血液药物浓度比值（M/P）约 0.027～0.2∶1，婴儿相对剂量（RID）约 0.14%～0.3%，美国儿科学会认为适宜哺乳。

甲硝唑：主要用于厌氧菌感染。妊娠分级：FDA，B 级。哺乳分级：L2。Micromedex 数据库：婴儿的风险未知。美国儿科学会与世界卫生组织均建议暂停哺乳。

（2）产 ESBL 革兰氏阴性菌感染、多重耐药革兰氏阴性菌感染、厌氧菌和需氧菌混合的重症感染：哌拉西林他唑巴坦或美罗培南。

哌拉西林他唑巴坦：适用于产 β- 内酰胺酶的细菌引起的败血症、子宫内膜炎、盆腔炎、腹腔内感染。妊娠哺乳信息仅为哌拉西林。妊娠分级：FDA，B 级。哺乳分级：Micromedex 数据库：婴儿的风险低。本品婴儿相对剂量（RID）约 0.1%～0.2%，世界卫生组织认为适宜哺乳。

美罗培南：适用于多重耐药但对本品敏感的革兰氏阴性菌所致严重感染，包括血流感染、腹腔感染等，适用于厌氧菌与需氧菌混合感染等重症患者。妊娠分级：FDA，B 级。哺乳分级：L3。Micromedex 数据库：婴儿的风险未知。本品婴儿相对剂量（RID）约 0.14%～0.23%，资料极其有限，可能适宜哺乳。

（3）对青霉素和 / 或头孢类过敏：克林霉素，必要时选喹诺酮类或氨基糖苷类。

克林霉素：适用于革兰氏阳性菌和厌氧菌引起的手术后感染、败血症、腹膜炎、女性盆腔及生殖器感染。妊娠分级：FDA，B 级。本品乳汁 / 血液药物浓度比值（M/P）约（0.47～0.5）∶1，婴儿相对剂量（RID）约 0.6%～5%，WHO 建议尽量避免哺乳，若用药需注意婴儿的反应。哺乳分级：L2。

（4）非典型性病原如支原体或衣原体感染：多西环素或红霉素或喹诺酮类。

（三）康复药学监护重点

产后合并感染性疾病抗感染治疗需及时评估治疗效果，一般用药 48～72h 进行疗效评估，根据症状体征改善情况、病原学检测及药敏试验结果适时调整药物治疗方案。另外，需注意评估药物对哺乳婴儿的影响，必要时暂停哺乳并给予产妇必要的指导，康复治疗过程中重点药物包括：

1. 青霉素类　用药前须询问药物过敏史并进行青霉素皮肤试验，皮试阴性方可使用。青霉素类应新鲜配制使用，输注时间不宜超过 1h。

哌拉西林他唑巴坦：

（1）与能引起凝血酶原活性下降、血小板减少或出血的药物合用时，有增加出血风险，产后出血的产妇应注意监测相关凝血指标。肾功能损伤时需要调整剂量。

（2）他唑巴坦在妊娠和哺乳期无相关研究，应综合考虑。

2. 头孢菌素类　用前应询问有无青霉素类和其他 β- 内酰胺类药物过敏史，有青霉素过敏性休克史者避免应用头孢菌素类。是否皮试遵照该药说明书。用药过程中应注意监测肝、肾功能。部分头孢菌素可影响凝血功能；部分头孢菌素可引起戒酒硫样反应。

（1）头孢噻肟：用药过程中监测血常规，可经过乳汁排出，哺乳期妇女应注意。

（2）头孢西丁：可低浓度分泌进入乳汁，因此，哺乳期妇女使用应注意。

3. 克林霉素

（1）局部反应：如注射部位可出现疼痛、硬结及无菌脓肿，胃肠道反应：如恶心、呕吐、腹痛等；过敏反应：如可出现药物性皮疹。

（2）克林霉素可引起一过性血清转氨酶升高、肾功能异常，应注意监测肝肾功能。可能在新生儿中引起不良反应。

4. 甲硝唑

（1）消化系统最常见：恶心、呕吐、食欲缺乏、腹痛。神经系统主要为大剂量时发生头痛、眩晕等。

（2）肝功能异常或肾功能不全者，应调整用药剂量，减量或延长给药间期。代谢产物可使尿液呈深红色。可抑制乙醇代谢。

5. 美罗培南

（1）美罗培南和 β- 内酰胺类抗菌药物、青霉素和头孢菌素局部交叉过敏。严重肾功能障碍的产妇，需根据其肌酐清除率调节用量；严重肝功能障碍的患者，有可能加重肝功能损害。

（2）用药过程中注意监测血常规、连续给药一周以上需监测肝肾功能。长疗程使用时（＞7d）注意体内菌群紊乱，会导致二重感染。哺乳期妇女不推荐使用，除非证实使用该药对婴儿的影响利大于弊。

二、产后合并其他慢性疾病的合理用药

妊娠及产后可合并各类内科疾病，如糖尿病、高血压等，孕妇在妊娠前的各种慢性病也可在妊娠和产后加重，妊娠和产后疾病相互影响，若处理不当可影响母亲和胎儿，影响母亲的生理和心理健康，甚至通过哺乳影响胎儿和新生儿的生产发育。

（一）产后合并糖尿病

1. 产后合并糖尿病的治疗原则　糖尿病（diabetes mellitus，DM）是一组由多种病因引起的以慢性高血糖为特征的代谢性疾病，是由于胰岛素分泌和 / 或利用缺陷所引起。糖尿病是妇产科常见慢性病，主要有两种情况，一种为糖尿病合并妊娠（diabetes in pregnancy，DIP），即妊娠前就有糖尿病；另一种为妊娠期糖尿病（gestational diabetes mellitus，GDM），即妊娠期出现的糖尿病，GDM 约占妊娠糖尿病的 90% 以上。

（1）用药原则：目前治疗糖尿病的药物主要是胰岛素及胰岛素类似物和口服降糖药。胰岛素及胰岛素类似物广泛应用于妊娠糖尿病中，应根据血糖水平调整用量。口服降糖药应用方便，避免了注射的疼痛和操作要求，目前口服降糖药种类较多，应用广泛价格便宜的是双胍类和胰岛素促泌剂。

（2）药物治疗的作用与意义：妊娠期糖尿病者产后有发展为 2 型糖尿病的可能，因此产后经饮食控制或其他措施仍不能控制血糖的糖尿病患者，应使用药物治疗，防止出现急性代谢并发症，预防慢性并发症，提高患者生活治疗，避免糖尿病导致无法哺乳或其他严重后果。

2. 药物在产后合并糖尿病中的应用

（1）胰岛素：糖尿病孕妇在妊娠期间对胰岛素需要量增加，分娩后需要量减少；如妊娠中发现的糖尿病为妊娠糖尿病，分娩后应终止胰岛素的治疗；随访其血糖，再根据有无糖尿病决定治疗。妊娠分级：FDA 分级，B 级。甘精胰岛素 FDA 分级为 C 级。均不能排除胎儿风险。哺乳分级：甘精胰岛素不能排除婴儿风险。

（2）二甲双胍：用于单纯饮食控制不满意的 2 型糖尿病患者，尤其是肥胖和伴高胰岛素

血症者。可用于磺酰脲类药物未能产生理想降糖作用时作为辅助用药。亦可用于胰岛素治疗的患者,以减少胰岛素用量。妊娠分级:FDA 分级,B 级,故不推荐孕妇使用本品。哺乳分级:L1,故哺乳期妇女应慎用本品,必须使用本品时,应停止哺乳。

3. 康复药学监护重点

(1)一般哺乳期胰岛素相对口服降糖药较为安全,需注射给药,需在医生指导下个体化给药,人胰岛素比动物来源胰岛素更少引起免疫反应。有报道称二代磺脲类口服降糖药格列本脲未在乳汁中发现,可用于产后控制血糖。

(2)用药期间应注意血糖监测,避免低血糖;出现低血糖时应给予静脉葡萄糖或口服糖类解救。另外为能够定期了解疾病的治疗情况,需定期检测糖化血红蛋白、肝肾功能、血脂、眼底、下肢血管及心电图等指标。

(3)患者使用胰岛素时应注意用药部位的选择,多部位轮换进行,避免形成皮下硬结和脂肪萎缩,从而影响胰岛素的吸收。

(二)产后合并高血压的合理用药

1. 产后合并高血压的治疗原则 产后高血压可能是由于产前或孕期高血压持续存在,或者可能是新发的。分娩后 6 周内,多达 20% 的女性观察到产后高血压。它通常在几周内(平均 16d ± 9.5d)自行消退,且在产后 12 周基本消失,在某些情况下可能需要长达 6 个月的时间才能解决。超过此时期持续存在的高血压应进行评估,并与任何未怀孕的妇女一样对待。可以开处方与非孕妇人群相似的口服药物,如果妇女正在母乳喂养,可以对其进行修改。

2. 药物在产后合并高血压中的应用简述 对于收缩压 140~159mmHg 的水平,如果没有令人头痛的症状,例如头痛、胸痛或呼吸急促,则可以考虑使用口服制剂。产后严重高血压的妇女应密切监测,并应在短时间内降低血压。严重的产后高血压,尤其是急性并伴有症状的高血压,应始终予以治疗。鉴于女性容易发生围产期脑卒中,建议在血压 ≥ 160/110mmHg 时,通过肠胃外药物(例如拉贝洛尔、肼屈嗪、甲基多巴)或口服钙通道阻滞剂降低血压。

(1)盐酸拉贝洛尔用于各种类型高血压。可安全有效地用于妊娠高血压,不影响胎儿生长发育,乳汁中的浓度为母体血液的 22%~45%,乳母慎用。儿童用药:小婴儿用药的疗效和安全性尚不明确。盐酸拉贝洛尔:FDA 妊娠分级,C。盐酸拉贝洛尔哺乳期分级:L2。

(2)甲基多巴适应证:高血压。本品能通过胎盘,已有的研究显示孕妇服药后对胎儿没有明显有害的影响,因此在必要的情况下甲基多巴可用于孕妇。甲基多巴可排入乳汁,但未有对婴儿影响的报道。尽管如此,哺乳妇女仍应慎用。儿童用药:对小儿的安全性缺少研究。妊娠分级:FDA,B;甲基多巴哺乳期分级:L2。

(3)盐酸肼屈嗪用于高血压、心力衰竭。本品可通过胎盘,但缺少在人体的研究。是否排入乳汁尚不清楚,故不推荐用于乳母。

(4)注意事项:血管紧张素Ⅰ转换酶抑制药(ACEI)能通过胎盘,可危害胎儿,检出怀孕应立即停用;可排入乳汁,其浓度约为母体血药浓度的 1%,故授乳妇女应用必须权衡利弊。血管紧张素Ⅱ受体拮抗药(ARB)妊娠和哺乳期妇女禁用。

3. 康复药学监护重点 患有持续性产后高血压的妇女应服用降压药控制血压。大多数与妊娠有关的脑卒中发生在分娩后的前 10d，通常在产后 48h 内发生，其中高血压是最强的危险因素。指导对产后高血压进行最佳治疗的证据有限。

严重的产后高血压，尤其是急性的并伴有症状的高血压，应始终予以治疗。鉴于女性容易发生围产期脑卒中，我们建议在血压 ≥ 160/110mmHg 时，通过肠胃外药物（例如拉贝洛尔、肼屈嗪、甲基多巴）或口服钙通道阻滞剂降低血压。对于收缩压 140～159mmHg 的水平，如果没有令人头痛的症状，例如头痛、胸痛或呼吸急促，则可以考虑使用口服制剂。产后严重高血压的妇女应密切监测，并应在短时间内降低血压。

服用降压药的产妇也应密切监测血压，以避免血压降低。如果孕前血压正常且患者未服用过降压药，虽然因产后血压升高使用降压药，但在三周后应停止使用降压药，并监测血压以评估是否需要进一步治疗。

（杜广清　宁　颖　邹　俊　邹　燕）

第五节　产后常见异常的合理用药

一、痔疮

国内孕产妇痔疮的患病率可达 80% 以上。2020 年欧洲肛肠病学学会发布痔疮指南中指出：孕妇和产后妇女应采用基本治疗（即泻药、局部治疗、静脉补液和止痛剂），对于基础治疗没有效果的合并痔疮形成的孕妇或产后妇女，必要时可以考虑手术治疗。

泻药可以减轻痔疮的症状并减少出血，如乳果糖；局部治疗有栓剂、洗剂及乳膏，有润滑成分和黏膜修复保护的栓剂等对痔疮具有较好的治疗效果，如复方角菜酸酯栓；静脉补液有助于缓解症状；抗炎镇痛药可以缓解痔疮所致的疼痛。

除了常规治疗外，积极鼓励采取健康的生活方式，例如摄入足够的水分、健康的饮食和适量运动；建议进行如厕训练，包括在排便时采取正确的如厕姿势，避免过度用力和长期脱水；逐步减轻痔疮的症状，改善肛肠功能。

二、产后便秘

产后便秘是指产妇产后饮食正常，但大便数日不排或排便时干燥疼痛，难以解出，是常见的产后病，其原因如产后活动量减少、肠蠕动减弱、顺产时盆底肌松弛等。如发生产后便秘，需遵循个体化的综合治疗原则，包括增加水和膳食纤维的摄入，多食粗纤维食物如芹菜，同时应避免辛辣刺激食物；适度增加运动等生活方式调整，适当增加活动量。部分产妇做盆底肌训练或腹部自我按摩有助于解决便秘情况；建立良好的排便习惯，调整精神心理状态。产后便秘较重，可使用药物治疗，常用药物包括以下几大类：

（一）容积性泻药

常用药物有欧车前、聚卡波非钙和麦麸等。本类药物不易被肠壁吸收，易溶于水，服后在肠内形成高张盐溶液，吸收水分，引起肠管蠕动增强而排便。主要用于轻中度便秘患者。

（二）渗透性泻药

常用药物有乳果糖和聚乙二醇。本类药物可在肠内吸收水分，形成高渗状态，增加粪便的体积,刺激肠道蠕动。主要用于轻中度便秘患者。乳果糖不被吸收入血,是否经乳汁排泄尚不清楚,哺乳期妇女可能适用。

(三)润滑性泻药

此类药多为油类,如开塞露、液体石蜡等。本类药物能滑润肠壁,软化粪便利于排便。

(四)中药

有文献报道中药治疗慢性便秘症状具有一定疗效,但中药是否经乳汁分泌以及对婴儿的影响未知,同时中药治疗尚需更多循证医学证据的支持。

三、牙龈炎

孕期部分女性会出现严重的牙龈炎,受雌孕激素影响,牙龈毛细血管扩张,血管通透性增加,表现为齿龈肥厚、充血、水肿甚至出血,少数孕妇牙龈出现血管灶性扩张,即在唇侧出现龈瘤。在产后可以结合牙洁治,去除牙菌斑等促进康复。洁治口腔所有的药物一般不会对产妇和婴儿造成影响。如严重的口腔炎症需要用甲硝唑时,在产妇用药期间,可以暂缓哺乳。

四、中暑

由于不科学的产后康复护理,产妇在产褥期易发生中暑,尤其是在夏天的高温环境下。如若产妇出现中暑的症状,可将产妇移至阴凉处,予以物理降温。其预防及治疗包括:首先,应摄入足量的水分、电解质及矿物质,保持体液平衡;第二,要注意清淡饮食,多吃水果蔬菜补充维生素;第三,要摄入足量的蛋白质等。中暑的临床症状可表现为体温升高、全身乏力、头晕头痛、面色潮红、大量出汗等,严重时可导致死亡。药物治疗可口服藿香正气口服液缓解症状。

五、乳量不足与催奶

考虑到西药安全性和必要性的循证医学证据缺乏,目前西医对于产后乳量不足与催奶尚无有效的治疗方案,不建议西药用于催乳,具体可参见本书第四章的相关内容。

中药的处理可能有一定的疗效。中医对产后乳量不足治疗主要多以补气养血、活血化瘀、疏肝解郁、益精补肾、健脾化痰等。中药多选用当归、益母草、黄芪、木通、香附、党参、川芎、白术、王不留行等单药或复方。但中药成分复杂,存在诸多不确定因素,产妇使用应谨慎。而且对中药催乳的效果和安全性也需要进一步开展循证医学评价。

此外,还可以通过穴位按摩或者穴位针灸等中医手段可能会改善乳腺功能,达到催乳目的。但是对乳腺按摩催乳的效果和安全性缺乏有效证据支持,也缺乏技术的标准操作程序(standard operating procedure, SOP)。

(杜广清　李树颖　邹　燕)

参 考 文 献

[1] 汪文杰,林志健,张冰,等.产后及哺乳期妇女应用中药安全问题分析与用药警戒思考.中华中医药杂志,2018,33(07):2852-2855.

[2] 杜广清,陈方煦,席家宁,等.突发事件中康复医院药事应急管理体会与思考.中国医院,2020,24(10):

62-64.

[3] Bermas BL. Lactation and Management of Postpartum Disease. Rheum Dis Clin North Am, 2017, 43（2）: 249-262.

[4] 杜广清, 席家宁. 康复药学服务建制的思考. 中国医院, 2017, 21（05）: 70-71.

[5] WHO. Clinical practice handbook for safe abortion. Geneva: World Health Organization, 2014.

[6] 人工流产手术预防性抗菌药物应用的中国专家共识. 中国计划生育和妇产科, 2019, 11（8）: 10-12.

[7] 邹燕, 梁艳, 吴尚纯, 等. 药物流产和手术流产比较可接受性的 Meta 分析. 中华流行病学杂志, 2006, 27: 68-71.

[8] 中华医学会围产医学分会. 晚期产后出血诊治专家共识. 临床医学研究与实践, 2019, 4（28）: 3.

[9] Committee on Practice Bulletins-Obstetrics. Practice Bulletin No. 183: Postpartum Hemorrhage. ObstetGynecol, 2017, 130（4）: e168-e186.

[10] Reece-Stremtan S, Campos M, Kokajko L. ABM Clinical Protocol #15: Analgesia and Anesthesia for the Breastfeeding Mother, Revised 2017. Breastfeed Med, 2017, 12（9）: 500-506.

[11] Lamvu G, Feranec J, Blanton E. Perioperative pain management: an update for obstetrician-gynecologists. Am J ObstetGynecol, 2018, 218（2）: 193-199.

[12] 产后抑郁障碍防治指南的专家共识 2014（基于产科和社区医生）. 中国妇产科临床杂志, 2014, 15（6）: 572-576.

[13] Academy of Breastfeeding Medicine. Use of Antidepressants in Breastfeeding Mothers. Breastfeed Med, 2015, 10（6）: 290-299.

[14] Abdollahi F, Lye MS, Zarghami M. Perspective of Postpartum Depression Theories: A Narrative Literature Review. North American Journal of Medical Sciences, 2016, 8（6）: 232-236.

[15] Milman N. Postpartum anemia I: definition, prevalence, causes, and consequences. Ann Hematol, 2011, 90（11）: 1247-1253.

[16] 唐元春, 马春会, 郭永健. 产科患者血液管理 NATA 专家共识的主要推荐及其启示 - 第 1 部分: 妊娠及产后贫血和红细胞造血营养素缺乏的管理. 中国输血杂志, 2018, 31（03）: 311-320.

[17] 刘洋贝, 罗敏, 马勋龙, 等. 妊娠哺乳相关骨质疏松症的诊治进展. 中国骨质疏松杂志, 2020, 26（3）: 464-468.

[18] Li Lujiao, Zhang Jia, GaoPeng, et al. Clinical characteristics and bisphosphonates treatment of rare pregnancy and lactation-associated osteoporosis. ClinRheumatol, 2018, 37: 3141-3150.

[19] 黄广平, 陈民, 李腾辉. 产后妇女骨质疏松的危险因素分析. 中国妇幼保健, 2017, 32（23）: 5859-5862.

[20] 郑彩虹, 汪凤梅, 赵梦丹, 等. 妇产科围手术期抗菌药物预防使用指导方案. 中国药学杂志, 2021, 56（03）: 250-256.

[21] 汪复, 张婴元. 实用抗感染治疗学. 2 版. 北京: 人民卫生出版社, 2013.

[22] Achilles SL, Reeves MF. Prevention of infection after induced abortion: SFP guideline 20102. Contraception, 2011, 83（4）: 295-309.

[23] 刘硕嘉. 妊娠期糖尿病发病高危因素及对妊娠结局的影响. 中国妇幼保健, 2021, 36（11）: 2612-2614.

[24] 中华医学会妇产科学分会妊娠期高血压疾病学组. 妊娠期高血压疾病诊治指南（2020）. 中华妇产科杂志, 2020, 55（4）: 227-238.

[25] Sharma KJ, Kilpatrick SJ. Postpartum Hypertension: Etiology, Diagnosis, and Management. Obstet

Gynecol Surv, 2017, 72(4): 248-252.

[26] 彭凤, 刘莉, 刘陈, 等. 产后便秘中医外治疗法模式分析. 按摩与康复医学, 2021, 12(06): 89-92, 95.

[27] Kuronen M, Hantunen S, Alanne L, et al. Pregnancy, puerperium and perinatal constipation-an observational hybrid survey on pregnant and postpartum women and their age-matched non-pregnant controls. BJOG, 2021, 128(6): 1057-1064.

第十章	产 后 避 孕

2015 年 10 月，我国调整了生育政策，"全面二孩"政策取代了"一孩"政策；2021 年 5 月 31 日开始我国实施"三孩"生育政策，即每个家庭可以生育三个孩子，但这些都不意味着家庭不再需要避孕。合理的生育规划对所有育龄妇女及其家庭都很重要，产后合适的生育间隔有利于母亲及其子女的健康。

WHO 建议女性两次妊娠的间隔时间应至少在 24 个月以上，即建议应至少生育 2 年后才能再次妊娠，以降低母体、围产期胎儿和新生儿不良结局的风险。WHO "产后计划生育调整战略"中提出，通过采取避孕措施，做好生育间隔调整，可以减少因生育间隔过短导致的孕产妇死亡，降低儿童死亡率。生育间隔 > 2 年可避免 30% 的孕产妇死亡，同时还可以降低新生儿和 5 岁以下儿童死亡率；而妊娠间隔在 6 个月之内的产妇死亡、产前出血、胎膜早破、贫血发生率明显上升。有研究报道，产后过短或过长的生育间隔（inter-pregnancy interval, IPI）都是妊娠不良结局的独立危险因素，强调避孕节育措施能控制合理的生育间隔和改善妊娠结局的重要性。该研究显示，过短（< 24 个月）的生育间隔增加早产、低出生体重和胎儿死亡的风险，过长（> 36 个月）的生育间隔也可增加早产、低出生体重儿的风险，但与胎儿死亡率无明显关系。另外有研究显示，美国 30% 以上的女性有短期生育间隔（< 18 个月）的经历，短期内再次生育增加了早产、胎儿生长受限、新生儿低体重及营养不良等风险。过长的生育间隔也可增加母体并发症，如子痫前期、贫血等风险。美国妇产科联盟（ACOG）主席提出降低孕产妇死亡率、保证母婴安全的有效措施是"不要生太多，不要生太早，不要生太密，也不要生太晚"。

第一节　产后避孕概述和流行病学

一、产后避孕的定义

产后避孕是指防止正常分娩后或剖宫产后恢复性生活 1 年内的女性非意愿妊娠和过短的生育间隔，而采取适宜的避孕方式。产后生育力恢复与产后时间长短、是否哺乳相关。生育间隔是指前次分娩到下次分娩之间的时间。生育间隔过短和意外妊娠，对母婴双方均构成健康风险。科学生育间隔是降低孕产妇死亡率和儿童死亡率的有效措施。通过产后采取避孕措施，做好生育间隔调控，可避免生育间隔过短，保障母婴安全。

产后是女性一生中生理及心理发生重大变化的重要时期之一。在产后初期，由于子宫体肌纤维缩复，子宫胎盘血液循环终止，大量血液进入体循环，产妇循环血量增加，且血液仍处于高凝状态，加上子宫复旧、伤口愈合以及哺乳等因素，产后妇女处于非意愿妊娠和短间隔妊娠的危险之中，如果发生了非意愿妊娠，无论是人工流产终止妊娠还是分娩，发生并发症的风险将明显增加，并对母儿健康影响更大，尤其是对母亲的心理健康会造成更负面的影响。对产后不哺乳的女性,在产后 4 周左右可排卵,即产后排卵恢复在第 1 次月经前,故产后第 1 次性生活就要采取避孕措施。

二、产后避孕的流行病学

全世界每年发生 20 500 万次妊娠中,35% 是非意愿妊娠,22% 以人工流产终止妊娠,非意愿妊娠主要发生在发展中国家,三分之二是未避孕导致的,三分之一是避孕失败导致的。全球每年有约 4 500 万人行人工流产,我国每年有 800 万~1 300 万人次人工流产。产后非意愿妊娠是影响妇女及其家庭乃至社会的全球性问题。产后初期,由于女性生殖内分泌激素变化较大,加上子宫复旧、伤口愈合以及哺乳等因素,如发生非意愿妊娠,无论是人工流产还是分娩,发生并发症的风险将明显增加,并对母儿健康带来不利影响。一方面短生育间隔给母儿健康带来许多不良的后果,另一方面产后非意愿妊娠大多以人工流产结束,哺乳期子宫软,收缩差,手术的难度及风险均显著增加,增加了出血、感染、子宫穿孔、宫腔粘连等的机会,甚至可以造成更严重的后果。而对于剖宫产后的女性来说,剖宫产术后再次妊娠时胎盘的种植位置异常、产后出血、子宫破裂及新生儿窒息、死亡等风险显著增加。剖宫产术后发生瘢痕部位妊娠,即胚胎着床于前次剖宫产瘢痕处,是一种特殊部位的异位妊娠。有国内研究表明,剖宫产瘢痕妊娠发生率占同期异位妊娠的 7.6%。瘢痕妊娠一经确诊,一般需要及时终止妊娠,如期待至足月可发展为凶险性前置胎盘,危及母儿生命。因此,在产后尤其是剖宫产后 1 年内,及时高效的避孕将有效保障女性的生殖健康。对于剖宫产术后女性的随访及管理尤为重要,指导剖宫产人群及时有效的避孕应是产后保健的重要服务内容。

产妇的生殖器官恢复需要 6~8 周的时间,应该在产后 42d 返回分娩机构健康检查无异常才可以恢复性生活,且要注意预防生殖道感染等,如果产妇有产后出血、伤口疼痛、产褥感染或产后抑郁时应推迟性生活的时间。产后近期非意愿妊娠与产后妇女的排卵功能恢复和性生活开始时间、产后避孕情况密切相关。非母乳喂养妇女首次排卵时间为产后 45~94d,最早排卵为产后 25d,1/2 的女性在产后 6 周前恢复排卵,2/3~3/4 的女性在产后第一次月经复潮前恢复排卵;哺乳妇女平均在产后 4~6 个月恢复排卵,约 70% 在产后 6 个月月经复潮。40%~57% 的妇女在产后 6 周常规检查前发生了无保护的性生活。由于月经复潮和排卵并非同步,月经复潮不能作为排卵的指标,也不能作为是否开始避孕的指标。产后哺乳的特殊性、避孕知识的缺乏,且受传统观念的影响,一些妇女认为产后哺乳、哺乳期闭经、月经量少或不规则、性生活次数少不会导致妊娠,因此许多女性在产后恢复性生活后不采取任何避孕措施,或仅采取低效的避孕方法,这是大多女性的一个误区。认为哺乳期月经未复潮即没有排卵,因此意识上缺乏对避孕的认知,导致了大多非意愿妊娠的发生。实际上,产后哺乳在一定程度上可以抑制排卵,但是由于排卵的发生通常先于月经复潮,哺乳期也可以发生非意愿妊娠。在美国有 10%~44% 的产后妇女在产后第一年意外怀孕,我国产后 1 年内非意愿妊娠率也超过 10%。一些调查发现,我国部分地区产后 1 年内的女性非意愿妊娠率和人工流产率高于普通育龄期妇女的平均水平,人工流产除了给产妇带来更高的出血、子宫损伤的风险,也会给流产女性带来更多的心理压力。因此为减少产后短间隔的非意愿妊娠,产后妇女应及时采取适宜的避孕方法。

三、产后避孕的必要性和重要性

产后 1 年以内怀孕,不良妊娠结局,如早产、低体重、小于胎龄儿、死胎的危险性增加。并且由于子宫壁肌组织尚未完全恢复,无论是继续妊娠或人工流产手术,均易发生子宫损伤、出血过多等并发症。

(一)产后人工终止妊娠风险高

产后 1 年内人工终止妊娠,无论是否进行宫腔操作,均会增加流产出血、子宫收缩不良、感染、宫腔粘连等发生的概率,手术中发生子宫损伤的风险加大,甚至可能造成更加严重的不良后果。对再次生育也可能增加围产期母儿的风险。

(二)科学生育间隔可降低孕产妇死亡率

生育间隔过短会增加母儿的不良结局,如子宫损伤、出血、感染等。产后短期意外妊娠,增加了早期药物流产、手术流产甚至中孕引产的概率及风险,导致出血感染、宫腔粘连、脏器损伤,以及继发不孕等。剖宫产后短期内妊娠,还可能发生胚胎着床于子宫瘢痕处,导致孕期大出血,危及母体生命。研究显示,生育间隔大于 2 年,可避免 30% 孕产妇死亡。剖宫产后再次分娩时发生子宫破裂的风险也随生育间隔时间的延长而降低,生育间隔小于 12 个月,子宫破裂发生率为 4.8%;生育间隔小于 24 个月,子宫破裂发生率为 2.7%;生育间隔大于 24 个月,子宫破裂发生率为 0.9%。

(三)科学生育间隔可降低儿童死亡率

两次妊娠间隔在 6 个月以内,低出生体重儿、早产儿、小于胎龄儿风险提高 30%～90%,自然流产和死产的风险高 3.3 倍;生育间隔大于 2 年,可避免 10% 的 5 岁以下儿童死亡;生育间隔大于 36 个月,5 岁以下儿童死亡率下降 25%。WHO 建议,为减少母亲、胎儿和新生儿的不良妊娠结局,应选择合适孕育时机,产后再次妊娠的间隔至少为 2 年。我国尚无权威性建议,多数临床医生认为,剖宫产后再次妊娠的间隔至少为 2 年。

无论阴道分娩还是剖宫产的产妇,在产后不同时期应选用不同的避孕方法,并且在产后及时采取避孕措施,可降低产后意外妊娠的发生率。

四、产后避孕服务对象及服务目的

(一)服务对象

孕期及产后 1 年内的女性及其配偶(伴侣)、亲属。

(二)服务目的

1. 提高服务提供者、服务对象及其亲属对产后避孕的重要性和对各种产后避孕措施的使用方法和有效性的认识。

2. 帮助女性选择适宜的避孕方法、尽可能落实使用高效、长效可逆或永久避孕措施,降低产后 1 年内妊娠率和人工流产率。

3. 通过产后有效避孕,减少非意愿妊娠的发生,同时让产妇及其家庭可以自主决定何时再生育二孩和三孩,真正能保护他们的生殖健康,维护他们的生育权利。

(王晓晔　周莹　于晓兰　刘欣燕　赵扬玉)

第二节 产后长效可逆避孕措施的使用

分娩后女性有哺乳、哺乳闭经等具体问题,产妇应选择安全、高效、长效可逆、简便易行的避孕方法,对不同避孕方法的利弊进行分析,以指导产后妇女选择适宜的避孕措施,强调产后高效避孕措施的重要性。对2年后才有生育计划的产妇尽量使用高效长效可逆避孕措施,如宫内节育器(intrauterine device,IUD)和皮下埋植避孕方法等,国家可免费提供高质量、安全的IUD和皮埋等。对已完成生育计划的夫妇,可实施女性或男性绝育手术,特别对有两次及以上剖宫产术史和再次妊娠可能存在危及生命高危风险因素的妇女,指导其知情自愿实施输卵管结扎术或男性绝育手术。对产妇选择使用避孕套、安全期、体外排精等,帮助其分析利弊和失败的危险性。产后避孕方法的选择除需考虑分娩的方式、是否患有合并症外,还需考虑哺乳和血栓的风险。本次或既往为瘢痕妊娠、异位妊娠、产科大出血等不良孕产史的产妇再次妊娠则可能为高危妊娠。

产后妇女短期内人工流产风险较普通育龄妇女高,为保证母儿的安全应适当控制生育间隔,应优先考虑长效可逆避孕方法(long-acting reversible contraceptive,LARC)。目前国内可选择的长效可逆避孕方法有宫内节育器和皮下埋置剂。

一、宫内节育器

宫内节育器是放置在妇女宫腔内的由金属和/或塑料制成器具,通过干扰受精和着床达到避孕的目的,中国有超过一半的育龄妇女在使用,是在中国使用最广泛的避孕方法。目前使用的均为活性IUD,包括带铜IUD、含铜含药IUD,以及释放左炔诺孕酮的宫内缓释系统(intrauterine system,IUS)。含铜含药IUD所含的前列腺素合成酶抑制剂吲哚美辛,能够控制放置IUD后月经血量增加,释放孕激素IUD则可以有效减少月经血量和减少痛经。

(一)禁忌证

1. 绝对禁忌证 ①妊娠或可疑妊娠者;②产褥感染者;③子宫颈内口过松和重度撕裂(固定式IUD例外)及宫颈重度狭窄者;④宫腔形态异常,如子宫纵隔、双角子宫、双子宫、生殖器官肿瘤影响宫腔形态者;⑤产后子宫收缩不良、出血多,有妊娠组织物残留或感染可能者;⑥阴道分娩时或剖宫产时胎盘娩出后存在潜在感染或出血可能者;⑦对IUD所含成分过敏者;⑧盆腔结核患者;⑨宫颈癌患者。注意现在患病的乳腺癌患者不宜放置左炔诺孕酮宫内缓释系统。

2. 相对禁忌证 ①产后42d后,如恶露未净或会阴伤口未愈者,应暂缓放置;②卵巢癌患者;③艾滋病患者;④系统性红斑狼疮伴严重血小板减少者;⑤既往有严重痛经者(含吲哚美辛的带铜IUD除外);⑥既往月经量过多者。

3. 左炔诺孕酮IUS的相对禁忌证 ①急性深静脉血栓或肺栓塞者;②系统性红斑狼疮伴抗磷脂抗体阳性者;③有局灶性神经症状的偏头痛者;④5年及以上未复发的乳腺癌患者;⑤重度肝硬化失代偿期、肝细胞腺瘤及肝癌患者;⑥产后6周内的哺乳女性。

(二)产后IUD放置时机

1. 产后及时 对于不哺乳的女性产后即时(胎盘娩出后10min内)至产后48h,均可放置含铜IUD。一项系统性回顾研究表明,产后即时放置IUD,并将IUD置于子宫底中央,其脱落率明显低于胎盘娩出 10min 以后至产后 48h 以内放置,且产后 48h 内放置 IUD 较产后其他时期脱落率低,并不增加出血、穿孔和感染的危险。不哺乳的女性宜产后 48h 以内放置 IUD,但对于计划哺乳的女性,建议产后 6 周后放置 IUS。

2. 产后 48h~42d 是放置任何 IUD 的禁忌时期。

3. 晚产褥期放置 IUD 指在分娩后 42~90d 放置 IUD,此时子宫已恢复正常大小,但宫口仍较松,放置相对容易,可避免哺乳期人工流产。无论是阴道分娩还是剖宫产,都可以在产后 6 周以上放置 IUD,注意剖宫产妇的子宫有瘢痕,放置 IUD 时要特别注意。

4. 产后 3 个月以后 无论月经是否复潮均可放置 IUD。如果产妇仍哺乳,则可能因为婴儿吸吮母乳而刺激子宫收缩,此时子宫壁仍较软,放置时应注意操作轻柔,防止子宫穿孔。

(三)IUD 的效果及影响因素

IUD 属于高效可逆避孕方法(使用 1 年的妊娠率低于 1/ 百妇女年),除带器妊娠外,IUD 的常见失败原因还包括脱落(包括完全脱落、部分脱落、下移取器)和因症取出。影响 IUD 效果的因素,包括本身性能(材料、形状和规格)、妇女年龄、孕次,以及放置技术等。年龄小和孕产次少是带器妊娠和脱落的危险因素。

1. 效果评价指标 主要包括带器妊娠、脱落和因症取出三个指标,一起称为与 IUD 相关的终止,用生命表法进行统计分析,作为长效措施,各种原因的终止率均应以百妇女年为分母进行描述。

(1)带器妊娠:指使用 IUD 的妇女,在发生怀孕时 IUD 仍在宫腔内。

(2)IUD 脱落:包括多种情况。IUD 完全脱落是指宫内节育器排出宫颈外口;IUD 部分脱落是指 IUD 的一部分排出宫颈外口;IUD 下移是指在超声观察下宫内节育器的位置下移。另外,还有使用中发生怀孕时,IUD 已不在宫腔内,提示妊娠可能发生在未被察觉的 IUD 脱落后,这种情况在 IUD 终止原因中被称为意外妊娠。完全脱落、部分脱落、下移取器和意外妊娠统称为 IUD 脱落相关终止。

(3)因症取出:主要包括因疼痛 / 出血、盆腔感染,或 IUD 异位等取器,但临床上以疼痛和 / 或出血取出为主。

2. 影响 IUD 效果的因素

(1)年龄和孕产次:年龄轻、孕次少的女性易于带器妊娠和脱落,与年轻女性生育率强和子宫敏感,排斥能力强有关。有研究证实,年龄在 24 岁及以下的女性带器妊娠、脱落和下移取器率均高于 24 岁以上的各年龄组。只分娩 1 次的女性,其带器妊娠、脱落和下移取器及因症取率均高于多次分娩的妇女。

(2)IUD 的材料:带铜活性 IUD 是目前使用最多的 IUD,其临床效果好,使用第一年的带器妊娠率不超过 1/ 百妇女年,但出血副作用发生率相对高;含吲哚美辛的 IUD 出血副作用小,因症取出率低;IUS 可使月经血量明显减少,并缓解痛经,可作为一种宫内药物缓释系统,但其闭经副作用可增加其停用率。

(3)IUD 形状和大小:IUD 和宫腔形态、大小是否相符与避孕效果和不良反应有关。T 形、宫腔形、元宫型、γ 形的 IUD 能适应宫腔形态,脱落率低于圆形 IUD。IUD 过大或过小,也会增加脱落率,或增加损伤及出血导致停用。

(4)放置 IUD 的技术:放置 IUD 的技术能力对 IUD 的效果有一定影响。有研究发现,放置 IUD 者的从业时间短于 4 年,累积放置 IUD 的数量少于 500 例者,其放置 IUD 后的带器妊娠率、脱落或下移取器率,及因症取器率均较高,且女性疼痛出血副作用发生率也最高。

（四）放置 IUD 后随访及注意事项

应告知放置 IUD 后的产妇,如出现出血多、不规则出血或停经、腹痛、发热、白带异常等情况,应随时就诊,以排除妊娠(包括异位妊娠)、盆腔感染等情况,并及时诊断和治疗。

1. 常规随访时间 为放置 IUD 后 3、6、12 个月以内各 1 次,及以后每年 1 次,直到停用。应通过问诊、妇科检查,以及必要的超声、腹部平片等影像学检查了解 IUD 的使用情况。

2. 下列情况需要取出 IUD

（1）出现疾病:产褥期感染,药物治疗无效的阴道出血,妊娠滋养细胞疾病,性传播疾病,以及盆腔炎性疾病。

（2）因子宫肌瘤等导致宫腔形态异常。

（3）IUD 异位,或带器妊娠。

（4）需取出含铜 IUD:患宫颈癌、子宫内膜癌、卵巢癌者。

（5）需取出 IUS 的情况:患急性深静脉血栓/肺栓塞、缺血性心脏病、偏头痛出现局灶神经症状、肝硬化失代偿期、肝细胞腺瘤、肝癌等。

（五）IUD 的副作用和并发症

1. 常见副作用 使用 IUD 避孕的不良反应包括月经异常、疼痛、腰酸、阴道分泌物增多等。

（1）月经异常:月经异常发生率为 5%～10%,是主要的不良反应。表现为月经量过多或过少、流血时间延长、点滴或不规则出血,而月经周期较少改变。含铜 IUD 放置后 6～12 个月内,常可伴有经血量的增加,一般比放置前增加 40%～50%,出血严重者,血浆铁储备及血红蛋白检查低于正常,一般在 2 年内好转,少数持续 4～5 年逐渐接近正常。IUS 可使经血量减少,使用早期点滴阴道出血常见,少数闭经等,无需治疗。月经异常随着 IUD 使用时间的延长,发生的概率降低,程度减轻或消失。放置含铜 IUD 后出现月经过多或经期延长时,可在经前期开始预防用药或经量多时用药至出血量明显减少,可选用氨甲环酸等止血药和云南白药、宫血宁等有止血效果的中成药物。月经过多严重者也可用复方短效口服避孕药止血治疗,但哺乳产妇不用吲哚美辛等前列腺素合成酶抑制剂和复方短效口服避孕药。IUS 所致的闭经一般在取出后,月经即可恢复。

（2）疼痛:与 IUD 有关的疼痛发生率约 10%,包括下腹与腰骶部疼痛、性生活痛。疼痛可能是生理性的或病理性的,病理性疼痛常因继发感染等引起;生理性疼痛一般取器后疼痛即消失。发生在放置 IUD 过程中和术后 10d 以内的早期疼痛多为生理性疼痛。疼痛持续10d 以上为延迟性疼痛,一般提示了 IUD 与宫腔不匹配。疼痛时间持续愈长,可能说明 IUD 与宫腔的匹配性愈差;早期和延迟性疼痛缓解后 4 周以上出现的疼痛为晚期疼痛,多数为病理性,应进一步诊治。

若不哺乳,生理性疼痛可给予小剂量前列腺素合成酶抑制剂治疗,如吲哚美辛等,经药物治疗无效时可取出 IUD。使用含铜 IUD 疼痛明显可换用 IUS,后者有减轻痛经的作用。

（3）阴道分泌物增多:IUD 在宫腔内对子宫内膜刺激,引起无菌性炎症可使子宫液分泌增加。有尾丝者尾丝刺激子宫颈管上皮也可能引起宫颈分泌物增加。一般经数月,组织适应后方能逐渐减少。多数不需治疗。

（4）过敏:近年来常有个案报道,放置含铜 IUD 后出现与其他过敏原致敏相似的临床症状。多数出现皮疹、全身瘙痒,个别出现心慌、腹痛等严重过敏反应。如有怀疑铜过敏者应及时取出含铜 IUD,并给予抗过敏治疗。有临床病例报道,放置含铜 IUD 后引起速发性严重过敏反应,甚至出现过敏性休克,因此应抢救休克同时及时取出所放置含铜IUD。

2. 宫内节育器的并发症　IUD并发症除与放置和取出手术操作相关的出血、子宫穿孔、感染、心脑综合征外,还包括宫内节育器变形、异位(部分异位、完全异位和子宫外异位)等。对并发症的及时诊断和妥善处理可减少危害。

（六）IUD取出时间

1. 以月经干净后7d内为宜。

2. 如因子宫出血而需取出者,则随时可取,并酌情同时做诊断性刮宫,刮出物应送病理检查,术后给予抗生素治疗。高龄产妇放置IUD,在IUD使用期限内进入围绝经期,且月经失调者,也可在绝经前期取器,并做诊断性刮宫,同时取内膜送病理检查。

3. 因带器早期妊娠需做人工流产者,应手术流产时同时取出IUD,先取器后吸宫或先吸宫后取器都可以。孕中期带器妊娠者应在胎儿和胎盘娩出时检查其IUD是否随之排出,如未排出者,可在产后3个月或转经后取器。

4. 带器异位妊娠者,可在术后出院前取出IUD。对并发内出血、失血性休克者,可在下次转经后再取出。

5. 因到期需更换IUD者,可在取出原IUD后立即另换一个新IUD,或于取出后待正常转经后再放置新IUD。

二、皮下埋植避孕方法

皮下埋植避孕方法(皮埋)是通过皮下缓慢释放孕激素达到避孕效果,属于单纯孕激素的方法,目前国内常用的皮埋均含左炔诺孕酮,包括6根型和2根型,新上市的含依托孕烯的皮埋为单根型。2根型皮埋由硅胶棒组成,每根长44mm,直径3.4mm,每根含左炔诺孕酮75mg,共150mg,每日释50μg,可有效避孕4年。6根型皮埋由硅橡胶囊组成,每根胶囊长3.4mm,直径2.4cm,每根内含左炔诺孕酮36mg,共216mg,每日释放量30μg,可有效避孕5年。单根型可有效避孕为3年。皮埋都适用于存在产褥感染、子宫畸形、宫腔变形及IUD频繁脱落的妇女。皮埋放置部位多数在左臂内侧,肘上7~8cm处,主要在月经开始7d内放置。局部麻醉后,用专用的套管针将埋植剂送入皮下,多根型呈扇形排列,切口用创可贴覆盖,不需缝合。皮埋在放置后24h后即起避孕效果,取出后24h失去避孕作用。

（一）禁忌证

1. 绝对禁忌证　①妊娠或可疑妊娠;②产后6周内的哺乳女性;③乳腺癌患者;④急慢性肝炎、肾炎、肝肾功能异常者;⑤肝硬化失代偿期、肝细胞腺瘤、肝癌患者;⑥现患或曾患缺血性心肌病、有脑血管意外史者;⑦急性深静脉血栓或肺栓塞者,抗磷脂综合征患者;⑧偏头痛伴有局灶性神经症状者,严重头疼者;⑨糖尿病有并发症者;⑩凝血功能障碍或严重贫血。

2. 相对禁忌证　皮下埋植剂的相对禁忌证包括:①年龄大于35岁的吸烟患者。②有血液及心脑血管疾病或家族史者:高血压;深静脉血栓或肺栓塞,尤其正在进行抗凝治疗者;高血脂者;偏头痛,没有局灶性神经症状者;糖尿病患者无并发症者。③乳腺包块未明确诊断者。④宫颈癌患者、宫颈上皮内瘤变患者。⑤其他疾病者:癫痫;抑郁症;系统性红斑狼疮;胆囊疾病或与COC有关的胆汁瘀积症;肝脏局灶性结节状增生。⑥长期服用巴比妥类、抗癫痫类、利福平、苯妥英钠或四环素族抗生素等药物者。⑦长期不能活动者。

（二）避孕机制

皮埋的有效成分为单纯孕激素，其避孕机制是多环节的综合作用结果，因此避孕效果很好，可以达到每百妇女年小于 0.05，比 IUD 更高。

1. 对宫颈黏液的影响　孕激素影响正常月经周期中的宫颈黏液的性状，改变其化学及物理性质，使宫颈黏液显著减少、变得黏稠，干扰精子穿透，阻止精子进入宫腔。

2. 对排卵的影响　恒定释放的低剂量孕激素作用于下丘脑和腺垂体，使促性腺激素水平减低，抑制卵细胞生长，且降低的雌二醇对黄体生成素（LH）释放的正反馈被抑制，阻止或降低 LH 峰达到抑制排卵的目的。

3. 对子宫内膜的影响　孕激素能抑制子宫内膜细胞上的孕酮受体，使子宫内膜细胞变少和腺体变小，即抑制子宫内膜的生长发育，不利于受精卵着床。

（三）避孕效果

皮埋避孕效果好，有研究显示，200 名妇女使用 1 年只有 1 名妇女会发生妊娠。体重超过 70kg 的妇女妊娠率高于一般妇女，且有效避孕年限缩短。

（四）放置皮埋的时机

对于产后非哺乳妇女，产后即可开始使用皮埋。顾虑到产后 6 周内哺乳女性的新生儿暴露于甾体激素危险性，故 WHO 建议产后 6 周内产妇不适用皮埋，但产后 6 周后即可使用。注意所有产妇月经未转经前用皮埋，均应先排除妊娠。

（五）放置后皮埋的注意事项

1. 有以下情况时应随时就诊　①可疑妊娠或已确诊为妊娠；②局部明显肿胀、淤血、感染或埋植物脱出；③持续性阴道多量出血；④下腹剧烈疼痛或可疑异位妊娠；⑤严重头痛（包括偏头痛）、黄疸、乳房肿块、高血压或视觉障碍等；⑥体重增加过快。

2. 如发生如下情况应立即取出　①首次发生偏头痛；②反复发生异常剧烈的头痛；③急性视觉障碍；④血栓性静脉炎或血栓栓塞症；⑤长期卧床；⑥肝病症状；⑦血压明显升高；⑧意外妊娠或可疑异位妊娠；⑨患乳腺癌；⑩缺血性心脏病或卒中。

（六）皮埋的不良反应

除了放取皮埋的局部不适外，因皮埋含单孕激素，也可能出现月经模式改变、闭经、恶心、头痛、头晕、食欲改变、体重改变、哮喘、抑郁、痤疮、色素沉着等不良反应。但皮埋的孕激素含量小，这些不良反应发生率低。月经问题是皮埋最多见的不良反应。

1. 月经模式改变及治疗

（1）使用皮下埋植剂后部分产妇可能出现月经模式的改变，主要表现为：①月经频发、经期延长、经间期点滴出血或不规律出血；②也可表现为经量减少、月经稀发或闭经。月经模式的改变是终止使用皮下埋植剂的主要原因，占总终止率的 70%，但很少导致贫血。

（2）出现月经模式的改变需要排除妊娠或异位妊娠；排除引起出血的其他原因如子宫内膜息肉、子宫腺肌症、子宫肌瘤、子宫内膜癌等。

（3）放置皮下埋植剂后，产妇若出血时间延长超过 7d 不能耐受，且不哺乳者可选用以下药物：①氨甲环酸等止血药；②吲哚美辛、布洛芬等前列腺素合成酶抑制剂；③云南白药、宫血宁等有止血效果的中成药物；④复方短效口服避孕药或雌激素。以复方短效口服避孕药或雌激素止血效果最好。

2. 类早孕反应　类早孕反应如恶心、呕吐、头晕、乏力等症状发生率极低。常不需要治疗，症状明显者可口服维生素 B_6。

3. 乳房胀痛 发生率极低,随时间延长能自行消失。必要时试用中药改善症状。如发现乳房肿物需除外乳腺癌。

4. 体重增加 4%～9% 的使用者会出现体重增加,可适当控制饮食,加强体育锻炼,以控制体重增加。

5. 头痛 头痛的发生率为 1%～4%,一般为轻度、间歇性头痛。个别使用者头痛持续时间长,进行性加重,或严重头痛反复发作,或出现一过性双眼或单眼视力障碍,脉搏跳动样耳鸣,闪光幻觉及动眼球时引起疼痛。应及时取出皮埋,并进一步全面检查,包括神经科检查以除外其他疾病,如特发性颅内压增高等。

6. 功能性卵巢囊肿 在盆腔超声检查时发现直径 5～7cm 大小的卵巢囊肿,少部分妇女可有不适感。如确诊为功能性卵巢囊肿,囊肿常自行萎缩或消失,不必处理,即无需取出皮下埋植剂。但需要定期复查观察囊肿变化,并鉴定囊肿性质,如卵巢囊肿持续长大或出现实性肿物应进一步检查,以免延误病情。极少数妇女可能发生卵巢囊肿蒂扭转或破裂,需紧急手术处理。

(于晓兰 韦晓昱 邹 燕 王晓晔 刘欣燕)

第三节 产后短效避孕方法的使用

短效避孕法的避孕效果常常受使用情况的影响,且复方短效避孕方法常含有雌孕激素,可能对母亲,尤其是对被哺乳新生儿的影响,因此不作为产后避孕人群的首选避孕方法。

一、短效复方口服避孕药

短效复方口服避孕药(combined oral contraceptives,COC)为使用最广泛的甾体激素避孕药,是最容易获得的避孕药,由雌孕激素组成,其避孕作用主要通过:①抑制下丘脑促性腺激素释放激素,从而影响腺垂体促性腺激素分泌,抑制卵巢排卵;②用 COC 后宫颈黏液受孕激素影响,黏液变稠量少,精子穿透受阻;③ COC 使用者,在雌、孕激素同时作用下,其子宫内膜腺体发育不完全过早进入分泌状态,继续服药内膜腺体退化萎缩,间质细胞在药物作用下提前发生类似分泌期的变化,但内膜血管发育差,不利于受精卵着床;④在持续雌、孕激素作用下,输卵管正常的分泌活动和肌肉活动受到影响而改变了受精卵在输卵管内的正常运行速度,导致受精卵与子宫内膜发育不同步,干扰受精卵着床。

(一)雌孕激素复方类避孕方法的禁忌情况

1. 绝对禁忌证 ①产后 6 周内母乳喂养者;② 35 岁以上,吸烟 ≥ 15 支 /d 者;③重度(收缩压 ≥ 160mmHg,舒张压 ≥ 100mmHg)或合并血管疾病的高血压患者;④现患或曾患深部静脉血栓 / 肺栓塞,或缺血性心脏病,或脑血管意外者;⑤有合并症或病史长达 20 年以上的糖尿病患者;⑥存在多种动脉心血管疾病的危险因素(如年龄大、吸烟、糖尿病和高血压);⑦有并发症的心脏瓣膜病患者;⑧ ≥ 35 岁或有局灶性神经症状的偏头痛患者;⑨活动性肝炎,或肝硬化失代偿期,或肝脏肿瘤患者;⑩现患乳腺癌者。

2. 相对禁忌证 ①产后 6 周～6 个月内母乳喂养者及产后 21d 内的不哺乳产妇;② 35 岁以上,吸烟 < 15 支 /d 者;③高血压(收缩压 140～159mmHg 或舒张压 90～99mmHg)者;④高血脂者;⑤曾患乳腺癌,5 年内无复发迹象者。

（二）COC 在产后的使用

产后 3 周内,产妇处于血栓性疾病的高发期,COC 的使用可能增加产后妇女静脉血栓栓塞(VTE)发生的风险,而产后有其他血栓性疾病的危险因素的女性,如血栓性疾病的病史,血栓形成倾向,分娩时输血,BMI > 30km/m^2,产后出血,先兆子痫或抽烟等,可能增加血栓性疾病的发生。因此 WHO 建议非哺乳妇女产后 21d 后可以口服 COC,但是如果有VTE 风险的产妇,最好 6 周以上才使用此种避孕方法。有研究表明,COC 有可能降低乳汁分泌量,也可能影响乳汁成分,WHO 建议哺乳妇女产后 6 个月后开始使用。

（三）COC 种类及使用方法

我国现行使用的短效复方口服避孕药种类较多,且为非处方药,没有 COC 使用禁忌的产妇可以选用下面不同的 COC,但初次使用前应请专业医生评估和咨询后决定是否采用COC,并注意使用方法,漏服增加避孕失败的风险。

1. 复方左炔诺孕酮(21+7)　包括活性片(1～21 片)和空白片(7 片)。

从月经第 1 天开始服用白色活性药片按箭头方向,每天 1 片,服完 21 片活性药片后,再服无活性空白药片,每日 1 片,连服 7d。次日接着开始服用下一周期。

2. 复方左炔诺孕酮片三相片　包括第一相(黄色片 1～6 片);第二相(白色片 7～11 片);第三期(棕色片 12～21 片)。从月经第 3 天起开始服药。按箭头方向,每天 1 片,连服 21d(先服黄色片 6d,再服白色片 5d,最后服棕色片 10d)。月经来潮第 3 天开始服下一周期的避孕药。

3. 复方去氧孕烯,复方孕二烯酮,复方屈螺酮　从月经第 1 天开始服药,按箭头方向,每天 1 片,连服 21d。停药 7d,第 8 天开始服用下一周期药物。

（四）COC 不良反应和处理

1. 类早孕反应　由于雌激素刺激胃黏膜所致。轻者无需处理或服药时间改在每天晚饭后或睡前服药,较重者可口服维生素 B$_6$ 或山莨菪碱,或其他药物。

2. 服药期出血　又称突破性出血,多发生在漏服药之后。出血量少并发生在周期前半期,为雌激素不足,可在服药同时加服炔雌醇 15μg,直到本周期药服完为止。出血发生在周期后半期,为孕激素不足,量少可在服药同时加服本药 1 片,直到本周期药服完为止,出血量多,似月经量时,应当晚停服药,从停药第 5 天再开始服用下周期药。

3. 对月经的影响　由于内膜生长受到抑制,经量可有明显减少,对健康无影响,不需要处理。服药期间连续闭经达 2 个月,需停药观察,排除妊娠,同时采用其他避孕方法。停药后大多数女性月经能自然恢复。持续闭经者,应查明原因,给予相应治疗。

（五）使用 COC 的注意事项

1. 应按照要求定时、全程用药,不得遗漏。服用短效口服避孕药时,漏服 1 片应及时补服,漏服 2 片或更多会影响避孕效果,应继续服完本周期药物,并加用避孕套或杀精剂,或采取紧急避孕。

2. 用药期间有发热、呕吐、腹泻或因病服用其他药物时,可能影响避孕效果,建议应加用其他避孕方法,如避孕套或杀精剂。如病情持续时间较长或较严重,应看医生。

3. 出现严重的或持续性的疼痛,如头痛、胸痛、腹痛、腿痛;视觉障碍;气短,尤其在休息状态或轻度活动后出现气短;黄疸,应及时停药并进一步检查。

二、阴道避孕环

阴道避孕环分为雌孕激素的复方阴道避孕环和单孕激素阴道避孕环,为阴道用甾体激素缓释避孕药,包括雌孕激素阴道环和单纯孕激素阴道环两类。

（一）雌孕激素阴道环

其作用或副作用,以及产后使用情况与 COC 相似。国际上使用较多的复方阴道环为 NuvaRing,含依托孕烯 11.7mg 和炔雌醇 2.7mg,可以由使用者在月经来潮的第 5 天自己放置于阴道内,连续放置 3 周后取出,间隔 7d 后再放置新环,这样周期性的使用,起到避孕效果。阴道环内激素经阴道黏膜吸收,可避免胃肠吸收和肝脏的首过效应,不仅能提高药物的生物利用度,而且减少副作用,也可以减少像 COC 的漏服情况。使用中没有及时取出和更换,也可能导致意外妊娠。

（二）单纯孕激素阴道环

为含有天然孕酮的硅橡胶管圆形环,以及甲地孕酮和左炔诺孕酮的硅橡胶阴道环,可缓释孕激素。由使用者自己放置在阴道后穹隆处,经阴道黏膜吸收孕激素而发挥避孕作用。多数为放置 3 个月,再更换新环,使用者要注意忘记更换的情况。有研究表明,单纯孕激素阴道环可能增加阴道分泌物,但不增加阴道炎发病率。

三、紧急避孕药

国外于 1967 年首次报道用高剂量雌激素预防无保护性生活后的妊娠,但副作用大。1995 年后 WHO 等组织全球多中心研究左炔诺孕酮(0.75mg,12h 后重复一次,或 1.5mg 一次顿服)用作紧急避孕,口服孕激素方法是我国使用比较多的紧急避孕药物(ECPs),另外还有米非司酮(10mg 或 25mg,72h 内口服 1 片)和醋酸尤利司特(30mg,120h 内一次顿服)。

（一）避孕机制

ECPs 能够抑制排卵,也通过改变子宫内膜可阻止受精卵着床。

（二）适应证和禁忌证

1. 适应证

（1）未采用任何避孕措施者临时避孕。

（2）避孕方法失败或使用不当:①避孕套破裂、滑脱或使用不当;②阴道隔膜或宫颈帽放置位置不当,破裂,撕脱或取出过早;③体外排精失误;④安全期计算错误;⑤宫内节育器脱落。

对于产妇,因为含有激素,建议产后 6 周后才能使用。

2. 禁忌证

（1）已确诊妊娠,虽然含孕激素的紧急避孕药对已成立的妊娠无明显不良作用,但不推荐给已确诊妊娠者使用。

（2）左炔诺孕酮 ECPs 的禁忌证与单纯孕激素避孕药相似,但紧急避孕药剂量小、疗程短,对身体的潜在不利影响更小,即使有心血管、肝脏疾患,偏头痛等情况,亦可酌情使用。

（三）不良反应及处理

少数人使用者会出现下面的不良反应,但都不严重,不会损害健康。

1. 恶心和呕吐　常发生在服药当天,持续时间一般不超过 24h。通常不必特殊处理。口服药与食物同时服用或睡前服用,可能会减轻症状。如在服药后 1h 内呕吐,应补服 1 次。

2. 不规则子宫出血　通常为点滴状出血,一般不必特殊处理。但应让使用者了解这不是月经来潮,也不意味着紧急避孕成功,并应做好相应的咨询工作。

3. 月经提前或延迟　仅在小部分妇女中发生,如果月经延迟 1 周以上,应行妊娠试验以排除避孕失败。

（四）使用注意事项

1. ECPs 在产后 6 周后的哺乳期可以使用,使用者需停哺乳 3d。

2. 强调 ECPs 用于紧急情况,需要时越早使用效果越好。但其避孕效果不如常规避孕方法,故不建议频繁使用。

3. 使用 ECPs 发生恶心不需特殊处理。

4. 服用紧急避孕 ECPs 后的周期,如有性生活,必须使用避孕套等其他避孕。

5. 服用 ECPs 后应尽快落实常规避孕措施。

6. ECPs 没有预防生殖道感染和 HIV/AIDS 的作用。

（王晓晔 刘欣燕 邹 燕 于晓兰 赵扬玉 陈 亮）

第四节 产后其他避孕方法的使用

其他避孕方法包括屏障避孕法、外用杀精避孕药,自然避孕法和绝育术。这些避孕方法各有自己的特点,产妇可以根据禁忌证和适用证进行个体化的知情自愿选择。

一、屏障避孕法

屏障避孕工具基本上由橡胶或其他高分子材料制成,是一种物理避孕方法,阻止精子进入宫腔无法和卵子相遇而达到避孕的作用。屏障避孕不会影响产妇哺乳,对产后身体没有不良影响。是很多产妇在产后相当长的一段时间首选的避孕方法,但实际一些夫妻不能坚持每次和全程使用,实际避孕效果不及其他高效避孕方法。屏障避孕法包括男用和女用避孕套、阴道隔膜和子宫颈帽等,产后都可以根据需要选用,但阴道隔膜和子宫颈帽实际使用很少。

（一）男用避孕套

男用避孕套又称阴茎套或安全套,是目前应用最广的一种屏障避孕法。

1. 类型 男用避孕套按其材料分为乳胶套、聚氨酯套以及天然皮膜套。按其厚度可分为厚壁型、薄型和超薄型;按其形状可分为普通型和各种功能型,有不同的形状、颜色和香型等。男用避孕套有大号、中号和小号 3 种规格。目前男用避孕套以乳胶避孕套为主,乳胶禁忌油基润滑剂,极少数人对乳胶过敏。少数男用避孕套由聚氨酯等高分子材料制成。天然皮膜套在市场上少见,为动物肠衣制作,传感性能好,但坚固度不够。除天然皮膜套外,其他材质避孕套都能预防性传播疾病,具有双重防护作用。

2. 适应证与禁忌证 避孕套可由使用者本人自行选择使用或停用,方法简便,适用于不能或不愿使用药物、IUD 或手术绝育等避孕方法的夫妇及哺乳期妇女。无绝对禁忌证,相对禁忌包括:①男、女任何一方对乳胶或润滑剂过敏;②生殖器炎性疾患;③戴套后不能维持勃起;④不能坚持使用。

3. 使用方法

（1）选用规格合适的避孕套。

（2）检查避孕套的出厂日期:不能使用过期或变质的避孕套。避孕套在贮存条件良好的情况下,从制造日起,贮存期一般不超过一年半,含有壬苯醇醚杀精剂的避孕套有效期为 1 年。

（3）从包装中将避孕套小心地取出,注意避免弄破避孕套。

（4）不要事先展开避孕套。

（5）将避孕套顶部的空气挤出。将避孕套展开,套在勃起的阴茎上。

（6）性生活后,在阴茎仍处于勃起状态时将阴茎自阴道内抽出,抽出时握住避孕套的边缘以防避孕套滑落或精液流入阴道。

（7）将避孕套从阴茎上取下,在上面打个结以防精液漏出,然后将避孕套进行妥善处理。如果发生避孕套滑脱或破裂,在性生活后72h内采用紧急避孕措施。

（8）避孕套应存放在阴凉、干燥的地方。

4. 避孕效果　避孕套在实际应用中观察到的效果可达90%,如果坚持使用并使用正确,失败率约为3%,但男用乳胶避孕套的平均失败率在使用头一年为12%,与不规范使用有关,方法使用失败率可高达20%,因此是否能够坚持和正确使用是影响避孕套效果的重要因素,加强使用方法的指导和与外用避孕药同时使用,可提高有效率,减少避孕失败造成的非意愿妊娠。

5. 副作用　极少数人可能会对乳胶、橡胶或聚氨酯材料产生过敏,表现为局部丘疹、红肿、瘙痒等,可给予对症治疗。

6. 避孕套的其他效益

（1）预防性传播疾病和HIV/AIDS,有效阻止病原微生物进入女性生殖道,减少盆腔炎和宫颈癌发生风险,妊娠晚期使用避孕套可预防宫内感染,减少母婴死亡率。但男用避孕套不能有效预防未被避孕套遮盖部分皮肤接触性传播疾病,如疱疹、湿疣等。

（2）预防对精液的过敏反应,治疗精液过敏症。阻止精子抗原进入阴道,治疗某些由于抗精子抗体水平升高导致的免疫性不育。

（3）有助于性生活:避孕套边缘具有轻微的止血带样作用,有助于维持勃起。可以降低龟头敏感性,延长性生活时间,有助于预防早泄。

（二）女用屏障避孕方法

1. 女用避孕套　女用避孕套是一种新型的有避孕和预防性传播感染双重防护的屏障方法,可由女性自行控制使用。女用避孕套由聚氨酯组成,我国也有相应的产品。长14～15cm,有内外两个环,开口与外环相融合呈开放状,内环封闭呈袋状。外环较内环直径大。内环便于放置和有固定作用,套的内外均有润滑剂,使用时可根据需要外加润滑剂。

（1）女用避孕套特点

1）和男用避孕套相比,女用避孕套可更大面积避免生殖器官的直接接触,可以更有效预防性传播疾病。

2）女用避孕套可在男性阴茎勃起前使用,可防止滑脱和破裂。

3）女用避孕套也有对早泄和免疫性不育辅助治疗作用。

4）女用避孕套较男用避孕套价格更高。

（2）使用方法

1）放置:放置时妇女或其伴侣将内环纵向捏扁后置入阴道深处。用示指由套内深入,上推内环达阴道后穹隆,并避免避孕套在阴道内扭转,放好后,避孕套的外环平整置于阴道外口。

2）取出:性生活结束后将外环扭转1圈后向下向后方牵引取出,以免套内液体外溢,然后将避孕套进行妥善处理。

（3）使用注意事项:①每次性生活均需使用;②性生活时,个别人感觉有外环移动或有轻微的异常响声都是正常现象,不必担心;③如果感觉到有内环,通常因为未将内环放置到阴道深处;④如果感觉到外环进入阴道,或阴茎从避孕套的外侧进入阴道,要停止性生活,取出女用避孕套,加润滑剂后重新放置。

2. 宫颈帽 宫颈帽是由软橡胶或硅胶制成帽状物,有针箍形、钟形和碗形等多种产品。宫颈帽需同房后在阴道内保留 6~8h。为提高避孕效果,使用前需在底部涂有杀精剂,放入阴道,盖住宫颈,避免精子进入宫腔而达到避孕作用。宫颈帽不会影响性生活,妇女可以自己控制。根据宫颈情况选配宫颈帽试放,用拇、示指捏扁宫颈帽,沿阴道后壁推入深部,用示指向上顶,使帽覆盖宫颈,挤压帽顶,使空气逼出,将帽边紧扣宫颈周围,形成吸力。国内该产品较少,使用的女性不多。

二、外用避孕药

外用避孕药的有效成分是杀精剂,具有很强杀精子能力的化学制剂,与其他赋形剂一起制成各种剂型,性生活前置于阴道深部,杀死精子或者削弱精子活力达到避孕目的,常见剂型为栓剂、凝胶、片剂、泡腾片或药膜等。

(一)作用机制

目前最普遍使用的杀精剂为壬苯醇醚,是一种表面活性剂,能够破坏精子细胞膜,使之失去存活或活动能力;杀精剂的载体基质可以消耗精子能量或在宫颈口形成泡沫或薄膜,阻挡精子进入宫腔。对宫颈、阴道细菌性或病毒性感染无保护作用,但是可降低盆腔炎发生的风险。

(二)分类和使用方法

外用避孕药由杀精子药物与不同的惰性基质混合制成泡腾片、栓剂、膜、药膏或凝胶等各种剂型,还可以附加在阴道海绵内使用。外用避孕药可以与避孕套配合使用,可以提高避孕效果。不同剂型外用避孕药的使用方法如下:

1. 避孕药膜、药栓和药片性生活前将充足药物放置在阴道深部,避免药物溢出,待 5~10min 药物溶解后开始性生活。放置药膜、药栓超过半小时,药片超过 1h 者,性生活前需再次放置。使用前检查药物确保在有效期内,无受潮及变质。

2. 避孕药膏或凝胶 性生活前女方仰卧位,将注入器缓慢插入阴道,向内后方深入达到后穹隆,然后外抽约 2cm,推注药膏或凝胶,并转动注入器,使药膏或凝胶均匀涂布宫颈口及周围,退出注入器,即可性生活。避孕药膏或凝胶还可增加阴道的润滑程度。

(三)效果

实际使用中,外用避孕药由于使用方法不当造成的使用失败率较高,可达 29%,与放置深度不够、放置药物与性生活间隔的时间过短或过长有关。建议与屏障避孕法合并使用以提高避孕效果。现有的循证医学证据表明,外用避孕药对避孕失败后的胎儿没有不良影响。外用避孕药对年龄较大、生育能力降低的女性更为适用。

(四)副作用

1. 局部副作用 表现为阴道分泌物增多、局部刺激感、外阴瘙痒或皮疹等,可酌情使用抗过敏药和外用药。

2. 泌尿系统感染 表现为尿频、尿急等,如有发生,应建议使用者多饮水。如果症状不缓解,应建议及时去医院就诊。如反复发生则应改用其他避孕方法。

(五)使用注意事项

外用避孕药可由产妇自行选择使用或停用,适合于不能或不愿使用其他高效避孕方法者。

1. 有可能发生局部过敏症状,外用避孕药过敏者不宜使用。

2. 患子宫脱垂以及产后阴道壁松弛、会阴严重撕裂者,因难以正确放置外用药物,不宜使用。

  3. 急性生殖道炎症患者不宜使用。

  4. 需要采用可靠避孕方法的产妇不建议使用。

  5. 因使用方法不当造成的失败率高,建议与屏障避孕工具合用提高避孕效果。

三、自然和传统避孕方法

  自然避孕法中如体外排精是古老的避孕方法,其避孕可靠性需要正确评价;而产后月经不规律,易受孕期知晓法(安全期避孕)的使用和效果也受到限制。但哺乳闭经避孕法(lactation amenorrhea contraception, LAM)不仅有利于避孕,也促进母乳喂养,应该在产后避孕中大力提倡。

  (一)哺乳期闭经避孕法

  是用于产后完全母乳喂养并伴有生理性闭经的产妇,通过哺乳暂时抑制排卵为原理的产后避孕方法。坚持正确使用,有效率可达到98%。

  1. 需要满足以下3个条件

  (1)产后6个月内。

  (2)完全母乳喂养。按需哺乳,未添加辅食。

  (3)产妇月经尚未恢复,处于闭经状态。

  产后采用LAM方法避孕的妇女,若未满足前述条件的任何一条,LAM的避孕有效率降低。

  2. 机制 妇女哺乳时,婴儿吸吮乳头,刺激了母亲乳头上的神经末梢,兴奋经神经传入下丘脑,影响下丘脑-垂体-卵巢性腺轴的变化,刺激腺垂体分泌催乳素和神经垂体分泌缩宫素,抑制促性腺激素的释放,从而抑制排卵起到避孕作用。婴儿吸吮持续时间长,吸吮次数多,对性腺轴抑制明显,抑制排卵产生避孕效果越好。

  3. 优点

  (1)不干扰产妇的正常生理,不需使用任何药具,无任何副作用,经济、安全,尤其适用于医疗原因不宜采用其他避孕方法的产妇。

  (2)促进母乳喂养,有利于新生儿的身心健康。

  (3)需要男方的积极配合,促进男性参与产后避孕。

  (二)易受孕期知晓法

  易受孕期知晓法(俗称"安全期"避孕),又称周期性禁欲。利用卵子排出后只能存活1d,精子在女性生殖道内只能存活3d的规律,根据妇女的月经周期和周期中的症状和体征,间接地推测排卵时间,掌握每个月经周期的易受孕和不易受孕的天数,在易受孕期禁欲,不易受孕期同房,在不使用工具、药物、手术的情况下达到避孕目的。该方法适用于月经周期规律的女性。女性的排卵还会受天气变化、疾病、情绪紧张、环境变化等影响。月经不规律女性安全期避孕的失败率较高,实际达到20%左右,因此不适用于产后哺乳期,人工流产后或初潮不久,及围绝经期的女性。对月经已经完全恢复正常后的产妇可以选用,但要让产妇理解其效果差,不建议采用。

  1. 判断排卵时间或计算其易受孕期的方法如下

  (1)日期计算法:月经规律的妇女,排卵一般发生在下次月经来潮前的14d,将排卵的前5d到后4d这段时间作为易受孕期,避免同房。其他日期为不易受孕期。

  (2)标准日期法:月经周期在26~32d范围内且规则,从月经第1天算起,周期的第8~19天为易受孕期。

（3）基础体温测量法：妇女排卵后，卵巢黄体形成，分泌孕激素，孕激素的致热作用可使基础体温升高。当体温升高时（升高 0.3～0.5℃）提示排卵。自体温由低升高的当天以及前后各 3d 为易受孕期。准确地测量基础体温对一些女性较困难，所以实际采用本方法的不多。

（4）宫颈黏液法：妇女在月经后的头几天宫颈黏液少，阴道口无液体感觉，称为"干燥期"。随着卵泡的发育，雌激素水平增高，宫颈黏液增多，阴道口有湿润的感觉，随后黏液量逐渐增多，有张力，可拉长，稀薄，如鸡蛋清样，黏液可拉长丝达 8～10cm，为易受孕期。此后黏液又变黏稠，逐渐消失，为不易受孕期。还应注意区别炎性分泌物和宫颈黏液。

（5）尿黄体生成素（LH）测定法：利用绝大部分妇女在尿中出现 LH 后的 14～28h 内发生排卵的规律，使用尿 LH 试纸半定量测量尿中的 LH 水平来推测排卵日。要求使用者月经规律，每周期至少测定 5d。

（三）性生活中断法

也称体外排精法和抽出法，是指性生活时，男性在将有排精感的时候，即射精之前及时终止性生活，将精液射到阴道外面，使精子不能与卵子相遇，从而达到避孕的目的。要有效使用体外排精，男性必须能够预知何时射精，并且能够及时将阴茎抽出，避免精液与宫颈分泌物接触，宫颈分泌物能帮助精子进入女性宫腔。使用体外排精法的男性必须有很高的积极性和自我控制能力，否则不完全的体外排精会大大增加非计划怀孕的概率，因此体外排精是避孕效果最差的方法之一。对于不能持续感觉何时将要射精的男性和有早泄的男性禁忌体外排精法避孕。此外，体外排精也不能预防性传播感染。

1. 可能导致避孕失败 在性生活时，即使男性能准确感知射精前能及时抽离，但在其处于性兴奋高潮时，会有一小部分精液伴随输精管的收缩而溢出流入阴道，这些少量精液中有一定数量的精子，因此同样可以受孕。

2. 可能引起性神经衰弱 男性在性生活的整个过程中，其性反应是在大脑皮层的控制下完成的。性生活中的心理和生理刺激，会引起一系列变化反应，高度的兴奋会使精神紧张、心跳加快、血压上升等。同时生殖器官表现为阴茎血管充血及肌肉收缩而勃起。如果在达到高潮时突然中断性生活，会对性心理产生不良影响，久而久之，容易发生性神经衰弱，引起早泄、阳痿等。

3. 容易引起功能性不排精症 在性生活性兴奋处于高潮时，在射精前强行中断性生活，体外排精，会使中枢神经和腰骶部排精中枢的功能发生障碍，长期还可能导致功能性不排精症。

4. 容易使配偶患性冷淡 在性生活中，男性强行中断完成体外排精，会使女方性兴奋一落千丈，心理上受到不良刺激。长期会导致女性的性冷淡，进而影响夫妻间的和睦。

四、绝育术在产后避孕中的应用

产后绝育术包括女性或男性绝育术，都属于长效永久且不可逆的避孕方法，有再生育需求时需行复通手术，因此在绝育术前要使产妇及其家属充分知情，做到自主决策。适合已生育有足够子女的夫妇选用。绝育术不能防护包括 HIV 在内的性传播疾病，在有感染风险时仍需要使用避孕套。

（一）女性绝育

女性绝育是通过手术或手术配合药物等方法切断、结扎、电凝、环夹和药物堵塞输卵管，达到阻断精子和卵子相遇的目的。经腹部切口将双侧输卵管切断后行抽芯近端包埋，是最常使用的术式，方法操作简便，直视下施术，切口小，组织损伤小，对产妇的生理功能无明显影响,失败率最低。经腹腔镜使用输卵管环、夹阻断输卵管或经腹式切口直视下放置输卵管夹的手术操作简单、安全,且由于组织损伤少,增加复通手术的成功率。术后 3 个月内随诊一次,以后可结合妇科普查进行随访。女性绝育术的并发症包括损伤(输卵管系膜撕裂出血、膀胱或肠管损伤等)、出血、感染,远期可发生盆腔疼痛或心身疾病(神经症)等,在术前要做好咨询有助于减少远期并发症的发生和其程度。

(二)男性绝育

男性绝育是通过手术或非手术途径,阻断或堵塞输精管以阻止精子的排出,达到永久避孕的目的。直视钳穿法输精管结扎术是目前全世界最普遍使用的手术,具有简便和安全的特点。由于精子在尿道的残留,绝育术后的 3 个月内要加用其他避孕方法,以避免配偶非意愿妊娠。男性绝育术的并发症包括出血和血肿(出血一般都发生在术后 24h 内)、感染、痛性结节和附睾淤积症,必要时给予对症处理。

(三)绝育术后的随访

应告知服务对象术后如有发热、疼痛、切口感染等异常应随时返诊。女性绝育术术后 3 个月内随诊一次,以后根据具体需要个体化地进行随访,随访内容包括手术效果、一般症状、月经情况(周期、经量、痛经)、手术切口及盆腔检查及有关其他器官的检查。男性绝育术后 3 个月随访,经精液检查证实无精子后再停用其他避孕方法。除此之外,男女性绝育术后如无异常情况,无需定期随访。女性绝育术后仍有妊娠和宫外孕的风险,应告知妇女注意月经情况,如有闭经、异常出血或严重的下腹疼痛应去医院检查。

(四)绝育术后输卵管或输精管的复通

对绝育术后有再生育要求,根据情况,可以实施输卵管或输精管的复通术,但复通术后妊娠成功率并不高,与服务对象个人情况、绝育术的术式以及复通术技术本身等都有关,因此在绝育术前的充分知情同意更为重要。

1. 输卵管复通术 适用于处于育龄期,身体健康,绝育后月经规律,卵巢功能正常,无生殖器官炎症和肿瘤等,可以试行输卵管复通术。常采用的是输卵管吻合术。手术在月经干净 3～7d 内进行。复通术后 1～3 个月可行输卵管通液或造影来检查观察输卵管复通的情况,输卵管复通术的妊娠率为 70%～90%。

2. 输精管绝育术后复通 适用于因特殊原因需再生育者,且无手术禁忌证,外伤或手术意外损伤输精管,以及输精管道阻塞性无精子症者,可施行输精管吻合复通术。输精管复通术的复通率可以达到 90%,但复通术后妊娠率只能达到 60% 左右。

(邹　燕　王晓晔　刘欣燕　于晓兰　赵扬玉)

第五节　产后避孕咨询服务

一、产后避孕咨询基本知识

(一)咨询的概念

咨询是一个过程,是针对咨询对象提出的关于某方面的一个或多个问题,由咨询人员按相关规定或相关知识以明确的信息和情况进行交流和讨论,解释或解答等,为咨询对象提供明确的、科学的信息,解决提出的问题或困惑。咨询也是一种人际关系,在这种关系中,咨询人员为服务对象提供一定的心理气氛或条件,使服务对象发生变化,做出选择,解决自己的问题,并且形成一个有责任感的独立个体,从而成为更好的人或更好的社会成员。

(二)避孕方法咨询

避孕方法咨询是一个动态的过程。是咨询人员与咨询对象之间进行情感交流和知识交流、运用科学知识指导避孕节育实践的互动过程,不是单纯的一问一答,也不是一般的说明解释,是咨询对象提出自身采取避孕方法所面临的想法和问题,向咨询人员寻求解决的办法和应对措施,咨询人员在与咨询对象交流的过程中,为其提供相关的正确信息,协助或帮助咨询对象做出自主的决定(或选择),咨询对象的疑惑或问题得到消除或解决,自主自愿地、科学地选择避孕方法,达到了自我提高,满足了咨询的需求,从而实现了避孕咨询的目的。产后避孕咨询是咨询人员(妇产科医生、护士、助产士等)与产后恢复性生活的夫妻,讨论采取适宜的避孕方式的过程。

(三)产后避孕咨询原则及基本内容

1. 避孕方法咨询的原则

(1)平等尊重、以人为本原则:树立以人为本的服务理念,尊重咨询对象对于避孕方法的知情选择权,坚持以咨询对象的需求为出发点,满足咨询对象的需求为落脚点,平等、尊重每一名咨询对象,礼貌待人、态度诚恳并切实做到保护隐私。

(2)相互交流、信息到位原则:通过相互信任、相互平等的交流,根据咨询对象的感受、问题和需求,运用自己掌握的有关知识,为咨询对象提供有针对性的、科学的、实用的、有价值的避孕相关信息,帮助咨询对象选择适宜的避孕方法。

(3)自主自愿、知情选择原则:通过与咨询对象充分讨论避孕方法相关的优缺点、副作用及使用方法等,使咨询对象了解并掌握可能使用的避孕方法,咨询人员应积极主动协助咨询对象做出自主选择避孕方法的决定。

(4)筛选定位、明确目标原则:咨询对象通过咨询,筛选定位使用的避孕方法,咨询人员应帮助咨询对象树立信心、明确目标,解决实际问题,满足咨询对象的需求,以提高避孕方法咨询的有效率和避孕方法的有效性。

2. 产后避孕方法咨询的主要内容　产后避孕咨询应包括详尽的产后避孕科普教育、咨询指导、知情选择和落实具体的避孕措施。具体避孕方法咨询的主要内容包括各种避孕方法的原理、效果、使用及优缺点、副作用及特殊情况的处理;可以获得的避孕方法的安全性、有效性;如何选择提供避孕方法的服务机构;如何获得避孕的可持续性服务;避孕中的特殊问题等。

(1)避孕方法的基本知识:有关避孕方法的基本原理和使用方法;有关避孕方法的主要优点和缺点;有关避孕方法的不良反应及特殊情况的处理,包括性传播疾病的预防措施和保护性措施等。

(2)避孕方法的安全性和有效性:目前常用的避孕方法、使用的避孕药具、各种型号的宫内节育器具和常用的避孕节育技术,按规定使用和按照常规进行技术操作,都具有普遍的安全性和有效性。

(3)澄清避孕知识方面的误区:由于产后哺乳期的特殊性,产后妇女缺乏保健常识和避孕知识,一些妇女认为产后哺乳、哺乳期停经、月经量少且不规则或性生活次数少,不会导致妊娠。因此,许多妇女及其伴侣在产后恢复性生活后1～2年内不采取任何避孕措施,或采用低效的避孕方法,如"安全期"避孕和体外排精等(因为很多产妇认为这些方法在产后不影响产后恢复及哺乳),而导致意外妊娠。

事实上,含铜宫内节育器及单纯孕激素避孕方法,不影响哺乳及婴儿的生长发育,对产妇的乳汁量无干扰,对乳汁中蛋白质、乳糖、脂肪等的含量均无影响。产后6周以后经乳汁暴露于极微量孕激素的婴儿,其身高、体重、头围和发育等均不受影响。

（4）个体化的避孕方法:产后不同时期,妇女的生理状况有较明显的变化,并有哺乳的需求,因此对避孕方法的选择也存在差异。需要通过孕晚期及产后的宣教、个体充分咨询指导,使孕产妇及其伴侣知晓避孕信息,包括可以选用的避孕方法的种类及特点、避孕效果、使用方法和年限、使用时常见的不良反应及可能出现的风险、停用后的生育恢复、如何开始或终止使用避孕措施等,并根据妇女的具体情况进行有针对性的选择。

1）筛选产后可能发生意外妊娠的高危人群:对于这类人群,因为产后再次妊娠的风险增加,且再次妊娠可能会带来极其严重的后果,因此建议产妇及时落实高效的避孕方法,首推长效可逆避孕方法（LARC）,包括铜IUD及单纯孕激素类避孕方法,皮埋剂和IUS。

2）避孕方法的选择:根据是否是剖宫产、产后哺乳方式及产后时间给予避孕方法的选择。产妇原则上应采用长效或短效的高效避孕方法。

3）对于有意愿再次生育的妇女,建议两次妊娠的间隔至少24个月。对于已经完成"三孩"生育的妇女,建议采用长效避孕措施或绝育术。对于2次以上剖宫产或合并严重并发症的妇女应建议采用绝育术。

（5）不良反应的处理:避孕方法落实后,如出现不良反应,除考虑避孕药具的副作用外,也要注意鉴别是否合并其他疾病。如合并其他疾病,可根据不良反应发生的程度和就诊时的状况给予相应处理。

1）非哺乳产妇:处理原则及方法与普通妇女相同。

2）哺乳妇女:治疗时要考虑哺乳的因素,除一般处理原则外,需要注意药物在乳汁中的分布,若乳汁中的药物量不到用药量的1%～2%,可视为对婴儿无害。选择用药时要仔细阅读药物的说明书,慎重选择,特别注意药物通过乳汁给到婴儿对婴儿的安全性,产后合理用药详见第九章的相关内容。

（6）如何选择提供避孕技术的服务机构:咨询对象所选择的避孕方法,有的可以自己把握使用,如避孕套和外用药等;有的则需要医务人员进行技术操作来实现,如放置IUD、皮埋等,应向咨询对象提供如何选择提供避孕技术的服务机构的相关信息,以保证所落实避孕方法的安全性和有效性。

（7）如何获得避孕的可持续性服务:也就是咨询对象在避孕方法使用期间得到的回访服务,需要解决的一些实际问题包括:①继续提供相关避孕知识信息;②避孕方法副作用的处理,消除某些疑问,解决某些问题;③避孕药具后续的供给渠道;④必要的实验室检查和体格检查;⑤生殖保健服务以及下一阶段避孕方法的信息和指导等。

（8）避孕方法咨询服务中的特殊问题:在日常的避孕方法咨询服务中,咨询人员可能会遇见婚外性行为者、性服务工作者或性病/艾滋病患者、残疾人或有心理障碍的产妇等,往往在咨询时会涉及相关特殊问题,主要是咨询对象自身的社会行为和身体状况与选择的避孕方法之间是否适应,以及选择避孕方法的可获得性和服务的可持续性。

3. 避孕方法咨询的步骤　避孕节育知情选择咨询服务的六个步骤,也叫GATHER（聚集）咨询框架。即:

（1）G-greeting:问候对象,建立良好的人际关系。

（2）A-asking:询问对象详细的情况。

（3）T-telling：告知对象有关的避孕信息。

（4）H-helping：帮助对象做出知情选择。

（5）E-explaining：解释对象所选避孕方法的使用。

（6）R-retuning：必要时让对象回来复诊。

好的咨询服务不仅限于这六个要素，还包括理解、尊重和关注对象等，即理解咨询对象的感觉和需要，尊重每位咨询对象，关注所有的产妇所关心的事，这样可以使咨询服务起到更好的效果。

4. 避孕方法咨询的技巧

（1）倾听的技巧：良好的倾听是有效咨询的基础能力，倾听时要注意下面几个方面。

1）倾听时态度积极主动，要求全神贯注。

2）不打断咨询对象的讲话，如果多次打断服务对象的谈话，对咨询者来说，就意味着失去了帮助服务对象做出决定所需要的关键信息，这样做是不尊重服务对象，使她感到不自在并失去自信心。

3）及时做出回应，体察对方的感受，听语言信息，感受非语言表达，用心体察"弦外之音"。

4）用眼观察对方的面部表情和身体姿态，同时设身处地理解对方的感受。

（2）释义：释义是指用简洁的语言把咨询对象提供的信息重组叙述一遍，其目的在于让咨询对象知道你力图理解她的基本信息、确定正确理解其提供的信息、小结或阐明咨询对象的意图。

（3）提问的技巧：根据问题的类型（限制性问题、非限制性问题、开放性问题、闭合性问题）有效地提问。提问中融合性地使用限制性问题、非限制性问题、开放性问题和闭合性问题。提问时注意咨询对象的背景，一次提一个问题；避免用"为什么"开头提问，必要时变换口气提问，避免提诱导性问题和追问问题。

（4）使用咨询对象易懂的语言：使用方言或通俗易懂的语言向咨询对象介绍性及生殖系统解剖和生理功能，通过轻松的语言与咨询对象建立良好的关系，帮助更好的咨询和交流。

（5）使用辅助工具（模型、图片、教具）：通过使用图片、宣传资料、视频、模具、教具，甚至画图等工具，向咨询对象解释生殖系统解剖、生理等知识，加深对避孕方法相关知识的理解，促进对避孕方法相关知识的掌握，增强咨询服务有效性。

二、产后避孕咨询的时机

产后避孕的咨询要关口前移到产前，甚至孕前。要在不同时点，由不同医疗机构或不同社区的妇幼保健、计划生育和儿童保健服务机构和人员提供产后避孕相关服务，以确保所有妇女都能获得高质量的产后避孕服务。在围产期，关键的咨询服务及可提供避孕措施的时机包括产前保健、住院分娩期间、产后访视时，产后42d返诊，以及1岁内儿童保健期间。

（一）产前保健

这一时期可以让孕妇及家属在包括孕妇学校、产前保健门诊（产前检查）和孕晚期咨询门诊等区域接受产前服务的同时接受产后避孕咨询。

1. 孕妇学校

（1）每个助产单位都有规范的孕妇学校，要求每位孕妇至少接受1~2次孕妇学校培训学习，因此孕妇学校是想孕妇及其家属提供产后避孕咨询的较好平台。

（2）孕妇学校有鲜明标识、固定场所、专人负责和规范的课程设置，应该纳入避孕相关的知识课程。

（3）每月应有一节关于产后避孕的课程，内容可以包括产后避孕的重要性、避孕方法的选择（强调长效可逆和永久避孕措施），短效和传统避孕方法的优缺点，以及药具供应等信息。

（4）可以将孕妇参加产后避孕课程为孕妇建卡的必要条件。

2. 产前门诊　候诊区域播放科普视频、摆放宣传展板、放置宣传资料，传播科学避孕知识。鼓励采用微型公众号等新媒体，向服务对象推送产后避孕科普知识。特别是在孕晚期36周的门诊时产科医生和助产士对孕妇及其家属的一对一咨询尤为重要。鼓励配偶（伴侣）同时参加。有针对性地向孕妇提供产后避孕的知识和咨询指导，包括如何选择避孕方法，特别是分娩即时可采用的高效避孕方法，并对产妇及其配偶提出的问题予以解答，指导产妇在充分知情的基础上对产后愿意采用的避孕措施自主做出选择。

3. 孕晚期咨询门诊　在孕晚期，将提供产后避孕咨询服务与孕妇的分娩计划讨论结合。经过一对一咨询以后，利用制订分娩计划的时机，孕妇及其配偶根据自己的生育计划，在充分告知的情况下，制订分娩和产后避孕计划。

（二）住院分娩期间

1. 住院和待产时宣教及咨询

（1）询问孕妇及家属是否在产前接受过避孕宣教，如果接受过，查阅咨询记录和分娩计划重新确认她们选择的方法并帮助她们实施。如孕妇要求阴道分娩后或剖宫产后即时放置IUD，再一次告知放置过程、可能发生副作用，随访时间和内容，以及需要及时返诊的情况，并签署知情同意书。

（2）如未接受过避孕宣教，要对产妇及其家属进行宣教和咨询。让孕妇在不同避孕方法的优缺点后，结合自身需求知情选择某种适宜的避孕方法。

2. 产房和手术室的服务提供

（1）即时落实长效可逆避孕措施。对已签署分娩后放置IUD知情同意书的产妇在产房（阴道分娩后）或手术室（剖宫产术后）可在胎盘娩出后立即放置IUD。术后再次告知可能出现的副作用和危险征象，要求有不适随时报告。

（2）即时落实永久避孕措施。有意愿绝育并且签署知情同意书的妇女，在剖宫产后同时行输卵管绝育术。术后再次告知可能出现的副作用和并发症，要求有不适随时报告。

（3）对于未能落实产时即时避孕的女性，需做好记录，在她们进入产后休养室继续提供产后避孕咨询服务。

3. 产后休养室

（1）如果产妇在进入产后休养室之前没有接受过产后避孕咨询服务，也未落实产时高效避孕措施，应对其做好产后避孕知识的宣教和咨询，具体咨询内容同前。帮助产妇及其配偶知情同意情况下选择并提供避孕服务（包括产后48h内放置IUD，以及实行绝育术）。

（2）对于有禁忌证或者不愿意立即落实避孕方法的产妇，应该详细告知哺乳闭经避孕法的关键要点，出院时提供男用避孕套。

（3）对每一个产妇都要做好出院宣教，内容除了产褥期保健、母乳喂养，强调纯母乳与哺乳闭经避孕法的关系外，对已落实高效避孕措施的产妇要告知可能发生的副作用和注意事项，对未落实避孕方法的产妇要再次宣教产后过早非意愿妊娠的危害及避孕知识，并告知医院的产后避孕咨询电话。

（4）将每一位产妇是否选取某种避孕措施等信息纳入产妇个案管理记录，努力使每一个产妇出院时都选择了一种避孕方法,以及有关何时与如何开始使用这种方法的建议。

(三)产后访视时

1. 对实施长效可逆或永久避孕措施的产妇开展一对一咨询,给予鼓励和支持。了解母乳喂养情况,以及实施避孕后的月经恢复、出血情况和其他主观感受,帮助解决疑问和一般的不良反应。

2. 对未使用长效可逆避孕措施的女性

(1)人工喂养或混合喂养的产妇:提醒如果恢复性生活,必须落实避孕节育措施并且坚持正确使用。

(2)纯母乳喂养的产妇:鼓励和支持纯母乳喂养,帮助解决在纯母乳喂养方面的问题,再次强调哺乳期闭经避孕法的三要素:产后6个月内、纯母乳喂养、闭经。三要素缺一不可,鼓励产妇选用哺乳期闭经避孕法,既减少产后的非意愿妊娠,也促进了母乳喂养。若婴儿已加配方奶或月经恢复的产妇,需立即咨询转用高效避孕措施。

(3)如不愿意选择长效高效避孕措施的产妇,要告知其如何正确使用其他避孕方法,以及这些避孕方法的优缺点和注意事项。

3. 上门访视时还可以提供免费男用避孕套和外用杀精剂。

(四)产后42d返诊

产后42d是产后避孕的最关键时机:一是产科医生全面接触产妇的最后一个机会,二是产妇在这个阶段能认真考虑产后避孕问题,三是大部分产妇的月经还没有恢复,怀孕的概率相对低,而且在当天可即时实施高效避孕措施。有条件的医院应该在产后42天门诊实行计划生育科与产科联合接诊,或者安排专人将尚未落实高效避孕措施的产妇转诊至计划生育科门诊进行宣教和一对一咨询,并且尽可能在当天落实适合的长效可逆避孕方法,如IUD或皮埋等。除了产科、儿科或新生儿科医生对母婴的常规体检和咨询指导以外,还必须做到以下产后避孕的工作:

1. 对已经使用长效可逆或永久避孕方法的女性,解答有关避孕方法使用的疑惑和处理相应的不良反应。

2. 对使用哺乳闭经避孕方法的女性,鼓励继续纯母乳喂养,并且再次强调达到有效哺乳闭经避孕法的三个条件,同时鼓励纯母乳喂养。提供咨询服务以确定产妇理解了月经复潮或产后6个月后从哺乳闭经避孕转换为其他高效的避孕方法。

3. 对使用避孕套、外用杀精剂等短效避孕方法的妇女,应加强宣传教育和一对一咨询,了解不愿意使用长效可逆避孕方法的原因,并针对性的咨询,鼓励她们及时转换成适宜的长效可逆避孕方法。如果她们坚持要求使用短效避孕方法,要告知她们正确使用这些短效避孕方法,以避免意外妊娠的重要性,告知坚持和正确使用以及何处获得这些避孕药具。

4. 对尚未落实避孕方法、特别是人工和混合喂养婴儿的妇女应该根据个体情况和需求给予避孕节育的咨询指导,并且尽可能在当天落实适合的长效可逆避孕方法,如皮埋或IUD等。

(五)儿童保健门诊

儿童1岁内在3个月、6个月、9个月、12个月都要求进行4次体格检查。这是服务人员接触产妇,了解产后避孕的极好机会。在儿童保健门诊区域内,要布置避孕方法的宣传版面或视频宣传,还应备有可供妇女自行取阅的避孕方法多种宣传折页。有条件的地方可配备一名计划生育专业人员做到以下产后避孕的宣传、咨询和指导工作:

1. 当母亲带孩子接受儿童保健时询问她们是否采取了避孕措施。

2. 对已经落实避孕方法的母亲,确认她们希望继续使用已经选择的避孕方法并了解相关知识、了解何处可以继续获得避孕药具。

3. 对没有避孕的母亲,记录其联系方式,通知社区负责计划生育的专业人员向她进行宣传教育和咨询服务告知所有可选择的避孕方法,特别是高效的方法,并向她们提供所需的避孕服务。

4. 对产后因意外妊娠需人工流产的产妇,应做好充分的咨询指导,尽可能为其人工流产术后及时落实高效避孕方法。

5. 对于有 HIV 等性传播疾病感染风险的产妇,应建议她们在采用所选择避孕方法的同时使用避孕套。

三、产后避孕咨询服务的流程

产后避孕的落实需要从产前的孕晚期教育开始,贯穿分娩和产后各过程,与围产保健孕妇学校相结合,加强出院前的教育(包括配偶的教育),同时抓住产后 42d 产后复查的节点,与母乳喂养、免疫接种的时间点整合,由医护人员与产妇及其伴侣进行充分、有效的沟通,使其对于产后避孕的必要性,以及各种情况下可选的避孕方法有全面、充分的了解,做到知情选择。产后避孕咨询需要产科、产后康复科、儿保科及计划生育科等不同科室之间的相互合作及共同服务,详见图 10-5-1 产后避孕咨询流程图。

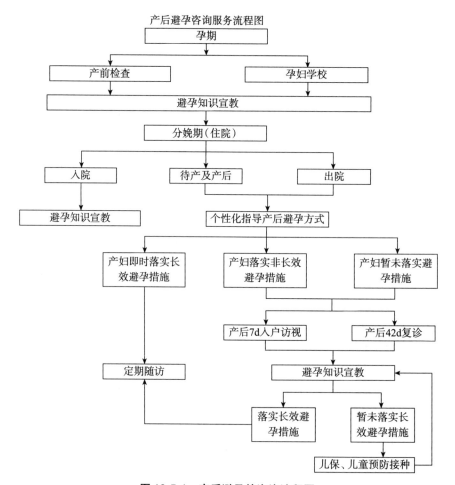

图 10-5-1　产后避孕的咨询流程图

四、产后避孕咨询服务的质量控制

从事宣传教育、一对一咨询、产后访视、随访服务等的咨询服务人员,应当掌握避孕节育、计划妊娠和科学生育间隔等知识,熟悉产后避孕关键环节及服务流程,具备良好的人际交流和咨询沟通能力,接受过相关专业业务培训并取得合格证或生殖健康咨询师资格的医护人员。

（一）产后避孕咨询服务人员的要求

1. 从事产前宣教、咨询、产后随访和社区从事妇幼保健和计划生育人员应接受避孕节育知识和咨询技巧的培训。

2. 产科医生要接受分娩后即时放置宫内节育器技能的培训。

3. 产科医生要接受剖宫产后即时放置宫内节育器和输卵管结扎术培训。

（二）产后避孕咨询技能要求

1. 掌握人际交流和咨询技巧。

2. 掌握支持和促进母乳喂养的技术。

3. 社区医生、产科医生、助产士和产后随访人员要具备发现、识别母婴疾病危险信号和免疫接种的知识和技术。

4. 产科医生、助产士和计划生育服务提供者掌握避孕节育的知识和专业技巧,特别是产后长效可逆的避孕措施（放置 IUD 和皮下埋置技术）。

5. 产科医生具备剖宫产术后立即放置 IUD 和输卵管结扎术技术。

（三）产后避孕咨询室的设置

门诊及病房提供多种形式的避孕节育知识健康教育和咨询指导,有健康教育场地和一对一的咨询场所。

1. 宣传教育场所　可利用候诊区或其他相对独立、封闭的区域,有条件的机构可以设立专用的宣教室。应当环境安静、温度适宜、座椅舒适,配备投影或视频播放设备,有宣教展板、生殖系统模具和避孕药具展示,以及相关的宣传资料。

2. 一对一咨询场所　可单独设立一对一咨询室,也可与诊室共用。应当相对僻静和隐蔽,利于咨询交流并保护隐私。配备生殖系统模具和宣传资料以及常用的避孕药具。

3. 具备条件的,应当设置专用电话,由专人接听提供咨询,并用于随访。

五、产后避孕中的护理服务

产后数周,产妇面临着诸多挑战,包括母乳喂养和照顾新生儿带来的压力,身体本身的变化和适应过程等,会使很多产妇体验睡眠不足、疲劳、疼痛,甚至产生心理问题。而产后保健涉及产妇生理和心理的调适和应对,还包括照顾婴儿对产妇的影响,以及夫妻两性生活面临的问题。而产后意外妊娠会更严重影响妇女的生殖系统健康水平,因而女性在产后能够及时采取科学的避孕方法对于其生育健康以及夫妻关系均有重要意义,在这个环节,护理人员也会起到重要的辅助和督促作用。

1. 加强孕期指导,做好产后避孕计划　相比产后的忙碌,女性在孕期更容易接受产后避孕知识等。因而,产科护理人员应该充分利用孕期这个特殊的时期,辅助医生强化对孕妇产后避孕知识的指导,并支持孕妇知情选择某种适宜的避孕措施。

孕前教育,国内通常称为孕妇学校,是国内和国际上常用的用来加强孕产妇和家庭自

我管理能力,并且被认为可以改善妊娠结局的一种低成本高获益的医疗行为。孕前教育的形式可以多种多样,包括传统的面对面的教育形式、普通网络教育、充分利用智能手机的便捷性进行灵活移动的线上教育等。孕产妇年龄相对年轻,相对于老人更容易接纳网络服务模式,有研究对孕妇网络健康信息搜索行为进行调查,发现90%以上的孕妇会主动通过互联网搜索和获取健康信息。而三孩政策的放开,经产妇比例增多,这些产妇由于需要照顾大子的压力,更倾向于便捷的线上教育。与大城市的妇女相比,虽然农村孕产妇受教育程度相对较低,而家庭生活负担重且更加繁忙,这些都使她们接受各种知识的意愿和依从性降低,但目前一些基层的卫生行政部门,以及媒体和公共网络也开始越来越多地关注产后避孕等生殖健康知识传播,加上智能手机目前在国人中的普及程度已经非常高。因而,护理人员可以充分利用各种资源,加强孕期避孕知识的宣教,分娩后配合医生及时落实产后避孕措施。

2. 出院前护理人员强化避孕知识的宣教　出院前护理人员也应积极参与产后避孕知识的宣教,包括各种避孕措施的避孕机制、优缺点、适用的产妇、使用特点和可获得性等方面的信息。预防产后意外妊娠是产后保健的重要内容之一,护理人员需要在出院前向每名产妇清楚讲解产后可以采取的避孕措施,告知合理的生育间隔。由于很多产妇认为月经复潮前无需采取避孕措施,出院前必须向产妇强调即使产后未恢复月经也需要采取避孕措施。对于合并特殊疾病的产妇,如合并结构性心脏病、风湿免疫病,以及孕期评分为"红色"的产妇,在出院前护理人员可协助医生将患者转给计划生育专业的医生,进行产后避孕措施的针对性指导。

3. 合理安排产后访视,在产后访视中纳入产后避孕咨询和服务　按照我国目前的规定,产后访视是孕产妇保健和0～6岁儿童保健工作的基本公共卫生服务项目。要求由休养地的社区卫生服务机构妇幼医护人员在产妇出院后的3～7d内,提供免费的上门访视服务。主要内容包括对产妇进行一般情况的评估,检查生殖系统恢复情况及乳房情况等,同时包括了解新生儿喂养及生长情况,进行必要的查体,发现问题给予指导,特别强调产后避孕的重要性。无论接产的医疗机构是否提供产后的上门访视,护理人员均要合理地协助安排产妇产后访视计划,在填写母子保健手册时,将孕产妇产检、分娩信息和是否选择避孕信息等填写完整,以方便社区卫生服务人员合理安排上门访视。

4. 护理人员向产妇强调产后42d在分娩机构进行产后复查。

(陈　亮　卢　挈　邹　燕　王晓晔　赵扬玉)

参 考 文 献

[1] 陈建平翻译,袁伟校对,高尔生审阅.产后计划生育规划策略.WHO,2013.

[2] 程利南,狄文,丁岩,等.女性避孕方法临床应用的中国专家共识.中华妇产科杂志,2018,53(07):433-447.

[3] 程冉,李思聪,许良智,等.产后及时避孕安全性和可行性研究进展.实用妇产科杂志,2018,34(06):426-429.

[4] Kang C, Li P, Liu X, et al. Use of contraceptives and uptake of long-acting reversible contraception among postpartum women in rural China. BMJ Sex Reprod Health, 2018.

[5] Changping Gan, Yan Zou. The influence of medical abortion compared with surgical abortion on subsequent pregnancy outcome. International Journal of Gynecology and Obstetrics, 2008(101):231-238.

[6] 武俊青,史远明,吴尚纯.性与生殖健康综合咨询技巧.北京:中国人口出版社,2006.

[7] 江帆.避孕方法咨询技能指南.北京：中国人口出版社,2008.

[8] WHO. Programming strategies for postpartum family planning, 2013.

[9] King JC. The risk of maternal nutritional depletion and poor outcomes increases in early or closely spaced pregnancies. J Nutr, 2003, 133（5 Suppl 2）：1732S-1736S.

[10] 邹燕,吴尚纯.宫内节育器和皮下埋植剂放取手术并发症防治的标准操作程序.北京：中国人口出版社,2012.

[11] ACOG Practice Bulletin No. 121：Long-acting reversible contraception：Implants and intrauterine devices. Obstet Gynecol, 2011, 118（1）：184-196.

[12] Barber JS, Axinn WG, Thornton A. Unwanted childbearing, health, and mother-child relationships. J Health Soc Behav, 1999, 40（3）：231-257.

[13] 侯自红,吴尚纯,顾向应.产后及流产后使用长效可逆避孕方法的技术指南.国际生殖健康/计划生育杂志,2013,32（7）：267-289.

[14] 吴尚纯,李丽,邓姗.《避孕方法选用的医学标准》的第三次修订.中国计划生育学杂志,2012,20（2）：137-138.

[15] 中华医学会计划生育学分会.临床诊疗指南与技术操作规范-计划生育分册.北京：人民卫生出版社,2017.

[16] Barber J S, Axinn W G, Thornton A. Unwanted childbearing, health, and mother-child relationships. J Health Soc Behav, 1999, 40（3）：231-257.

[17] Mahande M J, Obure J. Effect of interpregnancy interval on adverse pregnancy outcomes in northern Tanzania：a registry-based retrospective cohort study. BMC Pregnancy Childbirth, 2016, 16（1）：140.

[18] Sridhar A, Salcedo J. Optimizing maternal and neonatal outcomes with postpartum contraception：impact on breastfeeding and birth spacing. Matern Health Neonatol Perinatol, 2017, 3：1.

[19] Prata N, Sreenivas A, Vahidnia F, et al. Saving maternal lives in resource-poor settings：facing reality. Health Policy, 2009, 89（2）：131-148.

[20] Dong X, Yang Z. High-intensity focused ultrasound ablation of uterine localized adenomyosis. Curr Opin Obstet Gynecol, 2010, 22（4）：326-330.

[21] 王芬,苏园园.产后避孕的应用进展.中国生育健康杂志,2020,31（02）：198-200.

[22] Hardy C M, Ten H J, Pekin J, et al. Contraceptive responses of mice immunized with purified recombinant mouse zona pellucida subunit 3（mZP3）proteins. Reproduction, 2003, 126（1）：49-59.

[23] Brito M B, Ferriani R A, Quintana S M, et al. Safety of the etonogestrel-releasing implant during the immediate postpartum period：a pilot study. Contraception, 2009, 80（6）：519-526.

[24] King J C. The risk of maternal nutritional depletion and poor outcomes increases in early or closely spaced pregnancies. J Nutr, 2003, 133（5 Suppl 2）：1732S-1736S.

[25] 黄咏梅,程利南.产后避孕服务的研究进展.中国妇幼健康研究,2008（02）：157-159.

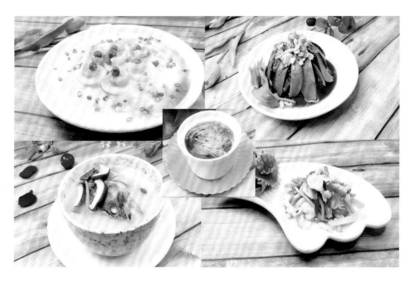

图 7-2-1　产后一周内女性每日饮食指导示例图

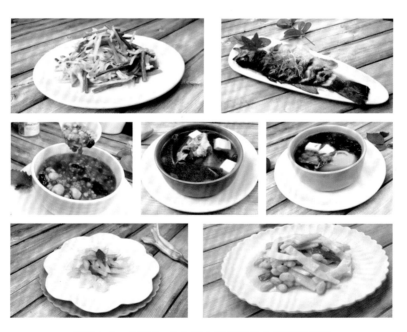

图 7-2-2　产后 0～6 个月女性每日饮食指导示例图

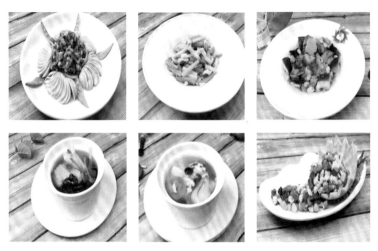

图 7-2-3 产后 6 个月以上女性每日饮食指导示例图

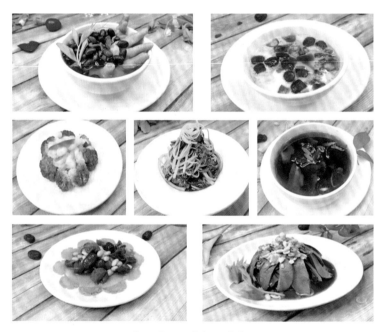

图 7-2-4 贫血哺乳母亲每日饮食指导示例图

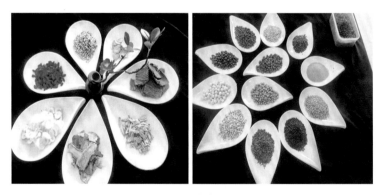

图 7-4-1 常见的药食种类示例图